当代国家级名老中医学术经验丛书　总主编　段富津　韩　燕

国家级名老中医
黑龙江省名中医

刘建秋学术经验集

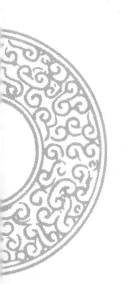

审　定　刘建秋
主　编　李竹英　隋博文　王雪慧

中国中医药出版社
·北京·

图书在版编目（CIP）数据

刘建秋学术经验集/李竹英，隋博文，王雪慧主编.—北京：中国中医药出版社，2015.9

（当代国家级名老中医学术经验丛书）

ISBN 978-7-5132-2288-4

Ⅰ.①刘… Ⅱ.①李… ②隋… ③王… Ⅲ.①中医学-临床医学-经验-中国-现代 Ⅳ.R249.7

中国版本图书馆CIP数据核字（2015）第012151号

中国中医药出版社出版
北京市朝阳区北三环东路28号易亨大厦16层
邮政编码 100013
传真 010 64405750
三河市西华印务有限公司印刷
各地新华书店经销

*

开本 710×1000 1/16 印张 26 字数 460 千字
2015年9月第1版 2015年9月第1次印刷
书号 ISBN 978-7-5132-2288-4

*

定价 55.00 元
网址 www.cptcm.com

如有印装质量问题请与本社出版部调换
版权专有 侵权必究
社长热线 010 64405720
购书热线 010 64065415 010 64065413
微信服务号 zgzyycbs
书店网址 csln.net/qksd
官方微博 http://e.weibo.com/cptcm
淘宝天猫网址 http://zgzyycbs.tmall.com

《刘建秋学术经验集》

编委会

主　编　李竹英　隋博文　王雪慧
副主编　王　珏　王丽芹　刘文波
编　委　（按姓氏笔画排序）
　　　　王　珏　王丽芹　王雪慧
　　　　王晶波　刘文波　李竹英
　　　　李寒梅　张　茗　郅扶旻
　　　　隋博文　韩雪燕　彭先祝

序

刘建秋教授,余之多年好友,闻道先余一年,是为学长。学长为人朴实厚重,治学实在勤勉,不尚虚谈。因早年研究生答辩时与余为同一导师,可谓师出同门,故学缘情感较他人为亲切。

学长毕业后即从事临床,始终在呼吸科潜心诊务,多年积累,终成大器。如今已是博士研究生导师,虽因年龄关系已从科主任岗位卸任,但是在学术上仍为科内柱石,为全科医护人士拥戴,为硕士、博士学生钦仰,此皆为多年治医为人德行感召所致。

当下学长被评为全国老中医药专家传承工作室建设项目专家,全国老中医药专家学术经验继承指导教师,省级名中医,又被医院崇列资深专家,在"国医馆"特殊诊室出诊,规格、声誉日隆,为医院门面阵容增光助势。

学长在学术上胸怀开阔,极力荐拔后辈,几年前即将学会职位推让给学生担任,自己甘为人梯,此事在学校同仁中已成美谈,每提及则受同仁交口称赞。

治医治学,不仅要立德立功,且需立言。既有达道之见,不笔之于书,则传之不远,悄然湮没于时光流逝之中,于己为遗憾,于学为损失。中国学问,素重家学和师学传统,中医于此尤甚。既修炼有成,而不加珍视总结,殊为可惜。因此,学长与众弟子努力搜求以往医验,钩沉道见,著成《刘建秋学术经验集》一书。书分六章,分述生平小传、临证思辨、临床治验、方药心得、科研思路和诊余漫谈。就文字体裁而言,包括了传统中医文体之医案医话,而临证思辨和科研思路的写法似与传统医论体裁不尽相合。传统中医文体中,医论教人,医案示人,医话悟人。传统中医学人如能于此展开学术总结,于学术发展和启迪后学当有助益。

学长书成,命余作序,作为学术后觉,不胜惶恐。故不揣浅陋,谨以如上赘语代为序言。

常存库
2015 年 4 月 10 日

前　言

中医药学源远流长，上溯先秦，下迄近代，群贤辈出，代有传人，创造了光辉的学术成就，积累了丰富的理论和经验。新中国成立以来，中医药学开展了中医理论研究和中医药现代化建设等工作，中医药学无论在理论上还是在实践上都得到了很大的发展，大大丰富了中医药学的内容。

中医药学术思想的传承具有浓厚的学科特色，名老中医个人在中医药学术发展中举足轻重。对于国家级名老中医的学术思想及宝贵经验进行整理，并以文字的形式进行呈现，这不仅是中医传承得以推广的有效手段，也是对中医药学科发展具有重要推动作用的基础性工作。为此，我们特编辑出版"当代国家级名老中医学术经验丛书"。

本丛书收录的均为人事部、原卫生部和国家中医药管理局联合遴选的国家级名老中医。这些名老中医又均为本省的名中医。每位名医单独成册，每册分为医家小传、临床经验、学术思想、科研成就、诊余漫话和大事记等几部分，能够比较全面地反映名老中医药专家的临床经验和医学人生。

本丛书作者均为名老中医的弟子，对名老中医的诊疗经验和学术思想理解颇深，所收录的内容经验独到，特色明显，疗效突出，能够体现名老中医的特点。

本丛书资料翔实，内容丰富，语言精练，切合临床，具有较强的实用性，能够有效指导广大中医药者的临床实践，为中医药的学术传承发挥积极作用。

第二届国医大师　段富津
2015年7月

编写说明

刘建秋为黑龙江中医药大学教授，博士研究生导师。著名中医药专家，全国第五批老中医药专家学术经验继承工作指导老师，黑龙江省名中医。

刘建秋教授潜心研究中医药学，谙熟《内经》《伤寒论》《金匮要略》等经典，治学上"溯本求源"，以经典为根本，"尊古而不泥古"，博采众家之长，将理论与临床实践有机结合，形成了自己鲜明的学术思想。刘建秋教授从医40余载，在呼吸系统疾病诊治方面颇有建树，善用经方而不斥时方，并创立了诸多经验方，在呼吸系统疑难杂病诊治方面特色明显，疗效显著。

本书为其弟子和学生编辑而成，分生平小传、临证思辨、临床治验、方药心得、科研思路和诊疗漫话六部分，比较全面地介绍了刘建秋教授40余年的治学、行医、教学及科研的心得体会与经验。其中，第一章生平小传由隋博文编写；第二章临证思辨由李竹英编写；第三章临床治验中内科疾病的感冒至头痛由隋博文编写，消渴至慢性盆腔炎由李寒梅编写；第四章方药心得第一节单药用药心得中的发散风寒药至清热凉血药由刘文波编写，攻下药至养心安神药及补气药中的太子参至黄芪由韩雪燕编写，补气药中的白术至山药由王晶波编写，补阴药、固表止汗药、敛肺止咳药由郄扶旻编写，涩精止遗药由彭先祝编写，第二节经方时方用药心得中桂枝汤至半夏厚朴汤由王丽芹编写，定喘汤至半夏白术天麻汤由张茗编写，苏子降气汤至玉屏风散由刘文波编写，第三节验方选粹由王雪慧编写；第五章科研思路由郄扶旻编写；第六章诊余漫话由王珏编写。

本书对临床诊疗具有很好的指导意义，可供中医药临床、教学和科研人员参考，也可供中医药院校学生及中医爱好者参考使用。

编者

2015年5月

目 录

第一章 生平小传 ……………………………………………… (1)
  第一节 投身军营，踏上岐黄之路 ………………………… (1)
  第二节 敬业修身，夯实大医根基 ………………………… (3)
  第三节 衷中参西，普治苍生之苦 ………………………… (5)
  第四节 术精岐黄，终成一代大家 ………………………… (8)

第二章 临证思辨 ……………………………………………… (11)
  第一节 勤求古训，博采众长 ……………………………… (11)
  第二节 立足临床，创新立说 ……………………………… (22)
  第三节 病证结合，分辨用药 ……………………………… (33)
  第四节 精粹经方，不斥时方 ……………………………… (38)
  第五节 疑难杂病，善用大方 ……………………………… (48)

第三章 临床治验 ……………………………………………… (59)
  第一节 内科疾病 …………………………………………… (59)
  第二节 外科疾病 …………………………………………… (113)
  第三节 妇科疾病 …………………………………………… (122)

第四章 方药心得 ……………………………………………… (132)
  第一节 单药用药心得 ……………………………………… (132)
  第二节 经方时方用药心得 ………………………………… (227)
  第三节 验方选粹 …………………………………………… (321)

第五章　科研思路 ……………………………………………（334）

第一节　中医科研之见解 ………………………………………（334）

第二节　中西医结合防治肺胀（COPD）的研究 ………………（342）

第三节　中西医结合防治悬饮（恶性胸腔积液）………………（348）

第四节　中西医结合防治哮病（支气管哮喘）的研究 …………（354）

第五节　中西医结合防治肺痿（肺纤维化）的研究 ……………（357）

第六章　诊余漫话 …………………………………………（362）

第一节　引医入哲，医理圆融 …………………………………（362）

第二节　养生防病，贵在守恒 …………………………………（372）

第三节　中药外治，多见奇效 …………………………………（381）

第四节　疫疠之病，重在辨证 …………………………………（391）

刘建秋教授大事记 …………………………………………（403）

第一章 生平小传

第一节 投身军营，踏上岐黄之路

刘建秋生于 1950 年阴历九月二十三，出生于哈尔滨市道里区安新街一贫寒之家。此时正是新中国刚刚成立，百废待兴，抗美援朝战争正酣之时。家族为诞生一男丁而欣喜，但又惆怅万分，因为全家人的温饱问题仅靠父亲一人工资尚难以为继。上有老，下有小，今又添一口人，母亲暗自垂泪，曾一度想将其送人，实在是养活不起这一新生命。祖父望着这一新生命，断然决定宁可自己少吃，省下一口，也要将其留下，养大教育成人。可以说，出身的贫苦，伴随着困苦的成长，造就了刘建秋教授悲天悯人、一生体恤劳苦大众的品德。

1956 年春，刘建秋教授随父母下放到黑龙江省明水县永久乡丰饶大队，开始了最初的学习生涯。由于家教严格和自小养成的良好学习习惯，刘建秋教授学习勤奋，嗜书成癖。虽乡下条件艰苦，但凡有书可读，刘建秋教授均痴心读之。每得好书均反复阅读、背诵，整日手不释卷，如醉如痴，常致腹中饥肠辘辘，方从书中醒悟出来。当时乡下并没有现在这样良好的教育条件，但刘建秋教授通过自己的不懈努力，四处收集了几本"像样"的医书，才潜心地学习医术。经过努力倒也算得上小有所成。早年毛泽东主席号召上山下乡，并开展了最广泛的医疗普及行动，《赤脚医生》一书遍及大江南北。刘建秋教授在课余之际，反复研读，每有乡邻患病，乡亲们多有求助，刘建秋教授依此治疗，多有奇效。

1969 年夏，刘建秋教授响应国家号召，如愿在沈阳军区通讯一团当兵。虽未系统学习过医护理论，但因其涉猎广泛，早将《赤脚医生》一书烂熟于胸，且有在乡下为乡邻看病经历。加之为人细心机灵，故参军伊始就成为部队的卫生员，从此踏上岐黄之路。

部队的生活虽激情澎湃，训练、学习热情如火，但此时正值"文革"时期，条件艰苦，军事训练脱离实际，导致部队官兵多患胃肠病、风湿病、腰腿痛病。刘建秋教授根据东北地域寒冷，多为寒邪外侵入里，致脏腑、经络损伤，在常规治疗的基础上，与炊事班的战士合作，在官兵的三餐中多添加干姜、肉桂、小茴香、豆蔻做的汤食，以温中散寒止痛，并对风湿、腰腿痛病施以火罐、火针疗法，不仅疗效确切，而且节省了医疗费，使广大官兵得到了及时的治疗，得到了部队领导的嘉奖，且在战士中获得了"小神医"的美名。几十年后，刘建秋教授与昔日战友聚会时，大家都亲切地对他说："昔日的'小神医'今天已经成为名扬海内外的大家了，当年我们可是你的第一批患者啊！"

部队的生活严谨，作息有时，这就养成了刘建秋教授雷厉风行、说到做到的办事风格。他不仅要求自己在学习、工作中做到今日事、今日毕，严格按计划行事。只要决定下来或答应他人的事，哪怕自己有多大的困难都要尽力去办。而且在以后几十年的行医生涯中，他严格按照医院、学校的要求进行医、教、研工作。对待工作一丝不苟，对待教学、科研绝不马虎。同事、学生们都知道，要想在刘建秋教授这里糊弄了事，那是绝不可能的事。刘建秋教授总说："我生在新中国，长在军营里。战士是说一不二的，战士是时刻准备为祖国和人民保驾护航的。我虽已脱下军装，成为一名医生，但部队的生活影响了我一生。医疗工作是人命关天的大事，马虎不得；教学工作是为社会培养人才的大事，糊弄不得；科研工作是关乎人类健康的大事，绝来不得半点虚假。"可以说，部队的生活影响了刘建秋教授一生的理想、信念。

1974年3月，刘建秋教授经过5年的部队锻炼，复原后再次回到了明水县永久乡丰饶大队。乡亲们像迎接亲人一样敲锣打鼓到欢迎他回家，并一致推荐他出任民兵连长，刘建秋教授欣然受之。他带领乡亲们开展热火朝天的春耕生产，播下希望的种子，并在农务和训练间隙继续为乡亲们诊治疾病。

9月份，正在准备秋收的刘建秋教授突然接到被推荐上学的消息。消息传到村里，乡亲们虽有万分不舍，希望他继续带领大家建设社会主义新农村，但深明大义的乡亲们一致同意推荐刘建秋教授去黑龙江中医学院（现黑龙江中医药大学）上学。临走时，全村人泪流满面，送他到村头，并用村里唯一的胶皮大车，选最好的马和驾车最好的老把头，赶车将刘建秋教授送至县里，又送上开往省城哈尔滨的火车。从此，刘建秋教授开始了他的医学生涯。在此后的日子里，刘建秋教授无论多么繁忙，对于家乡人求助的事情，都会亲力亲为，尽力为他们解决困难。对于因贫困导致看病困难的乡亲们，刘建秋教授多次自己垫付医药费，从不计较。刘建秋教授说："是乡亲们给了我上大学的机会，我才有今天。"

第二节 敬业修身，夯实大医根基

刘建秋教授自进入中医学院后，更是如饥似渴、废寝忘食地学习医学知识。当时有高仲山、韩百灵、华廷芳、张琪等一大批名老中医领衔授课，并将授课与临床实践结合，刘建秋教授白天多跟师侍诊于桌前，抄方诊病，倾听老师教诲。夜晚则勤于书斋，整理笔记，攻读医书，阅读并背诵了大量的中医文献，从中汲取了极其丰富的营养。其中对《伤寒论》尤为推崇，这为日后的发展打下了坚实的基础。

刘建秋教授常说："医者意也，治病者法也，主治者意也。择法而不精，徒法也；语意而不明，徒意也。""意"的关键是在人的思维。即要在精细分析因证的前提下，认真思辨而获得的证治概念，用意治来加以体现。严防审因者略证，审证者昧因，以贻知常而不达变、循变而反舍常之讥。刘建秋教授潜心钻研，在"意"字上下功夫，认真思索。每于临证之时，都仔细分析，认真思辨，以获得证治概念，突出体现"意"治。

刘建秋教授在临床实习之初，用古人成方往往收效甚微，为此曾请教张琪老师。张老指出："治病必求其本。了解病因，明白药性，从四诊、八纲辨疾病的寒热虚实、在表在里、属阴属阳，从而将方剂化裁灵活运用，这样才能取得较好的疗效。若以方套病，势必误人。"刘建秋教授从此即在理、法、方、药上下苦功夫，使临床疗效不断提高。

切脉，明于书未必明于心，明于心未必明于手，所谓"心中了了，指下难明"。刘建秋教授虽然学习了明代李时珍的《濒湖脉学》、清代周学霆的《三指禅》等医著，但一上临床，仍感到茫然。张老指出：脉象除十怪脉为危重病象而外，至多不过20种，而疾病的治法，或治三阴，或治三阳，或治五脏，或治六腑。病因于内者，先治其内，后治其外；病因于外者，先治其外，后治其内；病在表者汗之，病在里者清之。总之，病有虚有实，当补当泻；病有寒有热，当温当清；病有表有里，当汗当利。治疗法则如此多种，不一而足。病之类别，有风、寒、暑、湿、燥、火六淫为病；有皮、肉、筋、骨、脉五体为病，或病形，或病气，或病营，或病卫，或属新病，或属痼疾，人身疾病如此之多，候病的脉象如此之少，岂能只凭脉诊包罗万象。因此，必须用望、闻、问、切四诊综合分析，辨明诸病，用表、里、寒、热、虚、实、阴、阳八纲辨证施治。《黄帝内经》说："闻见而知之，按而得之，问而极之，此亦本末根叶之候也。故曰知一则为工，知二则为神，知三则为神且明矣。"这说明，四诊合参的诊察方法极为重要，绝不可截然分开。譬如是，则病之在经、在络、在脏、在腑、在上、在下、在中、在前、在后、在左、在右、在气、在形，或癥或瘕，或虚或实，或表或里，或寒或热，或阴或阳，均有色可见，有音可闻，详询病情，参考脉象，从而诊断，辨证施治，或可较为正确，较少差误。张琪老师对切脉的精辟论述，使刘建秋教授对于切脉有了进一步的了解。刘建秋教授常对他的学生说起此事，并总结道：总之切脉一途，要在阴阳二字上下功夫，要决出浮、沉、迟、数、有力、无力等，总四脉以浮、沉、迟、数为纲，再以四脉有力、无力分出虚、实、洪、弱等脉象，这种以纲代目、从简到繁、先易后难的学习方法，初学的人很容易掌握。

  刘建秋教授刻苦学习，在毕业前就对很多疾病有自己独到的见解与治法。曾诊治一妇女，10 余年来咳嗽反复发作，当年 9 月因感冒而咳嗽复发，发热恶寒，痰较多。曾在某医院治疗，体温有所下降，但仍时常低热。咳嗽不除，体温常在 37.6℃～38.2℃ 之间。服多种西药效果不佳，遂来我院治疗。就诊时见咳嗽较甚，喉中痰鸣。体温 37.8℃，头晕，胸闷不饥，口干饮水不多，大便不成形，解之不爽。舌质淡红，苔薄略腻，脉弦细滑。西医诊断为慢性支气管炎（慢性迁延期）。刘建秋教授诊为痰湿夹热之咳嗽。治以清热化痰，宣肺畅中。处方麻杏石甘汤、清气化痰丸合三子养亲汤加减。服药 5 剂，咳嗽减轻，喉中痰鸣亦减。宗前法增减，服药 20 剂，体温恢复正常，咳嗽遂除。

  本例患者属于外感湿热之邪蕴肺导致咳嗽。刘建秋教授认为，湿热蕴肺致咳，在历代医家的著作中有所论述，但是详论者较少。根据临床观察，外感湿热之邪袭肺，或外受湿邪与内蕴之热相合，或脾胃之热上犯于肺，或因肺脏本身病变而导致湿停蕴热，都可以形成湿热蕴肺之咳。湿热之邪往往留恋不去，肺失治节不能通调水道，下输膀胱，从而湿热蕴阻；脾失传输则聚湿酿热生痰；肾阴虚生热，熏灼津液，可因虚而致实，继发湿热痰浊之证。咳虽不独在肺，但又不离乎肺，故病虽久，对于上焦湿热仍不可忽视。因此对于久病咳嗽，不仅要注意正气虚，还要注意有无湿热之邪存在，不可不察虚实，一见病久，便概投补益之剂，而犯"实实"之戒。清化上焦湿热、宣通肺气是治疗本证的重要法则，刘建秋教授临床习惯用麻杏石甘汤合千金苇茎汤加减，酌加白茅根、黄芩、川贝、瓜蒌等。苇茎甘寒，可清可利；生薏苡仁甘淡微寒，利湿健脾，以杜湿热之源；黄芩苦寒，苦能燥湿，寒可清热，为治疗上焦湿热之要药。然湿热两感之病，又必须先通利气机，使气水两畅，如此则湿从水化，热从气化，湿热无所凝结。因此用清热祛湿法时，用药组方应重视升降匹配，宣畅肺气。如常用药物中的麻黄、杏仁、苏子、苏叶、前胡、川朴等均具有宣降理气的作用。气机调畅则水湿得去，湿去热孤，咳嗽自得缓解。

1977年7月，刘建秋教授以优异的成绩毕业，并留校在中医基础教研室工作，开始了他的教学生涯。

1979年5月，为进一步学习和掌握中医学的理论知识，刘建秋教授考取了黑龙江中医学院（现黑龙江中医药大学）首届研究生班，主攻《伤寒论》。为了弄懂《伤寒论》一书的奥义，刘建秋教授先是熟读与证治有关的重点条文，如六经总纲、各经的提纲、有方有证的条文、重要的辨证条文等，并对这些条文读到烂熟于心，对其方剂的组成、主治、功用、禁忌，以及重要方剂的剂量比例、特定的煎服法也都做到熟记方才罢休。在学习的过程中他认识到，学习《伤寒论》要选择适当的注本，多浏览几家注解，以便加深对伤寒本旨的理解。他认为，看注家的书，目的在于开阔思路，故要精选代表之作，不可太多太泛，否则会花费很多精力。同时，还要注意尊重原义，立足临床实际，切勿被注家的随文演绎牵着鼻子走。

第三节　衷中参西，普治苍生之苦

1981年刘建秋教授研究生毕业，留在黑龙江中医学院附属第一医院呼吸科，跟随著名中西医结合专家王刚教授从事临床医疗工作。他在实践中深深体会到，"学习中医不仅需要扎实的基本功，悟性也是十分重要的"。他长期悬壶于哈尔滨地区。此地气候为典型的暖温带半湿润大陆性季风气候，四季分明，气候多变。刘建秋教授根据"肺为娇脏"易受外邪侵袭的生理特点，以及肺脏受邪后又极易传变，易出现传心、犯脾、侵肝、伤肾的病理特点，并结合东北地区的特殊地理和气候环境等因素，提出了"从肺论治"的学术观点，形成了"从肺论治"的临证辨治思路。他的治咳"从肺论治"的学术观点并不是单纯调肺，而是重视肺与其他脏腑之间的关系，从治肺入手，达到治疗其他脏腑疾病的目的。治疗上强调以调肺利窍、祛邪逐寇外出为主，不仅可将疾病消灭在萌芽阶段，而且可起到清除病灶、避免变证滋生，以及强肺固卫、增强抵抗外邪能力的作用。

刘建秋教授在临床中经方时方互参，有机联合运用，提高了治疗效果，拓宽了适用范围。仲景方组方严谨，但不等于死守原方不变。实践表明，经方既可与经方合用，亦可与时方并用，而且还可将原方变通使用，这才是辨证法的体现。比如，四逆散治胃、十二指肠溃疡，病者表现为肝郁气滞，湿热并存，胃脘痞满不舒，恶心吐酸苦水，舌苔白黄相兼而腻，若合小陷胸汤同用，既可疏肝理气，又可祛除湿热，有一剂知、二剂已的疗效。再如芍药甘草汤合四妙散，治湿热痹证。凡是湿热痹证之两膝疼痛为主，治之常能取效。而膝以下疼痛，包括风湿性关节炎、坐骨神经痛等，首选本方治疗也多数有效。总之，经方与时方结合运用，临床疗效明显。

刘建秋教授善以法类方，精通代表方，掌握方群之间化裁演变关系，以利于临床变通活用。如苓桂剂中有苓桂术甘汤、茯苓甘草汤、五苓散等方，如果把苓桂剂这一类方的基本原理全面研究一番，不难看出，其主药是茯苓与桂枝，功用是温阳利水。在运用时，以苓桂术甘汤为代表方，具体运用时可进退加减，或加温阳药，或加利水药，或加益气药，或加逐饮药，只要不违背温阳利水的宗旨，其灵活运用可层出不穷。他如桂枝汤类方、小柴胡汤类方、理中汤类方、半夏泻心汤类方，这是《伤寒论》中的几大类常用方，在内科杂病中运用极为广泛，所治的病种与人体各个系统都有密切关系。总之，对伤寒类方进行归类筛选，并在类方中选出"法定"代表方，以其统领他方，进行临床规律探讨，是研究和掌握经典经方的重要思路。

刘建秋教授在临床治疗上提倡抓主症，主症就是疾病的主要脉症，是疾病之基本病理变化的外在表现。每一种病都有它特异性的主症，可以是一个症状，也可能由若干个症状组成。抓主症的方法即依据疾病的主要脉症，确定诊断并处以方药的辨证施治方法。如临床常见的寒热错杂性心下痞证，其本质是中焦寒热错杂，脾胃升降失常。这样的病变必然引起心下痞、呕而下利等症状，这"心下痞、呕而下利"便是主症。临床上若是见到这样的现象，便可以确诊上述病变的存在，并处以辛开苦降、寒温并用的泻心汤，这一过程便是"抓主症"。由此可见，主症是诊断标准，也是投方指征。刘建秋教授所谓"主症是辨证的关键，反映了疾病的基本病变，是最可靠的临床依据"，说的正是这层意义。抓主症的方法有两个主要的特点：其一，抓主症一般不需要进行直接的病机（包括病因、病位、病势、病性）辨析，病机辨析在于主症辨析；其二，主症多与首选方剂联系在一起，抓主症具"汤方辨证"的特点。刘建秋教授对抓主症的方法非常重视，曾多次撰文从经方应用的角度阐述这个问题。他认为"抓主症"是辨证的最高水平，意义很大。归纳起来，抓主症的意义主要有三个方面。

一是实用性强。历代医家虽然总结提出了不少辨证施治方法，但归纳起来，抓主症的方法使用最为广泛。因为它使用起来更加具体、简捷、灵活。

二是治病求本。抓住疾病的主症，实施针对性的治疗，这就是治本。从表面上看，抓主症很有可能被理解为是一种肤浅的治标方法，其实不然。我们知道，疾病的"本"就是疾病之本质的、基本的病变。中医对疾病之本质的认识主要是通过遣方施治、依据疗效进行推理而间接获得的。如真武汤治之得愈者是阳虚水饮证，四逆散治之得愈者是阳气郁结证，这便是中医认识疾病本质的最主要方法。历代医家在长期的临床实践中，通过这样的方法，逐渐认识到众多病证的病理本质，以及反映其病理本质的脉症，也就是主症。如我们所熟知的小柴胡汤证的"柴胡七症"、麻黄汤证的"麻黄八症"以及热实结胸的"结胸三症"等都是古代医家探索并总结出来的。

三是疗效理想。抓主症体现了治病求本的原则，一般说来，主症总是与最佳的方药联系在一起，所以抓住了主症就同时选择了对证的方药，因而也就可以取得理想的疗效。必须说明的是，抓主症方法是辨证论治与专病专方两种方法的有机结合，这当然也是理想疗效的保证。

熟记各种病证的主症是运用抓主症方法的基础。刘建秋教授说，要善于抓主症就要多读书，多记书。书本中记载着临床医家的宝贵经验，记载着他们在长期的临床实践中发现的各种病证的主症。如果医生的记忆中没有储存足够的主症，那么要抓主症就只能是一句空话。他指出，《伤寒论》《金匮要略》《医宗金鉴·杂病心法要诀》以及金元四大家和温病学家叶、薛、吴、王的著作具有很高的价值，其中的重点内容应该反复学习并牢记于心。他对这些书中所载的各种疾病的主症烂熟于心，故在临床上能运用自如。刘建秋教授的抓主症可以总结为"以主诉为线索，有目的、选择性地诊察，随时分析、检合"这样一个程序。也就是说，围绕着患者的主诉，通过四诊方法有目的地、选择性地收集有辨证意义的临床资料，并且随时与自己记忆中的主症系统进行对照比较、分析检验，以判断二者是否吻合，在这种诊察和检验过程中，他的思维十分灵活，充分考虑各种病证的可能性，而绝不是拘泥、死板的。一旦收集到的脉症符合某个病证的主症，就当机立断，迅速处治。

刘建秋教授指出，在运用抓主症方法时，必须注意下面几点：

一是症状不必悉具。一般说来，书本上所记述的主症是典型的，而疾病的实际临床表现往往是变化的，在多数情况下都不像书本上记述的那样完备。这就要求医生能够以少知多，以点到面，仅仅依据少数的主要脉症即可作出诊断。刘建秋教授反复强调，《伤寒论》"但见一症便是，不必悉具"是一个具有普遍意义的原则，也是抓主症方法的一条重要原则。临床抓主症时，不可强求全部症状的出现。否则就会作茧自缚，必致寸步难行。如他治一女性患者，口苦经年，此外并无他症。刘建秋教授认为，这是胆火上炎的反映，是少阳小柴胡汤证的主症，于是便抓住这个主症，投以小柴胡汤原方，服药3周其病告愈。又如他治一患者，身面浮肿而浮脉。刘建秋教授抓住这两个主要症状，确定其病为水气外溢肌肤，遂用越婢汤加味发汗利水。一剂肿减，再剂肿消。

二是删繁就简。如果一位患者的症状很多，表里上下、纷繁复杂，这时医生就不能"眉毛、胡子一把抓"，而是要用"特写镜头"，抓住其中的几个主要症状，依据这几个症状遣方施治。

三是辨别疑似。病证的主症大多具有特异性，但也有两两相似者，需要悉心辨析。若辨之不明，轻易地依照表面上的"吻合"而"抓主症"，必然失之毫厘，差之千里。如刘建秋教授治一老妇，四肢逆冷，心下悸，小便不利，身体振振欲摇。学生辨为阳虚水泛的真武汤证，投真武汤，初服疗效尚可，续服不唯不效，反增烦躁。刘建秋教授指出，真武汤证表现为阳气虚衰，水饮泛溢，必见舌苔水滑，神疲乏力。今患者性情急躁，舌红脉弦，当为阳郁之证。遂改投四逆散疏气解郁，诸症大减。刘建秋教授要求我们在抓主症时要细心，要多考虑几种可能性，就是叫我们避免因主症相似而误诊。

对于很多慢性肺部疾病的患者，刘建秋教授十分注意他们的饮食调理与精神调理。东北地域寒冷，人们多食辛咸食物，刘建秋教授对于这类患者常常耐心教育劝诫，在饮食方面，往往告诫患者忌食生冷、油腻、黏滞食物。夹痰者忌食甘甜，以免助湿生痰。饮食以清淡滋补为宜，柔软易消化食物为好，戒除烟酒嗜好。由于东北人脾气急躁，加上病程较长且易反复发作，思想负担较重，因此精神调理十分重要。刘建秋教授常耐心劝说患者树立信心，克服发作时的紧张情绪，平素应保持精神舒畅，尽量避免精神刺激，及时解决疑虑，从而使患者能够配合医护人员进行治疗。

第四节　术精岐黄，终成一代大家

刘建秋教授作为老中医，经过几十年临床，积累了丰富的经验，尤其对肺部疾病经验独到。老中医经验是其穷毕生之精力得来的。刘建秋教授要求学生在学习时必须做到两条：一是多读书，以深刻理解老师的经验。二是在临床实践中认真体会导师经验的独到之处，反对浅尝辄止、浮光掠影式的继承。刘建秋教授认为，继承是成为名医的基础，是医生走向成功的第一步。中医药学是以"天人合一"观念为主导、以阴阳五行理论为基础、以脏腑经络学说为核心，以辨证论治为临证精髓的独具特色的理论体系。刘建秋教授认为，中医学的这些理论必须无条件地继承。如果脱离了这一根本就不能成为中医药学家。

作为老师，刘建秋教授要求自己所讲解的东西一定要融会贯通，要能看出学生的问题所在，真正起到导航点拨的作用。刘建秋教授爱学生，言传身教，潜移默化，不遗余力。

多年的行医生涯中，刘建秋教授始终秉持着"仁"的理念。他说："为医者，最重要的无外乎一个'仁'字。"

古今欲行医于天下者，先治其身。欲治其身者，先正其心。欲正其心者，先诚其意，精其术。此可谓医者仁心。刘建秋教授认为，作为一名医生一定要心怀慈悲。因为医生所面对的是患者，患者有苦恼和不舒服才来找医生，医生要时刻谨记一名医生的职责。医生的职责是救死扶伤。要时刻为病人着想，竭尽全力为病人解除病痛，减轻病人的苦恼。每次有患者到刘建秋教授这里就医，他都会对患者说这样一句话："你看，我们不是两个人，而是三个人，你、我，还有病魔。我们只有站在一条战线上，才能打败病魔。假如你不和我一起，那我一个人，可是很难打败你们两个呢！"每个患者及其家属听完这句话之后都特别感动。这才是一名优秀的医生应该具备的仁心。他平等对待每一位患者，不分年龄、性别、职业，也不论贵贱贫富，都是一视同仁。他常说，患者来看病，他的身份就是一个病人。不管是貌美如花的年轻女士还是年老体衰、步履蹒跚的老太，不管是单位里的一把手还是乡下种地的农民，不管是腰缠万贯、一掷千金的富商还是普通百姓，他们来看病就只是一个被疾病困扰的病人，不应歧视或是瞧不起。这是对病人人格和权力的尊重，也是医生对自己职业的尊重，绝不能根据钱财多少而决定如何诊治。

医者仁爱，医者仁心，仁者方显大爱。中国传统文化中，"仁"是儒家伦理思想的核心，所谓"仁"就是"爱人"，而医学的目的正是仁爱救人。尽管中西方文化中关于"仁爱"的表述不同，但是在对"仁爱"内容的理解上却有着异曲同工之妙，都是从爱出发，把生命当作最值得尊重的对象。所以，"仁爱"的含义就是仁爱生命，关怀万物。医学把尊重生命、救死扶伤视为医者的天职，这也是对医者仁爱的另一种诠释。医生必须具备的德行是仁爱爱人、济世救人。古语云："夫医者，非仁爱之士不可托业，非聪明理达不可任也，非廉洁淳良不可信也。"一名好医生，首先要是一个好人。刘建秋教授始终把人的生命看作是高于一切的，坚持人命至重的思想。每当遇到患者就诊医药费不够时，刘建秋教授都会自己掏钱，替患者缴费，以免耽误治疗。在刘建秋教授这里看过病的患者都说："刘大夫有一颗仁爱之心。"把他视为可以托付的人。刘建秋教授说过："我们医生和病人要相互信任，相互理解和配合，这有利于疾病的治愈和康复，这是我最想看到的。"

医者仁术。医者，仁术也。或术而不仁，则贪医足以误世人名；或仁而无术，则庸医足以杀人人不晓。医生是仁和术的结晶。若说仁是慈悲心，那么术便指的是医生的技术。中国历代名家和名医都认为医学是"仁术"，"医乃仁术"被普遍奉为医生的职业伦理原则。一名合格的医生必须具备过硬的技术。只有技术高超,才能为患者解除病痛。一名医生要想掌握高超的技术,首先要具备谦虚谨慎、刻苦钻研的精神。只有不断地学习,丰富和扩展自身的知识领域,才能跟上医学发展的脚步。医术是一个医生最基本的硬件条件,不仅要有扎实的理论知识,还要有丰富的临床经验。刘建秋教授在学期间阅读了大量的医学文献,尤其是《伤寒论》《金匮要略》等经典,至今仍烂熟于心。刘建秋教授随师出诊后,更是在临床实践中积累了丰富的临床经验。

医者仁德。医乃仁术,无德不立。医生是一个崇高的职业,解人困难,救死扶伤,因此没有医德的人是难以胜任医生这个职业的。无论古代还是现代,医生具有良好的医德都是十分重要的。医德是一个医生的灵魂,高尚的品德是医生立足之本。廉洁奉公,不接受患者的红包或宴请,不向患者及家属索取钱财是对一个医生的基本要求。

2005年刘建秋教授被聘为中西医结合博士生导师,2009年被聘为博士后合作导师。因其在中医、中西医结合方面作出的突出贡献,2011年获"中国中西医结合学会突出贡献奖"。2012年成为全国第五批老中医药专家学术经验继承工作指导老师,2013年成为全国名老中医药专家传承工作室建设项目专家。2014年12月被授予黑龙江省政府特殊津贴。刘建秋教授亲自挑选了自己的学术经验继承人,由他培养的硕士、博士、博士后共计70余人,多为当地医院和学校的栋梁之材,有的也成为博士生导师或硕士生导师。

大医精诚,刘建秋教授行医数十载,始终如一地坚持自己作为一名医者治病救人的原则,并没有因为自己已经取得的成就而有所懈怠,仍然勤奋学习,专心治医。数十年来,特意赶来求医的患者络绎不绝。俗话说:金杯银杯不如老百姓的口碑。刘建秋教授勤奋严谨、笃学不倦、大爱无私的精神,永远值得我们学习和发扬。

刘建秋教授临床经验丰富,辨证精准,治疗手段多样,学术经验心得丰富而实用,相关学术思想散见于各病之中,为医者,只有详研其著作才能悟其精髓所在。

第二章 临证思辨

第一节 勤求古训,博采众长

一、勤求古训,精思善悟

众所周知,中医的生命力在于临床疗效,但是没有理论指导的临床是盲目的临床。中医经典是中医理论的渊源,是经过数千年临床实践检验的结晶。"经者,径也"。学习经典是掌握中医仁术的必由之路,而对于经典领悟能力的提高,又需要不断在临床实践中探索和思考。刘建秋教授注重中医理论的系统学习,始终认为学好医学经典著作,是学习中医的基础和关键。他尤其重视钻研《黄帝内经》《伤寒杂病论》《金匮要略》《温病条辨》,并且对经典中的许多原文都能熟练掌握,深有心得。然而他并不拘泥于经典,而是主张勤求古训,师而不泥。他提倡学习要有创造性,要能够应用古典医籍的理论、观点指导临床实践,要有所发现。刘建秋教授历来主张"学习应勤,术业应精",强调做学问就要正确处理勤与精的关系。他指出,读任何一本经典都带着问题去读,就一定会开卷有益,收获多多。他认为,读经典还需勤写,做到一边阅读,一边做笔记,这是帮助领会和记忆经典内容的读书方法,也是积累知识的重要途径。刘建秋教授在治学上一直遵循《论语》"学而不思则罔,思而不学则殆"之训,在面对浩瀚的医学经典时,总是认为自己知识不足。他说:"唯知不足而后读书,能思考,能提高,才能有所为。"如今刘建秋教授的学术经验,至老弥精;治疗效果,至老愈显,这与他研读经典、勤求古训、勤于思考是分不开的。

(一)循曲入幽读《内经》,阐析经典展奥旨

中医学术根基深厚,源流悠远,而究其本源,定当溯自《黄帝内经》。《黄帝内经》是我国现存最早的一部医学典籍,它是由我国秦汉以前的古代医家、医学理论家联合创作,主张"不治已病,而治未病","养生、摄生、益寿、延年",体现了我国古代医学成就,确立了我国医学独特的理论体系,对中医学的发展起了奠定和指导作用。历代医家著作大多取材或取法于《黄帝

内经》。因而可以说它是中医药学理论之源泉,历代名医无不精心研读,方能在临床实践中融会贯通,取得疗效。刘建秋教授勤求古训,发扬经旨,以《内经》之理论指导实践,从而辨证中肯,处方严谨,效如桴鼓。

刘建秋教授对《内经》整体观有着深邃深挚的理解。首先,整体观包括分化系统观,如《灵枢·经脉》云:"人始生,生成精,精成而脑髓生,骨为干,脉为营,筋为刚,肉为墙,皮肤坚而毛发长。"其次,把人理解为宇宙分化的产物,有机的统一于环境。这一思想在《内经》有关天人理论中有深刻而系统的表达,基本观点有"人以天地之气生,四时之法成";"人能应四时者,天地为之父母";"人与天地相参";"从其气则和,逆其气则病"等。第三,把人理解为元整体,具有不可分解性。即作为原始整体的元气、元精形成了人,人的整体是本原性的,内部分化成诸部分形成了系统。人的整体决定着其不可分解性,人的整体所发生的生理、病理变化不可分解为体内各部分。因此,刘建秋教授在中医学的研究中,始终坚持和强调整体观。

刘建秋教授从整体观出发,知"五脏六腑皆令人咳,非独肺也"。肺主一身之气,朝百脉,五脏六腑皆通过经脉与肺相联系,故肺与各脏腑生理上关系密切,病理上亦相互影响。当脏腑生病时,均可影响到肺而发生咳嗽。其中,咳嗽的原因与肺胃关系最为密切,即"脾为生痰之源,肺为贮痰之器";"聚于胃,关于肺"。此外,刘建秋教授从"人与天地相参"的观点出发,对咳嗽的发病与时令气候变化的密切关系了如指掌,概括了咳嗽的发病机制,阐明了内伤咳嗽的脏腑分证,以脏腑辨证为纲,虚实寒热为目,并在此基础上总结归纳出五脏咳的临床表现、治法及应用。

1. 肺咳

《素问·咳论》谓:"肺咳之状,咳而喘息有音,甚则唾血。"肺阴虚证者,多咽喉干燥或痛,干咳无痰或咳痰黏稠带血,手足烦热或潮热盗汗,舌红少津,脉细数,治以滋阴润肺止咳。刘建秋教授常用百合固金汤加减或沙参麦冬汤及月华丸,此类咳嗽多见于肺结核。肺之气阴两虚证者,除具有阴虚之症外,亦见神疲乏力、气短、自汗等,刘建秋教授方用生脉散或四君子汤合沙参麦冬汤,用于肺虚久咳效果显著,如肺气肿、慢性支气管炎、肺结核属肺气阴虚久咳者。

2. 心咳

《素问·咳论》谓:"心咳之状,咳则心痛,喉中介介如梗状,甚则咽肿喉痹。"心脉上夹于咽,故病喉中哽噎、咽肿喉痹也。本证多是由于肺系疾患反复发作,日久不愈,损伤肺气而致。肺气虚衰,子盗母气,病久及脾,累及于肾。正气虚衰,气虚则血运无力而瘀滞,气化无权而津液停滞,成痰化饮。痰瘀互结，阻滞肺络，累及于心。症见咳嗽无力声低，咳痰清稀，气喘憋闷不得卧，脘痞纳差，尿少浮肿，怕冷，唇紫发绀，脉涩或结代，刘建秋教授治疗用真武汤合五苓散加减，多见于肺心病心力衰竭之候。

3. 肝咳

《素问·咳论》谓："肝咳之状，咳则两胁下痛，甚则不可以转，转则两胁下满。"肝脉布胁肋，故病如是。症见气逆咳嗽，面红喉干，咳引胁痛，遇怒加重，苔薄黄少津，脉弦数，治以清肺，平肝，降火，多见于肺结核、支气管扩张或感染等病，方用泻白散加减。如痰中带血甚至咯血气急，去粳米，加黛蛤散、黄芩、天花粉。

4. 脾咳

《素问·咳论》谓："脾咳之状，咳则右胁下痛，阴阴引肩背，甚则不可以动，动则咳剧。"脾脉上膈夹咽，其支者复从胃别上膈，故为"胠下痛而阴阴然痛引肩背。"其病机为脾虚失运，痰饮内生，上贮于肺，所谓"脾为生痰之源，肺为贮痰之器"。症见咳嗽痰多，痰白而稀，喉中痰声辘辘，脘闷呕恶，晨起较甚，间或纳呆，便溏，腹胀，苔白厚，脉濡滑，或有轻度浮肿。治以健脾燥湿，化痰止咳。刘建秋教授常用二陈汤加厚朴、杏仁或张锡纯理饮汤。若脾虚不能运湿，流湿下注，用二苓、二术健脾燥湿，白鸡冠花一味治湿滞带下，每见卓效。

5. 肾咳

《素问·咳论》谓："肾咳之状，咳则腰背相引而痛，甚则咳涎。"肾脉贯脊系于腰背，故相引而痛。其直者入肺中，循喉咙，故甚则咳涎。盖肾为水脏，主涎饮也。"肺为气之主，肾为气之根"。肾为肺之主，主纳气归元，与肺共司呼吸。若肾失摄纳则出现咳而兼喘。症见咳嗽反复发作，痰涎清稀，呼多吸少，腰膝酸软，小便不利，苔白滑，脉细弱，多见于支气管哮喘、肺心病，治以化气行水，补肾纳气。方用肾气丸合苓桂术甘汤或参赭镇气汤加熟地黄、枸杞子、山茱萸、五味子，甚为有效。

内伤咳证治法，自内而生者，伤其阴也，阴虚于下则阳浮于上，水涸金枯则肺苦于燥，肺燥则痒，痒则咳不能已，治此者宜甘以养阴，润以养肺，使水壮气复而肺则宁也。治里证者，药不宜动，动则虚火不宁，真阴不复，燥痒愈增，病必日甚，故最忌辛香助阳等剂。治里者虽宜静以养阴，若命门阳虚，不能纳气，则参姜桂附之类亦所必用，否则气不化水，终无济于阴也。

（二）探微索隐研伤寒，审证论治参机变

彪炳今古之旷世医籍《伤寒论》，被誉为医门之圭臬、业医之经典，历经千百年而不衰。该书总结了前人的医学成就和丰富的实践经验，集汉代以前医学之大成，并结合张仲景的临床经验，系统地阐述了多种外感疾病及杂病的辨证论治，理法方药俱全，在中医发展史上具有划时代的意义和承先启后的作用，对中医学的发展作出了重要贡献。具体地说，它不仅为诊治外感疾病提出了辨证纲领和治疗方法，也为中医临床各科提供了辨证论治的规范，奠定了辨证论治的基础，为后世医家奉为经典。

1. 辨证论治为精要

辨证就是运用中医的传统诊疗方法，主要是通过四诊（望、闻、问、切）将收集的资料、症状和体征，通过分析、综合，辨清疾病的病因、性质、部位，以及邪正之间的关系，从而概括判断为某种性质的证。《伤寒论》中辨证的方法有六经辨证和方证辨证。论治又称施治，是根据辨证的结果，确定相应的治疗法则。辨证是论治的前提和依据，论治是辨证的结果和手段，是中医诊疗的基本特色，对证处方是中医治疗的基本方法，是中医学的精华所在。东汉张仲景的《伤寒论》奠定了辨病论治的基础。刘建秋教授勤求古训，在经典名著的滋养下躬身实践，对辨证论治深得体会。

刘建秋教授认为，无论何种治则和治法，都是在辨证指导下完成的，证乃法的基础，法是证的归宿，舍证无以言法，一旦证候确立，就为立法铺平了道路。正如陶华《伤寒六书》所说："大抵伤寒，先须识证，察得阴阳表里、虚实寒热亲切，更审汗、吐、下、温、和解之法治之，庶无差误。"必须强调的是，实际上临床某一证候所表现的基本征象，并非某一疾病的全过程，而是鲜明的反映了疾病发生、发展过程中某一阶段的病理概括，涵盖了伤寒病在一定阶段之病因、病位、病性、病势诸多因素综合形成的病机变化。因此，如欲精于辨证，诊察无讹，务应捕捉病机。只有掌握病机，证候才是被透彻理解了的整体，从而能更深入地了解疾病的本质，抓住疾病的症结所在，立法始有可靠的依据。然而，之所以能够病机在握，洞察病变机制，则又全在于察证入微，细密周详。就《伤寒论》的辨证方法而言，有六经辨证和汤方辨证，二者需要相互联系，密切配合，交叉使用，这样才能掌握各类证候的发生发展及其演变规律，从而"审查病机，无失气宜"，"谨守病机，各司其属"。

2. 辨证论治之门径

（1）六经辨证是纲领：六经辨证亦称六经分证，系仲景确立的太阳、阳明、少阳、太阴、少阴、厥阴亦即三阴三阳分证为框架之证治体系。其以三阳为阳证，以三阴为阴证，既言热证与实证，也论及虚证及寒证；既注重经络，更重视脏腑。

刘建秋教授主张六经并非从属于脏腑、经脉，然脏腑、经脉皆隶属于六经。六经证候的发生、发展及其复杂多变，无不是在正邪作用下引致脏腑、经络发生的病理反应，六经病变代表着脏腑、经络的病理过程，六经证候不可能脱离脏腑、经络而孤立存在。否则，必成无源之水、无根之木。是故六经辨证，即是辨识脏腑、经脉的病理病证。例如太阳经的"头项强痛""项背强"，系风寒客于太阳经脉、经气不利所致；出现"口苦、咽干、目眩"，则是邪入少阳、胆火上炎使然。

然而，六经证候是人体脏腑、经络、气血、津液生理功能紊乱而引发的错综复杂的病理反应的结果，每经证候的病理和症状绝不是指某一脏或经脉的病变，而是联系人体整体受病后之综合表现。刘建秋教授总结指出，凡伤寒病，总不外乎于六经，六经之法，按而治之，无不立应。一经见证，即用一经之法。表证里证兼见，即当表里双解。若太阳与阳明两种表证同见，即用桂枝葛根二汤，以和解两经之邪。若兼少阳，更加柴胡。兼口渴而小便不利，即以三阳表药加入五苓散之中。兼口苦咽干，目眩耳聋，更加黄芩。兼口燥心烦，渴欲饮冷，当合用白虎汤，并三阳表里而俱解之。若三阳表证与三阴里寒同见，谓之两感，即当解表与温中并用。若里重于表者，俱当温里不可解表。无论三阳三阴、合病并病，治法总纲不外乎此。

（2）方证辨证为基础：方证辨证是以方剂的适应证候为标准，通过深入分析临床证候，探究其发病机制及治疗法则，形成方证耦联、病治相应为基本模式的辨证方法。

刘建秋教授认为，应用方证辨证时临床如出现典型脉症，此为方证辨证的典型证，是运用方剂辨证最简单、最基本的方法。如发热恶寒，头痛，汗出，鼻鸣，干呕，脉浮缓，是桂枝汤的主治症；恶寒发热，头痛，身痛，腰痛，骨节疼痛，恶寒而喘，脉浮紧，为麻黄汤的主治症。临床上只要见到患者具备上述某个汤方出现的典型证候，即可径投某方施治，如此则豁然而愈。

然而临床上尚有部分汤方主治证候不全。对此，运用时不必求方证俱备，只宗具有特异诊断价值、能直接反映方证病机的主要症状和脉象辨治即可。如半夏泻心汤的主治症是心下痞满、呕吐、下利；炙甘草汤的主治症是心动悸、脉结代。又如原文243条："食谷欲呕，属阳明也，吴茱萸汤主之。"第309条："少阴病，吐利，手足逆冷，烦躁欲死者，吴茱萸汤主之。"第378条："干呕，吐涎沫，头痛者，吴茱萸汤主之。"原文所反映的证候既不完整，又不相同，分别载于阳明、少阴、厥阴篇中。然而，详审三条的共同见症都有呕吐，足见中焦虚寒、浊阴上犯引发的吐逆乃主要证候，因之据证投吴茱萸汤，自可方证相应，药中病的。正如《伤寒论》103条所说："伤寒中风，

第二章 临证思辨

有柴胡证，但见一证便是，不必悉具。"

病有常变，治亦有常变。治病不仅要抓住病邪相争矛盾的主体，还要顾及病情发展转化的多个方面，只要病机相符即可大胆用之，参合两个以上的汤方证候进行辨治，变通化裁，方能取得佳效。如第146条云："伤寒六七日，发热微恶寒，支节烦疼，微呕，心下支结，外证未去者，柴胡桂枝汤主之。"

根据兼证不同适当加减。同一病证在不同病人身上，由于体质因素、环境因素、病程及发病因素的不同，除了主症相同或相似外，兼症可能会有很大的不同，此时在用经方治疗时，必须进行加减。因经方原本非常精炼，一般不需减药，只在原方基础上加味即可，如咳嗽加桑白皮、贝母、紫菀，水肿加茯苓、泽泻、猪苓等。

（3）病证结合能机变：辨证与辨病相结合、辨证论治和辨病论治一直都是指导中医临床诊治疾病的根本法则。纵观中医学的发展历史，中医学自古以来就一贯重视辨病与辨证的有机结合，在临床上既重视辨证，也重视辨病。

从客观上看，辨证是对疾病的动态观察，是对疾病程序的诊断，如伤寒六经的传变，温病卫、气、营、血的传变等；辨病则是对疾病进行静态的鉴别，如中风、鼓胀、痹症、虚劳等基本上属于静态不变的。从病和证两者的概念来说，中医的病不同于西医的病，中医的病是以突出症状或病灶为根据的纵向归类，如咳嗽、喘证、呕吐、泄泻、黄疸、消渴、郁证，这些在西医中只能称为症状，而在中医中它们可概括为病，是反映特定的病因所引起的特异性反应，突出疾病的个性。证则是在病的基础上对其病因、病位、病性、病机的全面概括，具体反映病在某一阶段的主要矛盾、各致病因素所引起的非特异性反应，突出疾病的共性。任何一种病，都可以表现出几种不同的证候。因此可以说，病是纲，证是目，病不变而证常变，病有定而证无定。辨病是对一个疾病的纵向认识，辨证则偏于横向。

中医虽有同病异治、异病同治、以证为主的共性特点，但是这种共性并非漫无边际，而是有一定范围的。因此证必须与病结合起来，也就是共性和个性相结合才能全面反映疾病的规律，如外感温病的湿热与杂病的湿热，病机虽然相同，立法、用药却不尽相同。

（三）鞭辟入里化金匮，巧用古方诊杂病

《金匮要略》是张仲景《伤寒杂病论》中的"杂病"部分，书中系统地总结了东汉及其以前的医疗经验。其以整体观念、阴阳五行、脏腑经络学说为基础，以病名为纲，将脏腑经络、温病条辨病机与八纲相结合，创造性地提出了辨证论治的理论体系，是我国现存最早的一部理论联系实际的论治杂病的专著。刘建秋教授的学术渊源之一来自于对《金匮要略》的深入研究。

刘建秋教授研读经典，以经典为纲目，遵循《金匮要略》对疾病的认识和治疗强调从整体出发，兼顾脏腑之间的相互联系和制约；而不主张孤立地针对某个有病的脏腑，片面地从局部出发，忽略脏腑之间的整体联系，肝病唯治肝，脾病但治脾。在首篇《脏腑经络先后病脉证第一》的第一条即明确提出"见肝之病，知肝传脾，当先实脾"的原则，并指出"见肝之病不解实脾惟治肝也"乃是由于"中工"（技术不高明的一般医生）"不晓相传"，即不了解杂病传变的原理，对肝病所采取的错误诊治原则。在疾病的发展和传变上认识到肝病可以传变及脾，相应地在治疗方面，治肝的同时"当先实脾"（调补脾脏之意）；而在"脾旺不受邪"（即脾气充盛，不受肝病的影响）时，"即勿补之"，亦即只着重治肝，无需调补脾脏。刘建秋教授汲取其精髓，参悟到中医治疗的针对性和灵活性，并且在临证治疗的过程中充分运用了中医学在诊治疾病时强调脏腑相关的整体观念。

《金匮要略》以脏腑学说作为基本论点，对脏腑学说的形成和发展，自《内经》到后世各家学说，起到了承前启后的作用。《金匮要略》继承了《内经》有关脏腑学说的理论，并加以发展，将这些理论具体运用于杂病的辨证上。第七篇所论肺痿、肺痈均为肺病，前者多由热在上焦，复因咳而消灼肺津、阴虚肺燥，遂为肺痿（虚热肺痿）；后者则由外感风热，肺热壅盛，热壅血瘀，溃腐成脓，遂为肺痈。又《血痹虚劳病脉证并治第六》的辨证论治重视脾、肾（以脾为后天之本，肾为先天之本），《痰饮咳嗽病脉证并治第十二》分述水在五脏，《五脏风寒积聚病脉证篇》专论五脏中风、中寒，五脏积聚及五脏死脉；"水气病篇"之分"五脏水"等都是以脏腑学说的理论，进行病证分类或辨证论治的例证。刘建秋教授对于《金匮要略》中痰饮的治疗大法——"病痰饮者，当以温药和之"这一经典原文，临证深有体会。

乔某，女，59岁，2003年3月3日初诊。

患者8年前劳累后出现咳嗽憋闷，此后每因寒冷、劳累等因素诱发咳喘。4天前出现咳嗽，咳吐白痰，时有黄痰，动则加重，夜间为甚，喘憋，呈端坐位，无发热，纳、眠差。

诊断：支饮。

辨证：寒饮伏肺证。

治法：外解表寒，内化水饮，通阳活血。

方药：小青龙汤加减。

处方：桂枝15g，炙麻黄5g，细辛3g，半夏15g，干姜15g，五味子15g，

第二章 临证思辨

白芍15g，枇杷叶15g，川芎15g，炙紫菀15g，苦杏仁15g，川贝15g。6剂，水煎，早、晚分服。

刘建秋教授认为，患者素体亏虚，易感外邪，数受寒饮，肺气失宣，通调失司，津液不布，聚为痰液，饮邪留伏阻肺，支撑胸膈，感寒则引动内饮，症见"咳逆倚息不得卧"，于是诊断为支饮，寒饮伏肺证。他认为，该病人具有外寒引动内饮的特点，所以依据《金匮要略·痰饮咳嗽病脉证并治》第35条"咳逆倚息不得卧，小青龙汤主之"，确立外解表寒、内化水饮、佐以通阳活血治则。

（四）钩深致远思温病，立法精妙愈外感

《温病条辨》是著名温病学家吴鞠通在继承叶氏学术成就的基础上，结合自己的实践体会编著的一本系统论述四时温病辨证论治的专书。书中明确提出了四时温病的范围和种类，辨证方面，吴鞠通在叶氏卫气营血辨证理论基础上又创造性地提出了三焦辨证理论，从而形成了以卫气营血和三焦为核心的温病辨证论治体系。由于《温病条辨》理论与实际紧密结合，以三焦辨证为纲来说明温病的发生、发展、病理变化、辨证和立法处方用药，所以后世医家都把它作为学习的中医学的必读之书，并在临床治疗温病时作为重要的理论依据。刘建秋教授熟读经典，并且对经典有许多感悟和实践。

刘建秋教授对《温病条辨》研读细微，对治疗中顾护阴液理解颇深。他认为，因温病所感受的病邪是温邪，具阳热之性，所以在温病的发展过程中极易耗伤阴液，而阴液的盈亏又与病情的轻重、预后的好坏有直接的关系，所以在临证时非常强调应处处顾护阴液。《温病条辨杂说》中写道："温病伤人身之阴，故喜辛凉、甘寒、甘咸以救其阴。"刘建秋教授认为，这句话又暗含着吴氏三焦辨证用药的规律，即邪在上焦肺卫或热盛肺经之时，可分别投以辛凉解表之剂，如桑菊饮、银翘散等，或辛凉重剂白虎汤；邪在肺卫时，温邪初犯，邪热尚未炽盛，体内阴伤不甚，所以治疗以祛邪为主，邪祛就可起到保护津液的作用，即如吴氏所说的"预护其虚。"但如肺热已盛，则应投用辛凉重剂白虎汤以清热保津。如邪热进一步炽盛则可传入中焦，导致胃热亢盛，进一步耗伤胃阴，所以在用辛寒或苦寒清胃泄热之剂或用通腑攻下之剂的同时，当加用甘寒滋养胃津之品。若病邪深入下焦，必劫伤真阴，故养阴之剂以甘咸之品为主。若以三焦阴伤的不同来选取方剂，大致是上焦为肺阴伤，主以沙参麦冬汤；中焦为胃阴伤，主以益胃汤、五汁饮；下焦为肾阴伤，主以加减复脉汤。刘建秋教授根据吴氏提出的"在上焦以清邪为主，清邪之后，必继以存阴；在下焦以存阴为主，存阴之先，若邪尚有余，必先以搜邪"之旨，将顾护阴液与三焦辨证相结合来诊治患者。刘建秋教授发现吴氏《温病条辨》中的滋阴方剂甚多，其中尤多用生地、玄参、麦冬（即增液汤），并且认为此三味药不仅用作增水行舟，而且广泛地用于其他阴伤之证，如热结阴亏者，以增液汤合大黄、芒硝而成增液承气汤；热入营分、热灼营阴者，所用清营汤中亦有增液汤以滋养营阴；热盛气血者，所用加减玉女煎即为石膏知母配合增液汤以滋阴清热。其他如清宫汤、银翘汤、益胃汤、竹叶玉女煎、护阳和阴汤、连梅汤等，均含有增液汤的主要成分。刘建秋教授吸取其顾护阴液这一治疗方法，在临证时对于一些病久伤阴的患者常将增液汤作为滋养阴液的基本方，并将其灵活运用于临床。

孙某，女，54岁，1997年3月10日初诊。

患者近日来发烧、头疼、咳嗽气促、口干喜饮，汗出，溲黄。舌质红无苔，脉洪大。

诊断：春温。

辨证：气热内盛型。

治法：宣透伏热，清气生津。

方药：凉膈散合白虎汤加减。

处方：桑叶15g，连翘15g，薄荷10g，甘草10g，黄芩15g，山栀子15g，天花粉15g，玄参15g，生地15g，麦冬15g，生石膏20g，知母15g，粳米10g。6剂，水煎，日1剂，分两次服。

3月17日二诊：因咳逆有痰，遂在原方基础上加入化痰之品。

处方：牛蒡子10g，连翘15g，苦杏仁15g，桔梗10g，川贝母10g，生石膏10g，知母10g，山栀子10g，甘草10g，生地15g，麦冬15g。服法同前。

患者服4剂后，热势减退，咳逆亦平，舌红转淡，脉象见缓，病情近愈，随后刘建秋教授又拟清养肺胃之方，以善其后。

刘建秋教授认为，该患为冬寒内伏，郁久化热，复感外邪，伏气外出气营。故诊为春温，气热内盛型，确立宣透伏热、清气生津的治则。连服6剂，进透增液药后，外邪得泄，内伏之郁热渐次减轻，伤阴之象明显好转，热势渐退，舌干转润，余症均有好转。二诊因咳逆有痰，遂在原方基础上加入化痰之品。患者又服4剂后，热势减退，咳逆亦平，舌红转淡，脉象见缓，病情近愈，随后刘建秋教授又拟清养肺胃之方，以善其后。刘建秋教授认为，春温多为伏气温病。内热炽盛，热邪可炽于气分，或郁于营血，苦复感新邪，新邪引动伏气所发则可见卫气同病或卫营同病。但卫分证时间短暂，卫分证罢则为里热证，其内热伤阴较重。因之其应肺卫郁、里热盛、阴分伤三个特点，故治疗应开宣肺卫之郁而畅气机，使郁热得以外达，并予以清里热，养阴液。因此在选择药物方面，以桑叶、连翘、薄荷辛凉清透肺卫之郁热，宣开气机开里热外达之路，又以白虎辛寒清气，以达热出表，又以山栀子清三焦之火以畅三焦，使邪从小便而去；阴伤津少，会使气机不易周流，故以生地、麦冬、花粉、玄参等甘、咸、寒品养阴以清热。刘建秋教授认为，温病气分证后期，多伤肺卫之阴，恐余邪未尽，又以清养肺胃之阴方法兼以清透余热。

二、博采众长，求实开新

1. 海纳百川重继承

刘建秋教授一贯主张学习中医首先要做到继承，没有在继承上狠下功夫，就根本谈不上发扬。他常说："熟能生巧，熟能深思，巧妙自生。"他主张在深入钻研、理解原著的基础上，加以批判地继承。他常说："读书切忌囫囵吞枣。"刘建秋教授钻研学问，态度谦逊，博览群书，兼收并蓄，对技术精益求精。他提倡对各家学说择其善者而从之。他在学习各家之长时，而不拘泥于一家之见。他经常说："要从诸家入，而复从诸家出，取其精华，熔一炉炽。"刘建秋教授之所以能够在中医学术方面取得造诣，是与他具备的治学思想和实事求是学风分不开的。金元时期的医学思想上承秦、汉、晋、唐、宋，下启明清，具有承前启后的作用，又有转变学风的历史意义。刘建秋教授深受金元四大家学术思想的影响。

刘河间学术思想的中心是心肾水火论，尤其阐述了一个火字。刘建秋教授认为，刘氏不仅仅是从书本上讲，而是通过实践和总结使经验上升到理论的。刘建秋教授非常推崇"六气皆从火化"的思想，他认为其突破了六气分治的框架，肯定了伤寒不是寒病，而是热病。刘建秋教授根据"五志所伤，皆为热也"这句话，从中体悟到了火热的危害性。他认为，刘氏在治法上有其独到之处，刘氏论治的指导思想是"十益不及一损也"。意思是说，对于热证、火证、急证，尽管有诸多救治方法，但总不如用寒凉之药，直折火热之邪。刘建秋教授认为，因火热之证，其势迅速，如果不能及时救治，则病势发展，预后堪虑，所以刘河间敢于开手即用寒凉之药，并说成是"养水泻火"。刘河间具体施治法则是辛、苦、寒三个字，"辛热法散，开通郁结，苦能燥湿，寒能除热"。刘建秋教授在临证治疗时也经常运用此法。

张子和著名的医学观点为攻邪派。他认为："病之一物，非人身素有之也，或自外而入，或由内而生，皆邪气也。邪气加诸身，速攻之可也，速去之可也，挽而留之何也？"刘建秋教授认为，张子和所论病证大多为实证，即使是虚劳、痿证等亦每兼有实邪，所以都主张速攻、速去。这种论点的积极意义在于突破了"虚生百病"的俗套，纠正了喜温喜补的积习。在治法上，张子和主张"汗、吐、下三法，该尽治病众法"。他认为发病之因有三：天邪、地邪、人邪。处理方法亦有三：汗、吐、下。邪出之路有三：向上、向下、向外。同时三法亦概兼众法，凡上行者皆为吐，凡解表者皆为汗，凡下行者皆为下。汗、吐、下三法亦为常法，张仲景早有明文，然而刘建秋教授认为张子和的三法有别于常法。三法往往同时用于一个人、一个病，或先后用，或交叉用，如先吐后下再汗，吐亦兼汗，或先汗后下再吐，或先吐后汗再下，下中亦寓补，更有反复吐、反复下、吐下反复交替使用的。刘建秋教授亦非常欣赏张子和的另一个著名医学观点，即"治病当论药攻，养生当论食补"。这是张子和攻邪论的延伸，刘建秋教授认为张子和区别了攻与补的重点，各有所宜。

李东垣学说的中心是脾胃元气论。《脾胃论》言："元气充足，皆由脾胃之气无所伤，而后能滋养元气。若胃气之本弱，饮食自倍，则脾胃之气既伤，而元气亦不能充，而诸病之所由生也。"刘建秋教授认为，这是李氏对病理认识上的一个创新，也是其学说的主要核心。刘建秋教授认为李氏尤重视于后天之本，认为胃气是水谷之气，水谷入胃，变化精微，行于经，入于脉，水精四布，五经并行，就表现为荣气、卫气、清气、阳气、生发诸阳上升之气等等，所以李氏说："人之真气衰旺，皆在饮食入胃，胃和则谷气上升。"刘建秋教授继承李东垣顾护脾胃的学术思想，并且又有自己独到的见解。他强调"人以胃气为本"，"元气充足皆由脾胃之气无所伤"，但同时又认为调理脾胃法则的运用，并不局限于脾胃本脏疾病，更可广泛应用于他脏疾病。例如，肺病日久可用健脾养肺之法，使水谷之精微上输于肺，肺气充沛，足以控制病情的发展，以致痊愈。李氏根据内伤病的特点，往往多方兼顾，所以有些方剂，药味多，用量轻，常用煮散；有些病情危重，宜于急补急攻的又只用二三味，药量又较重，重点直入，均取得满意疗效。尤其煎服方法，富于巧思，而且周备。刘建秋教授认为，列方较多，粗看似乎较乱，其实很清楚，只要抓住两点，就可豁然贯通。李氏的每个方都是一个病案，从病出发，深入具体，作为用药配伍的示范。

刘建秋教授对朱丹溪的"相火论"也深有研究。朱丹溪学说的中心是"阳有余阴不足论"，并且认为"湿热相火，为病甚多"。刘建秋教授认为这是朱氏从刘、张、李三家的启发，也是其从实践中得出的结论。朱氏在其"相火论"中说："天主生物，故恒于动。人有此生亦恒于动。其所以恒于动，皆相火之为也。"刘建秋教授认为，这是一种"恒动论"。这种理论的形成是因朱丹溪受到宋代理学的影响，所以其立论是从太极阴阳出发的。恒动的含义有二：一言其常，"动而中节，能裨补造化，以为生生不息之用"；二言其

第二章 临证思辨

变,无节妄动,为物欲所感,成为邪火,损伤真阴,危及生命。刘建秋教授认为,朱氏之重点实在后一方面,如云:"火起于妄,变化莫测,无时不有,煎熬真阴,阴虚则病,阴绝则死。"这也是朱氏的阴虚火旺论。

相火一词内容有二,真火与邪火;邪火中又有虚实之异。刘建秋教授总结朱丹溪的治法,继承朱氏学术思想,认为朱丹溪善于抓住杂证大纲,执简驭繁,从气、血、痰、郁、火几方面阐释其治法,崇尚正气,养阴泻火力求平正,切戒辛温香燥,完全串通于气、血、痰、郁、火几个方面。刘建秋教授认为,朱氏虽从气、血、痰、郁、火几个方面进行治疗,实际上是丹溪学术成就中的阴阳气血升降论,但同时也应注意阴阳与水火,阴阳与气血,阴阳气血水火与升降,其间关系密切相联,但又是错综复杂的,应当认真思考,融会贯通,不能过于拘泥,临床如果神而明之,就受用无穷了。

2. 与时俱进扬中医

刘建秋教授主张应用科学的方法来整理中医学术,中医不应该抱残守缺,故步自封,而要与时俱进。毛主席曾说:有批判地继承,吸收和继承其精华,批判和扬弃其糟粕。因而中医学术的发展,不能脱离时代的进步,一切科学成果都应该加以应用。现代科学技术是我们谋求发展科学化中医的宝贵的财富,应走一条中医与科学相结合的道路。刘建秋教授提出,应用科学的方法解释中医中确有实效而又合乎科学原理的学说;对尚未能用科学解释而又确有实效的学术,应用科学的方法加以证明;对中医学术中所欠缺的则设法补充,以发展中医学术。

刘建秋教授始终秉持古遵岐黄,效法仲景;兼听博采,熔各家之长于一炉,邃密医理,探幽阐微,独具心意。主张远读《内经》《难经》,精研《伤寒》《金匮》,近习《温病条辨》等专著,并要提纲挈领,明灼主旨,验于临床。对待西方现代医学,提倡中西兼收并蓄,以中为主,以西为辅。反对胶柱鼓瑟。为了融汇西医知识,刘建秋教授勤学有关病理、细胞、免疫、体质、寄生虫、血管神经以及各种理化知识。

刘建秋教授认为,中西医的根本差别是思维方式的不同,故在临床思维方法上主张建立中、西两套独立思考的习惯,用中医的理论指导辨证论治,用西医的理论指导对现代病的认识。

第二节 立足临床,创新立说

刘建秋教授在40余年的临床、教学和科研生涯中,精于实践,勤于探索,既注重临床,又不轻视理论,提倡理论结合实践、理论指导实践、实践检验理论、实践发扬理论的临床与学术思想。对呼吸系统疾病的病因病机、临床治法等颇有独到见解，创新立意，自成一说。

一、化痰祛瘀疗肺痿——论肺纤维化的新疗法

肺间质纤维化是多种肺系疾病发展至晚期的一种常见的病理变化和共同结局。临床以咳嗽、咳痰、咯血及进行性呼吸困难为主要特征，晚期可发生肺心病及右心衰竭。在中医学中，根据其症状及临床特征，本病多属于中医肺痿的范畴。肺痿，指肺叶萎弱不用，为肺脏的慢性虚损性疾患，临床以咳吐浊唾涎沫为主症。《金匮要略心典·肺痿肺痈咳嗽上气病》注说，"痿者萎也，如草木之萎而不荣"，用形象比喻的方法以释其义。肺痿首见于《金匮要略·肺痿肺痈咳嗽上气病》云："寸口脉数，其人咳，口中反有浊唾涎沫者……为肺痿之病。"

对于肺痿的病因病机，大多数医家认为乃肺燥津伤和肺气虚冷两方面。病变机理为肺虚津气失于濡养所致。肺燥津伤，此为肺有燥热，重亡津液。如久病耗伤阴津，虚热内灼；热毒熏蒸伤阴；消渴津液耗伤；热病邪热伤津。或因误治消亡津液，以致肺失濡养，日渐枯萎。肺气虚寒，此为久病内伤，耗气伤阳或阴伤及阳，以致肺虚有寒，气不化津，津反为涎，肺失濡养，痿弱不用。

对于肺痿的病因病机，刘建秋教授在吸收前人之说和总结多年临床经验的基础上，提出一套自己的见解。

一是从《内经》整体观出发，刘建秋教授认为，肺痿病因不可仅提及肺之一脏。肺痿病因种类繁多，病理演变亦错综复杂，病理性质虚实并见。发病早期为肺气虚，宣发肃降功能失常，不能将水谷精微布散全身，营养脏腑，致气津亏损，肺燥津枯，失于濡养，则成肺痿。其病位在肺，但与肺、脾、肾三脏关系密切。脾气虚弱，运化水液、输布津液功能失司，或胃阴耗伤，胃津不能上输濡养肺脏，所谓土不生金，均可导致肺燥津枯，肺失濡养。久病及肾，肾气不足，气化功能失司，或因肾阴亏虚，肺失濡养，亦可发为肺痿。

二是从病理的角度论述。肺痿虽为虚证，但不乏实证杂于其间，临床治疗时必须虚实同治，不可忽视。刘建秋教授在饱览经书的过程中得到启发。张锡纯在《医学衷中参西录》说："肺脏有所损伤，其微丝血管及肺泡涵津液之处，其气化皆淹瘀凝滞，致肺失其玲珑之体，则有碍于阖辟之机，呼吸则不能自如矣。"认为肺气损伤后，气化不行，致血瘀痰浊阻于肺络，肺的宣发肃降功能失调，临床上可出现呼吸困难等症状。张仲景认为，肺痿"因热在

上焦,熏灼津液,炼液为痰,痰积日久,必致血瘀。"所谓"久病必有瘀"也。肺燥、肺虚、外邪均可产生瘀血,而瘀血一旦形成,反过来又可影响气机的宣畅,阴津阳气难以布达,肺失濡润使病情进一步加重。

刘建秋教授曾治一病患,该患者诊断为肺痿,有咳嗽、呼吸困难、唇舌发绀、消瘦等一系列症状,属瘀血阻滞。刘建秋教授查阅现代医学研究得知,现代医学认为肺纤维化的主要病位在肺泡壁,其上皮细胞及毛细血管的内皮细胞亦发生病变,甚至累及小气道及小血管,导致肺的顺应性降低和限制性通气障碍。细支气管病变与肺小血管的闭塞使通气血流比例失调,弥散功能下降,最终发生低氧血症和呼吸衰竭。因此,刘建秋教授认为,瘀既是病理产物,又是致病因素,贯穿于肺纤维化始终。由此刘建秋教授总结认为,肺痿为病,肺气虚为本,痰浊血瘀互结为关键,实为肺痿之病理因素,在治疗上不仅要益气养阴,补肺生津润燥,兼顾脾肾,更为重要的是应采取活血化瘀化痰的治则,这样方能起到事半功倍的效果。

在治疗方面,《金匮要略》提出,治疗虚寒肺痿用甘草干姜汤以温之。至唐孙思邈的《千金要方·肺痿》对该病的治疗又有补充,如治疗虚寒肺痿用生姜甘草汤、桂枝去芍药加皂荚汤,又提出单用一味甘草治疗肺痿轻证,意在清热润肺止渴。王焘在《外台秘要》中提出治疗肺痿涎唾多、心中温温液液者,用炙甘草汤。后世医家大多在金匮的基础上认为,肺痿总属肺虚不足之疾,并有"肺伤善痿"之说。

刘建秋教授根据多年的临床经验,施治时常选用丹参、川芎、三七、三棱、莪术、桃仁、红花等活血化瘀类药物。刘建秋教授根据活血化瘀药的不同作用,分为养血活血、活血化瘀、行血化瘀、破血化瘀等,认为疾病病因复杂,活血化瘀必须根据具体情况灵活运用才能收到显著疗效。并认为,一个病证的治疗即使需要活血化瘀,也并非一成不变的,因疾病的发生发展是一个极其复杂的过程,不能盲目使用一方坚持到底,必须做到辨证施治。前人对于瘀血的治疗,或行血,或软坚,或用破法,或利气活血,或清营活血,或温阳活血,均根据具体情况分别用药。今人临证也必须具体情况具体处理,灵活运用活血化瘀的方法。在肺纤维化的治疗中应遵循以下几个基本原则:首先重视调补脾胃。脾胃为后天之本,肺金之母,可以采用培土生金法补肺。若肺阴虚宜补胃津以润肺燥,使胃津可以上承于肺;若肺气虚宜补脾气以温肺,使脾能运化津液,升清濡养肺脏。其次,肾为气之根,司摄纳,故补肾亦可助肺纳气。再次,不可妄投燥热。肺为娇脏,肺痿病属津枯,故治疗时应时刻注重保护其津液不受损伤,无论虚寒还是虚热均不可妄用温燥伤津之剂。最后,慎用祛痰峻剂。肺痿属虚证,忌用峻剂攻逐,犯虚虚实实之戒。

金某，30岁，1995年8月2日初诊。

患者咳嗽、咳痰伴发热半月余，曾在当地用发表散邪药治疗无效，遂来就诊。现症见：患者身热无汗，颜面潮红，气急喘促，咳声不扬，吐痰稠浊，质黏不爽，伴口干咽燥，声音嘶哑。舌质红无苔而干，脉虚数无力。

诊断：肺痿。

辨证：虚热肺痿。

治法：益气养阴清热，润肺化痰止咳。

方药：麦门冬汤合清燥救肺汤加减。

处方：北沙参30g，玄参20g，麦冬30g，连翘15g，姜半夏10g，化橘红6g，云苓15g，浙贝母10g，瓜蒌皮15g，桔梗15g，甘草6g，红枣5枚为引。7剂，水煎，早、晚分服。

8月10日二诊：身热若无，气喘明显减轻，浊唾减少，舌苔转润，呼吸如常人。药效显著，效不更方，继续服用两剂。

8月13日三诊：咳喘渐平，浊痰大为减少，呼吸如常，声音恢复正常，仍咽干。考虑到热邪已去，宜滋补肾水，生津润燥，仍用培土生金法。

处方：北沙参15g，玄参12g，炙百合10g，丹参10g，生地10g，熟地黄10g，麦冬12g，天冬12g，川贝母6g，白芍6g，当归6g，炒山药15g，甘草5g，梨汁100mL兑入药汁中。7剂，水煎，早、晚分服。

药后病情好转，不咳不热，诸症皆平，神情怡然。

刘建秋教授认为，此为咳嗽误用汗法耗伤津液而导致肺痿。盖肺痿之证，多以损伤肺胃之阴而成。患者久咳伤肺，又感热邪。本阴津已耗伤，复以发汗之法重伤其阴液，以致气阴两伤，伏热内炽，灼伤肺叶，致肺叶枯萎不用，导致肺痿。该病治疗当务之急是急救其阴液，应以生津润肺为原则。故用北沙参、玄参、天冬补气生津润燥，以固气阴两伤之本；用瓜蒌皮、桔梗、浙贝母、化橘红化痰止咳，以治痰涎之标；连翘清热解毒，除邪热之扰；云苓、甘草、红枣健脾补中益气，以绝生痰之源；用半夏以降浊痰。全方益气养阴与清热润肺并举，佐以化痰止咳之剂，故服后诸症大减，邪热尽去。三诊时加生地、熟地黄、白芍以滋阴，炒山药补肺脾气虚，当归养血，妙用梨汁滋养肺脏，生津润燥。诸药合用切中病机，故诸症皆平。

二、慢性阻塞性肺病的治疗——益肺补肾，活血化瘀

慢性阻塞性肺病，简称慢阻肺，是由慢性支气管炎或其他原因逐渐引起的细支气管狭窄，终末细支气管远端气腔过度充气，并伴有气腔壁膨胀破裂而产生的一种慢性肺部疾患。临床上主要以喘息气急、活动后明显加剧为特

征，以咳、痰、喘、胀、肿、悸为主要症状，为中医学"肺胀"范畴。肺胀是多种慢性肺系疾患反复发作迁延不愈，导致肺气胀满、不能敛降的一种病证。《金匮要略·肺痿肺痈咳嗽上气病》指出，本病的主症为"咳而上气，此为肺胀，其人喘，目如脱状"。

刘建秋教授对呼吸内科的常见病颇有自己的一番见解，多年来形成了一套较为完善的理论体系，对慢阻肺治疗思路和方法的拓展具有十分重要的意义。

《诸病源候论·咳逆短气候》记载，肺胀的发病机理是"肺虚为微寒所伤则咳嗽，咳则气还于肺间则肺胀，肺胀则气逆，而肺本虚，气为不足，复为邪所乘，壅否不能宣畅，故咳逆、短乏气也。"后世医籍多将本病附载于肺痿、肺痈之后，有时亦见于痰饮、喘促、咳嗽等门，在认识上不断有所发展。如《丹溪心法·咳嗽》篇说"肺胀而咳，或左或右不得眠，此痰夹瘀碍气而病"，提示病理因素主要是痰瘀阻碍肺气所致。刘建秋教授不仅对上述医家的思想积极继承，并在其基础上做了进一步的发挥。

刘建秋教授认为，慢阻肺的病因病机虽然复杂，但总的说来不外乎外感、内伤两端。外感引动伏痰为发病的重要原因。因肺主气，开窍于鼻，外合皮毛，主表，卫外，故外邪从口鼻、皮毛入侵，每多首先犯肺，导致肺失宣降，上逆而为咳嗽，升降失常则为喘，使病情加剧。肺、脾、肾三脏虚损，不能正常调节水液分布，痰浊水饮、血瘀阻滞为主要的病因病机。

本病多由久咳、支饮、哮喘、肺痨等慢性肺系疾患迁延失治，日久导致肺虚。肺主气功能失常，若肺病及脾，子盗母气，脾失健运则致肺脾两虚，从而不能正常输布水谷精微，津液不化，聚而为痰为饮。若肺病及肾，金不生水，肺不主气，肾不纳气，则气喘日益加重，吸入困难，呼吸短促难续，动则更甚，致肺肾两虚，而出现咳嗽、气短、尿少、水肿等一系列症状。肾虚不能蒸化，痰浊水饮潴留亦甚，故《素问·水热穴论》说："其本在肾，其末在肺，皆积水也。"根据久病入络的特点，肺为娇脏，易受邪侵，六淫邪气、环境毒邪及内生诸邪反复犯肺，均可损伤肺络，导致肺络痹阻。瘀血又可因体内病理产物——痰浊水湿等阻滞而产生。此外，饮食不节，烟酒、辛辣刺激、肥甘厚味等嗜之既久，每多助湿生热，则痰浊内生，亦是形成本病的重要原因之一。情志不遂，肝气郁结，气机升降失常，则肺金不能正常的宣发肃降，导致肺虚失主。刘建秋教授对慢阻肺的病因病机的认识不仅融合了各家之长，并能有自己的独到见解，不可谓不深刻。

在治疗方面，《类证治裁·喘证》认为："喘由外感者治肺，由内伤者治肾。"《证治汇补·咳嗽》认为肺胀："又有气散而胀者，宜补肺，气逆而胀者，宜降气，当参虚实而施治。"现代很多医家的治疗经验大都在金匮的基础上有所发挥。周信有教授认为，此类疾病需分期治疗，急性发作期，首当清热化痰，控制感染，慢性缓解期应调补脾肾、培本补虚为主。

刘建秋教授总结该病的产生主要责之于肺、脾、肾虚兼夹血瘀痰阻为患。治疗总以补肺脾肾、活血化瘀祛痰为原则。刘建秋教授认为，本病多是发作期与缓解期交替，发作期偏于标实，缓解期偏于本虚，多属脏气不足，故应以"急则治标，缓则治本"予以处理。所谓治标之法，刘建秋教授总结认为，本病程日久，病情复杂，病变过程中可出现不同程度的血瘀症状和体征，如唇甲青紫、面色黧黑、肌肤甲错、胁下痞块、舌质黯红或紫黯或有瘀斑、脉涩等。这是因患者都不同程度地存在气虚证候。气为血帅，气能生血，气能摄血，气能行血，因此，气的充盛，气机调畅是血液得以运行正常的关键条件。气行则血行，气滞则血瘀，气虚则运血无力则为瘀。治从宗气入手，利用宗气的生成、功能以及配合活血化瘀药物清除肺中瘀血，以改善肺的呼吸和心血的运行。在药物配伍上主要帮助脾将水谷精微上升于肺，使肺吸入自然界清气，为宗气的生成提供有利条件和物质基础，又运用肺与大肠之间关系来调畅气机，使肺呼吸正常，以达到治疗的目的。

在急性期西医针对其症状采取消炎化痰、解痉平喘的对症治疗，症状缓解很快，运用丹参注射液与参附注射液可明显改善患者血流动力学，提高血氧分压，减轻二氧化碳潴留，改善肺的通气功能，说明活血化瘀与益气温阳在治疗慢阻肺急性期当中具有重要的治疗意义与理论意义。

缓解期以本虚为主。脾胃为后天之本，脾胃若虚，肺气则绝生化之源。遵循"损其肺者益其气"，以及"脾胃者，土也。土为万物之母，诸脏腑百骸受气于脾胃而后能强"的理论，予以培补脾胃之气的方法，补土以生金，即"虚则补其母"。宗气虚弱、卫气不固、调节和防御能力下降，与元气亏损、功能不足、肾不纳气有关。所以亦要注意益肾固本。盖肾为先天之本，为气之根，肾气得培补，肾气坚，故慢阻肺亦可少发。肾虚不藏，气失摄纳，咳喘日久，正气必虚，治疗当扶正固本，必须以补益肾气为本。

刘建秋教授遣方用药时刻不忘益肾固本这一基本治疗大法，每每加入熟地黄、五味子、菟丝子、紫河车、山萸肉、何首乌、巴戟天、肉苁蓉等补肾纳气之品，且有无肾虚见证均可使用。特别是老年及久病体虚的患者尤宜。对于本病的整体治疗，刘建秋教授常应用人参蛤蚧散加减。方中黄芪补益肺气；人参、白术、茯苓、甘草为四君子汤，健脾益气；川贝母、桑白皮、地龙益肺化痰平喘；冬虫夏草补肺益肾；川芎活血化瘀。

病案举例

赵某，男，54岁，2008年4月3日初诊。

患者喘嗽痰红，舌焦咽燥，背寒，耳鸣颊赤，脉左关弦疾，右寸浮洪而尺脉搏指。因其父业医乃自己开方诊治，忽而桂附，忽而知柏，忽而葶苈逐水，忽而款冬泄肺，以致咯血加剧，身动即喘，坐则张口抬肩，卧则体侧喘剧，因侧卧则肺系缓而痰益壅也。

诊断：肺胀。

辨证：肺肾阴虚证。

治法：滋补肺肾，宣肺平喘。

方药：沙参麦冬汤合补肺阿胶汤加减。

处方：川百合20g，贝母10g，杏仁10g，麦冬20g，北沙参15g，牡蛎15g，阿胶10g（烊化）。3剂，水煎，早、晚分服。

服后喘定而红止。

复诊：去杏仁、牡蛎、阿胶，加生地10g，竹茹15g，丹皮10g，元参15g，羚羊角10g，以清上中焦浮游之火；用熟地黄15g，五味子10g，茯神10g，磁石10g，龟板10g，牛膝15g，夜间服用，以镇纳下焦散越之气。药后脉症渐平。

刘建秋教授认为，此证为肾虚失纳，金为火灼。本应补肾纳潜，甘凉润肺，肺肾同治，然一误再误，投以桂附等辛热之品，如火添油；知柏苦寒化燥，非水逐水，肺肾更伤；款冬花泄热，用而无功，故嗽血更甚，痰喘愈剧。本虚标实，病势危急，当急则治标，先给予清降救误，恰合病情，故用之有效，喘定红止；再图救本，纳下焦之气，兼以清中上游火，药后诸症渐平。从本案足见刘建秋教授见多识广，学有根基，辨证用药甚为精当，实乃大家风范。

三、创立"温阳益气、化痰平喘"法治疗哮喘

支气管哮喘是由多种细胞（如嗜酸性粒细胞、肥大细胞、T淋巴细胞、中性粒细胞、气道上皮细胞等）和气道组分参与的慢性炎症性疾病。这种慢性炎症与气道高反应性相关，通常出现广泛可变的可逆性气流受限，并引起反复发作的喘息、气急、胸闷或咳嗽等，常在夜间和（或）清晨发作或加剧。支气管哮喘属于中医学"哮证"范畴，《痰饮咳嗽病》篇云："膈上病痰，满喘咳吐，发则寒热，背痛腰疼，目泣自出，其人振振身𥉂剧，必有伏饮。"描述了哮证发作时的典型症状。

刘建秋教授的学术思想源于四大经典，平素好学不倦，博览群书，以经

典为宗，但不泥古，对各家学说广有涉猎，颇有见地。刘建秋教授研读经典发现，春秋战国时期虽无哮喘病之名，但是对其病名、病因、病位、病性等方面多有阐述，为后世医家对哮喘的研究奠定了基础理论。《诸病源候论》可谓中国现存医籍中最早对于哮病进行证候辨析的。其曰："哮喘必用薄滋味，专主于痰。"朱丹溪认为，哮病是由痰病引起的。李用粹《证治汇补》曰："哮喘为痰喘之久而常发者，因而内有壅塞之气，外有非时之感，膈有胶固之痰，三者相合，闭拒气道，搏结有声，发为哮喘。"指出了本病发作期的病位在肺系，病理因素为痰。

刘建秋教授在总结前人理论，吸收前贤精粹，立足临床实践的基础上指出，哮喘的病理因素为痰。发病的内因首先责之于肺、脾、肾三脏功能不足，痰饮留伏，此为哮喘之夙根。外因责之外邪侵袭，饮食不当，情志失调，则可引动伏痰，痰气交阻于气道，肺失宣肃，气机升降不利，以致呼吸困难，气息喘促，喉间痰吼哮鸣，发为哮喘。相较于前世医家对于哮证病因病机的理解，除"外感"和"伏痰"之外，刘建秋教授更突出了本虚为重的病因病机的新观点。痰的生成与肺、脾、肾三脏关系密切。"脾为生痰之源，肺为贮痰之器，肾为生痰之本"。慢性持续期哮证患者久病及肾导致肾阳虚。肾主水，肾阳虚气化无力，水液运行输布障碍，聚而成痰。脾气虚，运化水液功能下降，亦可导致痰的生成。痰生于脾肾而贮藏于肺，痰阻于肺，使肺气不能肃降而上逆为咳喘，导致肺气虚，无力肃降，肺气上逆而加重咳喘。

在哮喘的治疗上，刘建秋教授倡导表里同治，寒温并用，攻补兼施，标本并治。哮喘发作时辨明寒热，祛痰散邪；缓解后辨明本虚之脏，培元补虚，从整体出发，见微知著，并创立了"温阳益气，化痰平喘"法，取得良好的治疗效果。

刘建秋教授认为，虽然引发哮喘的原因很多，但痰阻气道、肺失宣肃，即伏痰宿肺是哮喘的夙根。哮喘持续时间的长短与气道的通利、肺气的宣降情况紧密相关。无论引发哮喘的病因是什么，宣肺利气、化痰平喘是治哮喘必备的方法。刘建秋教授认为，痰为阴邪，极易耗伤阳气，初起常表现为肺被痰困，卫阳郁闭不固，卫外无权，易受外邪，日久可损及肺阳，机体更易感邪，尤其是寒邪或其他致敏因素。同时，阳虚温化失司，气滞血瘀，寒饮内停，外邪引动内饮而发为哮喘。刘建秋教授40多年的临床发现，寒哮患者较为多见，临证时应执仲景"当以温药和之"之法，采用"温阳益气、化痰平喘"之法治疗，效果显著。

刘建秋教授通过对哮喘缓解期病患的观察后发现，哮喘发病及持续时间与患者的体质密切相关。《素问》云："正气存内，邪不可干。"正气不足，

第二章 临证思辨

抵抗病邪的能力差，则易感受外邪诱发哮喘；正气亏损，祛除病邪的能力弱，则哮喘持续发作时间长。哮喘慢性持续期的患者久病体虚，反复发作，脏腑功能失调，常常导致肺阴耗伤、脾阳受损、肾之阴阳亏虚。脾气虚，运化水液功能下降，聚湿生痰。肾阳虚，气化无力，则阳虚水泛成慢痰，或阴虚虚火灼津成痰，上干于肺，痰饮阻肺，肺气不能肃降而上逆为咳喘。由此可见，体质状态是哮喘发病的一个重要环节，治疗上如仅用祛邪宣肺、化痰平喘之药，只泻其实，不补其虚，则喘咳，不易平复。如在宣肺平喘之药中酌加补虚扶正之品，攻补兼施，标本兼治，则哮喘易于平复，患者体质易于恢复。因而在哮喘缓解期刘建秋教授尤重温阳益气、扶正补虚之法，以增加患者抵御外邪的能力，提高患者的体质。

刘建秋教授应用温阳益气、化痰平喘方治疗寒哮，方中淫羊藿能温补肾阳，同时兼有祛痰止咳平喘之功，标本兼治，为君药；附子补肾阳，助君药以治其本，为臣药；为加强君药祛痰止咳平喘之功，又臣以祛痰之清半夏、平喘之炙麻黄；黄芪补脾肺之气，针对脾肺气虚之病机以治其本，亦为臣药；款冬花祛痰以助半夏，止咳平喘以助麻黄，为佐药；太子参助黄芪补脾肺之气为佐药之用；五味子既可补脾肺之气以助黄芪，又可敛肺止咳防止肺气进一步耗伤，同时还可助半夏祛痰，亦为佐药。诸药合用，共奏温阳益气、祛痰平喘之功。刘建秋教授指出，治疗哮喘应分清标本缓急，辨明寒热虚实，坚持发时治肺、缓时治脾肾的原则，畅通气道，扶正固本，以改善患者的肺脏功能，提高患者的抗病能力。治疗时宣肺利气、化痰平喘应贯穿始终。患者亦应重视日常调养。对于危重患者，宜采用中西医结合的方法，以提高临床疗效。

病案举例

李某，女，50岁，2000年11月3日初诊。

哮喘数年，反复发作，受寒后气促，呼吸困难，喉中有哮鸣音，每逢秋冬发病，近1年病情加剧，喘无定时，发病时用茶碱激素类药物控制。1周前因天气变化再发咳喘气促，喉间有哮鸣音，入夜尤甚，面色苍白，咳痰色白，质稀，疲倦无力，喜热饮，不思饮食，二便正常，苔白腻而滑，质淡，脉沉细。

中医诊断：哮证。

辨证：寒饮伏肺，肺肾阳虚证。

治则：健脾温肾，祛痰平喘。

处方：淫羊藿15g，附子10g，黄芪10g，太子参10g，款冬花12g，半夏10g，五味子10g，炙麻黄10g，杏仁10g，苏子10g，紫菀10g。7剂，水煎，早、晚分服。

11月11日二诊：气促明显好转，咳白色泡沫痰量少，苔淡，脉细滑。病情缓解，效不更方，继续给予上方连服7剂，1周后病情好转亦如常人。

刘建秋教授认为，治疗本病宜温补肺肾，化痰平喘。寒邪侵入机体，当以温药和之，温肺散寒化饮。患者久病体虚，脏腑功能失调，肺阴耗伤，脾阳受损，肾之阴阳亏虚。脾气虚，不能运化水湿，聚湿生痰。肾阳虚，气化无力，阳虚水泛为痰，或阴虚虚火灼津成痰，上干于肺，痰饮阻肺，肺气不能肃降，发为哮喘。

方中麻黄、杏仁、苏子解表宣肺化痰；款冬花、紫菀为临床化痰止咳常用的对药；五味子益气生津，补肾宁心；附子温补脾肾；淫羊藿、黄芪、太子参温阳益气。诸药合用，共奏温阳益气、祛痰平喘之功。

四、创立"泻肺逐饮、益气健脾"法治恶性胸腔积液

恶性胸腔积液是由肺癌或其他部位恶性肿瘤累及或胸膜原发性肿瘤引起。其中胸膜壁层微血管在胸液形成中起主要作用，壁层胸膜的淋巴孔开口于皮层下，将胸腔积液引入淋巴管进而到胸旁，纵淋巴结对胸腔积液的排出起主导作用。肺癌患者伴胸膜积水转移时，直接破坏胸膜壁层微血管，使胸腔积液形成增多，排出受影响，从而破坏正常的胸腔积液循环，这是晚期恶性肿瘤的常见并发症。临床所见的胸腔积液大约40%由恶性肿瘤引起，最常见的为肺癌、乳腺癌和淋巴瘤。大部分患者多为肿瘤晚期的恶病质表现，如体重下降，消瘦乏力，贫血。其属于中医学"悬饮"范畴。症见咳唾引痛，但胸胁痛势较初期减轻，而呼吸困难加重，咳逆，气喘息促不能平卧，或仅能偏卧于停饮的一侧，病侧胸胁胀满，甚则可见偏侧胸廓隆起，舌苔薄白腻，脉沉弦或弦滑。

刘建秋教授认为，虽然恶性胸腔积液其病位、临床表现均符合悬饮的范畴，但因患者生存期较短，愈后比较差，严重影响患者生活质量，因而又与传统的饮停胸胁的悬饮有所不同，应称其为恶性悬饮。其呼吸困难的程度与胸腔积液量的多少、胸腔积液形成的速度和患者本身的肺功能状态有关。若积液量少或形成速度缓慢，则呼吸困难较轻，仅有胸闷、气短等。若积液量大，肺脏受压明显，则呼吸困难加重，甚至出现端坐呼吸、发绀等。大量胸腔积液的病人喜欢取患侧卧位，这样可以减轻患侧的呼吸运动，有利于健侧肺的代偿呼吸，缓解呼吸困难。肿瘤侵袭胸膜、胸膜炎症和大量胸腔积液引起壁层胸膜牵张均可引起胸痛，且多呈持续性胸痛；膈面胸膜受侵时疼痛向患侧肩胛放射。咳嗽多为刺激性干咳，由胸腔积液刺激压迫支气管壁所致。

刘建秋教授从事恶性胸腔积液的治疗、科研已有40余载,发表与此相关的学术论文十余篇,他的研究生中以恶性胸腔积液为研究课题的有7位之多。刘建秋教授带领他的研究生,通过大量的临床实践及诸多实验研究,总结出"泻肺逐饮、益气健脾"法治疗恶性胸腔积液。

刘建秋教授认为,本病病情复杂,难以用单一病机来阐释,并提出本病属阳衰阴盛、本虚标实、虚实夹杂之证。本虚在于气血阴阳日益亏虚;标实在于饮停胸胁,癌毒亢盛。正如《医宗必读·积聚篇》所云:"积之成也,正气不足,而后邪气踞之。"正气亏虚,痰浊瘀毒结于胸胁。胸胁为气机升降之通道,肺气郁滞,气不布津,停而为饮,饮停胸胁,故胸胁胀满。气机不利,故胸胁疼痛、咳嗽、呼吸困难,发为悬饮。肺主行水,为水之上源。若肺气郁滞,肺失宣发肃降,气不布津,聚湿成饮,饮停胸胁,气机升降不利,亦发为悬饮。恶性肿瘤之胸腔积液是由于正气内虚,脏腑失调,导致邪毒乘虚而入,邪滞于肺,肺失宣降,气机不利,血行不畅,津液失于输布,聚而为痰。痰气互结,闭阻络脉,日久发为肺积。积块聚于胸胁,三焦不利,水道闭塞,发为胸腔积液。加之癌症日久失治,正气大耗,肺、脾、肾三脏受损,上焦肺失通调水道,中焦脾失运化水谷,下焦肾失分清泌浊,因虚致实,故成悬饮。恶性肿瘤所致的悬饮是因癌瘤而起,因此与普通的外邪入侵并阻于三焦所致的悬饮有所不同,预后较差。

中医药在防治恶性胸腔积液方面取得了良好成效,现代医家多采用温阳化饮法、利水消肿法、扶正祛邪法、泻肺逐饮法、育阴化饮法、活血逐瘀法等治疗恶性胸腔积液。刘建秋教授在中医辨证施治理论指导下,创立了以"泻肺逐饮、益气健脾"法治疗恶性胸腔积液。刘建秋教授认为,恶性胸腔积液多表现为实证,饮停胸胁为恶性胸腔积液重要的病理因素,故治疗时以驱邪为重,采用"泻肺逐饮"之法。另外,脾为生痰之源。若脾气不足,则运化无权,水湿痰浊停聚,饮留胁下,发为悬饮。脾与胃相表里,是气血生化之源,为"后天之本",饮食物和药物的吸收都要依赖于脾胃的运化吸收。恶性胸腔积液的病患素来正气亏虚,加之手术、放化疗等正气损伤更甚,因此治疗时要注意"益气健脾",调理脏腑功能。刘建秋教授强调,治疗恶性胸腔积液要谨遵"急则治其标,缓则治其本",当患者胸腔积液量大、临床出现压迫症状、心肺功能因此受影响的时候,应采取胸腔穿刺抽液,待病情缓解后再根据辨证论治的原则进行治疗。刘建秋教授采用"泻肺逐饮、益气健脾法",运用泻肺逐饮汤治疗恶性悬饮晚期临床疗效显著。药物组成为葶苈子、薏苡仁、山慈菇、椒目、党参、黄芪、桂枝、白术、茯苓、甘草、猫人参等。

刘建秋教授认为,恶性胸腔积液的治疗中西医各有所长,因此应采用中西两法进行治疗。如在放化疗的同时服用中药汤剂，并结合胸腔给药及局部外敷。只有综合治疗，才能延长患者的生存期，提高患者的生存质量。

病案举例

林某，女，63岁，2001年3月8日初诊。

患者1年前被确诊为右上肺癌，于医院行右上肺切除术。右上肺癌术后5个月，气短4个月。1月前无明显诱因出现胸闷，气急喘促，不能平卧，咳痰，神疲乏力，食欲不振，口干不欲饮。劳累后加重，睡眠质量差，纳呆，便软。舌质淡，苔薄白，脉细弱无力。X线胸片及B超检查均提示右侧胸腔积液。

中医诊断：悬饮。

辨证：饮停胸胁，肺脾气虚证。

治则：泻肺逐饮，益气健脾。

处方：葶苈子30g，生白术30g，党参15g，茯苓15g，薏苡仁15g，山慈菇15g，黄芪15g，猫人参20g，桂枝9g，花椒目15g，甘草6g，红枣10枚。7剂，水煎，早、晚分服。

3月16日二诊：胸闷气促诸症均缓解。

守上方加减服药1月余，胸闷气促明显改善，食欲好转，X线胸片及B超复查提示胸腔积液不明显。

泻肺逐饮汤泻肺逐饮，益气健脾。方中葶苈子宣肺平喘，利水消肿；山慈菇软坚散积，清热解毒抗癌，直接针对胸腔积液产生的根源；薏苡仁淡渗利湿兼补脾；椒目利水消肿，降气平喘。三药并用，旨在驱逐在标之实邪，助君药泻肺逐饮。再佐以党参、黄芪补中益气；白术健脾益气，燥湿利水；猫人参清热解毒且具有强壮扶正之功；茯苓渗湿利水，健脾和胃；桂枝助心阳温化水饮。六药齐用，三焦水道通利，肺气充而水道调，脾气实而水饮运，肾气足而水气化。甘草调和诸药。诸药合用，使饮邪去，水液输布恢复常态，胸水吸收，邪去正安。

第三节 病证结合，分辨用药

在不同时代和文化背景下，中医学和西医学分别从不同的角度、采用不同的方式方法研究并探索了人类生命活动的客观规律。其中，中医学着重强调宏观和整体，西医学则注重微观和局部。尽管随着现代科学技术的广泛应用，人们对疾病的认识已细化到结构和功能等微观方面，但依然存在诸如冠心病、肿瘤等慢性病的高发生率和高致死率。而使用中西医结合的方法已成为历史的必然和时代的要求。

中医学是以辨证论治为诊疗特点的,强调证的辨析和确立,然后根据证进行处方遣药,施以治疗。病是随着中医理论的建立及系统化作为一个特定的医学术语逐渐形成的,是致病邪气作用于人体,人体正气与之抗争而引起的机体阴阳失调、脏腑组织损伤、生理机能失常或心理活动障碍的一个完整的生命过程。

中医学认为,每一个病都有其各自不同的临床特征,有其病因、病理、病位、辨证分型、治疗方药、预后转归等一整套理论体系。西医的病是建立在西医学理论体系基础上,以研究人体的组织器官、细胞分子的结构与功能的病理变化为特点,根据疾病病因及病理的需要,进行相应的药物治疗。就命名而言,中医的病往往从整体观出发,或以病因命名,如"伤风""伤暑"之类;或以症状命名,如"腹泻""眩晕"之类;或以病机命名,如"郁证""痰饮"之类。西医则多根据物理诊断和实验诊断对疾病进行命名,例如就某种病原体(结核病)或就某种特殊病变的病灶命名(病毒性心肌炎),或就病理上的某种病变命名(糖尿病)。刘建秋教授认为,辨病之法,首当辨病因,即根据病因理论分析疾病的症状和体征,推导出疾病发生的原因和机理,为针对病因治疗提供依据。再辨病位确定病证所在的部位;辨病性确定疾病的虚实寒热之性。最后辨病势,辨明疾病的发展变化趋势及转归。

证候是中医学理论的核心,是对临床现象的概括和总结,也是连接中医基础与临床研究的重要桥梁。"有诸内必形诸外"即是证候理论本质的经典概括。证是疾病过程中某一阶段或某一类型的病理概括,一般由一组相对固定的、有内在联系的、能揭示疾病某一阶段或某一类型病变本质的症状和体征构成。刘建秋教授认为,"证"既不是全部症状机械的综合,也不是各种症状简单的堆砌,而是在医疗实践的过程中,从复杂的病变当中找出来的客观规律。其中八纲中的阴、阳、表、里、寒、热、虚、实八类证候就是最重要的四对矛盾的八个方面。辨证是在复杂的事物发展过程中,把存在着的诸多矛盾中的根本矛盾找出来。刘建秋教授认为,辨证之法有多种,如脏腑辨证、六经辨证、气血辨证、营卫辨证等等,但如果离开了八纲辨证,哪一种辨证也都无从下手,因此八纲辨证是中医辨证的纲领,绝不能与其他辨证等量齐观。其他辨证均涉及具体的事物,而八纲辨证不是实质性的东西,八纲必须依附于人体的生理、病理才能进行辨证。刘建秋教授研究辨证之法是为将望、闻、问、切四诊所得的客观资料,通过连贯起来的思索,去伪存真、去粗取精、由表及里、由此及彼的综合分析,找出其主要矛盾和矛盾的主要方面,有的放矢。所以只有通过辨证,才能辨清疾病的属性和类型,确定治疗原则,正确地立法、定方、用药。

病与证，虽然都是对疾病本质的认识，但病的重点是全过程，证的重点在现阶段。辨病与辨证，都是认识疾病的思维过程，都是以病人的临床表现为依据，区别在于一为确诊疾病，一为确立证候。一种疾病由不同的证候组成，而同一证候又可见于不同的疾病过程中。辨病是对疾病的辨析，以确定疾病的诊断为目的，从而为治疗提供依据；辨证是对证候的辨析，以确定证候的原因、性质和病位为目的，从而根据证候来确立治法，据法处方以治疗疾病。辨证的优点在于不论多复杂的病情都可根据症状，从阴阳消长、五行生克制化的规律中，运用四诊八纲的方法进行归纳分析，提出综合治疗的措施，缺点是对疾病产生的具体机制、明确的诊断缺少现代医学依据。所以诊断是辨证的基础，辨证是论治的依据。只有将辨证与辨病密切结合，研究疾病和证候的关系，探索临床诊治的规律，才能相得益彰，指导临床治疗。

辨证论治是中医理论体系的特色，其核心就是病证结合。病证结合诊断疾病的模式概括起来主要有3种：一是在中医病名诊断的基础上再进行证的诊断。这是古代医家创建的一种诊疗模式。传统病证结合是指在辨中医之病的基础上，结合辨证施治，以辨病为主体且贯穿在整个诊疗过程中，但又不忽视辨证的重要性。随着历史的进程，传统病证结合在传承的同时又得到进一步的发展和完善。早在秦汉时期，《黄帝内经》和《五十二病方》就提出多种病名，并针对这些病进行论治，出现了病证结合的雏形。东汉张仲景的《伤寒杂病论》大多数篇章冠以某病脉证并治，且在《金匮要略》中，在诊断上提出了脉证合参，既辨病又辨证，如对百合病的治疗可谓早期辨病论治与辨证论治相结合的典范。同时，在治疗上既有专方，又强调根据具体辨证而选方用药，第一次从真正意义上完善了病证结合的理论体系。自晋唐以来，更多的医家关注病证结合的重要性，甚至对某些疾病强调辨病的重要性。二是在西医病名诊断下的中医辨病加上辨证的模式。三是西医病名诊断与中医辨证结合的诊病模式，按西医疾病的发展规律进行证的诊断，吸收并结合现代研究成果的模式。现代病证结合即察西医之病，辨中医之证。借助现代科学技术，结合现代医学理论和思维方法对疾病做出明确诊断，弥补中医学在诊断判定和疗效评判标准方面缺乏规范的不足，并在此基础上，运用中医的辨证思维进行分型，确定治则治法，实施遣方用药，从而达到防治疾病的目的。

辨中医病证结合的过程中，同病异治与异病同治是典型应用。同病异治是同一种病，由于发病的时间、地域不同，或疾病所处阶段或类型不同，或病人的体质有异，故反映出的证候不同，因而治疗方法也就有异。异病同治是几种不同的疾病，在其发展变化过程中出现了大致相同的病机、大致相同的证，故可用大致相同的治法和方药来治疗。如甲患者患虚寒性脱骨疽，乙患者患流痰，丙患者患寒痹、湿痹。这三个患者的病名不同，症状有别，部位也不同，感觉亦不一样。但按照中医理论来分析，均属于阳气虚衰，寒湿凝聚，其病理性质都是一个"寒"字，根据其性质都可用"扶阳培本，温经活血"的法则，方用当归四逆汤、阳和汤、乌头桂枝汤、附子汤、甘草附子汤等。这些药都是热性药。同病异治与异病同治是以正确的诊断为前提。同病异治，实则同病异证异治；异病同治，实则异病同证同治，先辨证的同或异，后才确定治同或治异。治同、治异的关键不在病的同异，而在证的同异。异病同治是重在掌握事物的普遍性，同病异治是重在掌握事物的特殊性。

分辨用药属辨证之后的论治过程，中医治疗疾病是根据病情所属证型，结合疾病症状而选择药物治疗。中药又根据其四气五味、升降浮沉、归经、有毒无毒、配伍、禁忌等进行组方。刘建秋教授认为，中医治病必须辨证论治与专方专药相结合。以刘建秋教授治恶性胸水为例。恶性胸水是由肺癌或其他部位恶性肿瘤累及，或胸膜原发性肿瘤引起的，其中胸膜壁层微血管在胸液形成中起主要作用。肺癌患者伴胸膜积水转移时，直接破坏胸膜壁层微血管，使胸液形成增多，排出受影响。临床上刘建秋教授常用十枣汤、苓桂术甘汤或椒目瓜蒌汤等进行治疗，意在逐停滞于胸中之饮。其将恶性胸水分为气虚痰湿型、气血瘀滞型、气阴两虚型和阴虚热毒型4种进行辨治。

1. 气虚痰湿型

气虚痰湿证患者容易出现咳嗽、痰多、气憋、胸闷胸痛、神疲乏力、纳呆便溏等症状，为气虚兼有痰浊共同致病。脾气虚则脾的运化失调，导致湿聚生痰，痰贮肺络，肺气宣降失司，水湿内停于肺，形成悬饮。

气虚痰湿证见于本病早期。病邪入侵，首先侵及气分，尚未耗伤营血，以实证为主，可夹杂虚证，可见轻度的呼吸困难，咳嗽也比较轻微。主要因脾气虚运化功能失调，兼有痰湿侵犯。肺气虚，则气机的调畅功能障碍，而见咳嗽、痰多，由于气机运行不畅，导致气滞于胸中而出现气憋及胸闷胸痛。脾虚导致脾的升清降浊功能失常，而见纳呆、便溏。刘建秋教授临床上应用益气健脾、化痰祛湿法。用药上应用茯苓渗湿利水，健脾和胃，祛湿而不伤正。薏苡仁淡渗利湿兼补脾，虽化湿与健脾都不及茯苓，但兼可解毒排脓。党参、黄芪补中益气，白术健脾益气，燥湿利水，三药共补茯苓、薏苡仁之品健脾之功稍弱之短，更添益气。半夏燥湿化痰止咳，共奏益气健脾、化痰祛湿之效。

2. 气血瘀滞型

病程发展到中期，外邪伤肺，肺失宣降，肺气则郁，气机不利，血行不畅，津液失于输布，津聚则为饮，已发展到营血分，气血交结，瘀滞于体内，见咳嗽不畅，胸闷气憋，胸痛有定处、如锥如刺，大便干结。气结于胸胁，导致胸闷气憋、咳嗽不畅；血滞于胸部，则痛有定处、如锥如刺；血流不畅，影响阴液，则出现大便干结。刘建秋教授治疗上侧重活血化瘀，行气止痛，用药在泻肺逐饮的基础上酌加桃仁、红花、川芎、赤芍、牛膝之品，意在活血化瘀。其中牛膝不仅具有活血作用，又可引胸中血瘀下行。加养血之当归、生地之品，意在养阴补血，考虑瘀血阻滞生机，瘀血不去，新血不生，加桔梗开宣肺气，使药力缓留于胸中；加枳壳降气，从而一升一降，通畅胸中气机，气行则瘀化，气行则血行。瘀血亦有新病、久病之别，血瘀日久易久病入络，故酌加活血化瘀通络药，当归易为当归尾，更加全蝎、山甲、地龙之类。瘀积较重时，应用三棱、莪术以破血。因病情久虚，应用通络及破血药时，需注意用量，且中病即止，切勿久服。

3. 气阴两虚型

疾病发展到晚期时，肺、脾、肾三脏的气虚致气不足，阴液亏，但主要以肾阴之方为主。因为肾阴是一身阴液的根本，肾精亏虚，肾失于温化，则大骨枯槁、腰膝酸软，终致正气衰败，气血阴阳耗竭。外邪如果此时乘虚而入，饮邪留在体内。病邪一旦侵犯到血液，伤津动血，预示病程到了终末阶段，此时往往出现虚证，见气阴两虚。患者呼吸困难严重，甚则端坐呼吸。一般状况非常差，咳嗽，痰少，痰稀薄或痰中带血，咳声低弱，气短喘促，神疲乏力，面色㿠白，恶风，自汗或盗汗，口干，显著的消瘦、贫血、精神衰颓，出现血性胸水。刘建秋教授针对此阶段的恶性胸水病人重施"补气滋阴"，尤以滋肾阴为重，用药上酌加熟地黄滋补肾阴，又能养肝血，体现肝肾同源。加山茱萸补肾精，补肝血。加山药补脾固肾，充养五脏六腑之精。熟地黄、山茱萸、山药三味药并用，体现肝、脾、肾三阴并补，补肾为主。此外，又增加血肉有情之品，如鹿角胶、龟甲胶，更填精补髓，加菟丝子涩肾精，枸杞滋阴养血，牛膝补肝肾。气虚者，刘建秋教授应用太子参、黄芪等益气扶正，配合滋阴药物共解气阴两虚之势。

4. 阴虚热毒型

当阴虚与热毒相兼为病时，阴血亏虚，患者的基本状况差，又加上热毒继续耗伤津液，则会发生精神衰颓和消瘦，发为阴虚热毒证。恶性肿瘤胸腔积液患者易出现咳嗽、无痰或少痰，或痰中带血、胸闷气促、心烦寐差、口干、大便干结的症状。肺中阴液亏虚，肺失于濡润，则咳嗽、无痰或少痰；

热毒侵犯肺内，导致肺的气机失常，则会出现胸闷气促。热邪为阳邪，侵犯人体后，耗伤津液，躁扰心神，则出现口干、大便干结、心烦、睡眠不好的症状，可酌加黄芩、茵陈、栀子、穿心莲叶清热解毒、燥湿利湿；加白花蛇舌草、半枝莲、山慈菇清热解毒、利水抗癌；加山慈菇安神镇静；加薏苡仁利水祛湿，清热解毒排脓兼以安神。针对热扰心神之证，刘建秋教授临证时酌加生地、麦冬、玄参等养阴清热，天冬滋补肾阴；加酸枣仁、柏子仁、当归、丹参养血安神；加远志、五味子收敛心神。

刘建秋教授提出，治疗恶性胸水，在辨证分型治疗的基础上应结合抗癌治疗，加龙葵、半枝莲、干蟾皮、石见穿、白花蛇舌草、山慈菇、牛蒡子、广豆根、雷公藤、苦参等具有抗癌作用的药物，如配伍兼有利水和抗癌作用的药物则效果更佳，如茯苓、猪苓、泽泻、防己、芫花等。祛邪不忘行气，可配伍佛手、香橼、玫瑰花、绿萼梅等药，亦可配伍水蛭、土鳖、僵蚕、地龙、蟋蟀、蝼蛄等活血利水、化痰散结之品。若病久邪已入络，需加用搜逐通络之品，如全蝎、蜈蚣、山甲、地龙等。

第四节　精粹经方，不斥时方

学好经典是伐山之斧，是入道之津梁。若要走稳走好这条中医之路就必须读好经典，会用经方。

一、漫卷灵草仙人药，钟情经方医者魂

张仲景所创《伤寒杂病论》，其言精而奥，其法简而详，药味简而专，结构严谨，辨证准确，药效显著，是一部旷世经典之力作。蒲辅周云治内科病，首崇仲景学说，常曰《金匮》《伤寒论》两书，理详法备，为方书之祖，临床医疗之准绳。

刘建秋教授认为，《伤寒论》作为外感伤寒专书，病因重在寒而致病，治疗以扶阳抑阴为主、以六经为纲，学习《伤寒论》应注意掌握其辨证方法。《金匮要略》以脏腑为纲，以病名为目，对内伤杂病剖析深刻，学者必熟读各篇，方能胸有成竹。刘建秋教授熟谙经典，临证活用，效果显著。

经方，即仲景之方，历代医家又称之为"众方之祖"。它是理、法、药、效有机结合的整体，是中医学术之精华，是中医药发展、创新之根基。其组方具有科学性、严谨性、合理性和实用性。

（一）遵古岐黄，精研经方

刘建秋教授教育学生学习经方首先要精读原文，在全面理解的基础上加

以背诵，使文熟义透，在字里行间探寻其深刻的寓意，学习、应用时切不可断章取义。《伤寒杂病论》以条文形式写成，其言辞精炼，前后衔接，显隐互见，伏补并用，言简意赅，深入浅出，辨证清晰，主题分明，具有一个完整的治疗体系，是中医学的精华。

1. 经方之药物组成

药物因各有其特有的性味归经，而具有相异的功用，只有通过合理的配伍，才能调其偏性，制约其毒性，使之构成具有特殊功效的整体。

仲景的方剂组成非常严格，重在数种药物相互配合，发挥一种功能。药物的配伍一是考虑病因病机，二是考虑方药组成。针对病因病机，在辨证立法的基础上选择合适的药物，保证方剂针对病机，切合病情，如寒证用热药，热证用寒药，实证用泻药，虚证用补药；若有出血症状酌加止血药，胁痛者酌加疏肝行气止痛药。

药物配伍的难点是组方中的补偏、纠弊，此配伍一般称为佐制药。经方中的佐制药是针对药物的某些偏性、峻性及毒性等副作用而设的，且这些药物又具有治疗作用。某些疾病在演变过程中，需要使用一些峻性或毒性的药物来达到治疗目的。药虽有毒副作用，但治疗效果非同一般，为了避免方中药物出现毒副作用，故仲景组方时特设了佐制药。如大黄甘遂汤主治妇人胞中血水瘀结证，症见少腹满痛而膨大如鼓，小便难而少，口不渴，或产后瘀血不去，恶露不尽，舌紫暗，苔滑，脉沉涩等。从仲景所论病证分析，本病病机是实邪，治当化瘀利水，但方中却配伍阿胶。阿胶之用，非在补血，而在佐制大黄、甘遂之峻性、烈性，使峻药攻逐而不伤阴血。尤其女子以血为用，论治必须全面权衡，不得有一点偏失。可见，方中配伍佐制药虽非针对病因病机而设，但所起作用非同小可。

2. 经方之剂量特点

俗曰：中医不传之秘在药量。不同的病性，处以不同的用量，方能达到理想效果。各种药物组成一个方剂，不是简单的数量相加，而是有机的组合，不是量变而是质变，这就是药物与方剂的根本区别。经方是非常精简的方剂，有时增减一味药甚至增减了剂量就能起到完全不同的效果。

如《伤寒论》的桂枝汤，桂枝、芍药及其剂量比例是很严格的。以桂枝汤为例，桂枝汤将芍药用量加倍，则成为桂枝加芍药汤，由治表转为治里，治疗作用就会改变。又如桂枝麻黄各半汤与桂枝二麻黄一汤，两方中用完全相同的药物，但因剂量不同，则主治病证不同。桂枝麻黄各半汤即用原方麻黄汤与桂枝汤的各1/3剂量，其中麻黄仅用麻黄汤中的1/3量，其解表发汗作用明显减弱，故用于太阳伤寒轻症。桂枝二麻黄一汤约用原方桂枝汤剂量的 2/5，麻黄汤剂量的 1/5，桂枝二麻黄一汤中麻黄仅用麻黄汤中的 1/5 量，麻黄汤变方用量仅占桂枝汤用量的 1/2，麻黄、杏仁虽能宣散营卫中郁邪，但受到量大于麻黄、杏仁之芍药、甘草的佐制，则散邪发汗之中有止汗益阴之用。由此可见，桂枝麻黄各半汤与桂枝二麻黄一汤，其主治病证一是太阳伤寒轻症，一是太阳中风轻症，由于桂枝麻黄各半汤与桂枝二麻黄一汤用量不同，量比调配主导方药主治效用改变，故桂枝麻黄各半汤之太阳伤寒轻症，若仅执用药而失用量，则不能尽识仲景设方之妙义。

仲景组方用量十分谨慎。一个方剂中药味和药量都存在一个最佳比例问题，比例合适方能达到最佳治疗效果。如果随意变更其中的药味和药量都会改变方剂的性质和作用。方剂的成分是疗效的保证，方剂中药物的剂量是方剂发挥最大程度的依据。方中量变可导致质变，质变又可导致主治病证迥然不同。因此，研究经方和应用经方的一个重要方面就是必须对经方剂量调配高度重视，以真正用好经方，用活经方。刘建秋教授曾言，临证与原文相同，应于原方投之；切合原文病机，脉症略有出入者，则于原方基础上，加以增损，以解决患者之病痛。

3. 经方之医护一体

经方不但用药组方精妙，煎煮服法亦有讲究，药后护理及饮食禁忌不但可提高药效，亦可使病人感受人文关怀。如最为经典的桂枝汤："上五味，咬咀三味，以水七升，微火煮取三升，去滓，适寒温，服一升。服已须臾，啜热稀粥一升余，以助药力，温覆令一时许，遍身，微似有汗者益佳，不可令如水流漓，病必不除。若一服汗出病差，停后服，不必尽剂；若不汗，更服，依前法；又不汗，后服小促其间，半日许，令三服尽；若病重者，一日一夜服，周时观之。服一剂尽，病证犹在者，更作服；若汗不出者，乃服至二三剂。禁生冷、黏滑、肉面、五辛、酒酪、臭恶等物。"此服法要温覆使遍身似汗出，以调和营卫而祛风邪，啜取稀粥，为的是使谷气内充；胃气为发汗之源，温覆可促进发汗且助药力调和营卫，所以生冷之品不可食；黏滑之物可阻碍营卫之气的通达，亦不可入胃，酒性剽悍走窜，祛邪无能，助热有弊；五辛即大蒜、小蒜、韭菜、芸薹、胡荽，有碍于药物的发挥；恶臭指鱼虾蟹鳖，都在禁忌之列。仲景的这种医护合一方法，主要是在辨证的基础上，通过密切观察疾病的动态变化，掌握疾病演变的过程，精心处方，巧妙用药，从而达到最佳的治疗效果。

（二）重在临床，用在随心

1. 经方阐义，临床相合

徐大椿在其《本草古今论》中说："本草之始，昉于神农，药止三百六十品，此乃开天之圣人与天地为一体，实能探造化之精，穷万物之理，字字精确非后人推测而知之者，故对证施治其应如响。仲景诸方之药，悉本此书。药品不多而神明变化，已无病不治矣。"徐大椿在这里强调了经方的科学性。刘建秋教授曾言，多年临床实践之始，诊疗思路受益于《伤寒杂病论》。足可见其经方在临床应用之广泛，疗效之确切。

经方大师胡希恕曰："方证是辨证的尖端，而用药是方证的单元，有是证才能用是药。"刘建秋教授认为，准确地理解原文实质，必要的文字推敲研究固然重要，但关键是如何贴近临床实际。经方重在方证对应，但仍以病机为基础，注重人体的生理机能与病理反应。主治明确，方可确立方药治法及用药思维。所以说，仲景条文是"证方"与"方证"相结合的。"证方"即从证研究方，是辨治疾病的一般思维方式。"方证"即从方研究证。方证理论是辨治疾病过程的一种特有的方式，是先研究方药组成，再权衡主治病证，阐释方药的功用与主治。仲景先论证、后论方是辨治疾病的基本原则，研究与运用《伤寒杂病论》时，不但要重视证与方之间的关系，也要学习方证辨证的方法，使之更好地指导临床实践。

如经方小青龙汤，是治疗外寒内饮及水饮之良方。凡属寒饮内伏，或"伤寒，心下有水气，咳而微喘，发热不渴""咳逆倚息不得卧""病痰饮者"均是对小青龙汤所致病证的概括。本方解表散寒，温肺化饮，主治太阳伤寒证与寒饮郁肺证相兼，或寒饮郁肺证，或溢饮寒证。该方主要用于内有寒饮、外邪引动的发作期。此方从病机来看，伤寒表不解，心下有水气，既有外寒内饮的病机在内，又有典型的外寒风寒表实证，是表里合病。内外相引后，水湿可以泛溢，停于体表，造成身体疼痛沉重，四肢、头面浮肿，即《金匮要略》中溢饮一类。其主要症状为咳而微喘，常短气、憋闷，重者咳逆倚息不得卧。伴色白、量多清稀之痰液，吐涎沫，小便不利，或下利，或发热、无汗，舌苔白滑、脉浮。

小青龙汤证所出现的各种表寒里饮证，病机是外寒里饮，治法为表里同治。发汗解表散寒，是表证的治法；里证则须温肺化饮。方中麻黄、桂枝用作君药。芍药酸收，能益阴养血，可以制约麻黄、桂枝，防止发汗太过，且芍药配桂枝以调和营卫。在里饮方面，干姜、细辛内能温肺化饮，外可宣散风寒。五味子温敛肺气以止咳，并防肺气之耗散。半夏为佐药，降逆止呕，燥湿化痰。炙甘草调和诸药。本方的配伍特点为散中有收，开中有合。散中有收是指芍药酸敛，避免散之太过；开中有合是指五味子收敛肺气，以防肺气耗散太过。因本方比较温燥，不适于痰热型及阴虚干咳无痰者。

病案举例

王某，2011年3月3日初诊。

患者受凉后出现咳嗽，痰多，胸闷两周，其间自己曾服用中成药，效果欠佳。现症见痰多色白易咳出，咳嗽气促，胸闷，口渴喜热饮，大便不爽，小便可。舌淡苔滑，有齿印，寸脉浮，尺脉沉细。

诊断：咳嗽。

辨证：外感风寒，内有停饮证。

方药：小青龙汤。

处方：麻黄15g，芍药15g，细辛10g，干姜10g，炙甘草10g，桂枝15g，半夏15g，五味子10g。5剂，每日1剂，水煎3次，早、晚服用。

3月8日二诊：自述痰量明显减少，胸闷见缓，仍咳嗽。遂又予前方5剂，服法同上，随访诸症渐消。

可见，在不改变方中剂量的同时，治疗亦可收到预期效果。

2. 古方今用，不斥时方

刘建秋教授认为，医者应该用批判的态度去发现问题、分析问题进而解决问题。使用经方不应拘泥《伤寒论》《金匮要略》原文所述病证。例如小青龙汤，不仅治疗《伤寒杂病论》中所论述疾病，临床中亦可治疗其他疾病，如胃病、水肿、抽搐、羊痫风、乳肿也有不错疗效。尽管小青龙汤所适应的病证不尽相同，但抓住辨证要点、把握病机核心是关键。

时方是仲景之后医家所创方剂，以唐宋时期众家创制使用之方剂为主，也是医家的经验集成。经方虽被称为医方之准绳，但时方中不乏立法严谨、配伍合理、疗效显著者。可以说，时方在经方基础上有很大发展，补充和完善了前人未备而又有临床疗效的方剂。例如《千金要方》《外台秘要》《太平惠民和剂局方》所载的许多方子，堪与经方相媲美。刘建秋教授一再强调，临床虽应推崇经典，但也不能墨守成规，固步自封，局限于经方范畴，应取长补短，临证疏方活学活用，经方与时方相互借鉴，这样既可增经方之创见，又能开阔临床辨证思维，使得时方成为医者的一件利器。刘建秋教授在临证之时，不仅善用经方，对时方的应用也相当娴熟。常能用时方解决临床上的常见问题，也常将经方与时方结合使用，取两者之长，优化组合，以取得更佳的疗效。

病案举例1

王某，女，56岁，1999年5月22日初诊。

干咳1年余，痰少，咳吐不爽，痰黏或夹血丝，咽干口燥，手足心热。舌红，少苔，脉细数。兼症：咳声嘶哑，潮热盗汗，胃纳不佳，耳鸣，腰膝酸软，大便秘结。

诊断：咳嗽。

辨证：阴虚燥热证。

治法：清胃滋肾，泻火增液，养阴润肺，止咳化痰。

方药：玉女煎合百合固金汤。

处方：石膏25g，熟地黄40g，麦冬10g，知母6g，牛膝10g，百合15g，生地15g，当归15g，白芍10g，甘草10g，桔梗10g，玄参5g，贝母10g，麦冬15g。7剂，水煎，早、晚分服。

5月30日二诊：病情明显好转。

玉女煎方出自《景岳全书》，由石膏、熟地黄、麦冬、知母、牛膝组成，功用清热泻火，滋阴增液，即"少阴不足，阳明有余"。方中石膏辛甘大寒以清"阳明有余"之热，是为君药。熟地黄甘而微温，以补"少阴不足"之阴，用为臣药。知母苦寒质润，助石膏以清胃热；麦冬养阴，助熟地黄以滋胃阴，均为佐药。牛膝滋补肾水，并可引热下行，用为使药。诸药配合，清胃滋肾，泻火增液。

百合固金汤由生地、熟地黄、麦冬、百合、白芍、当归、贝母、甘草、玄参、桔梗组成，用于肺肾阴虚证。方中生地、熟地黄为君，滋阴补肾；麦冬、百合、贝母为臣，润肺养阴，且能化痰止咳；佐以玄参滋阴凉血清虚火，当归养血润燥，白芍养血益阴，桔梗宣利肺气；使以甘草调和诸药。全方养阴润肺，化痰止咳。两方合用，滋阴而不敛邪，泻火而不伤正，相辅相成。刘建秋教授云：咳嗽可分为外感与内伤。此病人病程迁延1年有余，无外感症状，为内伤咳嗽，主要症状是干咳、痰少，甚或痰中带血，声音嘶哑，口干咽燥，潮热盗汗，手足心热，舌红少苔，脉细数，属于阴虚燥热咳嗽。阴虚燥热主要是指体内精血或者津液亏损不能制火，火炽则灼伤阴液而更虚，导致肺失润降引发咳嗽，当以玉女煎清胃滋肾，泻火增液；百合固金汤养阴润肺，止咳化痰，两方合用而奏效。

病案举例2

张某，女，36岁，1993年6月3日初诊。

患者过敏性哮喘，每因接触花粉、霉菌引起喘息。就诊时咳嗽咳痰，喘息，胸部憋闷，喉中痰鸣，咳痰不利，苔白腻，脉滑数。

中医诊断：哮证。

辨证：风痰哮。

治法：祛风化痰定喘。

方药：二陈汤合定喘汤加减。

处方：半夏20g，橘红20g，茯苓15g，炙甘草15g，乌梅1个，生姜10g，蝉蜕10g，麻黄15g，款冬花15g，杏仁15g，半夏15g，炒白果15g，苏子10g，桑白皮10g，黄芩15g，甘草。5剂，水煎，早、晚分服。

二诊：药后症状明显减轻，原方继服7剂喘止。

二陈汤出自《太平惠民和剂局方·卷之四·治痰饮附咳嗽篇》，由半夏、橘红、茯苓、炙甘草、乌梅、生姜组成。制方者基于湿由脾气不运而生、痰由水湿凝聚而成的认识，根据湿痰则燥之、温之、祛之而组方。二陈汤具有燥湿化痰、健脾利湿行气的功效。主治痰饮，咳嗽痰多，胸膈胀满，恶心呕吐，头眩心悸等，是化痰和胃的常用方剂。

定喘汤出自明代张时彻所辑的《摄生众妙方》一书，方由麻黄、款冬花、杏仁、半夏、炒白果、苏子、桑白皮、黄芩、甘草组成，具有宣肺降气、清热化痰的功效，主治由于外感风寒、痰热内蕴所致的哮喘气急，咳嗽痰多，痰稠色黄，微恶风寒，舌苔黄腻，脉象滑数等，广泛用于呼吸系统疾病及过敏性疾病的治疗。

刘建秋教授认为，哮喘是一种发作性的痰鸣喘咳疾病，发时喉中哮鸣有声，呼吸气促困难，甚至喘息不能平卧。其因宿痰伏肺，遇外邪引触而发。故应用二陈汤燥湿化痰，健脾利湿行气，祛除宿痰，以治其本，宣肺降气、定喘降气治其标，因无明显热象，方用定喘汤去黄芩、桑白皮。又因过敏性哮喘具有起病急、发病快、传变迅速、易反复发作、与过敏源接触即发等特点，与中医学风为阳邪、风性主动、风善行数变的性质和特点相似，故遣方用药时加用了具有息风止痉、发散祛邪药，如麻黄、桂枝、薄荷、蝉蜕、苍耳子等。此例过敏性哮喘发作期病人治宜祛风化痰定喘，故用二陈汤合定喘汤加蝉蜕。

中医有句话叫"治病不治喘"，说的是喘证的难治，但刘建秋教授用时方治疗喘证却屡获良效。

病案举例3

张某，男，65岁，1998年12月20日初诊。

患喘咳20余年，每逢冬季遇冷则发。近年来，发作更加频繁，甚至于夏季常常咳喘有痰。患者面色晦暗，唇甲发绀，呼短息粗，需高枕而卧，动则喘剧，咳痰量多、色黄质黏，混有白色泡沫，下肢微肿，食欲不振，大便溏薄，日行数次。舌质紫暗，舌苔白腻，脉沉细数，不耐重按。

西医诊断：慢性支气管炎急性发作，肺源性心脏病，肺气肿。

中医诊断：肺胀。

辨证：痰浊阻肺证。

治法：化痰降气，宣泄其上；补肺纳气，培益其下。

方药：苏子降气汤合金匮肾气丸。

处方：苏子10g，前胡10g，厚朴10g，半夏8g，当归10g，姜5片，大枣3枚，熟地黄20g，怀山药20g，山茱萸10g，云茯苓10g，泽泻10g，粉丹皮10g，制附子10g，肉桂10g，甘草10g。10剂，水煎，早、晚分服。

12月30日二诊：咳喘减轻，痰量减少。

刘建秋教授给予苏子降气汤合金匮肾气丸，服药10天后咳喘平。苏子降气汤出自宋《太平惠民和剂局方》。原方组成为紫苏子、半夏（汤洗七次）各二两半，川当归（去芦）一两半，甘草二两，前胡（去芦）、厚朴（去粗皮，姜汁拌炒）各一两，肉桂（去皮）一两半（一本加陈皮去白，一两半）。其主要功效为降气平喘，温化寒痰，主治上实下虚之痰涎壅盛喘咳等证。

金匮肾气丸出自《金匮要略》。原方组成为干地黄八两，薯蓣四两，山茱萸四两，泽泻三两，茯苓三两，牡丹皮三两，桂枝一两、附子（炮）一两。功能温补肾阳，行气化水。用于肾虚水肿，腰膝酸软，小便不利，畏寒肢冷，以及脾肾大虚，腰重脚重，肚腹肿胀，四肢浮肿，喘急痰盛，已成鼓证，其效如神。

刘建秋教授认为，此患者因正虚感邪，诱致急性发作，促使病情加重，肺虚气不化津为痰，痰浊上逆壅肺，肾虚不能助肺纳气；上下寒热错杂，虚实夹杂。治当化痰降气，宣泄其上；补肺纳气，培益其下。上盛，因痰气壅结者，降气化痰宣肺；因寒饮伏肺者温肺化饮。下虚，因肾阳虚温养下元。因此方选苏子降气汤合金匮肾气丸。

3. 创制效方

（1）创制康肺汤，用于肺纤维化

刘建秋教授在30余年的临床实践中，积累了大量经验，也创制了一些临床方剂。例如，刘建秋教授在治疗肺纤维化方面经验丰富。肺纤维化是世界性的医学难题，一般起病隐匿，病程发展快，治疗难度大，病死率高。目前，现代医学对特发性肺纤维化的治疗主要是应用糖皮质激素、免疫抑制剂、细胞毒药物和抗纤维化药物，临床疗效不理想，而且毒副作用较大。中医药治疗该病有明显优势。刘建秋教授认为，本病治疗应注重个体化，重视标本变化。急性发作期当以治标为主，慢性迁延期当标本兼顾，重视扶正祛邪。刘建秋教授在辨证的基础上选用现代药理研究中具有明确的抗肺纤维化及调节免疫功能的药物组成康肺汤，用于特发性肺纤维化取得了一定的疗效。

康肺汤方：川芎20g，丹参20g，红花15g，半夏15g，炙麻黄10g，瓜蒌10g，杏仁5g，甘草10g。

方中川芎、丹参、红花活血化瘀；半夏燥湿化痰；麻黄微苦，性温，入肺、膀胱经，散风止痒，宣肺平喘，利尿消肿，蜜炙后可减发汗之力，有增强润肺、止咳定喘之功效；杏仁味苦，性温，色白入肺，降气止咳；麻黄以宣肺定喘为主，杏仁以降气止咳为要，一宣一降，宣降合法，肺气通调，止咳平喘益彰，不论新旧咳嗽均宜选用；瓜蒌清热祛痰；甘草调和诸药。

病案举例4

某女，65岁，2011年2月11日初诊。

患者5年前无明显诱发因素出现活动后呼吸困难、干咳，未引起重视及系统诊治。近两个月来呼吸困难逐渐加重，稍活动则喘促气短。诊见面色晦暗，唇甲青紫，呼吸不畅，遇劳加剧，干咳无痰，口干，乏力。舌质黯红，苔黄，脉弱。查体：呼吸30次/分；双下肺可闻及Velcro啰音。肺部CT片显示：双肺弥漫性网状改变。肺功能检查示：通气功能障碍，弥散功能下降。

西医诊断：特发性肺纤维化。

中医诊断：肺痿。

辨证：肺肾两虚，热瘀互结。

治法：补肺益肾，清热化瘀。

方药：康肺汤加减。

处方：康肺汤加黄芪20g，南沙参15g，苏子10g，金银花30g，菟丝子10g。15剂，水煎，早、晚分服。

二诊：活动后呼吸困难缓解，咳嗽减轻。上方续服10剂。

三诊：呼吸困难好转，活动后略加重，偶有干咳，仍有口干、乏力等症，双下肺仍可闻及Velcro啰音。

上方加党参20g，麦门冬15g，玉竹10g，此后随证加减调治半年。患者活动后呼吸困难明显减轻，口唇发绀明显好转，可以适当从事家务劳动，疗效较满意。继续服用上方药物治疗。

刘建秋教授认为，咳喘多年以致正虚，病久入络，致瘀血形成，而瘀久生热，辨证为肺肾两虚，热瘀互结。康肺汤活血化瘀、止咳平喘之力尚可，清热补虚之力稍欠，遂加黄芪补气，南沙参养阴清肺，化痰止咳；菟丝子滋补肝肾；苏子降气；金银花清热解毒。三诊之时病人口干、乏力之症状提示阴虚，遂加重滋阴之药，取补气生津之党参，滋阴之麦门冬、玉竹。药后再予调治，症情缓解明显。

（2）创制泻肺逐饮汤，用于胸腔积液

胸腔积液是恶性肿瘤患者常见的并发症，胸水严重影响了中晚期恶性肿瘤患者的生活质量，是导致患者死亡的重要原因。因此，有效治疗胸腔积液是延长恶性肿瘤患者生存期及提高生活质量的重要措施。随着现代医学的发展，各种新方法、新药物不断涌现，恶性胸腔积液的治疗也有了很大的进步，但这些治疗措施都存在不同程度的毒副作用，且疗效并不稳定。中医具有整体治疗和辨证论治的特点，使用中医药治疗恶性胸腔积液成为中医大有可为之处。刘建秋教授经过多年的临床实践，创立了泻肺逐饮汤，疗效显著。

泻肺逐饮汤方组成：葶苈子20g，党参20g，生黄芪20g，薏苡仁15g，山慈菇15g，桂枝10g，白术20g，茯苓15g，椒目10g，甘草10g。功能泻肺逐饮，益气健脾。

刘建秋教授认为，恶性胸腔积液属于中医痰饮范畴，而痰饮的产生与肺、脾、肾三脏关系最为密切。《圣济总录·痰饮通论》说："三焦者，水谷之道路，气之所始终也。三焦通调，气脉平匀，则能宣通水液，行入于经，化而为血，灌溉周身。若三焦气塞，脉道壅闭，则水饮停积，不得宣行，聚成痰饮。"肺居上焦，宣发肃降，通调水道。若肺气失宣，通调失司，津液失于布散，则聚为痰饮。脾居中州，脾主运化，有运输水谷精微之功能。若湿邪困脾，或脾虚不运，均可使水谷精微不归正化，聚为痰湿。肾为水脏，主水液的气化，有蒸化水液、分清别浊的职责。若肾气肾阳不足，蒸化失司，水湿泛滥，亦可导致痰饮内生。三脏之中，脾运失司首当其冲。泻肺逐饮汤主要强调的是顾护脾气。

《金匮要略》对痰饮的描述："其人素盛今瘦，水走肠间，沥沥有声，谓之痰饮。饮后水流胁下，咳唾引痛，谓之悬饮。饮水流行，归于四肢，当汗出而不汗出，身体痛重，谓之溢饮。咳逆倚息，短气不得卧，其形如肿，谓之支饮。"恶性胸腔积液属中医"悬饮""支饮"范畴。病机为正虚邪实，邪毒瘀结，气化功能失调，津液输布障碍，停滞留居胸胁。泻肺逐饮汤以泻肺逐饮、益气健脾为法治疗本病。方中葶苈子辛散开壅，苦寒沉降，辛能散，苦能泄，以调节津液气化，泻肺逐饮，重用为君药。椒目苦寒降泄，助葶苈子"行积水，逐留饮"；薏苡仁淡渗利湿，助君药去皮里膜外之痰饮，兼能补益中焦脾胃；山慈菇清热解毒，散结消癥，共为臣药；党参补中气，益肺气，肺、脾、肾三脏并补，气阴双补，重在补脾气，养肺阴，与白术、黄芪、茯苓等共奏益气健脾之功；黄芪、茯苓兼助葶苈子、薏苡仁利水消肿；桂枝温阳化气，遵循"病痰饮者当以温药合之"的原则，另一方面制约葶苈子之寒性，使全方药性趋于平和；椒目味苦辛，性寒，行积水，逐留饮，共为佐药。甘草既可缓解峻下药物猛烈之性，又可调和诸药为使。

第五节 疑难杂病，善用大方

刘建秋教授从医数十载，在临床上治疗疾病种类之多不胜枚举。他精通中医内科杂病，对诸多疾病均有较深的造诣，临证中善用大方，用于治疗疑难杂病每获良效。

一、疑难杂病，中医显效

疑难杂病一直是困扰医学界，令人棘手的难题。它不仅是西医一直努力攻克的热点，同时也是中医发挥优势特色的重要领域。所谓的疑难杂病，主要指诊断疑惑、治疗艰难、症状特异而复杂，病程迁延而难愈的疾病。疑难杂病虽有概念上的区别，但临床表现上往往是同时交叉或者重叠出现，所以常常疑难杂病并称。刘建秋教授从医数十年，诊治过许多疾患，其中不乏疑难杂病，他凭借扎实的学术基础，结合丰富的临床经验，在疑难杂病的治疗中应用大方取得了良好的疗效。《辞源》《辞海》对"疑"的释义是，"疑"为"迷惑""犹豫不定""是非不决"；"难"为"艰难""不容易""难为"。总括起来，疑难杂病就是症状复杂、证候疑似、诊断难明、治疗困难的一类疾病的总称。

刘建秋教授认为，早期医籍中以"难治""难已""不可治""不治""死不治""死"等描写的现象或疾病都可归为现代的疑难杂病范畴。他认真研读古籍，对《金匮要略·脏腑经络先后病脉证第一》中用呼吸来判断病位及预后的理解颇深。其云："师曰：吸而微数，其病在中焦，实也，当下之即愈；虚者不治。在上焦者，其吸促；在下焦者，其吸远，此皆难治。呼吸动摇振振者，不治。"刘建秋教授认为，文中的"吸"专指吸入之气，是指吸气短促，次数增多。如果病在中焦，因邪实阻滞、气不得降导致，可用下法通利中焦，实邪去，则气机恢复通畅，呼吸恢复正常而病愈。如果吸入的气微属于虚证，多由宗气衰竭或肾不纳气引起，症状较重不易治。若出现中焦邪实而又正虚的情况，下则伤正，补又碍邪，这也是难治之证。病在上焦出现呼吸短促困难，为肺气虚弱，吸入之气不能下达；病在下焦则吸气深长困难，是元气已衰、肾不纳气所致，均为难治之证。呼吸时全身振振动摇，属于慢性病后期，机体正气衰弱已经很严重，呼吸极度困难，此为不治之症。刘建秋教授汲取经典中的学术思想，根据呼吸情况对疾病病位进行判预后，取得了良好的效果。

同时，在疑难杂病的病因及脉证上也吸取古籍中的经验作为临床指导。

《金匮要略·肺痿肺痈咳嗽上气病脉证治第七》云："寸口脉微而数，微则为风，数则为热；微则汗出，数则恶寒。风中于卫，呼气不入；热过于营，吸而不出。风伤皮毛，热伤血脉。风舍于肺，其人为咳，口干喘满，咽燥不渴，多唾浊沫，时时振寒。热之所过，血为之凝滞，蓄结痈脓，吐如米粥。始萌可救，脓成则死。"刘建秋教授指出，肺痈的病因为"微则为风，数则为热"，也就是感受风热邪毒。"微则汗出，数则恶寒"进一步说明风热之邪，其性开泄，致腠理疏松，所以汗出发热恶寒。肺痈可分为三个阶段，"风伤皮毛"即表证期，"风舍于肺"即酿脓期，"脓成"即溃脓期。表证期风热袭表，可出现有汗、恶寒发热、咳嗽、脉浮数等表证；酿脓期风热邪毒深入血分，壅滞于肺，肺气不利，气不输津，聚而成痰，瘀滞成痈，见咳嗽、喘满、口干咽燥、胸痛、多唾吐浊沫、时时振寒、脉象滑数或滑实；溃脓期邪热壅肺，血液凝滞，热盛肉腐，蓄而成脓，接着腐溃脓出，临床出现咳吐大量腥臭痰、形如米粥的症状。条文最后提出了"始萌可救，脓成则死"的预后判断，旨在提示肺痈应早期治疗，若至"脓成"则治疗困难，预后较差。

刘建秋教授认为，疑难杂病具有以下三大特点。

（一）起病隐匿，病因复杂

刘建秋教授在临床中诊治过多例疾病早期无症状或症状不明显的患者。就诊时病人自述之前无症状或仅有轻微不适感，但临床检查结果显示其发病程度早已不是起病初期。刘建秋教授依据正邪相争理论对此进行解释。疾病发作初期机体内正气强健充盈，各脏腑器官功能正常协调，在正气与邪气的斗争中正气占据优势，体内呈现正盛邪弱的状态。随着时间推移，正气逐渐消耗，邪气日益加剧，最终邪气强于正气，机体邪盛正衰，临床症状出现或加重。这时候已错过最佳治疗时机，给后续用药带来挑战。

治疗的首要任务是确定病因，对症治疗。刘建秋教授指出，疑难杂病的病因并不是单一的，而是由几种病因组合而成的。一般认为，先天不足、后天失养及六淫、损伤、情志内伤、饮食失节、劳逸不当或其他因素均可导致发病，疑难杂病的发病则可见多种病因引发。然疑难杂病病因虽多复杂，但不过内、外二因。他认为，外因一般见于外感六淫或者瘟疫热毒，或二者兼备；内因多因脏腑功能失常日久而变生。例如，痰浊、血瘀、水饮，以及内生风火等。疑难杂病往往内外二因是合邪致病，而非单一致病，二者常常因果为患。因外邪与内邪有"同气相召"的特性，而致内外互为影响。例如，哮病原本体内就存在伏痰，可因外邪引动宿根而致发病。疑难杂病无论是外感还是内伤，无论病机如何错综复杂多变，起主导作用的无外乎风、火、痰、瘀这4种病理因素的相互转化，相互兼夹并见。刘建秋教授指出，风火同气，皆为阳邪。风性善行数变，故致病多快，病变部位广泛不定。因风为百病之长，每多兼夹他邪伤人。火为热之极，故火热之邪发病迅速，变化多端，病势较重。外感之邪又可致"五气化火"。若风火相合则致病更为剧烈。因风助火势，火动生风，风火相煽，相互转化，病情加剧。疑难杂病中的痰、瘀、饮等病邪的形成也多与风火有因果联系及转化关系。例如，邪热亢盛，血液受热煎熬，凝结成瘀，则瘀热互结。火热炼津成痰；痰瘀日久又可化火，可致痰热互结，所谓"痰即有形之火，火即无形之痰"。风动痰升，内风夹痰，则可见风痰相合。津血同源，痰瘀相互关联，因痰生瘀者，痰浊阻滞脉道，妨碍血行，血滞成瘀。因瘀生痰者，瘀阻脉道，水津失其输布，则聚集成痰，或者瘀阻水停。

（二）多脏腑受损，病机交错

刘建秋教授认为，疑难杂病非一脏一腑为病，往往多种病机交错互呈，在发病过程中出现多脏腑受损的情况。既可同时患有数病，又可同时见于同一种疾病，如张仲景提出的合病、并病等。由于五脏互为滋生制约，脏与腑表里相合，一旦患病必相互影响。因此治疗时不仅要从母子考虑，而且还需从两脏或者多脏同治，把握疾病的传变规律，切忌顾此失彼。由于病的特异性，首犯部位不同，所病脏腑亦有先后主次之别。例如，肺胀发病过程中最初病位在肺，感受外邪首先犯肺，导致肺气宣降不利，上逆而咳，升降失常而为喘，久则肺虚不能主气。疾病进展继而影响脾肾。根据五行理论，肺属金，脾属土，脾为肺之母，肺病及脾属于子耗母气，最后致脾肺两虚。肾属水，肺为肾之母，肺病及肾属于母病及子，同时因两脏特性为金水相生，故在疾病发展过程中如果出现金不生水，则可导致肾气衰败，最后脾肾虚弱，阳虚阴盛，气不化津，生痰化饮成水。疑难杂病极易相传或者因某一脏腑的功能失调产生的病理产物损伤其他脏腑而致病，例如水邪凌心犯肺等。

人体是一个统一的整体，在治疗过程必须把握疾病的传变规律而进行有针对性的治疗。同时也要注意观察疑难杂病的传变规律，做到"未病先防，既病防变"。正如《金匮要略》所言："见肝之病，知肝传脾，当先实脾。"

疑难杂病的病机复杂性多见于寒热错杂、病实体虚等方面。

寒证与热证多系脏腑阴阳失去平衡而产生的临床表现。各个脏腑之间的寒热表现各有差异，或一脏寒、一脏热，或者同一脏出现寒热并见，临证时不可不详细辨证。例如在咳嗽、哮喘等疾病中，到了后期患者往往同时具有肾阳虚寒、痰热蕴肺的双重表现。在疑难杂病中还可见到内有真寒，外现假热；或者内有真热，外现假寒，即"寒极似热""热极似寒"的现象。对其真假的辨别，当着重于里证的推敲，这样才能真相自明。疑难杂病的另一个病机特点是病实体虚，就是指既有邪气实的一面，又有正气虚的一面，多呈虚实相兼的情况。一般内伤病证多在久患痼疾、脏腑气血阴阳亏虚的基础上，复加某种诱因导致病情发作或加重，以至于出现气滞、血瘀、水饮等病理因素。这些因素或助邪或伤正，正气虚则邪气盛，邪气盛则正气更虚，二者此消彼长，使疾病更加复杂难治。诸多因素导致气机逆乱，从而表现为因虚致实、因实致虚、虚实并见的特点。由于疑难杂病病机常有交错，所以治疗时除了要注意寒热错杂、真假寒热，更要详细辨明是因病致虚还是因虚致病，是治病为主还是补虚为先，分清邪正虚实的缓急，确定祛邪与扶正的主次，这也是提高治疗疑难杂病疗效的关键。

病案举例1

陈某，男，65岁，1999年10月20日初诊。

患慢性支气管炎、肺气肿20余年。近日咳嗽又作，胸膈满闷，气喘明显，难以平卧，咳痰量少，不易咳出，动则喘甚。苔薄，舌质淡红、稍黯，脉沉细。查体：呼吸34次/分钟。肺部CT片示：双肺纹理增强，透亮度增加。肺功能检查示：通气功能障碍，弥散功能下降。

西医诊断：慢性阻塞性肺气肿。

中医诊断：肺胀。

辨证：肺气郁闭，冲气上逆，肾不纳气证。

方药：平喘固本汤加减。

处方：炙麻黄5g，桔梗根10g，南北沙参各12g，炒紫苏子10g，炒葶苈子10g，桑白皮（后下）10g，全荞麦15g，桃杏仁各10g，蒸百部12g，沉香（后下）4g，肉桂10g，瓜蒌皮15g，五味子15g，细辛5g，天花粉15g。7剂，水煎，早、晚分服。

二诊：药后咳喘明显缓解，已能平卧，痰少，动则气喘，夜尿稍频。

上方去桔梗根、瓜蒌皮、天花粉；加菟丝子10g，金樱子10g，陈皮10g。7剂，服法同前。

三诊：喘咳已轻，痰量减少，夜尿好转。

上方去瓜蒌皮、桔梗、细辛，加金樱子10g，陈皮15g。服法同前。

此后随证加减调治1月，咳喘均已告止，唯咽中有痰滞感。夜尿1次，精神与体力尚可。

（三）临床表现多样，以痰为首

疑难杂病的临床表现怪异奇特，中医自古以来就认识到"百病多由痰作祟""怪病多痰"这一致病因素。刘建秋教授治疗疑难杂病常采用祛痰、化痰等方法，并收到了意想不到的效果。

痰之生成，涉及外感、内伤等各个方面，是由于多种致病因素产生的病理产物。从另一个角度看，当因痰导致某一病证之后，则痰已经成为其直接发病的原因，每每与原始病因或者其他的同期病理产物合邪而致病。因此，刘建秋教授在治疗疑难杂病时一定要考虑痰的重要因素而进行辨证治疗。

痰可随气上下窜动，无处不到。若停于肺则可阻于肺；若停于心则可蒙于心；若停于脾则可蕴于脾；若停于肝则可郁于肝；若停于肾则可动于肾；亦可外流骨节经络等，表现不同脏腑经络见症。根据痰的性质可以将痰分为五大类，即风痰、湿痰、燥痰、寒痰、热痰。刘建秋教授发现，凡有痰证的患者往往表现出相似的症状。一般寒痰者，面色多灰暗如土；热痰者，多表现为面颊色红而有油光；湿痰者，多表现为面垢而黄滞；风痰者，多表现为面色青灰。这些患者在体态上往往也表现为肥胖颈短，体态臃肿。一些痰阻于窍的患者，大多表现为表情呆滞，目光转动不灵。他还发现，在痰的色质气味方面也存在着一些共同点，一般痰色清白、没有气味或者气味淡者，多为病程短而病情轻者；痰黄浊黏稠凝结、咳之难出、渐成恶味、腥臭咸苦者，多为病程久而重者；痰味甜者多为脾中蕴热；痰味苦者多为胆热；痰味腥臭者多为肺热；痰味咸者多为肾虚。若痰结日久，攻之不易消克者，则为老痰、顽痰，这也是导致疑难杂病的原因，在辨证治疗时尤须注意。

刘建秋教授认为，对痰的治疗应首先注意脏腑的虚实，其次应审标本缓急。他认为，若因病生痰者，不可见痰治痰，应先治其病，这样病祛痰才能清；若因痰而继发某些病证，则要以治痰为首，痰消则病自愈。在脏腑治疗方面，尤其要重视脾肺的治疗，因脾为生痰之源，肺为储痰之器，因此润肺化痰、理脾化湿为治痰之要。在治痰的同时还要注重理气兼治火，因气顺则一身之津液亦随气而顺，自无停积成痰之患。对于气火偏盛、灼津成痰者，治宜清降；气火偏虚、津凝为痰者，又当温补。然而，在总的治疗原则中仍要以化痰、祛痰为治疗大法。同时还应将停痰部位、痰之性质联系起来进行论治，不可偏废。要根据各种治痰药物的性味、归经、功用进行配伍。若痰与其他病理产物相合，则应同时配合相应的治则进行治疗，切不可孤立而治。

病案举例

赵某，女，49岁，2000年2月25日初诊。

两年前出现咳嗽，咳痰色白量多，痰稠厚而成块状。同时伴有两目昏花涩痛，口苦而干，口中臭秽，胃中嘈杂，时有泛吐酸水，胸闷胸痛，手心热而足冷，大便酸臭。舌质暗，苔黄腻，脉沉细滑。

诊断：咳嗽。
辨证：痰湿蕴肺证。
治法：寒热并治，化痰燥湿。
方药：二陈汤合三子养亲汤加减。

处方：半夏15g，陈皮15g，茯苓15g，莱菔子15g，白芥子10g，紫苏子10g，黄芩10g，煅瓦楞子20g，甘草5g，苦杏仁10g，乌梅5g，厚朴10g，吴茱萸10g，竹茹10g。7剂，水煎，早、晚分服。

3月2日二诊：口中痰涎减少，咳痰较前爽利，口苦等症状减轻。

上方去杏仁、乌梅、瓦楞子，加苍术10g，桂枝10g，猪牙皂5g。7剂，服法同前。

3月8日三诊：药后痰涎咳吐容易，痰量明显减少，不咳，脚尖仍冷，大便仍不实。

上方加干姜5g，继续服用半月余。之后再诊，诸症尽除。

从患者的临床表现可见，咳痰两年余，色白、质黏、量多乃为痰饮，日久痰浊阻滞，痹阻胸阳，则见胸闷胸痛；痰浊上犯头目，使得头目不清，则见两目昏花涩痛；痰浊内盛，木郁土壅，肝胃不和，则见口苦泛酸，便溏酸臭；痰饮内聚，阳气不舒，则见足冷；痰饮内郁，日久化热，则见手心热。可见痰饮为患，无处不到，寒热加错，内外交阻，诸症尽现。由此确立了寒热并治、化痰燥湿之法。经加减治疗，诸症尽除。

二、善用大方，护君安康

1. 探寻古义得新知

大方治病，古已有之。《素问·至真要大论》说："治有缓急，方有大小。""君一臣二，制之小也。君一臣三佐五，制之中也。君一臣三佐九，制之大也。"可见，《内经》时代对13味药物以上组成的方剂就称之为大方。陈士铎《本草新编·七方论》说："不知大方者，非论多寡，论强大耳。方中味重者为大，味浓者为大，味补者为大，味攻者为大，岂用药之多为大乎。虽大方之中亦有用多者，而终不可谓多者即是大方也。"唐代孙思邈《备急千金方》中载："人多巧诈，感病厚重，难以为医。病轻用药须少，病重用药即多。"《千金要方》作为著名的中医临床百科全书，其涉及疑难病的处方，初步统计在20味以上的方子就有88个，多是攻补兼施，寒热气血阴阳并调。

刘建秋教授在追溯历史大方的同时，也总结出一些大方的共同特点。

（1）大方的组成药味数多　大方应用于疾病治疗，自然不可背离纲目，但在纲目之中又要求兼顾全面。如果出现正虚兼血瘀者，祛瘀同时不可忘补虚，祛瘀为主，同时扶正，如治疗疟母的鳖甲煎丸23味药，是寒热攻补杂投的效方。如若呈现正虚兼外邪者，则在攻邪同时不可忘补益，以扶正兼祛邪。《金匮要略》记述的"虚劳诸不足，风气百疾"的薯蓣丸，祛邪兼以同时。《金匮要略·中风历节篇》记载的治疗寒热虚实错杂所致之中风的侯氏黑散由14味药组成，集聚寒热温凉，奏清散补泻之效。另有清·徐大椿《兰台轨范》载大活络丹一方，由50味药组成，堪称大方之最，用于中风瘫痪、风湿痹痛、痰厥昏迷诸症，疗效显著，至今是北京同仁堂颇有影响的品牌药物。

（2）大方中药物的用量大　大方作用全面，同时效力较强，方剂中药物的用量自然要大。《伤寒论》中小柴胡汤药味不多，但柴胡用到了20g；炙甘草汤中有9味药，生地却用了500g。《温病条辨》中治疗热邪内陷心包、痰热壅闭心窍的安宫牛黄丸由12味药组成，其中朱砂和雄黄的剂量已经远超过现代常用剂量范围。

（3）大方服药时间长　疑难杂病不是一日得之，治疗自然不能一蹴而就。同时，大方中药物种类和药量均大，多采取缓慢释放、长期服药的方法，否则难以使药物发挥应有的治疗作用。《金匮要略》中关于侯氏黑散的服药周期原文这样描述："日一服，初服二十日，温酒调服，禁一切鱼肉大蒜，常宜冷食，六十日止，即药积在腹中不下也。"就是说，每天服1次，初期的20天禁止吃一切鱼肉大蒜，60天为1个疗程，以使药物在体内起作用。从中可见大方服药时间长的特点。

病案举例

朱某，男，63岁，1998年4月4日初诊。

患者于1997年经某医院确诊为肝癌，因病情严重专程去上海某医院检查，确诊为肝癌。因无法手术，故来本院门诊治疗。症见肝区胀痛较甚，手不可按，形体消瘦，目珠不黄，不思纳食，口苦。超声波检查：肝较密集波，基底宽大，稀疏小波，明显分格波，肋下11.5cm，剑下13cm，上下径14cm，厚11cm。

西医诊断：肝癌。

中医诊断：癥积。

辨证：瘀血阻络型。

治法：活血化瘀，行气止痛。

方药：桃红四物汤加减。

处方：党参15g，当归10g，黄芪20g，白芍15g，三棱15g，莪术15g，醋柴胡10g，桃仁15g，红花10g，炙甲片，木香10g，炙鳖甲10g，陈皮15g，炙甘草10g，水红花子10g，川楝子15g，香附15g，枳壳10g，水蛭10g，半枝莲 15g，石打穿 15g。15 剂，日 1 剂，水煎，早、晚分服。

4 月 20 日二诊：疼痛减轻，饮食渐加。上方续服 30 剂，服法同前。

6 月 1 日三诊：肝区胀痛大减，超声波检查示：癥块减小。病情稳定，改服丸药，长期调理。

2. 引经据典示其理

刘建秋教授谙熟中医四大经典和古代医籍，在研究前人思维方法的同时，注重将经典中的学术思想应用于现代疑难杂病。刘建秋教授从古代医家应用薯蓣丸和大活络丹的过程中颇受启发。

《金匮要略·血痹虚劳病脉证并治第六》中说："虚劳诸不足，风气百疾，薯蓣丸主之。"虚劳病气血阴阳俱虚，抵抗力弱，外邪容易侵入人体致病，对于因虚劳而感受外邪，治疗时既不能单纯地补其虚，亦不能单纯祛邪，而应邪正兼顾而偏重于扶正，寓祛邪于扶正之中。古代医家之所以选用薯蓣丸调补脾胃，是因脾胃为后天之本，气血生化之源。气血阴阳诸不足，非脾胃健运，饮食增加，否则无由资生恢复。因此，方中重用薯蓣补脾胃，疗虚损，为本方主药；辅以四君合干姜、大枣益气温中，四物合麦冬、阿胶养血滋阴，以助薯蓣补阴阳气血诸不足；桂枝、防风、柴胡疏散外邪，助薯蓣以祛风；再以桔梗、杏仁、白蔹下气开郁，豆卷、神曲化湿调中。合而成方，扶正祛邪，补中寓散。凡虚劳夹有风邪，不可专补、专散者，此方可以效法。刘建秋教授看到古人创此方来治疗虚劳，深有启发。他指出，中药的配伍有一套完整的理论体系和方法，是在中医基础理论指导下，针对病证，以中药药性理论为基础，薯蓣丸以攻补兼施，寒热并用，气血阴阳并调，成为后世虚劳夹有风邪的效法。中医临证既不可专补，亦不可专散。按照君、臣、佐、使规律相互配合而形成的，并非简单的药物叠加。薯蓣丸以攻补兼施，寒热并用，气血阴阳并调，成为后世虚劳夹有风邪的做法。中医临证既不可专补，亦不可专散。

清代徐大椿在《兰台轨范》中载有大活络丹一方，由 50 味药组成，堪称大方之最，主要治疗中风瘫痪、风湿痹痛、痰厥昏迷、阴疽、流注等证。徐大椿说："顽痰恶风，热毒瘀血入于经络，非此方不能透达，凡治肢体大症，必备之药也。"刘建秋教授以为，方中人参、白术、茯苓、甘草、当归、赤芍、熟地黄补气生血以培本，收扶正祛邪之效，为主药，又辅以虎胫骨、何首乌、龟板、骨碎补以补肝肾，强筋骨，利关节；麻黄、细辛、葛根、肉桂、草乌、附子既散在表之风邪，又逐在里之冷湿；威灵仙、羌活、防风、两头尖、白花蛇舌草、乌梢蛇透骨搜风，通络止痛；乳香、没药、血竭、松脂活血散瘀，舒筋止痛；香附、木香、乌药、青皮、沉香、丁香、藿香、白豆蔻仁理气和中，畅通气血；黄芩、黄连、大黄、贯众清热燥湿，泻火解毒；犀角、玄参清热凉血，解毒定惊；麝香、冰片、安息香芳香开窍，通经达络；天麻、僵蚕、天南星、地龙、全蝎平肝潜阳，化痰息风；牛黄清心凉肝，豁痰息风。诸药合用，共奏调理气血、祛风除湿、活络止痛、化痰息风之功，为攻补兼施之剂。刘建秋教授指出，大方之间并非随意配伍，而应遵循主次，正如大活络丹一方，方中以人参、白术、茯苓等药物为主药，方虽大但是主次分明。

大活络丹之所以受到青睐并至今仍应用，是因为其效如桴鼓。大方大药治疗大病，这也正与清代喻嘉言"大病须用大药"以及王孟英的"急症重症非大剂无以拯其危"的理论相合。

病案举例

患者，女，33岁，1996年5月4日初诊。

患者确诊为左侧肺癌。行伽马刀治疗，化疗8次，复查CT示癌肿先缩小后增大，故转中医诊治。诊见精神萎靡，消瘦，胸闷气短，咳嗽胸痛，痰量多，睡眠差，纳差，乏力，口渴。大便每天1次，稀溏，小便正常。舌淡胖，苔腻，脉沉，有结代。

诊断：肺癌。

辨证：气阴亏虚，痰瘀毒结。

治法：益气养阴，化痰祛瘀。

方药：通补消积饮加减。

处方：生晒参15g，黄芪15g，薏苡仁15g，半夏15g，陈皮15g，沙参15g，麦冬15g，蚤休15g，白花蛇舌草30g，半枝莲15g，山慈菇10g，贝母15g，全瓜蒌15g，莪术15g，生大黄5g，甘草10g。15剂，日1剂，水煎，早、晚分服。

方中选用生晒参、白术、法半夏、陈皮、薏苡仁、黄芪益气健脾，寓有培土生金之意；沙参、麦冬养阴润肺；浙贝母、全瓜蒌清热化痰；蚤休、白花蛇舌草、半枝莲、山慈菇清热解毒；莪术配半枝莲、大黄活血以助散结；又因为肺与大肠相表里，肺气郁闭则腑气不通，故用大黄攻积导滞，清热解毒泻火，使一切毒邪泄泻而出；生甘草清热解毒，调和诸药。全方共奏益气养阴、化痰祛瘀解毒之功，恰合病机。

3. 博极医源生领悟

《金匮要略·肺痿肺痈咳嗽上气病脉证并治》云："咳而上气，此为肺胀，其人喘，目如脱状。"《诸病源候论·咳逆短气论》云："肺虚为微寒所伤则咳嗽，嗽则气还于肺间则肺胀，而肺本虚，气为不足，复为邪所乘，壅否不能宣畅，故咳逆短乏气也。"《丹溪心法·咳嗽》曰："肺胀而嗽，或左或右不得眠，此痰夹瘀血嗳气而病。"刘建秋教授认为，肺胀早期病位在肺，久之则涉及脾肾，初期病变多为气虚、阴虚，病及后期多阴阳两虚。在疾病过程中不仅会出现痰浊水饮，也可见瘀血内阻，又可出现郁而化热的热象。在心则热扰心神，蒙闭心窍，心神失主，意识不清，嗜睡，甚至昏迷。在肝则耗灼营阴，阴虚火旺，肝风内动发生肢颤，抽搐。热在血，则破血妄行而出血。对于肺胀这种病机症状极为复杂的疾病，应多法兼备，祛邪宣肺、降气化痰、温阳和活血化瘀等法相结合。

大方有其非常独特的优势和长处。或同类相聚而用，或同物分布而施，或性味化合而治，或相反相成而佐，并以气血升降、四气五味为要旨，配伍而成。

大方多为合方。早在张仲景的《伤寒杂病论》中就已经明确提出合方的临床应用方法，并运用于临床之中。《伤寒论》中的合病与并病就直接应用合方，从而形成了复方治病的概念，如桂枝麻黄各半汤、桂枝二越婢一汤、桂枝二麻黄一汤等，虽是小方，但却是有代表性的经典合方，为后来复方的应用与研究奠定了基础，如后世的柴平汤、胃苓汤、十全大补汤等。

刘建秋教授认为，大方虽有其个性，亦有其共性。大方药物虽多，但杂中有序，纲目显见，大方的配伍原则并不违背君、臣、佐、使的配伍规范。《素问·至真要大论》说："君一臣二，制之小也；君一臣三佐五，制之中也；君一臣三佐九，制之大也"。佐乃佐制之意，疑难杂病多虚实寒热夹杂，如若治从攻邪者有伐正之虞，专以扶正者有助邪之弊，故用药应多药相合，相互补充，可取效。刘建秋教授指出，应注重药物的性味、归经、升降沉浮、主治功用的特性，重视单一药物的加减对于整个处方主治及升降沉浮的改变，了解所加减药物现代药理研究成果对方剂功效的影响。另外，要结合现代中药药理研究，例如白花蛇舌草有抗癌的作用，僵蚕有抗过敏的作用，牡蛎有降转氨酶之功效等。对于有特殊针对性作用的药物要加强了解和运用。

病案举例

贺某，男，84岁，1996年5月11日初诊。

自诉咳嗽、咳痰十余年，来时咳呛不已，自觉潮热，纳呆食少，痰多。舌苔厚腻，脉虚细。

诊断：肺痿。

辨证：肺肾两虚，心脾不足，痰饮中聚，肺叶虚痿。

治法：滋养三阴，兼肃肺气。

方药：自拟肺痿汤加减。

处方：蒸百部 10g，炙苏子（包）10g，炙紫菀 15g，枣仁（打，先煎）25g，云茯神 20g，鲜半夏 15g，菟丝子 15g，炒茅术 15g，补骨脂 15g，生谷芽 15g，淡干姜 5g，北沙参 15g，麦冬 20g，款冬花 15g，瓜蒌 15g，桔梗 15g，黄芪 15g，橘饼半枚。水煎，日 1 剂，早、晚分服。

二诊：潮热已减，舌苔渐化，胃纳略醒，脉仍虚细。治遵前意，兼调营卫。

处方：蒸百部 10g，炙苏子（包）10g，炙紫菀 15g，枣仁（打，先煎）25g，云茯神 20g，灵磁石（先煎）30g，姜半夏 15g，炒茅术 15g，黄附片（先煎）15g，菟丝饼 15g，白芍（桂枝 5g 同炒）10g，淡干姜 5g。日 1 剂，服法同前。

三诊：肌热已平，仍咳呛、痰多。腻苔未退，脉息虚缓。虽营卫已调，但脾肾仍衰。再以前法损益。

处方：灵磁石（先煎）45g，云茯神 20g，黑锡丹（包，先煎）10g，黄附片（先煎）20g，巴戟天 25g，姜半夏 15g，酸枣仁（打，先煎）25g，炒茅术 15g，蒸百部 10g，炙苏子 10g，炙紫菀 15g，淡干姜 5g。日 1 剂，服法同前。再加黑锡丹温肾纳气。

四诊：痰嗽减，胃纳增加，仍乏力，脉虚缓。此乃中气不足，脾肾尚衰。再予扶阳益脾、兼补心肾之法。

处方：灵磁石（先煎）45g，云茯神 20g，黄附片（先煎）25g，川杜仲（酒炒）15g，仙灵脾 15g，姜半夏 15g，酸枣仁（打，先煎）25g，巴戟天 20g，炒茅术 15g，补骨脂 20g，蒸百部 10g，炙苏子 10g，生谷芽 15g，淡干姜 5g。日 1 剂，服法同前。

该患者痰多苔腻，纳呆食少乃脾胃虚寒，生湿酿痰，致肺津不布，因此诊断为肺痿。潮热由痰湿蕴肺，郁而化热。脉来虚细乃心肾两虚，故治以温养三阴，兼肃肺气。以苏子、百部、紫菀化肺之痰；茅术、半夏、干姜燥脾之湿；茯神、枣仁、菟丝子、补骨脂补心肾之虚。药后虽诸症均减，然脾肾尚衰，当温补脾肾。

虚寒型肺痿临床少见，刘建秋教授认为，此患者属《金匮要略》中"肺中冷，必眩多涎唾，甘草干姜汤以温之"之证，但终因津液不布，而致肺痿。若温热过度，则易伤肺津。刘建秋教授运用温药，采用投石问路、步步推进的方法。首诊用温药，但未用附子，见效后，二诊先用黄附片 15g，因黄附片药性较缓，待疗效更明显以后，三诊再用黄附片 20g，四诊用黄附片 25g。足见运用温补恰到好处。

第三章　临床治验

第一节　内科疾病

感　冒

一、病因病机

中医学认为，感冒的病变部位主要在肺卫，感冒的基本病机为六淫之邪、时行疫毒侵袭人体，或从口鼻或从皮毛侵袭肺卫，以致肺卫功能失调，卫表不和，肺失宣肃。因此，感冒的病机关键为卫表不和，肺失宣肃。外邪侵袭后发病与否还与人体御邪能力的强弱有关。若正气不足，御邪能力减弱，或过度疲劳后，肌腠空虚，卫表不固，则极易为外邪所客，发为感冒。

二、辨证论治

本病病位在卫表肺系，辨证属表、属实，辨外感病邪性质，有风寒、风热、暑湿兼夹之证。治疗当因势利导，从表而解，采用解表达邪的治疗原则。

1. 风寒感冒

证候特点：发热轻，恶寒重，无汗，头痛，肢节酸痛，鼻流清涕，鼻塞声重，鼻痒喷嚏，咳嗽，咳痰色白稀薄，口不渴或喜热饮，舌苔薄白而润，脉浮或浮紧。

治法：辛温解表。

方药：荆防败毒散加减。

加减：若表寒重，头痛身痛，恶寒，无汗者，加桂枝、麻黄解表散寒；表湿较重，肢体酸痛，头痛头胀，身热不扬者，加独活、羌活祛风除湿，或用羌活胜湿汤加减；头痛剧烈者，加白芷、川芎散寒止痛；身热显著者，加柴胡、薄荷疏表解肌；湿邪蕴中，脘痞食少，或有便溏，苔白腻者，加半夏、厚朴、苍术、藿香化湿和中。

2. 风热感冒

证候特点：身热显著，恶风，汗泄不畅，头痛，鼻塞，鼻流浊涕，喷嚏，咳嗽，痰黏或黄，咽红肿痛，口干欲饮，舌苔薄白或微黄，舌边尖红，脉浮数。

治法：辛凉解表。

方药：银翘散加减。

加减：若风热上壅，头胀痛剧烈，加桑叶、菊花以清利头目；痰阻于肺，咳嗽痰多者，加贝母、前胡、杏仁化痰止咳；痰热较盛者，加黄芩、知母、瓜蒌皮；气分热盛，身热较著，口渴多饮，尿黄者，加石膏、鸭跖草清肺泄热；热毒壅阻于咽喉，乳蛾红肿疼痛者，加一枝黄花、土牛膝、玄参清热解毒利咽；时行感冒热毒较盛，恶寒壮热，头痛身痛，咽喉肿痛，咳嗽气粗者，加大青叶、草河车、蒲公英清热解毒；若风邪外束，入里化热，热为寒遏，烦热恶寒，少汗，咳嗽气急，痰稠，声哑，苔黄白相间者，加石膏、麻黄内清肺热，外散表寒；风热化燥伤津，或感受温燥之邪，伴有呛咳痰少，口、咽、唇、鼻干燥，苔薄，舌红少津者，加沙参、天花粉。

3. 暑邪感冒

证候特点：发热，无汗或汗出热不解，肢体酸痛或疼痛，头昏重胀痛，咳嗽痰黏，鼻流浊涕，胸闷泛恶，口渴心烦，食欲不振，或有呕吐、泄泻，小便短赤。舌质红，苔薄黄而腻，脉濡数。

治法：清暑祛湿解表。

方药：新加香薷饮加减。

加减：若暑热偏盛者，加黄连、栀子、黄芩、青蒿清暑解热；湿困卫表，肢体酸重疼痛较甚者，加佩兰、藿香、豆卷芳化宣表；里热偏盛，口中黏腻，胸闷脘痞，腹胀，便溏者，加半夏、陈皮、苍术、白蔻仁和中化湿；小便短赤者，加滑石、甘草、茯苓清热利湿。

4. 气虚感冒

证候特点：素体虚弱，外感之后，恶寒较甚，发热，汗自出，咳嗽，咳痰无力，神疲体弱，气短懒言，舌淡，苔白，脉浮无力。

治法：益气解表。

方药：参苏饮加减。

加减：若表虚自汗者，加黄芪、防风益气固表；若风寒头痛较甚者，加羌活、川芎疏风散寒止痛。

5. 阴虚感冒

证候特点：素体阴虚，感受外邪后，身热，微恶风寒，汗少，头昏，心烦，口干，干咳少痰，舌红少苔，脉细数。

治法：滋阴解表。

方药：加减葳蕤汤。

加减：表证较重者，加柴胡、葛根祛风解表；口渴明显者，加沙参、麦冬、玄参养阴生津；咽干较甚，咳痰不利者，加牛蒡子、射干、瓜蒌皮。

6. 阳虚感冒

证候特点：素体阳虚，头痛，恶寒，身热，热轻寒重，无汗肢冷，倦怠嗜卧，面色苍白，语声低微，咳痰稀薄，舌淡胖苔白，脉沉无力。

治法：助阳解表。

方药：再造散加减。

加减：若兼咳嗽者，加杏仁；若感受风寒湿邪见肢体酸重、疼痛者，加苍术、薏苡仁、秦艽、独活散寒祛湿止痛；若见肢体屈伸不利，喜暖畏寒者，加当归、防己补益气血，祛风通络。

7. 血虚感冒

证候特点：平素阴血亏虚，感受外邪，身热头痛，无汗，面色不华，唇甲色淡，心悸头晕，舌淡苔白，脉细或浮而无力。

治法：养血解表。

方药：葱白七味饮加减。

加减：若恶寒重者，加紫苏、荆芥散寒解表；若身热较甚者，加金银花、连翘、黄芩清热解毒；胃纳不佳者，加陈皮理气健胃。

三、中成药治疗

临床上可根据辨证选用中成药，如板蓝根冲剂、银黄口服液、正柴胡饮冲剂、抗病毒口服液、穿琥宁注射液、双黄连粉针剂、清开灵注射液等。

四、外治法

1. 中药外敷疗法

适于感冒咳嗽较甚者。以白芥子、栀子、桃仁、吴茱萸、樟脑，研末和匀，与鸡蛋清、面粉调成饼状，分贴于双侧涌泉穴。

2. 针灸疗法

针刺列缺、迎香、风门、风池、合谷，适用于风寒感冒；针刺尺泽、鱼际、曲池、内庭、大椎、外关，适用于风热感冒。

五、验案选录

病案1

胡某,男,24岁,2001年6月1日初诊。

感冒1周,身热头痛,全身不适,恶寒,面红目赤,鼻塞黄涕,咳嗽痰多,咳黄色痰,咽干舌燥,咽喉肿痛。舌苔薄黄,舌红,脉浮数。

诊断:风热感冒。

辨证:风热侵袭,卫表失和,肺失清肃。

治法:辛凉解表,清热解毒。

方药:银翘散加减。

处方:葛根15g,天花粉15g,菊花10g,薄荷(后下)10g,山豆根6g,板蓝根15g,牛蒡子10g,金银花15g,柴胡15g,连翘15g,甘草6g。7剂,水煎,早、晚分服。

6月9日二诊:热退,体温恢复正常,疾病痊愈,无不适症状。

【按语】刘建秋教授认为,本例患者属实证感冒之风热证,属肺卫表证,应抓紧时机解表祛邪。若失治误治可导致外邪入里,发生他变。治当驱邪解表,重在清解,宜清热解毒,辛凉解表。方中薄荷、菊花疏散风热,清利头目;牛蒡子功能疏散风热,长于宣肺祛痰,清利咽喉;柴胡善解表退热,疏肝解郁;葛根、天花粉和解退热;金银花、连翘清热解毒,疏散风热;板蓝根、山豆根善清热解毒利咽。诸药合用,辛凉解表,清热解毒,临床用之,疗效满意。因患者体质强弱不同,偏盛偏衰不同,感受外邪的种类及程度亦不同,故刘建秋教授在临床时善于辨证论治,正确把握治疗原则,精选方药,常取得较好的疗效。

病案2

李某,女,79岁,1999年10月11日初诊。

6天前受寒后开始出现畏寒,鼻流清涕,鼻塞声重,喷嚏,咳嗽,咳痰质地清稀。舌淡,苔薄白,脉浮紧。

诊断:风寒感冒。

辨证:风寒袭表,邪正相争,表阳被遏,肺失宣肃。

治法:解表散寒,宣肺止咳。

方药:荆防败毒散加减。

处方:紫苏叶15g,薄荷10g,杏仁10g,金银花10g,防风10g,陈皮10g,蝉蜕10g,百部10g,甘草10g。5剂,水煎,早、晚分服。

10月17日二诊:咳嗽减轻,稍有鼻塞,神疲乏力,畏寒,舌苔薄黄,脉细。患者风寒之邪已衰，素体气虚，卫表不固，施以攻补兼施之法。

处方：黄芪15g，桂枝9g，杏仁10g，白术10g，辛夷10g，苍耳子10g，金银花9g，陈皮10g，甘草10g。5剂，水煎，早、晚分服。

药后鼻塞、咳嗽等症状消失，疾病痊愈。随访3个月，未见复发。

【按语】刘建秋教授认为，此患者初诊辨证为风寒束表犯肺之实证，病位在肺卫、在表，治疗当先以标实为主，用药遵从"治上焦如羽，非轻不举"的原则，宜选轻宣之品。同时要考虑患者年事已高，不耐强攻，故选上方治疗。复诊时患者风寒之邪已衰，患者"畏寒，神疲乏力"，易感冒，故考虑为素体气虚，卫表不固，施以攻补兼施之法，以黄芪、白术配伍益气固表，加杏仁、辛夷、苍耳子等宣肺解表，化痰止咳。老年感冒应注意体虚，若失于调护，往往入里化热或发生传变，病情加重。

咳 嗽

一、病因病机

中医学认为，咳嗽不外外感与内伤两类。外感咳嗽为六淫外邪侵袭肺系；内伤咳嗽为饮食、情志、劳倦等因素致使脏腑功能失调，内邪干肺。不论邪从外入，抑或邪自内生，均影响及肺，致使肺失宣肃，肺气上逆发为咳嗽。风为六淫之首，其他外邪多随风邪侵袭人体，外感咳嗽常以风为先导，或夹寒、夹热、夹燥，故临床有风寒、风热、风燥之不同。

二、辨证论治

咳嗽的辨证应首先辨别外感、内伤，辨证候虚实。一般来说，外感咳嗽多为新病，起病急，病程短，以风寒、风热、风燥为主，一般属邪实；内伤咳嗽多为宿疾，起病缓慢，病程长，多虚实夹杂。咳嗽的治疗应分清邪正虚实，攻补兼施，除治肺外，还要从整体出发，兼顾治脾、治肝、治肾。因外感咳嗽为正盛邪实之证，故治疗时不宜过早使用苦寒、滋腻、收涩之品，以免留邪。

（一）外感咳嗽

1. 风寒袭肺证

证候特点：咳嗽声重，气急，咽痒，咳痰稀薄色白，鼻塞流涕，恶寒发热，无汗，头痛，身体酸楚。苔薄白，脉浮或浮紧。

治法：疏风散寒，宣肺止咳。

方药：三拗汤合止嗽散加减。

加减：夹痰湿，咳而痰黏，胸闷，苔腻，加半夏、厚朴、茯苓燥湿化痰；咽痒，加牛蒡子、蝉蜕祛风止痒；鼻塞声重，加辛夷、苍耳子宣通肺窍；风寒束表重，加荆芥、防风、麻黄解表散寒；风寒夹热或寒包热，加黄芩、石膏兼清里热。

2. 风热犯肺证

证候特点：咳嗽不爽，吐黄色黏稠痰，不易咳出，口渴咽痛，鼻流浊涕，发热恶寒，汗出头痛。舌质红，苔薄黄，脉浮数。

治法：疏风清热，宣肺止咳。

方药：桑菊饮加减。

加减：咳嗽甚，加前胡、枇杷叶、贝母清宣肺气；热重，加生石膏、知母清肺泄热；痰多，加川贝母、瓜蒌化痰止咳；喘促明显，合麻杏石甘汤宣肺平喘。

3. 风燥伤肺证

证候特点：干咳痰少不易咳出，或痰中带有血丝，鼻燥咽干，咳甚则胸痛，或有恶寒，发热，舌尖红，苔薄黄欠润，脉浮数。

治法：疏风清肺，润燥止咳。

方药：桑杏汤加减。

加减：津伤较重，加麦冬、玉竹滋养肺阴；咽痛，加玄参、马勃宣肺利咽；肺络受损，痰中带血，加白茅根清热止血。

4. 凉燥伤肺证

证候特点：干咳少痰或无痰，咽痒，咽干鼻燥，兼有恶寒发热，头痛无汗，舌苔薄白而干，脉浮数。

治法：温润清肺，止咳化痰。

方药：杏苏散加减。

加减：恶寒甚，无汗，加荆芥、防风解表发汗。

（二）内伤咳嗽

1. 痰湿阻肺证

证候特点：咳嗽声重，痰多，因痰而嗽，痰出咳平，痰白质稀或黏稠，胸闷气急，肢体困重，纳呆腹胀，大便时溏。舌质淡，苔白腻，脉濡滑。

治法：燥湿化痰，理气止咳。

方药：三子养亲汤合二陈汤加减。

加减：咳逆气急，痰多胸闷，加苏子、白前、莱菔子化痰降气；寒痰较重，痰黏白如沫，加干姜、细辛温肺化痰；久病脾虚，神疲，加党参、白术、炙甘草。症状平稳后可服六君子汤调理。

2. 痰热郁肺证

证候特点：咳嗽，气息粗促，或喉中有痰声，痰多质黏或稠黄，咳吐不利，或有热腥味，或咳血痰，胸胁胀满，面赤，或有身热，口干而黏，欲饮水。舌质红，苔薄黄腻，脉滑数。

治法：清热肃肺，豁痰止咳。

方药：清金化痰汤加减。

加减：痰热郁蒸，痰黄如脓或有热腥味，加鱼腥草、金荞麦根、贝母、冬瓜仁清热化痰；胸满咳逆，痰涌，便秘，加葶苈子、大黄泻肺通腑逐痰；痰热伤津，口干，加沙参、麦冬、天花粉养阴生津。

3. 肝火犯肺证

证候特点：上气咳逆阵作，咳时面赤，咽干口苦，常感痰滞咽喉而咳之难出，量少质黏，胸胁胀痛，咳时引痛，症状可随情绪波动而增减。舌红或舌边红，舌苔薄黄少津，脉弦数。

治法：清肺泻肝，化痰止咳。

方药：黛蛤散合泻白散加减。

加减：肺气郁滞，胸闷气逆，加瓜蒌、桔梗、枳壳、旋覆花利气降逆；胸痛，加郁金理气和络；痰黏难咳，加知母、贝母、海浮石清热豁痰；咽燥口干，咳嗽日久不减，加沙参、麦冬、天花粉养阴生津敛肺。

4. 肺阴亏耗证

证候特点：干咳，咳声短促，痰少黏白，或痰中带血丝，低热，午后颧红，盗汗，口干。舌质红，少苔，脉细数。

治法：养阴润肺，化痰止咳。

方药：沙参麦冬汤加减。

加减：肺气不敛，咳而气促，加五味子、诃子以敛肺气；阴虚潮热，加柴胡、青蒿、鳖甲、黄连以清虚热；阴虚盗汗，加乌梅、浮小麦收敛止涩；热伤血络，痰中带血，加丹皮、山栀、藕节清热止血。

三、中成药治疗

临床上可根据辨证选用中成药，如川贝枇杷糖浆、急支糖浆、穿心莲片、双黄连注射液、清开灵注射液等。

四、外治法

1. 中药外敷疗法

以鱼腥草、青黛、海蛤壳、葱白、冰片，研末，捣烂如糊状，外敷脐部，适用于风热咳嗽；以白芥子、半夏、细辛、麻黄、肉桂、丁香，研末，外敷脐部，适用于风寒咳嗽。

2. 针灸疗法

针刺列缺、合谷、肺俞、外关、风池、昆仑，适用于风寒咳嗽；针刺尺泽、肺俞、曲池、大椎、合谷、陷谷，适用于风热咳嗽。

五、验案选录

病案1

赵某，女，35岁，2001年11月11日初诊。

两天前因气温骤降咳嗽频作，气急，鼻流清涕，头痛，恶寒，咳痰色白、量少。苔薄白，脉浮紧。

诊断：咳嗽。

辨证：风寒袭肺，肺失宣肃。

治法：宣肺散寒，顺气化痰。

方药：三拗汤合止嗽散加减。

处方：炙麻黄3g，杏仁10g，紫苏10g，桔梗15g，白前10g，紫菀10g，百部10g，陈皮10g，款冬花10g，荆芥10g，甘草10g。7剂，水煎，早、晚分服。

11月19日二诊：药后咳嗽即止。

【按语】刘建秋教授认为，咳嗽有外感、内伤之分，治疗咳嗽当先宣肺祛邪，而后对风、寒、热、燥分而治之。咳嗽而表邪未解时，不可过早运用益气固表、滋阴养肺等法，当在疏风解表的基础上适当应用益气固表等法，以免出现留邪之弊。本例患者属外感风寒咳嗽。前人云："有一分恶寒就有一分表证。"治当宣肺散寒，顺气化痰，则风寒之邪可散，肺气得清，咳嗽自止。刘建秋教授宣肺常用灵动轻清之品，如麻黄、杏仁、桔梗。麻黄发汗解表，宣肺化痰；杏仁苦泄宣滞，降气止咳；桔梗升提肺气祛痰。忌用沉寒苦降之品。肺为娇脏，喜清润。肺失清润，气逆不下之时常用肃肺下气之法，药用白前、紫苏、款冬花、百部。白前降气化痰而平咳喘，消痰行水而除痞满；紫苏辛温，《本草逢源》曾记载："诸香皆燥，惟苏子独润……性能下气……为除喘定嗽、消痰顺气之良剂。"紫菀甘润苦泄，润肺化痰止咳；款冬花润肺下气，止咳化痰；百部甘润苦降，润肺止咳。诸药合用，共奏宣肺散寒、顺气化痰之功，邪去正安，疾病自愈。

病案 2

顾某，男，69 岁，2003 年 5 月 19 日初诊。

患慢性支气管炎近十年，素有神疲懒言，畏寒肢冷，两周前因感冒诱发咳嗽加重，咳痰量多，色白泡沫样，纳呆，食欲不振，乏力懒言，便溏。舌淡，苔白腻，脉濡细。

诊断：咳嗽。

辨证：肺脾气虚，痰湿阻肺。

治法：健脾益肺，燥湿化痰。

方药：四君子汤合二陈汤加减。

处方：党参 15g，白术 25g，茯苓 30g，山药 30g，半夏 10g，百部 10g，杏仁 10g，薏苡仁 15g，桔梗 10g，陈皮 10g，炙甘草 10g。5 剂，水煎，早、晚分服。

5 月 25 日二诊：咳嗽减轻，守上方再服 5 剂。

6 月 1 日三诊：咳痰明显减少，纳呆、便溏好转，但四肢仍无力，守上方加羌活 10g，独活 10g，再服 14 剂。

随访半年，未见复发。

【按语】刘建秋教授认为，患者慢性支气管炎近十年，久咳不愈，兼有少气懒言，倦怠乏力，纳呆，便溏等脾胃虚弱的症状。脾胃虚弱，则脏腑无所受益，机体功能失调，百病易生。脾与肺属子母关系，脾虚不能散精于肺，肺绝生化之源，脾胃之盛衰在一定程度上决定了肺气的强弱。采用培土生金的方法，从脾治肺，可获得良好的疗效。此患者脾肺气虚，痰湿阻肺，治以健脾益肺，燥湿化痰，切中发病的机制，故而疗效好。一脏有病，诸脏皆摇，治疗时要从整体出发，辨证论治。

喘 证

一、病因病机

喘证的病因有外感、内伤，病理性质有虚实两类，实喘在肺，为外邪、痰浊、肝郁气逆，肺壅邪气而宣降不利；虚喘当责之肺、肾两脏，因精气不足，气阴亏耗而致肺不主气，肾不纳气。故喘证的基本病机是气机的升降出纳失常，"在肺为实，在肾为虚"。病情错杂者，每可下虚上实，虚实夹杂并见。

二、辨证论治

喘证的治疗原则是按虚实论治，凡外邪、痰浊、肝郁气逆所致喘证，为实喘，病位在肺，为邪壅肺气，治以祛邪利气。应区别寒、热、痰、气的不同，分别采用温宣、清肃、祛痰、降气等法。久病劳欲所致喘证，病位在肺肾，若自汗畏风，易感冒则属肺虚；若伴腰膝酸软，夜尿多则病位在肾。虚喘治在肺肾，以肾为主，治以培补摄纳。针对脏腑病机，采用补肺、纳肾、温阳、益气、养阴、固脱等法。虚实夹杂，上实下虚者，当分清主次，权衡标本，适当处理。

（一）实喘

1. 风寒壅肺证

证候特点：喘息，呼吸气促，胸部胀闷，咳嗽，痰多稀薄色白，兼有头痛、鼻塞、无汗、恶寒，或伴发热，口不渴。舌苔薄白而滑，脉浮紧。

治法：散寒宣肺。

方药：麻黄汤合华盖散。

加减：喘重，加苏子、前胡降逆平喘；寒痰阻肺，见痰白清稀量多，加细辛、生姜、半夏、陈皮温肺化痰，利气平喘。

2. 表寒肺热证

证候特点：喘逆上气，胸胀或痛，息粗，鼻煽，咳而不爽，咳痰黏稠，形寒，身热，烦闷，身痛，有汗或无汗，口渴，溲黄，便干。舌质红，苔薄白或黄，脉浮数或滑。

治法：解表清里，化痰平喘。

方药：麻杏石甘汤。

加减：表寒重，加桂枝解表散寒；痰热重，痰黄黏稠量多，加瓜蒌、贝母清化痰热；痰鸣息涌，加葶苈子、射干泻肺消痰。

3. 痰热郁肺证

证候特点：喘咳气涌，胸部胀痛，痰多黏稠色黄，或夹血色，伴胸中烦热，面红身热，汗出口渴喜冷饮，咽干，尿赤，或大便秘结。苔黄或腻，脉滑数。

治法：清泄痰热。

方药：桑白皮汤。

加减：痰多黏稠，加瓜蒌、海蛤粉清化痰热；喘不得卧，痰涌便秘，加葶苈子、大黄涤痰通腑；痰有腥味，配鱼腥草、金荞麦根、蒲公英、冬瓜子等清热解毒，化痰泻浊；身热甚者，加生石膏、知母、金银花等清热。

4. 痰浊阻肺证

证候特点：喘而胸满闷窒，咳嗽痰多，黏腻色白，咳吐不利，兼有呕恶纳呆，口黏不渴。苔厚腻色白，脉滑。

治法：化痰降逆。

方药：二陈汤合三子养亲汤。

加减：痰浊壅盛，气喘难平，加皂荚、葶苈子涤痰除壅以平喘；痰浊夹瘀，见喘促气逆，喉间痰鸣，面唇青紫，舌质紫暗，苔腻浊者，可用涤痰汤。

5. 饮凌心肺证

证候特点：喘咳气逆，倚息难以平卧，咳痰稀白，心悸，面目、肢体浮肿，小便量少，怯寒肢冷，面唇青紫。舌胖暗，苔白滑，脉沉细。

治法：温阳利水，泻肺平喘。

方药：真武汤合葶苈大枣泻肺汤。

加减：喘促甚，加桑白皮、五加皮祛壅平喘；心悸，加枣仁养心安神；畏寒肢冷，加桂枝温阳散寒；面唇青紫甚，加泽兰、益母草活血祛瘀。

6. 肝气乘脾证

证候特点：每遇情志刺激而诱发，发病突然，呼吸短促，息粗气憋，胸闷胸痛，咽中如窒，咳嗽痰鸣不著，喘后如常人，或失眠，心悸，平素常多忧思抑郁。苔薄，脉弦。

治法：开郁降气。

方药：五磨饮子。

加减：气滞腹胀，大便秘结，加大黄降气通腑；伴心悸，失眠，加百合、酸枣仁、合欢花等宁心安神；精神恍惚，喜悲伤欲哭，配甘麦大枣汤宁心安神。

（二）虚喘

1. 肺气虚耗证

证候特点：喘促短气，气怯声低，喉有鼾声，咳声低弱，痰吐稀薄，自汗畏风，极易感冒。舌质淡红，脉软弱。

治法：补肺益气。

方药：补肺汤合玉屏风散。

加减：寒痰内盛，加苏子、款冬花温肺化痰定喘；食少便溏，腹中气坠，肺脾同病，配伍补中益气汤。

2. 肾虚不纳证

证候特点：喘促日久，气息短促，呼多吸少，动则喘甚，气不得续，小便常因咳甚而失禁，或尿后余沥，形瘦神疲，面青肢冷，或有跗肿。舌淡苔薄，脉微细或沉弱。

治法：补肾纳气。

方药：金匮肾气丸合参蛤散。

加减：兼标实，痰浊壅肺，喘咳痰多，气急满闷，苔腻，为"上实下虚"之候，治宜化痰降逆，温肾纳气，苏子降气汤加紫石英、沉香等；肾虚喘促，多兼血瘀，如面、唇、爪甲、舌质黯黑，舌下青筋显露等，酌加桃仁、红花、川芎等活血化瘀。

3. 正虚喘脱证

证候特点：喘逆甚剧，张口抬肩，鼻翼翕动，端坐不能平卧，稍动则喘剧欲绝，或有痰鸣，咳吐泡沫痰，心慌动悸，烦躁不安，面青唇紫，汗出如珠，肢冷。脉浮大无根，或见歇止，或模糊不清。

治法：扶阳固脱，镇摄肾气。

方药：参附汤合黑锡丹。

加减：呼吸微弱，间断难续，烦躁内热，舌红无苔，或光绛而紫赤，脉细微而数，或散或芤，为气阴两竭之危证，生脉散加生地、山萸肉、龙骨、牡蛎以益气救阴固脱；阴竭阳脱，加附子、肉桂急救回阳。

三、外治法

中药外敷疗法治疗喘证，用白芥子、苏子、细辛、肉桂、麻黄等药加姜汁调敷于大椎、定喘、肺俞、厥阴俞穴。

四、验案选录

病案 1

温某，男，55 岁，2003 年 3 月 14 日初诊。

患喘证十余年，每年冬天加重。是年从冬至夏，发作持续不已，呼吸困难，动则喘甚，稍有咳嗽，痰少，畏寒恶风，自汗盗汗，身着厚衣，气喘咳嗽，痰多黄稠，张口抬肩，不能平卧，神疲形瘦，纳呆便溏，小便短少。舌质晦滞，苔黄腻，脉滑。

诊断：喘证。

辨证：肺肾两虚，痰热阻滞。

治法：解表散寒，清宣肺热，健脾利湿。

方药：麻杏石甘汤加减。

处方：麻黄 10g，石膏 15g，黄芪 15g，知母 15g，杏仁 10g，茯苓 10g，生姜 10g，当归 10g，法半夏 10g，炙甘草 10g。7 剂，水煎，早、晚分服。

3 月 21 日二诊：气喘减轻，但动则仍甚，咳少无痰，舌苔白，脉沉细。辨为气津耗散，寒热虚实错杂，治宜补肺纳肾。

处方：炙黄芪 15g，茯苓 15g，半夏 10g，紫苏子 10g，熟地黄 10g，当归 10g，生姜 5g，胡桃肉 5g，甘草 10g。7 剂，水煎，早、晚分服。

3 月 28 日三诊：气喘减轻，咳少，痰不多，唯头晕不适，苔脉如前。

原方再进，加枸杞子 10g。

【按语】由于患者患病多年，开始为实证，后为虚实夹杂，致肺实肾虚，又因患者常年患病致身体虚弱，偶感风寒便病情加重，外有表邪未解，内有肺热痰热壅盛，故先治以解表散寒，清宣肺热，待寒邪祛再治宿疾。病情平稳后继续服用补肺纳肾之品，以除痼疾。

病案 2

范某，女，64 岁，2005 年 4 月 5 日初诊。

患哮喘两年，每年春秋交替时易发，且常因感冒诱发。症见气息短促，呼多吸少，动则喘甚，气不得续，咳嗽续断，痰多色白，动则气促，怕冷，纳少便溏。舌淡，苔白腻，脉细滑。

诊断：喘证。

辨证：肾气不足，痰湿邪恋。

治法：补肾纳气，化痰止咳。

方药：金匮肾气丸加减。

处方：补骨脂 15g，杜仲 15g，桑寄生 15g，巴戟天 10g，黄芪 10g，姜半夏 10g，藿香 10g，陈皮 10g，防风 10g，苍术 10g，白术 10g。7 剂，水煎，早、晚分服。

4 月 12 日二诊：咳痰减少，喘促减轻，舌淡，苔白腻，脉细滑。

上方加猪苓 10g，茯苓 10g，吴茱萸 5g。继续服用 20 天。

随访两个月，患者症状明显缓解，哮喘未发。

【按语】患者经常感冒，且纳少便溏，因患者身体虚弱，属肾阳虚，所以给予补肾阳之品，从而达到治疗疾病的目的。温补肾阳不仅可以祛寒强身，而且可以增强肺功能，所以临床上遇到肾虚型咳嗽，可给予补肾阳之品。

刘建秋学术经验集

哮 病

一、病因病机

中医学认为,哮病的病理因素以痰为主。痰主要由于人体津液不归气化,凝聚而成。如伏藏于肺,则成为发病的潜在"夙根",常因各种诱因如气候、饮食、情志、劳累等诱发。"伏痰"遇感引触,痰随气升,气因痰阻,相互搏结,壅塞气道,肺管狭窄,通畅不利。肺气宣降失常,引动停积之痰,而致痰鸣如吼,呼吸气促困难,甚则喘息不能平卧。严重者因肺不能调节心血运行,肾虚命门之火不能上济于心,则心阳同时受累。

二、辨证论治

发时治标、平时治本是本病治疗的首要原则。发作时攻邪,治标需分寒热,至于病深日久,发时正虚邪实者,又当兼顾,不可单纯拘泥于攻邪;寒热虚实错杂者,当兼以治之。

(一) 发作期

1. 寒哮

证候特点:喉中哮鸣如水鸡声,呼吸急促,咳嗽,胸中满闷如窒,有紧迫感,痰色白清稀,伴有泡沫,口不渴。舌质淡或淡红,苔白或腻,脉浮紧。

治法:宣肺散寒,化痰平喘。

方药:射干麻黄汤。

加减:表寒较盛,全身骨痛,加羌活、桂枝、威灵仙以解外束之风寒;痰多气逆不得息,加橘红、葶苈子、制南星以祛痰定喘。

2. 热哮

证候特点:喉中痰鸣,胸高胁胀,喘而气粗息涌,咳嗽,不得平卧,口干口苦,痰色黄稠,咳出困难,面赤汗出。舌质红,苔黄干或黄腻,脉浮滑数。

治法:清热宣肺,化痰定喘。

方药:定喘汤。

加减:高热烦渴,痰多、色黄稠难咳,加石膏、青天葵、薄荷以清肺热,解表里之热邪;大便不通,腹胀满,加大黄、枳壳清里热,通腑气。

3. 寒包热哮

证候特点:喉中哮鸣,呼吸急促,胸憋满闷,胁肋胀痛,喘咳气逆,咳痰不爽，痰黄，发热，恶寒，口干欲饮，大便偏干。舌质红，苔黄或腻，脉弦紧。

治法：解表散寒，清热化痰。

方药：小青龙加石膏汤。

加减：表寒重，加桂枝、细辛以解表散寒；痰鸣气逆，加射干、葶苈子、苏子祛痰降气平喘。

4. 风痰哮

证候特点：喉中痰涎壅盛，声如拽锯，或鸣声如吹笛，喘急胸满，咳痰黏腻难出，或为白色泡沫痰液，无明显寒热倾向，面色青黯，起病急，发前自觉鼻、咽、眼、耳发痒，喷嚏，鼻塞，流涕，胸部窒闷，随之发作。舌苔厚浊，脉滑实。

治法：祛风涤痰，降气平喘。

方药：三子养亲汤。

加减：痰壅喘急，不能平卧，加葶苈子泻肺涤痰；感受风邪而发，加苏叶、防风、苍耳子、蝉衣等祛风化痰。

（二）缓解期

1. 肺虚证

证候特点：喘促气短，声音低微，面色㿠白，自汗畏风，咳痰清稀色白，多因气候变化而诱发，发前喷嚏时作，鼻塞流清涕。舌淡苔白，脉细弱或虚大。

治法：补肺固卫。

方药：玉屏风散。

加减：恶风畏冷明显，加白芍、桂枝、生姜、红枣调和营卫；气阴两虚，呛咳，痰少黏稠，口咽干，舌质红，生脉散加北沙参、玉竹、川贝母、石斛滋阴清热化痰；阳虚甚，加附子助黄芪温阳益气；肺脾同病，食少便溏，用补中益气汤补益肺脾，升提中气。

2. 脾虚证

证候特点：倦怠无力，食少便溏，面色萎黄无华，痰多而黏，咳吐不爽，胸脘满闷，恶心纳呆，或食油腻易腹泻，每因饮食不当而诱发。舌质淡，苔白滑或腻，脉细弱。

治法：健脾化痰。

方药：六君子汤。

加减：脾阳不振，形寒肢冷，加附子、干姜以振奋脾阳；痰多气促，合三子养亲汤化痰，降气定喘。

3. 肾虚证

证候特点：平素息促气短，呼多吸少，动则为甚，形瘦神疲，心悸，腰酸腿软，脑转耳鸣，劳累后哮喘易发。或面色苍白，畏寒肢冷，自汗，舌淡苔白，舌体胖嫩，脉沉细；或颧红，烦热，汗出黏手。舌红少苔，脉细数。

治法：补肾纳气。

方药：金匮肾气丸或七味都气丸。

加减：阳虚甚，加补骨脂、鹿角片以温肾阳；肾虚不纳气，加蛤蚧散、胡桃肉、五味子补肾纳气，并可常服紫河车以补肾元，养精血。

三、中成药治疗

临床上可根据辨证选用中成药，如珠贝定喘丸、百令胶囊等。

四、外治法

中药外敷疗法（天灸），适用于哮喘缓解期患者。以白芥子、细辛、甘遂、延胡索等药加老姜汁制成药饼，贴于相关腧穴，如肺俞、肾俞、膏肓、定喘、风门等穴，可预防哮喘发作。

五、验案选录

病案 1

陈某，男，21岁，1998年9月10日初诊。

幼年即发哮喘，常易感冒，并诱发哮喘反复发作。1周来哮喘复发，曾用西药抗生素、舒喘灵、激素等药物治疗，症状时重时轻，难以痊愈。症见形体消瘦，咳嗽频繁，时伴气急喘促，喉中痰鸣，痰黏难咳，平素性情急躁，口干多饮，大便偏干。舌红，苔黄腻，脉细数而滑。

诊断：哮病。

辨证：风痰伏肺，肺失宣肃。

治法：祛风化痰，泻肺平喘。

方药：三子养亲汤加减。

处方：炙麻黄10g，黄芩15g，桑白皮15g，射干10g，炙僵蚕10g，地龙10g，蝉蜕10g，泽漆10g，法半夏10g，苏子10g，橘皮10g，川贝母10g，炙紫菀10g。5剂，水煎，早、晚分服。

9月15日二诊：咳嗽症状明显减轻，气急喘促消失，但每天晨起仍咳嗽，干咳为主，手足心热，大便干，口干多饮，舌红少苔，脉细数。辨为肺阴亏虚，风痰内伏。治宜养阴润肺，祛风化痰。

处方：南、北沙参各15g，麦冬15g，玄参15g，玉竹10g，白芍10g，天花粉10g，桑白皮10g，川贝母10g，僵蚕5g，地龙5g，蝉蜕5g，五味子5g，甘草10g。10剂，水煎，早、晚分服。

9月25日三诊：病情平稳，未见咳嗽、喘促。服麦味地黄丸以滋阴敛肺，肺肾同治，调理体质。

随访3个月，未再发咳喘。

【按语】刘建秋教授认为，患者病起于幼年，风痰宿根伏肺，风邪引触，而致肺气壅实，升降失司。患者形体消瘦，平素性情急躁，口干多饮，大便偏干，为阴虚体质。阴虚生内热，热灼津为痰，故就诊时为哮喘发作期。结合辨证论治，初诊先拟祛风化痰，泻肺平喘，药服5剂，以防清肺更伤肺阴，化痰亦伤肺阴，而致病情反复迁延难愈。复诊即给予养阴润肺为主，兼以祛风化痰，改善咳、喘，诸症自平。病情平稳后改用丸药，补肺益肾，纳气平喘，以除久病痼疾。

病案2

张某，男，45岁，2008年11月9日初诊。

5年前因外出患哮喘，之后每年发病1次。发病时服西药能控制病情。今年反复感冒，不断引发哮喘。症见咳嗽痰多色白，胸闷，喉中痰鸣，鼻塞清涕，怕冷，舌体胖。苔白腻，脉细浮。

诊断：哮病。

辨证：风寒束肺，肺窍不利。

治法：温肺化痰，开窍平喘。

方药：小青龙汤加减。

处方：白芍15g，赤芍15g，白芥子10g，半夏10g，荆芥10g，炙麻黄10g，桂枝10g，防风10g，干姜5g，辛夷5g，甘草5g。5剂，水煎，早、晚分服。

11月14日二诊：用药后哮喘渐平，痰量减少，无鼻塞流涕，但仍恶风怕冷，舌体胖，苔白腻，脉细浮。治宜祛风散寒，温肺化痰。

处方：白芍15g，麻黄根15g，姜半夏15g，桂枝10g，藿香10g，荆芥10，防风10g，苍耳子10g，路路通10g。10剂，水煎，早、晚分服。

随访两个月，患者未再发。

【按语】刘建秋教授认为，患者已患病4年，但是每次犯病病情并不严重，这次因为外感风寒，风痰宿根伏肺，风邪引触，而致肺气壅实，升降失司。结合辨证论治，初诊先拟温肺化痰，宣肺平喘，急则治其标，标去再治其本。复诊即给予温肺化痰，兼以祛风散寒，标本兼治，达到治疗疾病的目的。

肺　胀

一、病因病机

肺胀的发生，多因久病肺虚，痰浊潴留，肺气壅滞，致肺不敛降，气还肺间，胸膺胀满，逐渐损及脾、肾和心，每因复感外邪诱使病情发作或加剧。每多首先犯肺，以致肺之宣降功能不利，气逆于上而为咳，升降失常则为喘。久则肺虚，肺之主气功能失常，影响呼吸出入，肺气壅滞，还于肺间，导致肺气胀满，不能敛降。病理因素主要为痰浊、水饮与血瘀互为影响，兼见同病。

二、辨证论治

治疗应抓住治标、治本两个方面。当根据"感邪时偏于标实，平时偏于本虚"的不同，有侧重地选用扶正与祛邪的不同治则，祛邪与扶正共施，依标本缓急，有所侧重。

1. 痰浊壅肺证

证候特点：胸膺满闷，短气喘息，稍劳即著，咳嗽痰多，色白黏腻或呈泡沫，脘痞纳少，倦怠乏力，畏风易汗。舌暗，苔腻，脉滑。

治法：健脾益肺，降气化痰。

方药：苏子降气汤合三子养亲汤。

加减：痰多，胸满不能平卧，加葶苈子、莱菔子泻肺祛痰平喘；肺脾气虚，易出汗，短气乏力，痰量不多，加党参、黄芪、防风健脾益气，补肺固表。

2. 痰热郁肺证

证候特点：气急胀满，咳喘烦躁，咳逆，喘息气粗，目胀睛凸，痰黄或白，黏稠难咳，时或身热，微恶寒，汗不多，面赤口渴，口干心烦，动则气促，溲赤便干。舌边尖红，苔黄或黄腻，脉弦滑或弦滑数。

治法：宣肺泄热，降气平喘。

方药：越婢加半夏汤或桑白皮汤。

加减：痰热内盛，胸满气逆，痰质黏腻不易咳出，加鱼腥草、瓜蒌皮、浙贝母清热化痰利肺；痰鸣喘息，不得平卧，加射干、葶苈子泻肺平喘；痰热伤津，口干舌燥，加天花粉、知母以生津润燥；痰热壅肺，腑气不通，胸满喘逆，腹满便秘，加芒硝、大黄通腑泄热以降肺平喘。

3. 痰蒙神窍证

证候特点：神志恍惚，表情淡漠，谵妄，烦躁不安，撮空理线，嗜睡，甚则昏迷，肢体抽动，抽搐，咳逆喘促，咳痰不爽。苔白腻或黄腻，舌质暗红或淡紫，脉细滑数。

治法：涤痰、开窍、息风。

方药：涤痰汤。

加减：痰热内盛，身热烦躁，神昏谵语，苔黄舌红，加葶苈子、竹沥泻肺平喘；肝风内动，抽搐，加钩藤、全蝎，另服羚羊角粉平肝息风；血瘀明显，唇甲发绀，加红花、桃仁活血通脉；皮肤黏膜出血，咯血、便血色鲜，加水牛角、丹皮凉血止血。

4. 阳虚水泛证

证候特点：心悸，喘咳，语声低微，气短难续，咳痰清稀，面浮，下肢水肿，甚则一身悉肿，腹部胀满有水，脘痞纳差，尿少，畏寒肢冷，面唇青紫。苔白滑，舌胖质黯，脉沉细。

治法：温阳利水，祛瘀消肿。

方药：真武汤合五苓散。

加减：水肿势剧，上凌心肺，心悸喘满，倚息不得卧，加沉香、黑白丑、川椒目、葶苈子行气逐水；血瘀甚，发绀明显，加泽兰、红花、丹参、益母草化瘀行水；痰多咳喘，加半夏、杏仁、白芥子、葶苈子祛痰平喘。

5. 肺肾气虚证

证候特点：胸满气短，咳声低微，语言无力，呼吸浅短难续，声低气怯，甚则张口抬肩，倚息不能平卧，咳嗽，痰白如沫，咳吐不利，胸闷心慌，形寒汗出，面色晦暗，或腰膝酸软，小便清长。舌淡或黯紫，脉沉细数无力，或有结代。

治法：补肺纳肾，降气平喘。

方药：平喘固本汤合补肺汤。

加减：肺虚有寒，怕冷，舌质淡，加桂枝、细辛、干姜温阳散寒；兼有阴伤，低热，舌红苔少，加麦冬、玉竹、生地养阴清热；气虚瘀阻，颈脉动甚，面唇发绀明显，加当归、丹参、红花活血通脉。

三、中成药治疗

临床上可根据辨证选用中成药，如祛痰止咳冲剂、桂龙咳喘宁胶囊、橘红痰咳液、固本咳喘片、金水宝胶囊等。

四、外治法

针灸治疗以中府、肺俞、少商、太渊、经渠、天府、足三里、阴都、大椎等腧穴为主。

五、验案选录

病案1

李某，女，55岁，2002年5月4日初诊。

反复咳嗽、咳痰10余年，加重5日。每因天气变冷而病情加重。症见咳嗽，咳痰，胸闷喘息，痰质黏稠，色白量多不易咳出，气短懒言，乏力，纳差，多梦易醒，二便尚可。舌质淡，苔白腻，脉弦滑。

诊断：肺胀。

辨证：肺脾肾虚，气滞痰阻。

治法：理气化痰，补肺健脾益肾。

方药：三子养亲汤合二陈汤加减。

处方：紫苏子15g，莱菔子15g，白芥子10g，茯苓15g，半夏15g，厚朴15g，款冬花20g，干姜5g，紫菀10g，陈皮15g，甘草10g。7剂，水煎，早、晚分服。

5月12日二诊：咳嗽喘息症状减轻，痰质稀白易咳，痰量未见明显减少，乏力、胸闷未见明显好转，纳眠可，二便调。舌淡，苔白，脉弦细。

辨证：正气亏虚。

治法：扶正祛邪，补肺化痰，健脾益肺。

方药：平喘固本汤加减。

处方：党参15g，黄芪30g，茯苓10g，防风10g，陈皮15g，五味子10g，半夏15g，白术10g，款冬花10g，干姜5g，甘草10g。7剂，水煎，早、晚分服。

药后咳嗽明显减轻，痰少色白易咳，乏力明显好转。舌质淡，苔薄白，脉细。

继以原方5剂，病情明显好转。

【按语】患者发病于感受寒邪。寒邪袭表，因肺气虚，表卫不固而侵袭肺系及肌表。患者咳嗽咳痰10年余，气短懒言，乏力，纳差，肺胀多为久患肺病之后期，肺气已虚，累及脾肾，辨为肺脾肾虚型肺胀。肺脾肾的虚损均影响津液的输布，致痰多为患。肺脾肾的虚损也成为气虚痰阻的根本原因。初诊肺脾肾虚，气滞痰阻，治以理气化痰，补肺气，服药7剂，乏力之症状未见好转；复诊增加补益正气之剂，健脾益气，减少理气化痰之剂，继服7剂后，症状明显好转；病情平稳后，继续服药5剂以巩固，纳气平喘，补肺益肾，而后少有复发。

病案2

梁某，女，54岁，2001年4月5日初诊。

自述近两个月反复咳嗽咳痰，喘促，痰色黄质黏，胸胁满闷，心悸失眠，头晕头痛，偶伴肢体麻木。3天前因受寒后病情加重，在外诊治，病情未见好转，遂来我院就诊。症见咳嗽，咳黄色黏痰，胸闷喘促，心悸，失眠，时有头昏，肢体麻木，食少纳呆，二便尚可。舌质红，苔黄，脉细数。血压：135/85mmHg。有吸烟史。

诊断：肺胀。

辨证：痰热郁肺。

治法：清热化痰，止咳平喘，通络止痛。

方药：越婢加半夏汤合清气化痰丸加减。

处方：瓜蒌15g，杏仁15g，法半夏15g，金银花20g，百部15g，桑叶15g，菊花15g，陈皮15g，茯苓15g，枳实10g，苍术15g，黄芩15g，黄柏15g，丹参15g，胆南星10g，延胡索15g。5剂，水煎，早、晚分服。

4月11日二诊：仍喘促心悸，胸闷，时有头昏，肢体麻木，腰部酸痛。舌边尖红，苔薄黄，脉细。

处方：炒白术15g，山药15g，法半夏15g，金银花20g，百部15g，桑叶15g，菊花15g，陈皮15g，茯苓15g，枳实10g，苍术15g，黄芩15g，黄柏15g，丹参15g，太子参15g，延胡索15g。7剂，水煎，早、晚分服。

4月18日三诊：心悸失眠、胸闷、头昏、肢体麻木等症状明显减轻。舌质淡红，苔薄黄，脉细。

处方：枣仁（炒）30g，茯苓15g，白术（炒）15g，延胡索15g，当归15g，苍术（炒）15g，牛膝15g，黄柏10g，川芎15g，太子参15g，夏枯草15g。10剂，水煎，早、晚分服。

药后，诸症消失。

【按语】刘建秋教授认为，肺胀病变部位主要在肺，但往往影响到脾肾，后期累及心，且各种原因导致的肺胀，均会引起阴阳盛衰而表现为局部症状，但病理因素是痰浊、水饮、血瘀。肺脾肾俱虚，并互为因果，引起整个机体功能失调。因此，在治疗时要分清标本缓急，应标急治标，本急治本，标本兼治；未发时，扶正气为主；病发时，攻邪气为主。刘建秋教授治疗肺胀，以扶正为主，祛邪为辅；扶正需辨阴阳，攻邪宜分微甚。具体方药是在辨证与辨病的基础上，以不伤肺之气阴为原则，配合活血化瘀药。

肺痈

一、病因病机

中医学认为，本病病因有外因和内因两个方面。外因指外感风、寒、暑、湿、燥、火之邪，内因多指肺体亏虚、饮食不当及七情内伤。临床上内因与外因又互为因果，导致恶性循环。正气虚弱容易感受外邪；内有痰热，感受六淫又易化热伤肺，使痰热更盛。在邪正相争中正气损耗，使正气更虚，故病程缠绵难愈。总之，肺痈的发病原因主要为感受外邪，内犯于肺；或因痰热素盛，蒸灼脏腑，以致热壅血瘀，酝酿成痈，血败肉腐而化脓。

二、辨证论治

治疗分急性期和迁延期辨治。急性发作期以急则治其标为原则，重在清热祛邪，以清热、涤痰、解毒、化瘀和凉血为先；迁延期以标本兼顾为原则，当以扶正祛邪，补虚重在益肺、健脾、温肾，祛邪重在化痰、祛瘀、通络。

1. 初期

证候特点：恶寒发热，咳嗽，胸痛，咳时尤甚，咳白色黏痰，痰量由少渐多，呼吸不利，口干鼻燥。舌质淡红，苔薄黄或薄白少津，脉浮数而滑。

治法：疏风散热，宣肺化痰。

方药：银翘散加减。

加减：内热转甚，加生石膏、炒黄芩以清肺热；咳甚痰多，加杏仁、川贝母、前胡、桑白皮、冬瓜子、枇杷叶止咳化痰；胸痛呼吸不利，加瓜蒌皮、广郁金。

2. 成痈期

身热转甚，时时振寒，继则壮热，汗出烦躁，咳嗽气急，胸满作痛，转侧不利，咳吐浊痰、呈黄绿色，自觉喉间有腥味，口干咽燥。苔黄腻，脉滑数。

治法：清热化瘀消痈。

方药：千金苇茎汤合如金解毒散加减。

加减：咳痰黄稠，酌加桑白皮、瓜蒌、射干等清化之品；如痰浊阻肺，咳而喘满，咳痰脓浊量多，不得卧，当泻肺泄浊，加葶苈子；热毒瘀结，咳脓浊痰，腥臭味严重，合犀黄丸解毒化痰。

3. 溃脓期

证候特点：咳吐大量脓血痰，或如米粥，腥臭异常，有时咯血，胸中烦满而痛，甚则气喘不能卧，身热，面赤，烦渴喜饮。舌质红，苔黄腻，脉滑数或数实。

治法：排脓解毒。

方药：加味桔梗汤。

加减：咯血，酌加丹皮、山栀、藕节、白茅根、三七等加强凉血止血；烦渴，配天花粉、知母；津伤明显，口干舌红，加沙参、麦冬；气虚不能托脓，加生黄芪补气托毒；胸部满胀，喘不得卧，大便秘结，脉滑数有力，予桔梗白散峻驱其脓，每服 0.6g。药后其脓可吐下而出，如下不止，饮冷水 1 杯。因本方药性猛烈，峻下逐脓的作用甚强，一般不宜轻易使用，体弱者禁用。

4. 恢复期

证候特点：身热渐退，咳嗽减轻，咯吐脓血渐少，臭味亦减，痰液转为清稀，精神渐振，食纳好转，或见胸胁隐痛，难以久卧，气短，自汗，盗汗，低热，午后潮热，心烦，口燥咽干，面色无华，形体消瘦，精神萎靡。舌质红或淡红，苔薄，脉细或细数无力。或见咳嗽，咯吐脓血痰日久不净，或痰液一度清稀而复转臭浊，病情时轻时重，迁延不愈。

治法：养阴补肺。

方药：沙参清肺汤合桔梗杏仁煎加减。

加减：低热，酌功劳叶、青蒿、白薇、地骨皮；食纳不振、便溏，酌配白术、山药、茯苓；咳吐脓血不净，酌配白及；邪恋正虚，咳痰腥臭脓浊，反复迁延日久不净，酌加鱼腥草、野荞麦根、败酱草。

三、中成药治疗

根据辨证可选用中成药，如云南白药、复方鲜竹沥液等。

四、验案选录

郭某，男，42 岁，1996 年 8 月 1 日初诊。

咳嗽，胸痛，低热，咳则胸中刺痛，吐腥臭脓痰，有时带血，时轻时重半年余，用抗生素治疗效果不佳。胸中刺痛以右胸为甚，不能平卧，夜间低热，烦躁盗汗，食欲减退，精神萎靡，猛然间坐起则头昏眼花，心悸气短，全身乏力，呼吸气促，营养欠佳。舌质暗红，苔薄黄微燥，两寸、关脉滑数无力。

诊断：肺痈。

辨证：热毒蕴肺，蒸液成痰，血败肉腐，化而成脓。

治法：清解肺热，化瘀排脓。

方药：《千金》苇茎汤加减。

处方：干苇茎30g，冬瓜仁20g，桃仁10g，生玉米30g，桔梗20g，生甘草10g，金银花20g，败酱草30g，蒲公英30g，鱼腥草30g，地丁10g，生薏苡仁35g。7剂，水煎，分早、晚温服。

8月9日二诊：服药后热轻，咳嗽好转，效不更方，继续服用5剂。

8月15日三诊：药后咳嗽、胸痛明显减轻，吐腥臭脓痰渐少，口干舌燥亦止（好转），体温37.2℃，低热、盗汗消失，饮食增加，仍全身乏力，时有干咳，鼻孔干燥，胸中不适，口中依旧腥臭气味。舌质红，苔薄白，脉象虚缓。辨证为肺阴亏虚，邪恋正虚。治宜益气养阴，排脓解毒。方用苇茎汤合桔梗杏仁煎加减。

处方：北沙参15g，桔梗15g，生甘草10g，冬瓜仁15g，薏苡仁30g，苇根30g，当归10g，败酱草25g，麦冬20g，陈皮10g，杏仁10g，白术30g，玉竹10g。10剂，水煎，早、晚两次分服。

随访半年，已可稍做家务，基本痊愈。

【按语】本案中患者经西医诊断为肺脓肿。根据其主要症状，应属于中医肺痈的范畴。孙真人在治疗肺痈时用千金苇茎汤以排脓解毒，此方合用张仲景的桔梗汤加减治疗"时吐浊唾腥臭，久久吐脓如米粥"之肺痈，清热败毒，活血排脓。刘建秋教授在两方的基础上加用金银花、鱼腥草、败酱草等清透肺中郁热，重用薏苡仁排脓兼保护肺胃，待脓毒排尽而愈。刘建秋教授认为，本病的治疗须重视脓毒的清除。脓毒是否顺畅排出关乎治疗的成败，当选桔梗、冬瓜仁、苇根、败酱草等排脓祛瘀药，且用量宜大。在成痈期、溃脓期需注意防止大咯血，不可滥用温肺补肺药；应随时保持大便通畅，以利于肺气肃降，邪热易解；应遵循有脓必排的原则，脓毒排尽后再予以补虚养肺。

咯　血

一、病因病机

血证的原因大多与"火"或"气"有关，血为热迫而暴出，而气虚不能摄血则亦可出现出血症状。咯血隶属血证范畴，故其病因病机亦囊括其间，与火、气有关。外感六淫、情志不遂、饮食失调、烦劳过度或久病之后等因素常可导致"火盛"或"气伤"而诱其发生。

二、辨证论治

综合咯血的病机其实不过有三，曰：火热伤络、气不摄血、瘀血阻络。其治疗也不外火、气、血三方面。治火当分虚、实，而分别治以滋阴降火，清热泻火。治血者，实火亢盛当凉血止血；气虚失摄，当收敛止血；瘀血阻络者，当活血止血。治气者，气虚者当补气益气；火热偏亢者，当清热降气。

1. 燥热犯肺证

证候特点：咽干咽痒，咳痰不爽，痰中带血，身热恶风，头痛。舌质红，苔薄黄，脉数。

治法：清肺润燥，凉血止血。

方药：桑杏汤加味。

加减：兼发热等表证，可加薄荷、金银花、连翘辛凉解表，清热利咽；痰热壅盛，加黄芩、桑白皮、半夏等清肺热，化痰涎；咽喉痛甚，加板蓝根、马勃等清咽止痛；咽干口燥，加麦冬、玉竹、沙参、天花粉等养阴生津；咳嗽，加象贝、枇杷叶润肺止咳。

2. 肝火犯肺证

证候特点：咳嗽阵作，痰中带血，血色鲜红，胸胁牵引疼痛，烦躁易怒，面红目赤，便秘溲赤。舌质红，苔薄黄，脉弦数。

治法：清肝泻肺，凉血止血。

方药：黛蛤散合泻白散。

加减：肝火较甚，面红目赤，烦躁易怒，加清泻肝火之龙胆泻肝汤；大便秘结，加大黄通腑泻下。

3. 阴虚肺热证

证候特点：咳嗽少痰，痰中带血，血色鲜红，迁延难愈，口干咽燥，两颧潮红，潮热盗汗。舌质红，苔少，脉细数。

治法：滋阴润肺，降火止血。

方药：百合固金汤。

加减：可酌加白及、白茅根、侧柏叶、十灰散等清热止血药；反复咯血，可加三七、阿胶养血止血；潮热颧红，加青蒿、地骨皮、白薇清虚热；盗汗，加五味子、浮小麦、煅牡蛎收涩敛汗。

三、中成药治疗

在中医辨证治疗基础上，可以选用复方田七止血胶囊、云南白药、抗痨丸、归脾丸等。

四、外治法

水针注射双侧肺经郄穴孔最。针灸刺激内关、孔最、肺俞、尺泽等穴。梅花针叩刺双侧定喘、太阳、曲池、丰隆穴等穴。穴位贴敷涌泉穴。

五、验案选录

李某，男，69岁，1992年11月8日初诊。

多年来经常咯血，其量或多或少，咳呛痰多，历经5年之久。患者面色萎黄，神疲乏力，胸闷不畅，咳甚气促，口干舌燥。舌质红，苔薄干，脉细。

诊断：咯血。

辨证：肺气阴虚，痰热互结。

治法：气阴双补，清热化痰。

方药：四君子汤合清气化痰丸加减。

处方：党参20g，麦冬15g，百合10g，南星10g，半夏10g，瓜蒌仁10g，黄芩10g，白术10g，茯苓10g，三七（冲服）5g，白茅根10g，甘草10g。5剂，日1剂，水煎，早、晚分服。

11月13日二诊：用药后患者感觉胸闷较舒，痰量减少，咯血亦少，口干舌燥症状减轻，但时有发作，时感神疲乏力，舌微红，苔薄润，脉细弦。此为气阴两虚。治宜滋阴纳气，祛痰止血。

处方：党参20g，麦冬15g，地黄10g，南星10g，半夏10g，瓜蒌仁10g，白术10g，茯苓10g，山药20g，三七（冲服）5g，甘草10g。10剂，日1剂，水煎，早、晚分服。

11月23日三诊：病情平稳，未见咯血、咳痰，改用粉剂冲服。

随诊3月，基本治愈。

【按语】患者多年咯血，久之耗伤气血，故见面色萎黄，神疲乏力，同时兼见痰多，口干舌燥。舌质红、苔薄干、脉细说明有痰热之邪。初诊辨证为肺气阴虚，痰热互结，当标本同治，止血同时清热化痰，滋阴益气，选用百合、麦冬滋阴，党参、白术、甘草益气健脾，南星、半夏、瓜蒌仁、黄芩清热化痰，三七、白茅根清热止血化瘀兼能消肿生肌。复诊诸症减轻，证明方证对应，故在原方基础上加减，以巩固疗效。减轻清热祛痰药用量，加茯苓健脾，固后天之本；加地黄、山药扶正培本。病情平稳后，改用粉剂冲服。

肺　痿

一、病因病机

中医学认为，本病病因可分为肺燥津伤和肺气虚冷两个方面。前者为肺有燥热，重亡津液。或因误汗消亡津液，以致热壅上焦，消灼肺津，变生涎沫，肺燥阴竭，肺失濡养，日渐枯萎。后者大病久病之后，如内伤久咳、久喘等，耗气伤阳，或虚热肺痿，久延阴伤及阳以致肺虚有寒，气不化津，津反为涎，肺失濡养，痿弱不用。本病发病机理有虚热、虚寒之分。虚热肺痿，一为本脏自病所转归，一由失治误治或他脏之病导致。虚寒肺痿为肺气虚冷，不能温化布散脾胃上输之津液，聚为涎沫。总之，肺痿属内伤虚证，病情较重而迁延难愈，调理适宜，可带病延年。如治疗不当，或不注意调摄，则使病情恶化，以至不治。

二、辨证论治

治疗总以补肺生津为原则。虚热证，治当清热生津，以润其枯；虚寒证，治当温肺益气，固摄涎沫。治疗应时刻注意保护津液，重视调理脾肾。刘建秋教授治疗肺痿多用甘缓补虚、培土生金之法，或宗仲景甘药理胃，虚则补其母之义，可谓得仲景心法也。

1. 虚热证

证候特点：咳吐浊唾涎沫，其质较黏稠；或咳痰带血，咳声不扬，甚则音哑，气急喘促，口渴咽燥，午后潮热，形体消瘦，皮毛干枯。舌红而干，脉虚数。

治法：滋阴清热，润肺生津。

方药：麦门冬汤合清燥救肺汤加减。

加减：火盛，出现虚烦、咳呛、呕逆，去大枣，加竹茹、竹叶清热和胃降逆；咳吐浊黏痰，口干欲饮，加天花粉、知母、川贝母；津伤甚，加沙参、玉竹以养肺津；潮热，加银柴胡、地骨皮清虚热，退骨蒸。

2. 虚寒证

证候特点：咳吐涎沫，其质清稀量多，不渴，短气不足以息，头眩，神疲乏力，食少，形寒，小便数，或遗尿。舌质淡，脉虚弱。

治法：温肺益气。

方药：甘草干姜汤或生姜甘草汤加减。

加减：肺虚失约，涎沫多而尿频，加煨益智仁；肾虚不纳，喘息、短气，酌选钟乳石、五味子。

三、中成药治疗

虚热肺痿临床常用百花定喘丸、蛤蚧定喘丸；虚寒肺痿常用蛇胆半夏片。

四、其他疗法

针灸：每日针灸肺俞、肾俞、膏肓及足三里，或用耳针按压肺经腧穴及天突、膻中，可增强抗喘能力。

五、验案选录

病案1

金某，男，35岁，2004年6月3日初诊。

咳嗽、吐痰伴发热半月余，曾在当地用发表散邪药治疗无效，遂来就诊。现症见：患者身热无汗，颜面潮红，气急喘促，咳声不扬，吐痰稠浊，质黏不爽，伴有口干咽燥，声音嘶哑，形体消瘦，皮毛干枯，左胸凹陷，右胸稍凸。舌质红，无苔而干，脉虚数无力。

诊断：肺痿。

辨证：肺阴亏耗，虚火内炽，灼津为痰。

治法：益气养阴清热，润肺化痰止咳。

方药：沙参麦冬汤合贝母瓜蒌散加减。

处方：北沙参30g，玄参20g，天冬30g，连翘15g，姜半夏10g，化橘红6g，云苓15g，浙贝母10g，瓜蒌皮15g，桔梗15g，甘草9g，红枣5枚。10剂，水煎，早、晚两次温服。

6月13日二诊：身热若无，气喘明显减轻，浊唾减少，舌苔转润，左胸凹陷明显减轻，呼吸如常人。药效显著，效不更方，继服7剂。

6月20日三诊：咳喘渐平，浊痰大为减少，呼吸如常，声音恢复正常，仍有少许咽干。考虑到热邪已去，可仍然依据培土生金的治则。治以补益脾肺，生津润燥。

处方：北沙参15g，玄参12g，炙百合20g，丹参10g，生地10g，熟地黄10g，麦冬12g，天冬12g，川贝母6g，白芍6g，当归6g，炒山药15g，甘草5g，梨汁100mL。7剂，水煎，早、晚两次温服。

药后自诉病情好转，不咳不热，诸症皆平，神情怡然。

【按语】 刘建秋教授认为，此为咳嗽误用汗法耗伤津液而导致肺痿。盖肺痿之证，多以损伤肺胃之阴而成。患者久咳伤肺，又感热邪，本阴津已耗伤，复以发汗之法重伤其阴液，以致气阴两伤，伏热内炽，灼伤肺叶，致肺叶枯萎不用，导致肺痿。该病治疗当务之急是急救其阴液，以生津润肺为原则。故用北沙参、玄参、天冬补气生津润燥，以固气阴两伤之本；瓜蒌皮、桔梗、浙贝母、化橘红化痰止咳，以治痰涎之标；连翘清热解毒，除邪热之扰；云苓、甘草、红枣健脾补中益气，以绝生痰之源；用半夏以降浊痰。全方益气养阴与清热润肺并举，佐以化痰止咳之剂，故服后诸症大减，邪热尽去。三诊时加生地、熟地黄、白芍以滋阴，炒山药补肺脾气虚，当归养血，妙用梨汁滋养肺脏，生津润燥，诸症皆平。

病案2

杨某，女，57岁，2006年4月2日初诊。

近年来咳嗽，曾经失血。今声音嘶哑，气喘不续，午后面部潮热，口干咽燥，盗汗，纳减，日趋消瘦，勉强支持，拖延未治，以致咳嗽频作，咳唾涎沫质较黏稠，咳声不扬，有时痰中夹带血丝，现形体消瘦，皮毛干枯。舌红而干，少苔，脉细弱。

诊断：肺痿。

辨证：肺阴亏耗，虚火内炽，灼津为痰。

治法：滋阴清热，润肺生津。

方药：沙参麦冬汤合清燥救肺汤加减。

处方：北沙参25g，麦冬12g，杏仁10g，川贝母12g，玉竹10g，白扁豆20g，生甘草15g，茯苓9g，枇杷叶10g，阿胶15g，血余炭10g，党参15g，化橘红15g，大枣6枚。10剂，水煎，早、晚两次温服。

4月12日二诊：咳嗽、咯血渐止，声音仍嘶哑，余症仍在，系气血大伤，难以速补。脉形细弱，津液枯槁，劳损已成。治宜益气养血，缓急补虚，方用黄芪建中汤合益胃汤加减。

处方：黄芪30g，白芍20g，北沙参22g，玉竹10g，麦冬28g，川贝母12g，茯苓6g，化橘红15g，炙甘草9g。15剂，水煎，早、晚两次温服。

4月28日三诊：气血得补，阴阳相继，头晕、心慌好转，精神较前振作，舌质淡，脉沉细。效不更方，继进10剂。

随访半月后，诸症大减，殊收良功。

【按语】 刘建秋教授认为，患者曾经失血，真阴元气皆已损伤，劳损极深，药难见效。幸其胃气并未大伤，大便调，因此拟方滋阴润肺，药用甘润养阴之品，以补救其已伤之阴液。遵《内经》中"针药所不及者，以甘药调之"之意，因此二诊时以黄芪建中汤为基础方，急建立其中气，以期饮食增而水谷津液足，脾胃健，运化之职复，则津血得以补充，真阴渐足。

痰　饮

一、病因病机

痰饮的形成，为中阳不足，脏腑功能失调，气化不利，水谷津液停滞所致。病因亦很广泛，外感风寒湿邪，如当风受凉，久坐湿地等，肺脏受邪，失于宣降不能输布津液或为湿邪直接入里，停结凝聚化为痰湿；饮食不当，过食冷饮，或肥甘厚味，造成脾阳不足，脾失健运，不能运化水液，水液停聚；亦因年老体虚，久病卧床，致使肾阳不足，失于蒸腾，代谢不调，水液停聚，发为痰饮；亦有因情志抑郁，全身气机不调，肝疏泄失职，水液凝结而成。

二、辨证论治

温化痰饮为痰饮病的总治则。同时还当根据患者疾病状况进行辨证论治。首先要辨明痰饮留滞的部位，区别痰饮、支饮、溢饮与悬饮。其次，辨虚实。痰饮为病，实证为多，年力犹盛，气血未伤，或初感外邪，或过食肥甘。实痰可攻伐，虚痰宜调补。再次，痰饮留滞易伴兼证。兼气滞者，气机不畅，治须调气；痰饮易郁而化热，应清利温润以化热化燥；兼有表证者，则应温散发汗以祛邪除湿。

1. 痰饮

《金匮要略》："其人素盛今瘦，水走肠间，沥沥有声谓之痰饮。"

（1）脾阳虚弱证

证候特点：胸胁支满，心下痞闷，头晕目眩，胃中有振水声，脘腹喜温畏冷，口渴不欲饮水，心悸气短，食少，大便或溏，形体逐渐消瘦。舌苔白滑，脉象弦细滑。

治法：温脾化饮。

方药：苓桂术甘汤合小半夏加茯苓汤加减。

加减：水饮内阻，清气不升致小便不利，加泽泻、猪苓；心下胀满，加枳实；寒凝气滞，脘腹冷痛，加干姜、吴茱萸、椒目、肉桂。

（2）饮留胃肠证

证候特点：心下坚满或痛，自利，利后反快。虽利，心下续坚满，或水走肠间，沥沥有声，腹满，口舌干燥，便秘。舌苔腻，色白或黄，脉沉弦或伏。

治法：攻下逐饮。

方药：甘遂半夏汤或己椒苈黄丸加减。

加减：胸满，加枳实、厚朴以泻郁气，中病即止；胸闷腹胀，大小便不利，体质尚可，可短期使用甘遂、牵牛子攻逐水饮；脘腹胀满，加大腹皮、槟榔行气除胀。

2．悬饮

《金匮要略》云："饮后水流在胁下，咳唾引痛，谓之悬饮。"

（1）邪犯胸肺证

证候特点：胸胁苦闷疼痛，咳喘较轻，痰少，呼吸、转侧疼痛加剧，寒热往来，干呕，口苦，咽干身热起伏，汗少，或发热不恶寒，有汗而热不解。舌苔薄白或黄，脉弦数。

治法：和解宣利。

方药：柴枳半夏汤加减。

加减：痰饮内结，肺失清肃，咳逆气急，加白芥子、桑白皮；身热盛汗出，咳嗽气粗，去柴胡，合麻杏石甘汤宣泄肺热；胁痛甚，加郁金、延胡索、丝瓜络理气和络；心下痞，干呕，加黄连泻心开结；大便干结，加生大黄泄热通便。

（2）饮停胸胁证

证候特点：咳唾引痛，胸胁疼痛，痛势较前减轻，但呼吸困难加剧，咳逆气喘，息促不能平卧，或仅能偏卧于停饮的一侧，病侧肋间胀满，甚则可见病侧胸廓隆起。舌苔白，脉沉弦或弦滑。

治法：泻肺逐饮。

方药：椒目瓜蒌汤合十枣汤加减。

加减：痰盛，胸部满闷，加川椒目、瓜蒌仁、葶苈子、桑白皮、法半夏、茯苓、橘红、杏仁、苏子、蒺藜、薤白；水饮留滞，胸胁支满，体弱食少者，加桂枝、白术、甘草；络气不和，可同时配合理气和络药，以利气行水。

（3）络气不和证

证候特点：胸胁疼痛，如灼如刺，胸闷胸痛，呼吸不利，甚则迁延，经久不已，阴雨天更甚，可见病侧胸廓变形。舌苔薄，质暗，脉弦。

治法：理气和络。

方药：香附旋覆花汤加减。

加减：痰气郁阻，胸闷，加瓜蒌、浙贝母、海浮石、枳壳以豁痰；久痛入络，痛如针刺，加香附、桃仁、红花理气活血；饮留不净，胁痛迁延，加通草、路路通、冬瓜皮；咳剧，加杏仁、瓜蒌皮、枇杷叶肃肺止咳。

(4) 阴虚内热证

证候特点：咳呛时作，咳吐少量黏痰，胸胁闷痛，口干咽燥，或午后潮热，颧红，心烦，手足心热，盗汗，形体消瘦。舌质偏红，少苔，脉细数。本证易迁延日久，造成劳损。

治法：滋阴清热。

方药：沙参麦冬汤合泻白散加减。

加减：阴虚潮热明显，加鳖甲、功劳叶、沙参、麦冬、百合、玉竹、银柴胡、胡黄连滋阴退热；虚热灼津咳嗽，加百部、川贝母；痰阻气滞，脉络失畅而胸胁满闷，加瓜蒌皮、枳壳、丝瓜络宽胸理气；日久积液未尽，加牡蛎、泽泻利水；伴神疲，气短，易汗，面色㿠白，加太子参、黄芪、五味子补气敛汗；气虚夹瘀，加川芎、延胡索、木香、郁金行气开郁。

四、病案举例

周某，女，35岁，1993年7月21日初诊。

主诉：右胸胁疼痛月余，伴咳嗽气促。近日加重，遂来我院就诊。现症：右胸胁疼痛，气促胸闷，甚则咳唾引痛，如针刺，咳吐白痰，口干，但不欲饮，午后身热，在37.6℃左右，脉沉弦，舌质暗。胸片显示：右侧下胸部密度增加，阴影上缘由腋部向内向下呈弧形，横膈影被遮。

诊断：悬饮。

辨证：络气不和证。

治法：理气和络。

方药：香附旋覆花汤加减。

处方：旋覆花（包煎）10g，香附15g，陈皮10g，茯苓15g，生薏苡仁15g，法半夏10g，元胡10g，苏子10g，郁金10g。5剂，水煎，早、晚分服。

7月26日二诊：即觉午后热减，疼痛减轻，仍咳。

原方加杏仁15g。10剂，服法同前。

8月5日三诊：疼痛明显缓解，午后体温正常。胸透正常。

更用健脾化痰之剂，以健脾和胃祛湿之法调理。

1年后随访，情况良好，未见复发。

【按语】本病刘建秋教授诊断为胁下饮邪，即悬饮之证。因其右胸胁疼痛，甚则咳唾引痛，痛如针刺，气促胸闷，辨为络气不和证。先予香附旋覆花汤治疗。方中香附、旋覆花通络止痛逐饮；郁金、元胡活血理气通络；半夏、陈皮、苏子化痰理气，止咳除饮；茯苓、薏苡仁淡渗利湿。诸药合用，使饮邪消除，身体渐复。二诊时原方中加入杏仁宣降肺气，加强理气作用，效果显著。病情平稳后，改用健脾化痰之剂，补益肺脾，以固本，以防复发。

心　悸

一、病因病机

中医学认为，心悸的发生与外邪侵袭、七情内伤、饮食不节、药物中毒、体质等诸多因素有关。其均可引起气血阴阳亏虚，心失所养或者气血凝滞，心脉痹阻，脏腑功能失调，从而出现惊悸、怔忡、脉律失常等表现。此外，亦有因服药不当，损害于心而发病者。本病病位在心，但与肝、脾、肺、肾四脏密切相关。病性可为本虚，而见气血阴阳亏虚；可为标实，见痰瘀痹阻，或虚实夹杂者。临床上可单见本虚与标实者，但更多见者为虚实夹杂，两种证型合见者。

二、辨证论治

根据急则治其标、缓则治其本的原则，病情急重者，首先是消除症状与复脉；病情缓者，则根据辨证祛邪扶正，消除病因以治其本。临证之时，当辨虚实。虚者，见脏腑阴阳亏虚，心神失养者，治当补益气血，调理阴阳，养心安神，以求阴阳平和，气血调畅，心神安宁则病证自愈；实者，因痰饮、瘀血、邪毒所致者，当分别服以化痰蠲饮、活血祛瘀、清热解毒之品，以求邪去正安。虚实夹杂者，应根据虚实轻重缓急，灵活处以扶正祛邪之法。

1. 心虚胆怯证

证候特点：心悸怔忡，善恐易惊，恶闻声响，坐立不安，失眠多梦，梦易惊醒。舌淡苔白，脉虚数或有结、涩。

治法：镇惊安神，养心定悸。

方药：安神定志丸加减。

加减：兼心悸气短，纳呆食少，腹胀便溏，脾气虚表现，加黄芪、白术益气健脾；兼心悸眩晕，乏力，面色无华，唇色淡白，气血亏虚表现，加当归、川芎、地黄、芍药补益气血；兼胸闷不适，时有胸痛，舌有瘀斑等心血瘀阻表现，加丹参、桃仁、红花、川芎活血化瘀；兼心悸不安，面色苍白，形寒肢冷等心阳不振等表现，加桂枝、细辛、附子等温振心阳。

2. 心血不足证

证候特点：心悸眩晕，乏力，面色无华，唇色淡白。舌质淡红，脉细或结代。

治法：补血养心，益气安神。

方药：归脾汤加减。

加减：兼心悸怔忡，不寐等心神不宁表现，加磁石、龙骨、牡蛎等镇静安神；兼五心烦热，腰膝酸软，两目干涩等肝肾阴虚表现，可合六味地黄丸补益肝肾；兼纳差、便溏，脾虚失运表现，合四君子汤健脾益气；兼少气懒言，四肢无力，气虚下陷等中气不足表现，加补中益气汤补益中气。

3. 心阳不振证

证候特点：心悸不安，胸闷气短，喜按心胸，面色苍白，畏寒肢冷，乏力气短。舌淡苔白，脉虚微或兼迟缓，或涩或结代。

治法：补益阳气，温振心阳。

方药：参附汤合桂枝甘草汤加减。

加减：兼腰膝酸软，肾阳虚，合肾气丸以补肾温阳；心肾阳虚，虚阳欲脱厥逆，用四逆加人参汤温阳益气，回阳救逆；大汗淋漓，脉微欲绝等亡阳证，用参附龙牡汤，并加大剂量山茱萸，以温阳益气固脱。

4. 气阴两虚证

证候特点：心悸怔忡，虚烦多梦，自汗盗汗。舌淡苔薄白，脉虚数或促涩、结代。

治法：益气养阴。

方药：生脉散合天王补心丹加减。

加减：肝肾阴虚明显，加熟地黄、枸杞子、龟板或送服六味地黄丸以滋养肝肾；气阴两虚而致阴虚生热，加黄柏、知母、玄参滋阴清热；心悸怔忡，虚烦不眠，加珍珠母、琥珀末宁心安神；兼有骨蒸劳热，加地骨皮、丹皮、鳖甲滋阴退蒸。

5. 阴虚火旺证

证候特点：心悸不宁，心烦易怒，失眠多梦，或有低热，或五心烦热，口舌干燥，小便黄短，大便干结。舌红少津，脉细数或促涩。

治法：滋阴清火，养心安神。

方药：黄连阿胶汤加减。

加减：兼肾阴亏虚而见遗精腰酸者，加龟板、熟地黄以滋阴补肾；虚烦不寐，心火偏旺者，加山栀子、淡竹叶，或用朱砂安神丸以清心火，宁心神；阴虚夹有瘀热者，加丹参、赤芍、丹皮、知母等以清热凉血，活血化瘀；兼有痰热者，加黄连温胆汤以清热化痰。

6. 心脉瘀阻证

证候特点：心悸不安，面色晦暗，胸闷不舒，心前区刺痛，入夜尤甚，或见唇甲青紫。舌质紫暗或有瘀斑、瘀点，脉涩或结代。

治法：活血化瘀，通脉止悸。

方药：血府逐瘀汤加减。

加减：血瘀气滞并重者，加沉香、香附以辛香理气；气虚血瘀者，用人参养营汤合桃红四物汤加减以益气活血；兼阳虚者，加细辛、桂枝或肉桂、干姜等以温阳散寒，或人参、附子等以温阳益气；兼有胸闷不舒，苔腻痰多者，加瓜蒌、半夏、胆南星以健脾化痰；胸痛甚者，酌加蒲黄、五灵脂活血化瘀。

7. 痰扰心脉证

证候特点：心悸胸闷，眩晕恶心，头重身倦，痰多咳嗽。舌苔浊腻，脉弦滑或涩或结代。

治法：通阳泄浊，涤痰开结。

方药：温胆汤加减。

加减：痰黏稠，色黄，大便干，腹胀，苔黄腻，加黄连、瓜蒌，制南星易为胆南星清热化痰；口渴伤津，加天冬、麦冬、玉竹养阴生津；痰瘀交阻，加丹参、郁金、红花活血化瘀；兼气滞，加青皮、佛手宣畅气机；兼偏瘫，麻木，舌謇，颤抖，加竹沥、僵蚕、天竺黄等清热化痰息风。

8. 水饮凌心证

证候特点：心悸眩晕，肢面浮肿，下肢更甚，时有咳喘，不能平卧，胸闷痞满，纳呆食少，渴不欲饮，形寒肢冷，小便不利。舌质淡胖，苔白脉滑，或沉细滑。

治法：振奋心阳，化气利水。

方药：苓桂术甘汤加减。

加减：食少纳呆，食积证，加谷芽、麦芽、神曲、焦山楂、鸡内金健胃消食；肢肿尿少，加泽泻、猪苓、大腹皮、桂枝温阳利水；胸闷，咳喘，水饮射肺，加杏仁、前胡、桔梗、葶苈子、大腹皮宣肺利水；瘀血，加当归、川芎活血祛瘀；肾阳虚，用真武汤以温肾阳兼利水湿；恶心呕吐，加半夏、生姜、陈皮降逆止呕。

9. 热毒侵心证

证候特点：恶寒发热，头痛身痛，心悸胸痛，气短乏力，咽痛咳嗽，口干口苦，小便黄赤。舌质红，苔黄或黄腻，脉浮数或结代。

治法：清热解毒，养心复脉。
方药：银翘散合清宫汤加减。
加减：咽喉疼痛，加蒲公英、大青叶清热解毒；热重，加青蒿、柴胡清热透邪；发热不甚而恶寒明显者，去水牛角，加荆芥穗祛风邪；泄泻，加葛根、黄连清热利湿；胸闷呕恶，加法半夏、藿香行气化湿止呕；若口干口渴者，加生地、百合止渴生津。

三、中成药治疗

临床上根据辨证可选用中成药，如生脉散冲剂、莲子心胶囊、稳心颗粒、宁心宝胶囊、心宝丸等。

四、外治法

针刺可取神门、心俞、巨阙、足三里、内关、公孙等穴，耳针可取心、交感、神门、皮质下、小肠等穴，穴位注射可用当归注射液注射足三里、内关等穴。

五、验案选录

黄某，女，56岁，1994年6月16日初诊。
患风湿性心脏病40余年，病情反复发作，单纯服用西药效果不佳，遂求治于中医。
现自觉心慌心悸，胸闷隐痛，气短乏力，呼吸困难，自汗，兼见四肢关节疼痛，怕风畏寒，舌红，苔黄，脉细。
诊断：心悸。
辨证：风湿久痹，内客于心，久病耗伤气阴而致气阴两虚。
治法：益气养阴，宣痹通脉。
方药：天王补心丹合生脉散、独活寄生汤加减。
处方：党参15g，黄芪15g，麦冬10g，天冬10g，五味子10g，茯苓10g，远志10g，桂枝10g，独活10g，桑寄生10g，秦艽10g，地黄10g，甘草10g。10剂，水煎，早、晚分服。
6月26日二诊：用药之后患者感觉病情有所缓解，肢体酸痛有所减轻，胸闷心悸次数减少但尚有发作，发时心悸，汗出，面红口干，发后腰膝酸软，苔黄厚腻，脉细。
原方基础上加黄连10g，苦参10g，阿胶（烊化）5g。10剂，水煎，早、晚分服，送服六味地黄丸。

7月5日三诊：心悸发作次数明显减少，肢体酸重亦有减轻，随诊调治3月，未见反复。

【按语】患者感受外邪，痹阻血脉，日久内客于心，心脉不畅，发为心悸。患者罹病40余年，病久耗气伤阴，临证而见心慌心悸，气短乏力，自汗，兼见四肢关节疼痛，怕风畏寒，舌红苔黄，脉细。辨病属气阴两虚之心悸、痹证。方取天王补心丹、生脉散、独活寄生汤加减以益气养阴，宣痹通脉。方中黄芪、党参、五味子收敛心气而安心神，麦冬、天冬、地黄滋阴，茯苓、远志养心安神，桂枝、独活、桑寄生、秦艽补虚祛风湿。二诊时患者气阴虚症状缓解，但出现心悸时面红口干，发后腰膝酸软，苔黄厚腻，脉细阴虚火旺的症状。需祛心经郁热，补肾阴之虚，故在原方基础上加黄连、苦参去心火，阿胶滋心阴，送服六味地黄丸益肾阴。方药对症，方获良效。

胸 痹

一、病因病机

中医学认为，胸痹的主要病机为心脉痹阻，病位在心，涉及肝、肺、脾、肾等脏。其发生多与寒邪内侵、饮食失调、情志失调、劳倦内伤、年老体虚等因素有关，故辨证应首辨寒热、标本之不同。标实应区别气滞、痰浊、血瘀、寒凝的不同，本虚即气虚、血虚、阴虚、阳虚。

二、辨证论治

本病治疗主要遵循两大法则，通法和补法。通则通血瘀，调气滞，逐痰阻；补则偏阳虚重在温阳，偏阴虚重在养阴。可以通补兼施，也可先通后补或先补后通。

1. 心血瘀阻证

证候特点：心胸刺痛或绞痛，夜间加剧，甚则心痛彻背，背痛彻心，或痛引肩背，伴有胸闷，病久可因暴怒、劳累而加重。舌质紫黯、有瘀斑，苔薄，脉弦涩。

治法：活血化瘀，通脉止痛。

方药：血府逐瘀汤。

加减：瘀血痹阻较重，胸痛剧烈，加乳香、没药、郁金等；气滞较重，加沉香、檀香、荜茇辛香理气止痛；寒凝血瘀或阳虚血瘀，伴畏寒肢冷，脉沉细或沉迟，加桂枝或肉桂、细辛、高良姜、薤白等温通散寒之品，或人参、附子等益气温阳之品。

2. 痰浊痹阻证

证候特点：胸闷如窒而痛，痛引肩背，痰多气短喘促，肢体沉重，或有咳嗽，呕恶痰涎。舌苔浊腻，脉弦滑。

治法：化痰泄浊，通阳宣痹。

方药：瓜蒌薤白半夏汤。

加减：兼阳虚有寒，加熟附子、肉桂助阳散寒；兼心脉瘀阻，加丹参、三七粉活血通脉；痰郁化火，加山栀、黄连、天竺黄清热除痰；痰扰清窍眩晕，加天麻、石菖蒲定眩止晕；大便干结，加桃仁、大黄泄下通便。

3. 寒凝心脉证

证候特点：胸痛如绞，感寒痛甚，胸闷气短，心悸喘息，多因气候骤冷或骤感风寒而发病或加重，面色苍白，四肢不温，冷汗自出，口淡不渴或吐清涎，小便清长，大便溏薄。舌淡苔白，脉沉迟。

治法：温通心阳，散寒止痛。

方药：枳实薤白桂枝汤。

加减：胸痛剧烈痛无休止，加乌头、高良姜温通散寒，加丹参、三七粉（冲服）活血通脉；兼气虚，加人参补益心气。

4. 气虚血瘀证

证候特点：胸闷心痛，动则加重，神疲乏力，气短懒言，心悸自汗，舌体胖大，有齿痕。舌质暗淡，苔薄白，脉细弱无力或结代。

治法：益气活血，祛瘀止痛。

方药：补阳还五汤。

加减：痛甚，加失笑散、三七活血化瘀止痛；气郁日久加重，加柴胡、枳壳、香附、丹皮、栀子行气活血，疏肝止痛；胸脘满闷、纳呆、苔腻，加陈皮、半夏、白术、茯苓健脾化痰；腹胀便秘，加酒大黄、厚朴除胀通便；神疲纳少、便溏，加党参、白术、茯苓、砂仁益气健脾，以助运化。

5. 气阴两虚证

证候特点：胸闷隐痛，时发时止，神疲乏力，气短懒言，面色㿠白，头晕目眩，遇劳则甚。舌偏红或有齿印，脉虚细缓或结代。

治法：益气养阴，通脉止痛。

方药：生脉散合炙甘草汤。

加减：心血虚明显，加当归、川芎、白芍以补心血；痰浊明显，加白豆蔻、半夏、贝母、瓜蒌化痰泄浊；心烦不眠，加炒枣仁、茯神、夜交藤宁心安神；心胸刺痛明显，加丹参、乌头、赤石脂活血通络。

6. 心肾阴虚证

证候特点：胸闷胸痛，心悸盗汗，虚烦不寐，腰膝酸软，眩晕耳聋，口干便秘。舌红少苔或无苔，脉细数。

治法：滋阴补肾，养心安神。

方药：天王补心丹。

加减：心胸刺痛明显，加丹参、三七粉（冲服）活血止痛；头晕胀痛，加石决明、灵磁石等重镇潜阳；腰痛，加续断、杜仲补肾壮腰止痛。

7. 心肾阳虚证

证候特点：心胸疼痛，气短乏力，形寒肢冷，神倦怯寒，面色苍白，四肢欠温，下肢浮肿，腰酸无力，或见唇甲青紫。舌淡苔白，脉沉细迟。

治法：温补阳气，温络止痛。

方药：参附汤。

加减：血瘀心痛，加丹参、三七粉活血通脉；尿少水肿，加车前子、防己、猪苓、泽泻利水消肿。

三、中成药治疗

临床上可根据辨证选用中成药，如生麦注射液、参附注射液、复方丹参滴丸、麝香保心丸、心可舒片等。

四、外治法

1. 中药穴位贴敷

可选取穴位如心俞、膻中、内关、厥阴俞、神阙、至阳、虚里、巨阙、足三里、三阴交等。

2. 针灸治疗

针刺内关、心俞、膻中、至阳，对胸闷、憋气、心绞痛、心慌、头晕乏力等主症有明显疗效。

3. 推拿按摩

以拇指或手掌按揉心俞、膈俞、厥阴俞、内关、间使、三阴交、心前区阿是穴，每次10分钟，适用于心绞痛发作时。

五、验案选录

胡某，女，63岁，退休教师，2002年3月15日初诊。

主诉：胸前区疼痛半年。现病史：半年前因劳累而出现胸前区压榨样疼痛，牵及肩背。西医诊断为：冠心病、心绞痛，治疗后症状好转，但劳累后易出现胸闷、心悸、气短等不适,为求进一步治疗,前来就诊。现胸闷,气短,心悸,口干,眩晕,纳可,二便调。舌淡,苔微黄腻,舌下青紫,脉濡滑。今晨自测血压100/70mmHg,既往无高血压病史。

诊断:胸痹。

辨证:气滞血瘀,心络痹阻。

治法:理气活血,疏通心络。

方药:枳壳瓜蒌薤白汤。

处方:全瓜蒌20g,薤白10g,丹参30g,白蒺藜15g,川芎10g,红花10g,赤芍15g,降香10g,葛根15g,香附10g,郁金15g,枳壳10g。14剂,水煎,早、晚分服。

3月29日二诊:患者服上方14剂后,症状减轻。现偶眩晕、心悸、胸闷、乏力气短,纳可,眠安,二便调。舌淡,苔薄白腻,舌下青紫,脉濡滑。

处方:生黄芪20g,全瓜蒌15g,薤白10g,丹参30g,白蒺藜15g,川芎10g,红花10g,赤芍15g,降香10g,葛根15g,香附10g,郁金15g,枳壳10g。14剂,水煎,早、晚分服。

4月12日三诊:患者服药后,胸前区疼痛消失,其他症状显著好转。

【按语】刘建秋教授认为,胸痹临床辨证首辨虚实。胸痹者虚证和实证或虚中夹实症状上多相似,医者当凭脉辨证,见病知源之旨。脉象濡而散者为阳气衰微,脉象敛而坚者为有形之积郁。促脉细促无力者为阴液枯竭,促而大滑者乃内夹痰热之征。代脉为脏气虚衰、真气不能接续之象。

在治疗上,刘建秋教授对于心阳虚者,峻补以扶其阳,常以参附汤为主方;心气虚者,益气以行其脉,常以归脾汤为主方;阴虚血少者,养阴以和其血,常以天王补心丹为主方;气阴两虚者,又当气阴兼顾,炙甘草汤为主方。

对于实证或本虚标实胸痹证,刘建秋教授认为瓜蒌薤白汤是治疗胸痹的佳方。虽药用精简,但包含了通法之大法。薤白通阳散结,行气导滞;瓜蒌清肺化痰,宽畅胸膈;两药合用,有温阳化气、活血化瘀、通络除痹之奇效,共为君药。丹参、赤芍、川芎、红花均为活血之品,助君药发挥化瘀之功。

本案患者年逾六旬,日渐体虚,因劳累过度引发胸痹。气血亏虚为本,瘀血凝滞为标,气滞血瘀,心络痹阻。心脉痹阻,不通则痛,故出现胸痛;心主血脉,心脉痹阻,故见舌下青紫;心脉痹阻,清阳不升而出现眩晕。故刘建秋教授在治疗本案时以理气活血、疏通心络为治疗的基本原则,以利气宽胸。方选枳壳瓜蒌薤白汤加减。方中薤白通阳散结,丹参活血养心,葛根升阳生津,香附、郁金行气解郁,全瓜蒌行气宽胸,白蒺藜平肝疏肝,川芎利气活血，红花活血化瘀，赤芍凉血活血，降香活血定痛。诸药合用，证症结合，共奏理气活血、疏通心络之效。患者在连服14剂之后诸症减轻，刘建秋教授在守方的基础上，随证加减，患者继服14剂，诸症消失，收到很好的临床治疗效果。

头　痛

一、病因病机

头痛的病因包括外感和内伤两类。头为"诸阳之会""清阳之府"，且头为髓海之所在，五脏之精血、六腑之清气皆上注于头，故无论是六淫之外邪侵袭，还是内伤诸疾均可致头痛。起居不当，感受外邪，邪气上犯颠顶，清阳之气受阻，气血凝滞，致头痛发作。"高颠之处，惟风可到"，所以六淫之中以风邪为头痛的主要病因。

二、辨证论治

外感头痛多属实证，治疗首当祛邪，可采用散寒、疏风、清热、化湿等方法。内伤头痛以虚证或虚实夹杂多见，根据其虚实情况，治疗或以扶正为主，或以祛邪为先，或扶正祛邪兼顾，其治法可有平肝、化痰、益气、补血、滋阴等。同时，根据头痛部位的不同，参照经络循行可适当选用引经药以提高疗效。

1. 外感头痛

（1）风寒头痛

证候特点：全头痛，头痛连及项背，常有拘急收紧之感，伴有畏寒恶风，遇风尤甚，口淡不渴。苔薄白，脉浮紧。

治法：疏散风寒止痛。

方药：川芎茶调散。

加减：恶寒、头痛明显，酌加麻黄、桂枝、制川乌温经散寒。

（2）风热头痛

证候特点：头痛而胀，甚则头胀如裂，遇热加剧，恶风或发热，面红赤，口渴喜饮，溲赤，大便不畅，或便秘。舌尖红，苔薄黄，脉浮数。

治法：疏风清热和络。

方药：芎芷石膏汤。

加减：烦热口渴，舌红少津，重用石膏，配知母、天花粉清热生津，黄芩、山栀子清热泻火；大便秘结，腑气不通，口舌生疮，可用黄连上清丸泄热通腑。

（3）风湿头痛

证候特点：头痛如裹，身热不扬，胸闷纳呆，大便或溏，小便不利。苔白腻，脉濡。

治法：祛风胜湿通窍。

方药：羌活胜湿汤。

加减：胸闷痞满、腹胀便溏明显，加苍术、厚朴、陈皮、藿香燥湿宽中，理气消胀；恶心、呕吐，加半夏、生姜降逆止呕；食少纳呆，加麦芽、神曲健胃助运。

2. 内伤头痛

（1）肝阳头痛

证候特点：头昏胀痛，两侧为重，心烦易怒，夜寐不宁，口苦面红，或兼胁痛。舌红苔黄，脉弦数。

治法：平肝潜阳息风。

方药：天麻钩藤饮。

加减：肝郁化火，肝火炎上，症见头痛剧烈，目赤口苦，急躁，便秘，溲黄，加夏枯草、龙胆草、大黄；兼肝肾亏虚，水不涵木，症见头晕目涩，视物不明，遇劳加重，腰膝酸软，选加枸杞、白芍、山萸肉。

（2）血虚头痛

证候特点：头痛隐隐，偶尔头晕目眩，心悸失眠，面色少华，神疲乏力，遇劳加重。舌质淡，苔薄白，脉细弱。

治法：养血滋阴，和络止痛。

代表方：加味四物汤。

加减：血虚气弱，兼见乏力气短，汗出恶风，神疲懒言，可加党参、黄芪、白术益气健脾；阴血亏虚，阴不敛阳，肝阳上扰，可加天麻、钩藤、石决明、菊花等清热滋阴。

（3）痰浊头痛

证候特点：头痛昏蒙，胸脘满闷，纳呆呕恶。舌苔白腻，脉滑或弦滑。

治法：健脾燥湿，化痰降逆。

方药：半夏白术天麻汤。

加减：痰湿久郁化热，口苦便秘，舌红苔黄腻，脉滑数，可加黄芩、竹茹、枳实、胆南星祛痰化湿；胸闷、呕恶明显，加厚朴、枳壳、生姜和中降逆。

(4) 肾虚头痛

证候特点：头痛且空，眩晕耳鸣，腰膝酸软，腰以下畏寒，神疲乏力，滑精带下。舌红少苔，脉细无力。

治法：养阴补肾，填精生髓。

方药：大补元煎。

加减：头痛而晕，头面烘热，面颊红赤，时伴汗出，证属肾阴亏虚、虚火上炎者，去人参，加知母、黄柏滋阴泻火，或方用知柏地黄丸；头痛畏寒，面色苍白，四肢不温，腰膝无力，舌淡，脉细无力，证属肾阳不足，右归丸或金匮肾气丸加减。

(5) 瘀血头痛

证候特点：头痛经久不愈，痛处固定不移，痛如锥刺，或有头部外伤史。舌紫暗，或有瘀斑、瘀点，苔薄白，脉细或细涩。

治法：活血化瘀，通窍止痛。

代表方：通窍活血汤。

加减：头痛较剧，久痛不止，加全蝎、蜈蚣、地龙等搜风剔络止痛。

三、中成药治疗

临床上可根据辨证选用中成药，如芎菊上清丸、正天丸、血府逐瘀口服液等。

四、外治法

推三点：三点指的是神庭穴、头维穴、太阳穴。此法治疗头痛绝大多数可立即缓解或疼痛暂时消失。

五、验案选录

刘某，男，23岁，2010年11月5日初诊。

自述两年前于春夏相交患风湿热后出现头痛，痛势剧烈，经久不停，睡后不知痛，醒即头痛如前，口渴烦躁，夜间尤甚，抱头哭号。平素易于感冒，饭后多汗，饮食尚可，咽痛，寐差，二便正常。舌红，舌苔剥有裂纹，脉浮数。

诊断：头痛。

辨证：风热头痛。

治法：疏风清热，滋阴解表。

方药：芎芷石膏汤。

处方：川芎15g，白芷10g，菊花15g，石膏30g，沙参10g，麦冬10g，白扁豆15g,金银花15g,柴胡10g。7剂,水煎,早、晚分服。

11月12日二诊：服药7天,头痛明显好转,仅在每天中午发作,烦躁、口干、咽痛减轻,大便溏,舌红,苔花剥,脉细。方选芎芷石膏汤合小柴胡汤。

处方：川芎15g,白芷10g,石膏20g,菊花10g,柴胡10g,黄芩10g,葛根15g,党参15g,白术15g,茯苓15g,半夏10g,姜枣为引。14剂,水煎,早、晚分服。

11月25日三诊：服药后头痛消失。

随诊3个月,未见复发。

【按语】患者先患有风湿热证,热病伤阴,故出现舌红,苔花剥有裂纹,提示胃阴已伤,头痛兼有外感证,故方用芎芷石膏汤治疗头痛,益胃汤养阴滋胃。二诊时病情明显减轻,头痛仅在中午发作,故方药改用芎芷石膏汤合小柴胡汤,止头痛兼和解,药证合拍而愈。

消　渴

一、病因病机

中医学认为,消渴的病因比较复杂,素体阴虚、五脏虚弱,饮食不节、形体肥胖,精神刺激、情志失调,外感六淫、毒邪侵害,房劳不节均可导致本病发生。病变早期,以"阴津亏耗,燥热偏盛"为主要特点,基本病机以阴虚为本,燥热为标,两者相互影响,互为因果。病变部位与五脏有关,但主要在肺、脾（胃）、肾三脏,且三脏之间常相互影响。至病变中期,则以"气阴两伤,脉络瘀阻"为主要病机特点。因病久燥热伤阴耗气而致气阴两虚,同时脏腑功能失调,津液代谢障碍,气血运行受阻,痰浊瘀血内生,全身脉络瘀阻,相应的脏腑器官失去气血的濡养而变生诸多并发症。在病变后期,消渴病迁延日久,阴损及阳,或因治疗失当,过用苦寒伤阳之品,终致阴阳俱虚。若脾阳亏虚,肾阳衰败,水湿潴留,浊毒内停,壅塞三焦则出现各种严重的并发症。

二、辨证论治

（一）上消

燥热内盛证

证候特点：以口渴多饮、大便干燥为特点,兼见口干舌燥,多食,心烦,小便灼热或黄赤，手足心热。舌质红，苔黄燥，脉洪数。

治法：清燥泄热，养阴生津。

方药：增液承气汤加减。

加减：烦渴甚，加天花粉生津止渴；口舌生疮，加黄连清心泻火；燥热津伤，选人参白虎汤加减，清热益气生津。

（二）中消

1. 气阴两虚证

证候特点：神疲乏力，面色不华，心烦口干，精神不集中，失眠。舌红少苔少津，脉细弱。

治法：益气养阴。

方药：生脉散合六味地黄丸加减。

加减：烦躁、口干、失眠明显，加黄柏、知母、淡豆豉益阴除烦；气虚偏重，加黄芪、白术益气健脾。

2. 胃热炽盛证

证候特点：多食易饥，口渴，尿多，形体消瘦，大便干燥。苔黄，脉实有力。

治法：清胃泻火，养阴增液。

方药：玉女煎加减。

加减：大便秘结，用增液承气汤，润肠通腑。

（三）下消

1. 阴阳两虚证

证候特点：腰膝酸软，畏寒，肢体欠温，膝冷，五更作泻，小便清长，夜尿多，或阳痿，性功能障碍，心烦失眠，多梦，面颧潮红或手足心热。舌淡红，苔薄白，脉微细。

治法：补阴助阳。

方药：金匮肾气丸合左归丸加减。

加减：夜尿频数，混浊如膏明显，加桑螵蛸、金樱子、覆盆子、益智仁收涩固肾；尿少肢肿，大便溏泄，加黄芪、党参、芡实、薏苡仁健脾益气，利湿消肿；口干咽燥，五心烦热，加玄参、沙参、天花粉、生石膏、知母养阴清热；盗汗、梦遗，舌红少苔，脉细数，加黄柏、知母、龟板、鳖甲滋补肾阴，清虚热；视物模糊，耳鸣耳聋，加夜明砂、谷精草、灵磁石养肝明目；便干秘结，加白芍、何首乌、瓜蒌仁、玄参、肉苁蓉滋阴润肠通腑。

2. 肾阴亏虚证

证候特点：尿量频多，混浊如脂膏，或尿甜，腰膝酸软，疲倦乏力，头晕耳鸣，口干唇燥，皮肤干燥瘙痒。舌红，苔少，脉细数。

治法：滋阴固肾。

方药：六味地黄丸加减。

加减：失眠，阴虚火旺，五心烦热，盗汗，加知母、黄柏滋阴泻火；尿量多而浑浊，加薏苡仁、桑螵蛸益肾缩尿；困倦，气短乏力，气阴两虚，舌质淡红，加党参、黄芪、黄精益气补阴。

3. 瘀血阻滞

证候特点：唇舌瘀暗，局部脉络青紫，可兼见肢体局部刺痛，痛有定处，夜晚加重。舌暗有瘀点或瘀斑，脉涩或结代。

治法：活血化瘀。

方药：血府逐瘀汤加减。

加减：气虚明显，加党参、黄芪等益气；肝肾阴虚明显，加熟地黄、枸杞子、山茱萸、黄精补益肝肾；兼痰浊，加胆南星、法半夏、白芥子、川贝母蠲痰化浊；大便秘结，加郁李仁、火麻仁、大黄润肠通便；肢末发冷，加熟附子、肉桂、淫羊藿温肾通阳。

三、中成药治疗

临床可根据辨证选用口服参芪降糖颗粒、糖脉康颗粒、六味地黄丸及静滴生脉注射液或参麦注射液。

四、验案选录

病案1

胡某，女，58岁，2006年10月25日初诊。

患者患糖尿病5年，近来逐渐加重，饮食控制不佳，常自服瑞格列奈片、二甲双胍片控制血糖。现患者消瘦，体重不断减轻，疲倦易劳，视物模糊，大便稀，面色黧淡，口唇紫黯，舌紫黯，脉弦，空腹血糖及餐后血糖均高于正常值，尿常规检查尿糖阳性，尿蛋白阳性。

诊断：消渴病。

辨证：肝肾亏虚，气滞血瘀。

治法：调补肝肾，行气通络。

方药：金匮肾气丸加减。

处方：牛膝30g，赤芍30g，杜仲15g，续断10g，丹参15g，柴胡10g，丹皮15g，牛蒡子10g，葛根10g，五味子10g，川断10g。14剂，水煎，早、晚分服。

11月10号二诊：上述症状减轻，体重不再继续减轻，守上方再取14剂。

11月25日三诊：症状明显好转，嘱患者注意饮食，少食甜食，多食蔬菜，适量运动，戒除烟酒，调畅情志。

【按语】刘建秋教授认为，糖尿病患者急性期出现口渴、善饥、形体消瘦时，当重视行气通络，调补肝肾。本例患者体重下降，体力不支，急躁善怒，怒气上逆，乃血脉受阻，经脉失养，损伤肝肾所致。肾虚关门不利，精微物质随尿而下，故检查可见尿糖和尿蛋白；肝肾阴虚，眼络受阻，故眼睛视物模糊；面色黯淡，口唇紫黯，舌质紫黯乃血脉受阻、经脉失养之象。病情若进一步发展，肝、心、脾、肺、肾诸脏皆可受损。现阶段当以行气通络、调补肝肾为主，患者服药后症状减轻，正是调补肝肾、行气通络得法之功。

病案2

高某，男，52岁，2005年4月8日初诊。

患者1年前自觉口渴，频繁饮水，未引起注意。1月前口渴加重，饮食增多，周身乏力，消谷善饥，小便多而混浊，大便秘结，舌红苔黄，脉数。查空腹血糖14.2mmol/L，尿糖（++），诊断为糖尿病。

诊断：消渴病。

辨证：胃热炽盛，气阴两伤。

治法：清胃泻火，养阴增液。

方药：玉女煎加减。

处方：生石膏30g，生地15g，麦冬15g，知母10g，地骨皮15g，玄参10g，泽泻15g，天花粉15g，玉竹10g，黄连10g，沙参10g。14剂，水煎，早、晚分服。

4月23日二诊：口渴减轻，小便量减少，但仍然疲乏无力。

原方去石膏、黄连，加枸杞子10g，山药15g。再服14剂。

药后症状逐渐消退，血糖控制在正常范围之内。

【按语】刘建秋教授认为，消渴病的主要病机为阴虚燥热。阴虚为本，燥热为标，若燥热内盛，则阴精亏损；若阴精不足，则燥热更甚，故而治疗时当清热润燥，养阴增液。张景岳云："火在上中二消者，亦无非胃火上炎使然。"刘建秋教授分析本例患者的病情认为，胃火偏盛，消谷善肌，且可上刑肺金，下传于肾，故而早期当先清胃泻火，后期滋养肺肾。方中石膏清泄肺胃，生津止渴；知母苦寒滋润，清热生津；麦冬养阴润肺，清胃泻火；玉竹补养肺脾之阴；生地滋阴增液；地骨皮甘寒清润，清肝肾之虚热；玄参清热生津，滋阴润燥；泽泻利水渗湿泄热；天花粉清肺胃经实热，生津止渴；黄连清热燥湿，泻火解毒。诸药合用，共奏清胃泻火、养阴增液之功，疗效显著。

痹　症

一、病因病机

中医学认为，寒冷、潮湿、疲劳、创伤及精神刺激、营养不良等均可成为本病的诱因。其中气血虚弱、肝肾亏损、复受风寒潮湿是本病的主要因素。

本病内因为禀赋素亏，营血虚耗，气血不足，肝肾亏损，或病后产后机体防御能力低下，外邪乘虚而入。外因为感受风寒湿热之邪、居处潮湿、冒雨涉水、气候骤变等，以致邪侵人体，注于经络，留于关节，痹阻气血而发病。若素体阳气不足，风寒湿邪入侵，阻滞经络，凝滞关节，则形成风寒湿痹。若素体阴气不足，有热内郁，与外邪搏结形成湿热，耗伤肝肾之阴，使筋骨失去濡养；或风寒湿邪郁久化热，熏蒸津液，饮食积聚为痰浊，壅滞经络关节，形成风湿热痹。风寒湿热之邪留滞筋骨关节，导致血行不畅，不通则痛，或久之损伤肝肾阴血，筋脉失养，故见关节肿痛、僵硬、屈伸不利、活动障碍等。

本病的性质是本虚标实，肝脾肾虚为本，湿滞瘀阻为标。基本病机是素体本虚，肝肾亏损，风寒湿邪痹阻经络，流注关节。若久痹不已，可内舍于脏腑，而肝肾脾三脏受损，脏腑气血阴阳俱虚。病位在骨、关节、筋脉、肌肉。本病初起，外邪侵袭，多以邪实为主。病久邪留伤正，可出现气血不足、肝肾亏虚之候，并可致气血津液运行无力，或生痰或产瘀。而风寒湿等邪留于经络关节，直接影响气血津液运行，也可导致痰瘀形成。痰瘀互结可使关节肿大、强直、变形。

二、辨证论治

由于痹症的病因复杂多变，其症状亦表现为多个部位的症状，但其总有偏重之处，临床中需抓住主症，参考次症，明确诊断。痹症的治疗应以祛邪通络为基本原则，根据邪气的偏盛，予以祛风除湿、散寒清热、化痰行瘀、兼顾宣痹通络的治法。治风宜重视养血活血，即所谓"治风先治血，血行风自灭"；治湿应结合健脾益气，所谓"脾旺能胜湿，气足无顽麻"；治寒应结合温阳补火，阳气并则阴凝散。久痹正虚者，应扶正，如补肝肾、益气血等。

1. 风湿热痹证

证候特点：关节红肿热痛甚，发病急骤，且多在夜间发作，病及一个或多个关节，多兼有发热、恶风、口渴、烦闷不安或头痛，小便短黄，大便结。舌红，苔黄或黄腻，脉弦滑数。

治法：清热通络，祛风除湿。

方药：白虎加桂枝汤加减。

加减：热盛，加黄柏、黄芩、忍冬藤清热通络；热甚伤津，加生地黄、玄参、麦门冬等滋阴清热生津；湿盛，加薏苡仁、秦艽、海桐皮、土茯苓等除湿活络，通痹止痛；以湿热痹阻为主，宜清热除湿，通络止痛，方用四妙丸合龙胆泻肝汤加减；下肢痛甚，加独活、木瓜之类通达下肢关节；上肢痛甚，加羌活、姜黄、威灵仙等疏通上肢经络；并可选加土茯苓、泽兰、毛冬青等泄浊化瘀利尿之品。

2. 风寒湿痹证

证候特点：关节肿痛，屈伸不利，或见皮下结节或痛风石。舌苔薄白或白腻，脉弦紧或濡缓。

治法：祛风散寒，除湿通络。

方药：蠲痹汤加减。

加减：蠲痹汤为风寒湿偏盛不明显时的基本方，临证需根据感受外邪的偏盛情况随证加减，必要时酌情加入引经药，如枝类、藤类等药物。桂枝不仅能够温阳化气散寒，且善走左上肢，桑枝善走右上肢，羌活善走上肢，独活善行下肢经络气血。藤类药物如络石藤、青风藤、海风藤、鸡血藤、忍冬藤（包括丝瓜络）等均可舒筋活络。寒邪偏盛，加熟附子、细辛之类或乌头汤加减温经散寒；湿邪偏盛，加防己、木瓜等胜湿通络；皮下结节或痛风石，可加天南星、炮山甲等祛痰通络。

3. 痰瘀痹阻证

证候特点：关节疼痛反复发作，日久不愈，时轻时重，或呈刺痛、固定不移，关节肿大，甚至强直畸形，屈伸不利，皮下结节，或皮色不变，或皮色紫黯，或溃破成瘘管。舌淡胖或紫暗，苔薄白或白腻，脉弦或沉涩。

治法：涤痰化瘀，通络止痛。

方药：桃红饮加减。

加减：皮下结节，加白芥子、僵蚕、天南星化痰散结；关节疼痛较甚，加毛冬青、乳香、没药、鸡血藤、延胡索、地龙等行气活血，祛瘀止痛；关节肿甚，加防己、土茯苓、车前子等利水化湿消肿；关节久痛不已，强直畸形，加全蝎、蜈蚣、乌梢蛇、炮山甲等搜风剔邪，通痹止痛；痰核破溃，加黄芪等补气托毒，排毒生肌。

4. 肝肾亏虚证

证候特点：关节疼痛，反复发作，缠绵不愈，时轻时重；或关节呈游走样疼痛；或酸楚重着，麻木不仁；甚或关节变形，屈伸不利，腰膝酸软，头晕耳鸣，神疲乏力。舌淡红，脉沉细或细弱。

治法：补益肝肾，祛风通络。

方药：独活寄生汤加减。

加减：疼痛较甚，加制川乌、乌梢蛇、地龙、毛冬青、红花等助搜风通络、活血止痛之功；寒邪偏重，关节冷痛较甚，加熟附子、补骨脂、巴戟天之类温经散寒通络；腰膝酸软无力，加续断、鹿角霜等补肝肾，强筋骨，止痹痛；关节重着，肌肤麻木，加防己、薏苡仁、苍术、鸡血藤、络石藤之类祛湿活络通痹。

三、中成药治疗

在临床上可根据辨证选用中成药，如尪痹冲剂、益肾蠲痹丸、肾气丸等。

四、外治法

1. 外敷疗法

侧柏叶、大黄、黄柏、薄荷、泽兰共研末，加蜜适量。再加水调糊外敷。适用于湿热蕴结型。

2. 针刺疗法

（1）风湿热痹证：取丘墟、大都、太白等穴，采用泻法针刺，留针 5～15 分钟。

（2）风寒湿痹证：取膈俞、血海、肾俞、关元、阴陵泉等穴，采用平补平泻法，可配合艾灸治疗。

（3）痰瘀痹阻证：取血海、膈俞、丰隆、脾俞为主穴加减，采用平补平泻法针刺，留针 15～30 分钟。

（4）肝肾亏虚证：久痹正虚以灸为宜，可取太溪、三阴交等穴，采用平补平泻法。

五、验案选录

朱某，男，56 岁，2002 年 3 月 10 日初诊。

四肢关节疼痛，每逢气候变化，均有先兆。畏寒恶风，不发热，遇风遇寒痛入骨节，自汗多，汗冷肤凉，不敢碰触凉水。食欲稍差，有时头晕、心慌、气短，两膝关节肿痛发热，全身乏力，面色虚黄。时有烦躁，手足心热，二便正常。舌淡红，苔白腻，脉沉弦无力。

诊断：痹症。

辨证：寒湿痹阻，化热伤阴。

治则：散寒除湿，舒筋活络。

方药：蠲痹汤加减。

处方：桂枝10g，白芍12g，知母10g，桑枝50g，防风12g，白术12g，炮附子10g，当归10g，川芎12g，麻黄10g，鸡血藤30g，薏苡仁20g，黄芪20g，干姜10g，炙甘草10g，大枣6枚。10剂，水煎，早、晚分服。

3月20日二诊：服药后诸关节疼痛减轻，膝关节逐渐消肿，屈伸便利，精神较前清爽。

原方加炒党参20g。14剂，服法同前。

4月3日三诊：关节肿痛明显好转，活动便利，但劳累时仍觉四肢酸重无力。舌淡红，苔薄白，脉象缓弱无力。

前方去知母，加宣木瓜15g，川牛膝15g，巩固疗效。

随访3月，基本痊愈。

【按】本例患者在当地被诊断为类风湿，根据其主要临床症状、体征等分析，病由风寒湿邪外侵，痹阻筋脉关节，逐渐化热伤阴所致。刘建秋教授认为，风、寒、湿三气杂至，留恋筋骨，根据其发病症状及体征可看出目前仍为寒邪偏盛，但兼有阴火，病机较为复杂，治疗时宜温经散寒除痹，渗泄阴火。张仲景在《金匮要略》中说："诸肢节疼痛，身体尪羸，脚肿如脱，头眩短气，温温欲吐，桂枝芍药知母汤主之。"因久病血虚，方中酌加当归、川芎以补肝养血，即"血行风自灭"之意。应特别指出的是，风寒湿邪痹阻经脉，不通则痛，刘建秋教授在治疗此类病证时善用取类比象的方法，加入藤类、枝类药物，如鸡血藤、络石藤、海风藤、青风藤、桑枝、桂枝等药通筋活络，疏利关节。诸药合用，寒湿之邪一祛，此病即愈。

本病是临床常见的病证，其发生多与气候生活环境相关，该病的治疗以祛邪通络为基本大法，病久耗伤气血者，当注意调养气血，补益肝肾；痰瘀互结者，化痰行瘀，畅达经络。一般来说，病初发时，正气不虚，病邪轻浅，若采取积极、有效的治疗，多可痊愈。若初发而感邪深重，失治误治，或病久累及筋骨脉络，甚至累及脏腑，则病情缠绵难愈，预后较差。

内伤发热

一、病因病机

本病病因极其复杂，主要有久病体虚、饮食劳倦、情志失调及外伤出血等，可由一种或多种病因同时引起发热，大致可分为虚实两类。实证可为气郁化火、瘀血阻滞和痰湿停聚所致。基本病机为气血痰湿等郁结，壅遏化热而引起发热。由中气不足、血虚失养、阴精亏虚和阳气虚衰所致者属虚。久病往往由实转虚，由轻转重，其中以瘀血病久，损及气血阴阳，分别兼见气虚、血虚、阴虚或阳虚，其中虚实兼夹之证的情况较为多见。基本病机为气、血、阴、阳亏虚，或因阴血不足，阴不配阳，水不济火，阳气亢盛而发热，或因阳气虚衰，阴火内生，阳气外浮而发热。总属脏腑功能失调、阴阳失衡所导致。其预后与该病的起因、患者的体质有密切关系，临床上大部分内伤发热的病人经过适当的调理均可治愈，亦有少数病人病情缠绵，日久不愈，且兼夹多种病证，病情复杂，辨证时需准确。刘建秋教授强调，内伤发热往往不是一种单纯的疾病，在各科临床中均较为常见，常与其他疾病兼夹为患，可发生于疾病的各个阶段，亦可贯穿整个病程中，治疗时需认清病与证的关系，切不可一见发热，便用发散解表及苦寒泻火之剂，以免耗气伤阴或损伤脾胃。

二、辨证论治

（一）虚证

1. 气虚发热证

证候特点：发热，热势或高或低，常在劳累后发作或加剧，倦怠乏力，气短懒言，自汗，易于感冒，食少便溏。舌淡，苔薄白，脉细弱。

治法：益气健脾，甘温除热。

方药：补中益气汤。

加减：治法上采用甘温除热的从治法，轻症补中益气汤加减，重症当归补血汤加减。经常感冒，可合用玉屏风散加减；自汗严重，可酌加生牡蛎、浮小麦、麻黄根等固表止汗；脾虚夹湿，出现胸闷脘痞，舌苔白腻，加苍术、茯苓、厚朴健脾燥湿。

2. 血虚发热证

证候特点：发热，多为低热，神疲乏力，面白少华，头晕眼花，心悸，唇甲色淡。舌质淡，脉细弱。

治法：益气养血。

方药：归脾汤。

加减：血虚之发热较甚，可加银柴胡、白薇清退虚热；由慢性失血所导致的血虚，可酌加止血药，如三七、仙鹤草、棕榈炭、地榆炭、茜草等；血虚程度较重，酌加熟地黄、枸杞子、制首乌等补益精血。

3. **阴虚发热证**

证候特点：午后潮热或夜间发热，手足心热，烦躁少寐，盗汗，口干咽燥。舌质红，或有裂纹，苔少甚至无苔，脉细数。

治法：滋阴清热。

方药：清骨散。

加减：阴虚发热易与其他病邪兼夹为患，临证需详细辨析。盗汗严重，酌加生牡蛎、糯稻根、麻黄根固表敛汗；阴虚明显，加玄参、沙参、制首乌、麦冬、天冬滋阴益精；失眠严重，酌加酸枣仁、夜交藤、柏子仁养心安神。

4. **阳虚发热证**

证候特点：发热，欲近衣，形寒肢冷，少气懒言，全身乏力，头晕嗜卧，腰膝酸软，纳少便溏，面色㿠白。舌体胖大，质淡，或有齿痕，苔白润，脉沉细无力。

治法：温补肾阳，引火归原。

方药：金匮肾气丸。

加减：临床需与戴阳证区别。脾气虚，纳少便溏甚，可酌加焦白术、炮姜、肉豆蔻温中止泄；少气懒言者，酌加黄芪、党参、人参等补气药；阳虚较甚，加仙茅、仙灵脾、淫羊藿等温肾助阳药。

（二）实证

1. **气郁发热证**

证候特点：发热多，热势常随情绪波动而起伏，精神抑郁，烦躁易怒，口苦，纳食减少。舌质红，苔黄，脉弦数。

治法：疏肝理气，解郁泄热。

方药：丹栀逍遥散加减。

加减：气郁较甚，加郁金、香附、青皮理气解郁；热象较甚，便秘，重用生白术，加龙胆草、黄芩清泻肝火；妇人兼月经不调，酌加益母草、泽兰等活血调经。

2. **痰湿郁热证**

证候特点：低热，午后热甚，内心烦热，胸闷脘痞，不思饮食，渴不欲饮，呕恶，大便稀溏或黏滞不爽。舌苔白腻或黄腻，脉濡。

治法：燥湿化痰，清热和中。

方药：黄连温胆汤合中和汤加减。

加减：胸闷脘痞甚，加砂仁、厚朴、佩兰等宽胸理气；呕恶严重，加旋覆花、竹茹等和胃降逆止呕；痰湿郁结化热甚，加郁金、胆南星、白芥子等涤痰药。

3. 血瘀发热证

证候特点：午后或夜间发热较重，或自觉身体某部发热，口干咽燥，不多欲，身体某部有刺痛且固定不移，面色萎黄或晦暗。舌质青紫或有瘀斑、瘀点，舌下静脉迂曲，脉弦或涩。

治法：活血化瘀。

方药：血府逐瘀汤或桃仁红花煎加减。

加减：此证中瘀血的形成可能由于多种原因，如气郁日久、跌仆损伤、久病体虚、气血郁滞等，病因虽多，待其出现瘀血的证候则一。因此治疗时不可拘泥于古方，需活学活用。发热较重者酌加丹皮、生地、秦艽、白薇等清热凉血药；口干咽燥明显者，可酌加天花粉、白茅根、麦冬滋阴润燥。

三、中成药治疗

临床上可根据辨证选用中成药，如大黄䗪虫丸、补中益气丸、当归补血丸、知柏地黄丸等中成药。

四、其他疗法

针刺大椎、内关、间使等穴，或灸气海、关元、百会、神阙、足三里等穴，用于气虚发热；针刺期门、行间、三阴交等穴，适用于肝郁发热。

五、验案选录

王某，男，35岁，1999年10月24日初诊。

发热半年，体温多在37.5℃～38.5℃之间，有时可上升至40℃。6个月前高热时曾服用退烧药及抗生素类西药，之后体温转为持续性低热。现症见精神不振，乏力懒言，嗜睡，面色萎黄，体温38℃，午后热势较高，夜晚出汗多，手足发凉。近日来食欲大减，脘腹胀痛，大便尚可，小便色黄。舌质淡红，苔薄白，脉沉。

诊断：内伤发热。

辨证：热邪留恋，耗伤津液。

治法：清热透达，滋阴清热。

方药：清骨散加减。

处方：北沙参25g，生地30g，白茅根30g，青蒿20g，白薇10g，柴胡15g，黄芩10g，焦三仙各12g，黑豆20g，黄豆20g，绿豆20g，甘草15g。5剂，水煎，早、晚分服。

10月29日二诊：精神好转，不再嗜睡，测量体温正常，食欲大增，脘胀减轻，舌脉无明显变化。效不更方，继续服用5剂。

随访1周后，体温正常，未再复发。

【按】刘建秋教授认为，本案患者低热半年，出汗较多，致阴液耗伤。汗愈出，阴愈伤，阳愈浮，故发热持续不退。食欲不振，脘腹胀满与患病日久、嗜睡懒动、宿食停滞、脾虚运化功能减弱有关，患者午后体温升高、食欲不振是邪热留恋肺胃，故加青蒿、白薇、柴胡清除邪热，和解表里。本案病人食欲不振，究其发热的原因多与脾胃不和、饮食停滞有关，故加焦三仙和胃导滞，使气机升降恢复正常，也有助于邪热向外透达。上方治疗注重清热消导，宿食去，则邪热自消。

第二节　外科疾病

瘰　疬

一、病因病机

瘰疬是一种发生于颈项部的慢性化脓性疾病。因其结核成串，累累如贯珠状，故名瘰疬，又名"疬子颈"或"老鼠疮"。其特点是多见于儿童或青年人，好发于颈部及耳后，病程进展缓慢。初起结核如豆，皮色不变，无疼痛，逐渐增大窜生，相互融合成串，成脓时皮色转为暗红，溃后脓水清稀，夹有败絮状物质，此愈彼溃，经久难敛，形成窦道，愈合后形成凹陷性瘢痕。相当于西医的颈部淋巴结结核。

本病责之于肝、脾、肾、肺脏之虚。肝气郁结则忧思恚怒，情志不畅，致肝气郁结，气郁伤脾，脾失健运，痰湿内生，结于颈项。后期痰湿化热，或肝郁化火，下灼肾阴，热胜肉腐成脓；或溃后脓水淋沥，耗伤气血，虚损难愈。肺肾阴亏，以致阴虚火旺，肺津不能输布，灼津为痰，痰火凝结而形成本病。

二、辨证论治

1. 气滞痰凝证

证候特点：多见于瘰疬初期，肿块坚实，无明显全身症状。舌苔黄腻，脉弦滑。

治法：疏肝理气，化痰散结。

方药：逍遥散合二陈汤加减。

加减：肝火偏盛，加黄芩、山栀清肝泻火；颈部肿块多而硬，加夏枯草、猫爪草、昆布、海藻等软坚化痰；阴虚盗汗，加煅牡蛎、浮小麦、桂枝、白芍等敛营止汗；低热不退，加柴胡、黄芩等清热；胸闷，加瓜蒌薤白半夏汤等宽胸。

2. 阴虚火旺证

证候特点：核块逐渐增大，皮核相连，皮色转暗红。伴午后潮热，夜间盗汗。舌质红，舌苔少，脉细数。

治法：滋阴降火。

方药：六味地黄丸合清骨散加减。

加减：咳嗽，加贝母、海蛤壳润肺化痰止咳；正虚邪实，宜扶正托毒，基本方为托里透脓汤，脓肿处外用阳和解凝膏；局部红肿明显，加金银花、连翘、蒲公英清热解毒；纳差，便溏，加鸡内金、薏苡仁、山药等健脾。

3. 气血两虚证

证候特点：疮口脓出清稀，夹有败絮样物，形体消瘦，精神倦怠，面色无华。舌质淡，舌苔薄，脉细。

治法：益气养血。

方药：香贝养营汤加减。

加减：脾虚者，加山药、广木香、砂仁健脾。

三、中成药治疗

临床上可根据辨证选用中成药，如小金丹或小金片口服。

四、外治法

1. 毫针疗法

直接刺入肿大的淋巴结，配以肝俞、膈俞。每日1次，中等强度刺激，对已化脓者不宜应用。

2. 挑治疗法

适用于瘰疬初期。患者取正坐位或俯卧位均可，在第 6～9 胸椎旁开 1.5 寸，根据循行路线，寻找阳性反应点（在肩胛下方、脊柱两旁寻找，略高于皮肤、色红、压之不退色的即是）、肝俞、膈俞、肺俞、胆俞、脾俞、肾俞。消毒后，三棱针刺入挑之出血，并做左右或上下划拨 4～5 次，5～7 日 1 次，5 次为 1 个疗程。

3. 拨核疗法

适用于结核较小，日久不能内消，体质较好者。用白降丹粉少许撒于太乙膏上；或白降丹粉与米饭捣和，捏成绿豆大扁形敷于肿核处，外盖太乙膏，每 3 天换药 1 次（第二天最痛，第三天即不痛），儿童约 7 天、成人约 10 天即可将核拨出。待结核脱落后，可用生肌散、白玉膏。白降丹有很强的刺激性，用时有剧痛，使用时必须严格掌握适应证。对结核较大且深在，或与周围组织粘连者，或年老体弱者及小儿，均不宜使用。

五、验案选录

林某，女，22 岁，2002 年 1 月 22 日初诊。

患者自诉 1 月前行颈淋巴结核切除术，症见体瘦、乏力、胸闷、短气。体格检查示：右侧颈部肿块切除后，又生数枚肿块，约 2cm×3cm 大小，活动度可，应指硬，皮色紫暗，舌暗尖红，苔黄薄，脉沉细稍数。

诊断：瘰疬（硬结型）。

辨证：肝胆有热，气阴两虚，痰浊阻滞。

治法：疏肝解郁，化痰散结。

方药：逍遥散合二陈汤加减。

处方：柴胡 20g，当归 15g，赤芍 15g，茯苓 30g，白术 20g，薄荷（后下）10g，牡丹皮 15g，桂枝 10g，桃仁 15g，夏枯草 15g，猫爪草 20g，瓜蒌 15g，薤白 5g，清半夏 10g，青皮 15g，陈皮 15g，浙贝母 10g，生牡蛎 30g，川牛膝 10g，三棱 10g，莪术 10g。7 剂，水煎，早、晚分服。

1 月 30 二诊：自觉肿块稍减。继续服用原方治疗 3 月而愈，随访，未见复发。

【按语】瘰疬见于颈部两侧胸锁乳突肌前后缘，此乃胆经循行部位。瘰疬早期多属肝胆有热，木火刑金，气阴两虚。痰浊阻滞之瘰疬早期宜消。《疡科纲要》曰："治疡之要，未成者，必求其消。"治宜疏肝解郁，化痰散结，基本方为逍遥散或四逆散合消瘰丸加减。因颈部肿块多而硬，故加夏枯草、猫爪草、海藻等软坚化痰；并加柴胡、清半夏解少阳之火，疏通三焦水道；加三棱、莪术、桃仁活血化瘀。因药症相合，故而取效。

蛇串疮

蛇串疮是一种皮肤上出现成簇水疱，呈带状分布，痛如火燎的急性疱疹性皮肤病，相当于西医的带状疱疹。因皮损状如蛇行，故名蛇串疮；又因红斑、水疱排列成串珠样，每多缠腰而发，故又称缠腰火丹。本病又称之为火带疮、蛇丹、蜘蛛疮等。

一、病因病机

本病多为情志不畅，肝郁气滞，久而化火，外感毒邪，循经而发，故见皮肤起疱疹，多沿肝经循行路线分布，皮色鲜红，浸润明显。饮食不节，脾经湿盛，外感时邪、湿热毒邪，蕴阻肌肤，亦见皮肤起丘疱疹，皮色红，疱壁松弛；水疱消失后，患处仍疼痛明显，皮损色暗红；或年老体弱，血虚肝旺，气血凝滞，以致疼痛剧烈，日久不减。总之，本病初起多属肝胆湿热或脾经湿热，日久或年老体弱多属气血凝滞。

二、辨证论治

1. 肝经郁热证

证候特点：皮损鲜红，自觉灼热疼痛；伴口苦咽干，烦躁易怒，大便干结，小便黄赤。舌质红，苔薄黄或黄厚，脉弦滑数。

治法：清肝火，解热毒。

方药：龙胆泻肝汤。

加减：发于面部，加菊花清肝解毒，引药上行；便秘，加生大黄通腑泻下；疼痛剧烈，加川楝子、延胡索疏肝理气止痛，加丹参、三七化瘀通络止痛。

2. 脾虚湿蕴证

证候特点：皮损淡红斑，水疱破溃，渗液多；伴食少腹胀，口不渴，大便时溏。舌质淡，苔白厚或白滑，脉濡缓。

治法：健脾利湿，理气和中。

方药：除湿胃苓汤。

加减：疼痛较甚，酌加乳香、没药、丹参、三七末；发于下肢，加牛膝、黄柏；水疱大而多，加土茯苓、萆薢、车前草。

3. 气滞血瘀证

证候特点：皮疹消退后局部疼痛不止；伴夜眠不宁，精神疲乏。舌质黯红，或舌尖边有瘀斑，苔白，脉弦细。

治法：理气活血，通络止痛。

方药：柴胡疏肝散合桃红四物汤。

加减：心烦眠差，加珍珠母、牡蛎、山栀子、酸枣仁；疼痛剧烈，加玄胡索、制乳香、制没药、蜈蚣等。

三、外治法

1. 初起用二味拔毒散调浓茶水外涂；或外敷玉露膏；或外搽双柏散、三黄洗剂、清凉乳剂（麻油加饱和石灰水上清液，充分搅拌成乳状），每天3次；或鲜马齿苋、野菊花叶、玉簪花叶捣烂外敷。

2. 水疱破后，用黄连膏、四黄膏或青黛膏外涂；有坏死者，用九一丹或海浮散换药。

3. 若水疱不破或水疱较大者，可用三棱针或消毒空针刺破，吸尽疱液或使疱液流出，以减轻胀痛不适感。

4. 针刺取穴内关、阳陵泉、足三里。局部周围卧针平刺，留针30分钟，每日1次。疼痛日久，加支沟，或加耳针刺肝区，埋针3天。或阿是穴强刺激。

四、验案选录

姚某，女，58岁，2005年9月12日初诊。

患者3天前无明显诱因感左侧胸背部疼痛，并沿第4～5肋发出少量红疹。次日红疹沿胸胁肋间增多，以致左乳疼痛加重并彻夜难眠。第3天红疹融合出现水疱，痛如刀割。现症见左胸乳部疼痛，难以忍受，皮疹灼热，口干，纳尚可，眠差，易怒，大便略干，小便正常。左胸部乳房下可见成簇绿豆大红色小丘疹，可见水疱。舌暗红，苔白，脉弦细。

诊断：蛇串疮。

辨证：肝经郁热证。久而化火毒邪，循经而发。

治法：清肝泻火，解毒止痛。

方药：龙胆泻肝汤化裁。

处方：葛根50g，柴胡10g，黄芩10g，升麻10g，青蒿10g，元参30g，板蓝根30g，大青叶30g。7剂，水煎，早、晚分服。

同时外用二味拔毒散，用75%酒精调和涂于患处。每日3～5次。

9月19日二诊：红肿消退，皮疹干涸结痂，大多数痂脱，病愈。

【按语】刘建秋教授认为，本案患者发病属肝经郁热，故治宜清泄肝火，解毒止痛。方中葛根甘、平，大量使用增加解毒退热之功，以透邪外出；升麻、柴胡解表退热，疏肝理气，助葛根发表透疹；黄芩清热燥湿解毒；青蒿苦寒清热，辛香透散；玄参清热解毒，滋阴凉血；板蓝根清热解毒。全方共奏清肝泻火、解毒止痛之功。外涂二味拔毒散有解毒干燥之功，外用收湿解毒，可吸收疹液，促其结痂。内服、外涂结合应用，可使邪毒去，正气生，其病自愈。

接触性皮炎

接触性皮炎是指因皮肤黏膜接触外在物质后发生的炎性反应，表现为接触部位发生的边缘鲜明的水肿性红斑、丘疹、水疱、糜烂及渗液，并自觉瘙痒。相当于中医的"漆疮""膏药风""马桶癣"。如因漆刺激而引起者，称"漆疮"。《外科启玄》云："凡人感生漆之毒气，则令浑身上下俱肿，起疮如痱子，如火刺，刺而痛，皮肤燥烈。"若因贴膏引起，称"膏药风"；接触马桶引起，称"马桶癣"。其特点是发病前均有明显的接触某种物质的病史，病程呈自限性，除祛病因后可自行痊愈。

一、病因病机

由于患者禀赋不耐，皮肤腠理不密，接触某些物质，例如漆、药物、塑料、橡胶制品、染料和某些植物的花粉、叶、茎等，使毒邪侵入皮肤，郁而化热，邪热与气血相搏而发病。毒热之邪灼伤肌肤则见局部皮肤潮红、肿胀、糜烂。

二、辨证论治

本病以清热祛湿止痒为主要治法。首先应避免接触过敏物质，否则治疗无效。急性以清热祛湿为主，慢性以养血润燥为主。

1. 风热蕴肤证

证候特点：起病较急，好发于头面部，皮损色红，肿胀轻，其上为红斑或丘疹，自觉瘙痒、灼热、心烦、口干，小便微黄。舌红，苔薄白或薄黄，脉浮数。

治法：疏风清热止痒。

方药：消风散加紫荆皮（花）、僵蚕。

加减：热象较重者，加生石膏、知母。夹湿者，加木通、苍术。

2. 湿热毒蕴证

证候特点：起病急骤，皮损面积较广泛，其色鲜红肿胀，上有水疱或大疱，水疱破后则糜烂渗液，自觉灼热瘙痒；伴发热，口渴，大便干，小便短黄。舌红，苔黄，脉弦滑数。

治法：清热祛湿，凉血解毒。

方药：龙胆泻肝汤合化斑解毒汤。

加减：黄水多，加土茯苓、紫荆皮、马齿苋；红肿面积广泛，加酒军、紫荆皮、桑白皮。

3. 血虚风燥证

证候特点：病程长，病情反复发作，皮损肥厚、干燥、有鳞屑，或呈苔藓样变，瘙痒剧烈，有抓痕及结痂。舌淡红，苔薄，脉弦细。

治法：养血润燥，祛风止痒。

方药：当归饮子合消风散。

加减：瘙痒甚，加僵蚕、紫荆皮、徐长卿；发热，加生石膏；发于上，加菊花、桑叶、蝉衣；便秘，加生大黄；水疱渗出甚，加萆薢、茵陈、泽泻。

三、外治法

1. 皮损以红斑、丘疹为主者，选用三黄洗剂或炉甘石洗剂外搽，或选用青黛散冷开水调涂，或1%～2%樟脑、5%薄荷脑粉剂外涂，每天5～6次。若有大量渗出、糜烂，选用绿茶、马齿苋、黄柏、羊蹄草、石韦、蒲公英、桑叶等组方煎水湿敷，或用3%硼酸溶液、10%黄柏溶液湿敷。漆疮可用鬼箭羽、冬桑叶、杉木屑煎水湿敷或洗涤。

2. 糜烂、结痂者，选用青黛膏、清凉油乳剂等外搽。

3. 皮损肥厚粗糙，有鳞屑，或呈苔藓样者，选用软膏或霜剂，如3%黑豆馏油、糠馏油或皮质类固醇激素类软膏。

四、验案选录

张某，男，42岁，2007年5月20日初诊。

因朋友家中装修房屋，接触油漆后，出现皮肤瘙痒，胸背部有轻重不等的鲜红色斑，边界清楚，伴发热，口渴，大便干，小便短黄，舌红，苔黄，脉弦滑数。

诊断：漆疮。

辨证：湿热毒蕴证。禀赋不耐，感受毒邪，郁而化热而致。

治法：清热解毒。

方药：龙胆泻肝汤加减。

处方：龙胆草5g，木通5g，黄芩15g，山栀10g，泽泻15g，当归15g，萆薢15g，金银花30g，车前子（包）5g，生甘草5g，柴胡10g。7剂，水煎，早、晚分服。

5月27日二诊：红斑消失，无瘙痒，告愈。

【按语】刘建秋教授指出，本案系禀赋不耐，皮毛腠理不密，感受毒邪，郁而化热，邪热与气血相搏而发病。治当清热解毒为法，方予龙胆泻肝汤加味。方中龙胆草大苦大寒，上泻肝胆实火，下清下焦湿热，为本方泻火除湿两擅其功的君药。黄芩、栀子具有苦寒泻火之功，为臣药。泽泻、木通、车前子清热利湿，使湿热从水道排除；柴胡是为引诸药入肝胆而设。甘草有调和诸药之效。综观全方，泻中有补，利中有滋，以使火降热清，湿浊分清，循经所发诸症可相应而愈。

药　毒

药毒是指药物通过口服、注射或皮肤黏膜直接用药等途径，引起的皮肤或黏膜的急性炎症反应。相当于西医的药物性皮炎，亦称药疹。其特点是发病前有用药史，并有一定的潜伏期，常突然发病，皮损形态多样，颜色鲜艳，可泛发或仅限于局部。

一、病因病机

因禀赋不耐、邪毒侵犯所致。或秉血热之体，受药毒侵扰，火毒炽盛，燔灼营血，外发皮肤，内攻脏腑；或秉湿热之体，受药毒侵扰，体内湿热蕴蒸，郁于肌肤；病久药毒灼伤津液，气阴两伤，肌肤失养；或阴液耗竭，阳无所附，浮越于外，病重而危殆。

二、辨证论治

停用一切可疑药物，以清热利湿解毒为主。重症宜中西医结合治疗。

1. 湿毒蕴肤证

证候特点：皮疹为红斑、丘疹、风团、水疱，甚则糜烂渗液，表皮剥脱；伴灼热剧痒，口干，大便燥结，小便黄赤，或有发热。舌红，苔薄白或黄，脉滑或数。

治法：清热利湿，解毒止痒。

方药：萆薢渗湿汤。

加减：伴发热，加生石膏；肿胀糜烂，加白茅根、茵陈；剧烈瘙痒，加白鲜皮；大便燥结，加生大黄。

2. 热毒入营证

证候特点：皮疹鲜红或紫红，甚则为紫斑、血疱，灼热痒痛；伴高热，神志不清，口唇焦燥，口渴不欲饮，大便干结，小便短赤。舌红绛，苔少或镜面舌，脉洪数。

治法：清热凉血，解毒护阴。

方药：清营汤。

加减：神昏谵语，加服紫雪丹或安宫牛黄丸；尿血，加大小蓟、侧柏叶；热盛，加生石膏、牡丹皮。

3. 气阴两虚证

证候特点：严重药疹后期大片脱屑；伴低热，神疲乏力，气短，口干欲饮。舌红，少苔，脉细数。

治法：益气养阴清热。

方药：增液汤合益胃汤。

加减：脾胃虚弱，加茯苓、白术、山药、黄芪。

三、外治法

1. 皮损潮红无渗出者，用马齿苋或大青叶煎汤外洗，或炉甘石洗剂外涂。
2. 皮损潮红肿胀、糜烂渗出，用马齿苋或黄柏煎汤冷湿敷，青黛散麻油调敷。
3. 皮损脱屑干燥，用麻油或甘草油外搽。皮损结痂，用棉签蘸麻油或甘草油揩痂皮。

四、验案选录

林某，女，42岁，2008年7月6日初诊。

患者2天前不慎扭伤左踝部，局部青紫，疼痛颇剧，自行予跌打膏盖贴，数小时后痛减，但瘙痒明显，局部起红斑、丘疹、小水疱，伴心烦急躁，口干口渴，便干尿黄。查体：体温37.8℃，左踝外侧敷膏药处大片红肿，界限清楚，其上有密集丘疱疹，杂以轻度糜烂渗液。舌质红，苔微黄，脉弦滑。

诊断：药毒。

辨证：毒邪外袭，肌肤蕴热。

治法：清热凉血，解毒除湿。

方药：清营汤合龙胆泻肝汤加减。

处方：龙胆草10g，黄芩15g，木通10g，木瓜10g，车前子（包）15g，泽泻15g，茵陈15g，生地黄25g，白茅根30g，蒲公英30g，板蓝根30g，车前草30g，六一散30g。5剂，每日1剂，水煎，早、晚分服。

并嘱其停用跌打膏，用甘草油清洁局部残留药物，外用马齿苋、黄柏各30g，煎汤冷湿敷，然后涂1%氯霉素氧化锌油。

7月11日二诊：体温降至正常，瘙痒减轻，左踝皮损渗出减少，仍食欲不振，大便干燥。舌质红，苔微黄，脉弦滑。

上方减六一散，加生薏苡仁30g，大黄3g。5剂，水煎，早、晚分服。外用药同前。

7月16日三诊：大便已通，皮损逐渐消退，有少量糠状脱屑，临床治愈。

【按语】刘建秋教授认为，本案以毒邪热盛为主，故应以清热利湿解毒为治疗原则。方中重用生地黄、蒲公英、黄芩、板蓝根等清热解毒；龙胆草、六一散等清热泻火；泽泻、车前草、茵陈等清热凉血，养阴生津。心烦急躁、口干口渴、便干尿黄等症，考虑是由于脾湿不运、气机不畅所致，故佐以健脾利湿的茵陈，配合木瓜和胃化湿；木通清心火，通利小便；白茅根、车前子清热利尿。全方共奏清热凉血、解毒除湿之功。刘建秋教授强调，治疗毒邪热盛入于营血时，如在解毒凉血时不善生津护阴，势必使毒热成燎原之势。

第三节　妇科疾病

痛　经

一、病因病机

痛经的发生与冲任、胞宫的周期性生理变化密切相关。经期血海气盛血旺，胞宫气血由经前充盈到经期泻溢至经后暂虚，冲任气血变化较急骤，易受致病因素干扰。加之体质因素的影响，导致胞宫气血运行不畅或失于煦濡，"不通则痛"或"不荣作痛"。其机理有寒、热、虚、实之分，但以实证为多。

素性抑郁，或忿怒伤肝，肝郁气滞，气滞血瘀；或经期产后，余血内留，蓄而成瘀，瘀滞冲任，血行不畅。经前经时气血下注冲任，胞脉气血更加壅滞，"不通则痛"，而发为痛经。

经期产后，感受寒邪；或过食寒凉生冷，寒客冲任，与血搏结，以致气血凝滞不畅。经前经时气血下注冲任，胞脉气血更加壅滞，"不通则痛"，发为痛经。

素有湿热内蕴；或经期产后，感受湿热之邪，与血搏结，稽留于冲任、胞宫，以致气血凝滞不畅。经行之际，气血下注冲任，胞脉气血更加壅滞，"不通则痛"，发为痛经。

又有患者气血本虚，肝肾亏损，行经之后，血气外泄而更虚，胞宫、胞脉失于濡养而拘急，此为虚证痛经。

先天肾气不足；或房劳多产、久病虚损伤及肾气，肾虚则精亏血少，冲任不足，经行血泄，胞脉愈虚，失于濡养，"不荣则痛"，故致痛经。

素体虚弱，气血不足；或大病久病，耗伤气血；或脾胃虚弱，化源不足，气虚血少，经行血泄，冲任气血更虚，胞脉失于濡养，"不荣则痛"，故致痛经。

痛经之所以随月经周期发作，是因平时冲任之气血未盛，经水未至胞中，未到当泻之时，冲任胞宫气血平和，虽有寒、热、瘀、湿的邪气蕴伏其中，尚不会出现疼痛。一旦冲任、胞宫气血充盛，月经届期而泻，冲任胞宫气血变化急骤，并为蕴伏之邪所阻遏，阻碍经水顺利排出，则不通而痛。瘀血排出或经血畅行，则疼痛缓解，故经后痛止。

又有患者血气本虚，肝肾亏损，行经之后，血气外泄而更虚，胞宫、胞脉失于濡养而拘急，待经净后，机体精血逐渐恢复，冲任气血渐充，胞宫、胞脉也得以恢复充养，则疼痛渐除。

二、辨证论治

1. **气滞血瘀证**

证候特点：经前或经期小腹胀痛拒按，经行不畅，色紫暗，有血块，块下痛减；经前乳房胀痛。舌暗红或有瘀点、瘀斑，苔薄白，脉弦。

治法：理气活血，化瘀止痛。

方药：膈下逐瘀汤加生蒲黄、血竭粉。

加减：痛甚，加血竭末或另冲服三七末；痛而呕吐，加法半夏；经量多，加益母草。

2. **寒凝血瘀证**

证候特点：经前或经期小腹冷痛，得热痛减，色暗，有血块；平素带下量多，质清稀，畏寒肢冷。舌暗或有瘀点、瘀斑，苔白或腻，脉沉紧。

治法：温经散寒，化瘀止痛。

方药：少腹逐瘀汤加乌药、制附子。

加减：湿气重，加苍术、车前子、茯苓；恶心呕吐，去没药，加橘皮、法半夏、藿香；血块多，加桃仁、水蛭、益母草；痛甚，加沉香、罂粟壳；脾阳虚甚，加乌药、苍术、蔻仁。

3. 湿热瘀阻证

证候特点：经前或经期小腹疼痛或胀痛拒按，有灼热感，或痛连腰骶，色暗红，质稠，或夹较多黏液；平素带下量多、色黄、质稠、有味，或低热起伏，小便黄赤。舌红，苔黄腻，脉弦数或滑数。

治法：清热除湿，化瘀止痛。

方药：清热调血汤加蒲公英、连翘、生薏米。

加减：经血多，去川芎、莪术，加益母草、地榆、黑栀子；血块多，加益母草、山楂；平素带下黄稠，去川芎，加败酱草、生薏苡仁、车前草。

4. 气血虚弱证

证候特点：经期或经后小腹隐隐坠痛，喜按，或小腹及阴部空坠，月经量少、色淡、质清稀，面色无华，神疲乏力。舌淡，苔薄白，脉细无力。

治法：补气养血，调经止痛。

方药：八珍汤加鸡血藤、阿胶、三七。

加减：脾虚气滞，加砂仁、木香；阳气虚，加破故纸、仙灵脾。

5. 肝肾亏损证

证候特点：经期或经后小腹绵绵作痛，伴腰骶部酸痛，月经量少、色淡暗、质稀，头晕耳鸣，失眠健忘，或伴潮热。舌淡红，苔薄白，脉细弱。

治法：补养肝肾，调经止痛。

方药：调肝汤加肉苁蓉、桑寄生、菟丝子、杜仲、川续断。

加减：偏于肾阳虚，加破故纸、仙灵脾；肝阴不足，加女贞子、枸杞子。

三、中成药治疗

元胡止痛片、血府逐瘀胶囊、田七痛经胶囊，适用于气滞血瘀证。桂枝茯苓胶囊，适用于血瘀证。妇科得生丹，适用于肝郁血滞证。散结镇痛胶囊，适用于湿热瘀阻证。少腹逐瘀颗粒、痛经宝颗粒，适用于寒凝血瘀证。艾附暖宫丸，适用于虚寒证。八珍益母丸，适用于气虚血瘀证。女金胶囊、复方阿胶浆，适用于气血虚弱证。

四、验案选录

商某，17岁，未婚，2006年11月3日初诊。

患者近1年来经行下腹胀痛，腰痛，伴腹泻，恶心呕吐，吐后腹痛缓解，痛甚则偶冷汗出，腹部喜温喜按，经血量多，经色暗红，夹块，经前乳房胀痛，平素肢冷，饮食一般，带下正常，二便正常。末次经期10月12日来潮。月经史：14岁初潮，30天一周期，经期5天。舌淡红，苔薄白，脉细。

诊断：痛经。

辨证：冲任虚寒，瘀血阻滞。

治法：温经散寒，调经止痛。

方药：温经汤加减。

处方：吴茱萸15g，当归15g，芍药15g，川芎15g，党参15g，桂枝10g，阿胶15g，牡丹皮15g，生姜10g，甘草10g，半夏15g，麦冬15g，元胡15g，益母草15g，仙灵脾15g。7剂，水煎，早、晚分服（嘱经前7天开始服药）。

12月7日二诊：患者自述11月5日开始服药，于11月13日月经来潮，经量较多、无血块，经色鲜红，无痛经，无腹泻。患者于12月7日就诊时，因经期将至，觉乳房胀痛。

前方去麦冬，加砂仁15g，乌药15g。7剂。

12月20日三诊：自述12月13日月经来潮时以上诸症消失。

为巩固疗效，连续2个月经周期前服用温经汤，随访半年，患者无痛经出现。

【按语】"不通则痛"为痛经的基本病机，痛经的治疗原则以调理冲任气血为主，并要掌握"因经而痛"这一时间特点，以经前1周至来经1~2天为最佳治疗时间。同时还要注意"急则治其标，缓则治其本"，标本兼顾。因寒、因热和肝郁气滞均为气血不畅之病理因素，故治疗应调寒热，理虚实，通气血以达止痛之效。本病案为虚寒所致，与发育不良、营养较差密切相关，故经血外溢则冷痛不适，治疗给予温补通调之温经汤而愈。

围绝经期综合征

一、病因病机

肾为先天之本，生命之主宰。绝经期是妇女一生中的一个生理转折，是脏腑功能衰退、生殖机能丧失的开始。妇女进入更年期，肾气渐衰，天癸将竭,冲任二脉虚损,精血不足,气血失调,脏腑功能紊乱,肾阴阳失和而致本病。临床常见肾阴虚、肾阳虚或肾阴阳两虚,故肾虚为致病之本,可以涉及他脏而发病。证候多以肾虚精亏、心脾不足、肝失调和为主。

1. 肝肾阴虚证

素体虚弱,或因疾病、产育过多、七情过极等,致使营阴暗耗,精血亏虚,而出现本病。

2. 脾肾阳虚证

素体脾肾不足,或因劳累过度、房事不节、久病损伤等,致使阳虚内寒,脏腑功能衰退而致本病。

3. 阴阳俱虚证

绝经前后,精血亏虚,肾阳失于温煦。真阴真阳亏虚,不能激发、推动机体的正常生理活动而致本病。

4. 心脾两虚证

素日心脾不足,或因思虑过度,劳伤心脾;断经之年肾虚精亏,脏腑功能减退,更致心脾不足,发为本病。

5. 心肾不交证

经断之时,真阴不足,不能上济于心,心火妄动,心火又不能下归于肾,心肾不能相交而成本病。

6. 阴血亏虚证

素日心脾不足,或思虑过度,耗伤阴血,年至七七,阴血益亏,不能濡养心神,故而导致本病。

7. 肝郁脾虚证

素体情志不舒,肝气郁结,绝经之际,脾虚气弱,易致肝气乘脾而成本病。

8. 冲任不固证

冲任气虚,功能不足,不能制约固摄经血,从而导致月经周期紊乱,反复出血。失血多又可累及心、肝、脾、肾,引起本病。

9. 气郁痰结证

情志抑郁不舒,肝气郁结,水湿运行受阻,聚湿为痰,痰气互结,阻遏气机升降而导致围绝经期综合征。

二、辨证论治

1. 肝肾阴虚证

证候特点:绝经前后月经紊乱,月经提前、量或多或少,经色鲜红;潮热汗出，眩晕耳鸣，目涩，五心烦热，口燥咽干，失眠多梦，健忘，腰膝酸痛，阴部干涩，或皮肤干燥、瘙痒、感觉异常，溲黄便秘。舌红，少苔，脉细数。

治法：滋养肝肾，育阴潜阳。

方药：杞菊地黄丸去泽泻。

加减：兼虚烦咽燥明显，口干口苦，加当归、生地、黄连；五心烦热，腰膝酸软明显，加知母、黄芩。

2. 肾虚肝郁证

证候特点：绝经前后月经紊乱，潮热汗出，精神抑郁；胸闷叹息，烦躁易怒，睡眠不安，大便时干时溏。舌红，苔薄白或薄黄，脉沉弦或细弦。

治法：滋肾养阴，疏肝解郁。

方药：一贯煎。

加减：性情急躁，加柴胡、白芍、丹皮；腰膝酸软明显，加龟板、杜仲。

3. 心肾不交证

证候特点：绝经前后月经紊乱，潮热汗出；心悸怔忡，心烦不宁，失眠健忘，多梦易惊，腰膝酸软，精神涣散，思维迟缓。舌红，少苔，脉细或细数。

治法：滋阴降火，补肾宁心。

方药：天王补心丹去人参、朱砂，加太子参、桑椹。

加减：失眠健忘明显，加柏子仁、牡蛎、生地；心烦明显，加知母、黄连、茯神。

4. 肾阴阳两虚证

证候特点：绝经前后月经紊乱，经色暗或淡红，时而潮热，时而畏寒；自汗，盗汗，头晕耳鸣，失眠，健忘，腰背冷痛，足跟痛，浮肿便溏，小便频数。舌淡，苔白，脉沉细弱。

治法：补肾，调补冲任。

方药：二仙汤合二至丸。

加减：健忘明显，加远志、石菖蒲、龙骨、龟板；耳鸣、头晕，加熟地黄、杜仲、山萸肉。

三、中成药

更年安片，适用于阴虚内热证。六味地黄丸，适用于肾阴虚证。杞菊地黄丸、坤宝丸，适用于肝肾阴虚证。坤泰胶囊，适用于心肾不交证。龙凤宝胶囊，适用于肾阳虚证。女珍颗粒，适用于肝肾阴虚、心肝火旺证。

第三章 临床治验

四、针灸疗法

取穴太溪、太冲、关元、神门、三阴交、心俞、肾俞、肝俞等，采用平补平泻法。

五、验案选录

梁某，51岁，1992年3月6日初诊。

绝经近半年，绝经后潮热明显，失眠，每晚仅睡眠两小时；伴烦躁不安，腰膝酸软，性欲减退，阴道干涩，近期小便黄，大便秘结。舌红，苔薄白，脉沉弦。妇科检查：子宫萎缩，余无异常。

诊断：妇人脏躁。

辨证：营阴暗耗，精血亏虚。

治法：滋肾养阴，疏肝解郁。

方药：一贯煎加减。

处方：熟地黄15g，北沙参15g，酸枣仁30g，川芎10g，枸杞子15g，知母15g，茯苓15g，生甘草10g，浮小麦15g，麦冬15g，当归15g，川楝子15g。7剂，水煎，早、晚分服。

3月13日二诊：潮热消退，睡眠正常，性欲改善，舌脉如上。治疗加以养阴润肠之法。

方药：熟地黄15g，北沙参15g，酸枣仁30g，川芎10g，枸杞子15g，知母15g，茯苓15g，生甘草10g，浮小麦15g，麦冬15g，当归15g，川楝子15g，百合20g，柏子仁15g。7剂，水煎，早、晚分服。

3月21日三诊：大便通畅，性功能恢复正常，烦躁消失，仍腰膝酸软，失眠，舌脉如前。治以滋阴养心为法。

前方去百合、浮小麦、川芎，加夜交藤15g，桑寄生15g。7剂，水煎，早、晚分服。

3月29日四诊：药后仅有失眠，但每晚睡眠可达5~6小时，余症消失。给予前方7剂巩固治疗。

【按语】该患者初起为肾阴虚，水不涵木，肝气郁结不得宣畅，故治以滋肾养阴、疏肝解郁的一贯煎。二诊诸症改善，唯大便秘结。此为阴虚肠燥，故加养阴之百合，润肠之柏子仁。三诊仍腰膝酸软、失眠，为肾阴虚日久，心失所养，故加桑寄生补肾阴，夜交藤养心安神。

慢性盆腔炎

一、病因病机

慢性盆腔炎是临床常见病,由于其病程迁延,复发率高,常给患者造成巨大的困扰,严重影响患者的工作和学习,是临床公认的难治病。中医学中无慢性盆腔炎的概念,属"月经病""带下病""癥瘕""不孕症"等范畴。慢性盆腔炎是妇人经行产后等胞脉空虚之时,邪毒侵犯胞宫,与血互结,阻滞胞脉,致胞脉气血不畅,壅于下焦,蕴久化热,或邪热炽盛,蕴积于内,损坏血脉,化成脓毒而致。

二、辨证论治

1. 气滞血瘀证

证候特点:下腹胀痛或刺痛,经期或劳累后加重,带下量多,月经不调,经色紫黑有块,瘀块排出则腹痛减,经前情志抑郁,乳房胀痛。舌质紫黯,或有瘀斑、瘀点,苔薄,脉细弦。

治法:行气活血,化瘀散结。

方药:行气化瘀汤。

加减:有痞块者,加皂角刺、三棱、莪术活血化瘀消痞;乳房胀痛者,加青皮、郁金、川楝子、香附以疏肝理气。

2. 湿热瘀阻证

证候特点:下腹隐痛,或疼痛拒按,痛连腰骶,经行或劳累时加重,带下量多、色黄、质黏稠、有臭气,低热起伏,胸闷纳呆,或口干不欲饮,小便黄赤,大便干结或不爽。舌质红,苔黄腻,脉弦数或弦滑。

治法:清热除湿,化瘀止痛。

方药:清热调血汤加土茯苓、红藤、败酱草、薏苡仁。

加减:发热者,加柴胡、黄芩以清热;大便干结者,加桃仁、大黄泄热通腑。

3. 寒湿凝滞证

证候特点:小腹冷痛,或坠胀疼痛,经行腹痛加重,得热痛减;带下清稀量多;经行后期,量少色黯;腰骶冷痛,神疲乏力。舌淡黯,苔白腻,脉沉迟。

治法:散寒除湿,化瘀止痛。

方药：桂枝茯苓丸。

加减：白带增多者，加党参、白术、薏苡仁以益气除湿止带；炎性肿块者，加皂角刺、黄芪、三棱、莪术化瘀消癥。

4. 气虚血瘀证

证候特点：下腹疼痛或坠，缠绵日久，痛连腰骶，经行加重，带下量多、色白质稀，经期延长，经血量多有块，精神萎靡，体倦乏力，食少纳呆。舌淡黯，或有瘀点、瘀斑，苔白，脉弦细或弦涩无力。

治法：益气活血止痛。

方药：益气通络汤。

加减：若腹痛不减，加白芍、延胡索、蜈蚣；腹泻去知母，重用白术；虚热未清，加生地、天门冬。

5. 痰瘀互结证

证候特点：下腹疼痛或坠痛，缠绵日久，痛连腰骶，经行加重，带下量多、色白黏稠，经期延长，经血量多有块、色黯黑，体倦乏力，食少纳呆，周身困重。舌淡暗，或有瘀点、瘀斑，脉弦滑。

治法：活血化瘀，消痰除湿。

方药：涤痰汤合少腹逐瘀汤加味。

加减：若痛有定处，偏血瘀者，加丹参、三七活血止痛。

三、中成药治疗

临床上可根据辨证选用中成药，如妇乐冲剂、妇炎康、三金片口服；康妇消炎栓等成药外用。

四、验案选录

周某，女，28岁，2007年11月21日初诊。

慢性盆腔炎病史1年余，自觉小腹冷痛，呈坠胀疼痛，经行时腹痛加重，腰骶冷痛，得热痛可减；带下清稀量多。舌淡黯，苔白腻，脉沉迟。

诊断：腹痛。

辨证：寒湿内结，与胞血凝结致瘀。

治法：散寒除湿，化瘀止痛。

方药：桂枝茯苓丸加减。

处方：桂枝15g，茯苓10g，丹皮20g，赤芍15g，桃仁10g，干姜5g，川芎10g，蒲黄5g。10剂，水煎，早、晚分服。

11月28日二诊：自觉腹痛及腰骶冷痛较前减轻，逢月经期，暂停服药，自觉本次月经血量较前增加，血色稍暗。

待经期结束后续服 15 剂原方。

以此方服用 3 月后，无少腹冷痛，经期血色鲜红，无暗血下。

【按语】寒湿凝滞证由寒湿之邪客居胞脉，气血运行不畅而发病，治以散寒除湿。桂枝茯苓丸是治疗瘀阻胞宫之方。方中桂枝温阳祛寒散结；茯苓健脾利水渗湿；牡丹皮、赤芍药清热凉血，祛瘀止痛，活血散瘀；桃仁活血祛瘀。诸药合用，共奏通阳散寒祛瘀、渗湿止带之效。

第四章 方药心得

第一节 单药用药心得

发散风寒药

麻 黄

本品出自《神农本草经》,具有发汗散寒、宣肺平喘、利水消肿功效。

【用药心得】

1. 本品辛散苦泄,温通宣畅,主入肺经,能开宣肺气,止咳平喘。凡风寒外侵、毛窍束闭而致肺气不得宣通的外感喘咳,均可用麻黄治疗。若表证已解,仍喘咳者,可改用炙麻黄。生麻黄发汗解表的效力大,炙麻黄发汗力小而平喘止咳的效果较好。

2. 本品上宣肺气,发汗解表,可使肌肤之水湿从毛窍外散,并通调水道,下输膀胱以助利尿之力,为宣肺利尿之要药。临床常与生姜、白术等同用发汗利水。

3. 刘建秋教授临床用麻黄常与其他药配伍应用,与桂枝配伍同入太阳经,发散风寒,二药伍用,同气相求,使发汗解表之力大增,遂为发汗解表之峻剂,临床主要用于外感风寒表实证;与白术配伍,主治寒湿在表、经脉闭阻不通之湿病,以身疼烦重为主要适应证;与石膏配伍,宣肺清热平喘,临床应用时以发热、喘咳、苔薄黄、脉数为辨证要点和用药依据;与杏仁配伍,麻黄性刚烈,杏仁性柔润,两药合用,可以增强平喘止咳的效果,所以临床上有"麻黄以杏仁为臂助"的说法;麻黄内可深入积痰凝血,与熟地黄、白芥子、当归等配伍可散阴疽,消癥结,《神农本草经》亦有"破癥坚积聚"的记载。

4. 麻黄的用量因人因地因证制宜,不同的患者用量可能相同,同一患者在患病的不同阶段用量会不同。且麻黄用量近年来有加大的趋势,可用到15g,但须蜜制以濡润其燥烈之性。麻黄性味辛温,多用于实喘中之偏寒者,刘建秋教授认为,只要配伍得当,寒热之喘皆可用。

5. 该品发汗力较强，表虚自汗及阴虚盗汗、喘咳由于肾不纳气的虚喘者均应慎用。

【验案选录】

李某，男，54岁，2005年4月28日初诊。

患者素有咳嗽，偶外感风寒，新寒引动痰饮，饮从热化，咳嗽气急，口干尿赤，大便偏干。脉浮弦。

诊断：咳嗽。

辨证：饮阻肺络，肺气不利。

治法：解表散寒，温肺化饮。

方药：小青龙汤加减。

处方：炙麻黄15g，桂枝15g，石膏10g，射干10g，五味子10g，半夏5g，橘红5g，杏仁5g，大枣5枚，甘草5g。7剂，水煎，早、晚分服。

药后症状全无。

【按语】本例中患者由于外感风寒，致使饮从热化，用炙麻黄发汗之力锐减，止咳平喘之力更增；生石膏清肺胃之热；姜、枣调和营卫；甘草调和诸药，保护胃气。诸药配合，效果更佳。

桂　枝

本品出自《名医别录》，具有发汗解肌、温经通脉、助阳化气、散寒止痛功效。

【用药心得】

1. 本品辛甘温煦，甘温通阳扶卫，既可温扶脾阳以助运水，又可温肾阳、逐寒邪以助膀胱气化，而祛水湿痰饮之邪，为治疗痰饮病、蓄水证的常用药。其开腠发汗之力较麻黄温和，而善于宣阳气于卫分，畅营血于肌表，故有助卫实表、发汗解肌、外散风寒之功。对于外感风寒，不论表实无汗、表虚有汗及阳虚受寒者，均宜使用。

2. 刘建秋教授用桂枝配芍药，调和营卫；配麻黄可增强发汗作用；配生姜有两个作用：一是协同辛散外邪，二是温散胃中寒饮；配干姜也有两种作用：一是温化上焦水饮，二是温散下寒；配甘草时，刘建秋教授觉得在用量差距不大时，都是取甘草之甘以缓桂枝之性，在心阳虚而心悸怔忡，欲桂枝、甘草以复心阳时，桂枝用量须较大于甘草，但在心阳既虚而心血亦虚时，必须以甘草为主；配石膏，一是解表清里，二是清透里热；配大黄，一是解表攻下，二是温下太阴寒实，三是攻瘀泄热；配枳实、薤白，可温经通阳；配白芍、饴糖等，温中散寒止痛；配附子祛风散寒，通痹止痛。

3. 本品辛温助热，易伤阴动血，凡温热病及阴虚阳盛、血热妄行、孕妇胎热，以及产后风湿伴有多汗等情形均忌用。月经过多者慎用。

【验案选录】

李某，女，42岁，2006年7月20日初诊。

患者项背强痛1年多，不论坐、立、走都是低着头，稍微仰起来，就觉得酸困难受，且背部正中经常有恶寒的感觉，患者平时爱吃凉食。舌淡，苔白，脉浮紧。

诊断：痹症。

辨证：寒束太阳，津液不布，经脉失养。

治法：解肌发表，调和营卫。

方药：桂枝汤。

处方：桂枝10g，芍药10g，生姜5g，大枣5枚，甘草5g。7剂，水煎，早、晚分服。

刘建秋教授交代患者要禁生冷、黏滑、面、酒、恶臭等物。患者服用7剂后症状明显好转。

【按语】患者为外感风寒、营卫不和所致。方中桂枝温通经脉，助阳化气，为君药。芍药益阴敛营，敛固外泄之营阴，为臣药。生姜辛温，助桂枝辛散表邪。大枣、炙甘草益气补中，调和诸药。诸药合用，共奏解肌发表、调和营卫之效。

紫　苏

本品出自《名医别录》，具有解表散寒、行气宽中、解鱼蟹毒、安胎功效。

【用药心得】

1. 本品辛散性温，发汗解表散寒之功缓和，轻证可以单用，重证须与其他发散风寒药合用。紫苏外能解表散寒，内能行气宽中，且兼化痰止咳之功。紫苏性温味辛，入手太阴肺、足太阴脾经。肺居于胸中，主气司呼吸，主行水，朝百脉主治节。肺主一身之气，走息道而司呼吸，贯心脉而行气血，主要体现在宗气的生成和运行。紫苏行于气分，香温散寒，外可助卫气固表散寒，解肌发表，内可助肺气通调百脉，宗气得布，百骸得养，肺气宣降得畅，治节出焉，气血津液通调有序。脾为生痰之源，肺为贮痰之器，紫苏入肺、脾两经，辛温散寒，温化寒痰，助肺之宣发肃降，助脾升清降浊，宽中消痰。

2. 本品醒脾宽中，行气止呕，可用治中焦气机郁滞之胸脘胀满、恶心呕吐。脾居中焦，主运化，统摄血液，升清降浊。脾胃为后天之本，气血生化之源。紫苏入脾经，助脾运化水谷，升清降浊，布散水谷精微。脾统血，紫苏入血分，助脾统血；又紫苏性辛散，统血而不瘀血。

3. 刘建秋教授将紫苏主要用于外感风寒，兼有气滞症。症见恶寒发热，或恶风无汗，鼻塞流涕，头项身痛，胸脘痞闷，用之发表散寒，宽胸利膈。《本草正义》言："紫苏芳香气烈，外开皮毛，泄肺气而通腠理，上则通鼻塞、清头目，为风寒外感灵药；中则开胸膈，醒脾胃，宣化痰饮，解郁结而利气滞。"刘建秋教授喜用香苏散治疗外感风寒，兼有气滞证。香苏散有宣上导下、开启结滞之功，可调节全身气机。方中香附与紫苏叶配伍，外可发汗解表，内疏气滞；陈皮燥湿消痰；炙甘草补气和中，调和诸药。四药相合，有芳香辟秽、理气解表之功。全方性温平和，治外感兼有气滞证效果显著。此外，该药还有理气和胃之功。刘建秋教授常用此方化裁，治疗由肝气郁滞、乘脾犯胃、气机失司而引起的脘腹胀满疼痛等。

4. 刘建秋教授常用紫苏与其他药配伍治疗疾病。例如与桔梗相配伍，宣肺平喘，止咳化痰，治疗咳嗽痰多；与杏仁、莱菔子配伍，止咳化痰定喘，治疗痰多喘促证；与藿香配伍，理气解表，温中化浊，用于外感风邪、内伤湿滞证；与橘皮、砂仁相伍，理脾胃之气滞，行气安胎；与砂仁、丁香同用，温中止呕；与黄连、芦根同用，清胃止呕；与半夏、厚朴、茯苓配伍，用于七情郁结、痰凝气滞之梅核气。

5. 本品属芳香类药物，入药时不宜久煎。本品辛温走散，有耗气之弊，气虚者慎用。

【验案选录】

张某，女，36岁，2009年5月23日初诊。

患者恶寒发热，头身疼痛，无汗，胸脘痞闷，食少纳呆。舌质淡，苔薄白，脉弦紧。

诊断：感冒。

辨证：外感风寒，内有气滞。

治法：散寒解表，理气宽中。

方药：香苏散。

处方：紫苏20g，香附15g，陈皮15g，甘草10g，荆芥10g，防风15g，蔓荆子15g，秦艽15g，川芎15g，生姜5g。3剂，水煎，早、晚分服。

服药3天，汗出热退，疼痛症状减轻，食欲尚可。

【按语】刘建秋教授认为，本例为风寒之邪客于肌表，症见恶寒发热，身痛无汗等；气机郁滞不畅，肝气郁滞，乘脾犯胃，使胃肠功能通降失司，气不能上下，而导致胸脘痞闷，食少纳呆；外感风寒表证可见舌淡，苔薄白，脉弦紧。方用香苏散,其中紫苏为君药,性温味辛,主发表散寒,理气宽中,与其他药配伍,芳香辟秽,理气解表,而达内畅气机、外散风寒之效。

荆 芥

本品出自《神农本草经》,具有祛风解表、透疹消疮、止血功效。

【用药心得】

1. 本品辛散气香,归肺、肝经。长于发表散风。肺主卫外,司汗孔之开合,荆芥入肺经,有发汗散风解表之效,且性和缓,微温不烈,为发散风寒药中药性最为平和之品。对于外感表证,无论风寒、风热或寒热不明显者,均可用之。

2. 本品轻扬疏散,芳香气清,辛而不烈,温而不燥,性较平和,入足厥阴经气分,擅于祛风邪,破结气,消疮毒。因厥阴属风木,相火寄于肝,因此荆芥为风病、疮病的要药。可祛风解表,散邪透气,宣散壅结而达消疮之功,故可用于疮疡初起而有表证者。

3. 刘建秋教授用荆芥经验:一是风温初起,风热之邪侵袭肺卫,卫气被遏,开阖失司,而见发热,微恶风寒,无汗或少汗,口渴咳嗽,可用之祛风解表。二是治疗风疹瘙痒,发热恶寒,头痛无汗,疹发不畅,咽喉肿痛,用之透疹消疮。《本草纲目》言,荆芥可"散风热,清头目,利咽喉,消疮肿"。荆芥与蝉蜕、牛蒡子等药同用,治疗咽喉肿痛。又荆芥轻扬疏散,可祛血分热,所以对风邪上扰之目赤咽痒等症,配伍祛风清热之品最为相宜。

4. 荆芥还可与其他药配伍应用。与柴胡配伍,既可疏肝经之风邪,又可载药上行,疏肝解郁效果显著,与辛凉解表药或清热解毒药相伍,可用于风热感冒、恶寒发热等症;配羌活、防风可用于风寒表证;配连翘、薄荷、银花可用于风热表证;配牛蒡子、桔梗可用于咽喉肿痛;与蝉蜕、牛蒡子相伍,利咽透疹疗效甚佳;配石膏,用于风热头痛。

5. 表虚自汗、阴虚头痛者忌用。

【验案选录】

姜某,男,31 岁,2004 年 9 月 13 日初诊。

患者咳嗽发热,最高可达 38.2℃,微恶风寒,头痛无汗,咽喉肿痛。舌红苔黄,脉数。

诊断:咳嗽。

辨证:风邪犯肺,卫气失司。

治法:辛凉透表,清热解毒。

方药:银翘散。

处方：金银花 15g，连翘 10g，桔梗 15g，荆芥穗 10g，淡豆豉 10g，芦根 30g，淡竹叶 15g，甘草 10g，牛蒡子 15g。3 剂，水煎，早、晚分服。

服药 3 日，汗出热退，诸症状均有减轻。

【按语】本例邪在卫分，卫气被遏，所以发热重而恶寒轻。风热均为阳邪，风热犯表，热郁肌腠，卫表失和，故见身热、汗出不畅；卫气开阖失司，而致无汗；风邪犯肺，致咳嗽，咽喉肿痛。应用辛凉平剂之银翘散治疗，体现了吴鞠通"治上焦如羽，非轻不举"的思想。方中荆芥为臣药，解表散邪，温而不燥，可增强透表之功，助君药金银花、连翘透散卫分之风热表邪，君臣配伍，共奏辛凉解表、宣泄肺热之效。

防 风

本品出自《神农本草经》，具有祛风解表、胜湿止痛止痉功效。

【用药心得】

1. 防风祛风逐邪，辛温发散，可解表，且甘缓微温不峻烈，外感风寒、风湿、风热表证均可配伍使用。防风与荆芥、羌活、独活等药同用，可用于风寒表证，见头痛身痛，恶风寒者；用于外感风湿，头痛如裹，身重肢痛，与羌活、藁本、川芎等药同用；用于发热恶风、咽痛口渴之风热表证，可与薄荷、蝉蜕、连翘等辛凉解表药配伍。因其发散作用温和，常用于体虚中风，以之配伍补益药，共奏祛风逐邪之效。

2. 防风可散风寒湿痹，发汗解表而不伤阴，祛风胜湿止痛，用于关节疼痛，四肢拘急，是较为常用的祛风湿、止痹痛的药物。用于风寒湿痹、肢体疼痛、筋脉挛急，可配伍羌活、独活、桂枝、姜黄等；治疗风热湿痹、关节红肿热痛者，可配伍羌活、白芷、川芎等行气祛风药和当归等养血和血药。

3. 防风味辛甘，辛可行散，甘可缓急，故可祛风散邪解痉，治疗筋脉拘急、肢体抽搐的破伤风证，缓解因风毒内侵，引动内风而致的肌肉痉挛，四肢抽搐，项背强急，角弓反张之症，常与天麻、天南星、白附子等祛风止痉药同用。若用于土虚木乘，肝郁侮脾，肝脾不和，腹泻而痛，常与白术、白芍、陈皮同用。

4. 刘建秋教授常用防风预防感冒，以防风为君，取其疏风散邪作用，配以黄芪、白术，组成玉屏风散以益气固表，或配清热解毒药以祛邪；亦常将防风与荆芥配伍使用，二药均属辛温解表、祛风散寒之品，配为药对，相须为用，并走于上，发散风寒，增强祛风胜湿之功。然发汗力较缓，四季外感风寒皆可用之。荆芥、防风同用，还具有祛风止痒、止血之功，可治皮肤瘙痒症，以及风疹、荨麻疹、神经性皮、疮疡初起诸证、出血证等。

5. 防风药性偏温，阴血亏虚、热病动风者不宜。

【验案选录】

徐某，男，56岁，1986年4月6日初诊。

患者近1年来无明显诱因，周身起疹成片，痒甚，或伴微痛。曾服中成药可缓解一时，仍间断发作。近1周疹片复起遂来就诊。症见周身起疹成片，色淡红，略高出皮肤，伴纳差、乏力、便溏。舌质淡有齿痕，舌苔薄腻，脉沉细。

诊断：风疹。

辨证：气虚湿阻。

治法：益气除湿。

方药：自拟消风散。

处方：生黄芪20g，防风15g，陈皮10g，丹皮10g，泽泻10g。5剂，水煎，早、晚分服。

二诊：药后痒减，发疹区域未再扩大。效不更方，再进5剂。

三诊：疹块消失，纳食增加。再服5剂。

药后痊愈，未再发作。

【按语】刘建秋教授以黄芪配防风，祛风胜湿，表气得固，相得益彰，且防风散风疏表止痒，丹皮凉血化瘀，泽泻利水渗湿，陈皮理气健脾燥湿，两药配伍，祛湿力大增。诸药合用，风疹可除。

细　　辛

本品出自《神农本草经》，具有解表散寒、祛风止痛通窍、温肺化饮功效。

【用药心得】

1. 细辛辛温发散，芳香透达，长于解表散寒，祛风止痛，宜用于风寒感冒。祛风止痛，用于外感风寒头身疼痛较甚者，常与羌活、防风、白芷等祛风止痛药同用；因其既能散风寒，又能通鼻窍，用于风寒感冒而见鼻塞流涕者，常配伍白芷、苍耳子等药。细辛既入肺经散在表之风寒，又入肾经而除在里之寒邪，配伍麻黄、附子，可用于阳虚外感，见恶寒发热、无汗、脉反沉者。

2. 本品温肺化饮，用于肺寒咳喘，外能发散风寒，内能温肺化饮。刘建秋教授善用细辛治寒饮停胃射肺之咳喘、风寒湿邪相兼之病及寒饮所致之咳逆、吐逆。治疗寒饮咳喘，常配伍干姜或生姜温肺化饮，配伍五味子止咳定喘。细辛与大辛大热之干姜相伍，功在温肺散寒，化痰蠲饮。若寒不过重，饮邪较甚，则配生姜。细辛、五味子同用，为开阖理肺之妙剂。五味子敛肺止咳，滋肾养阴；细辛辛散温通，温肺化饮，发散风寒。二者一开一阖，宣通肺气，温散寒邪，止咳定喘之效尤为显著。刘建秋教授强调，临证具体应用时应灵活掌握用量，辨证论治，以求疗效。

3. 本品"反藜芦"，"忌生菜"。《本草经疏》云："凡……上盛下虚，气虚有汗，血虚头痛，阴虚咳嗽，法皆禁用。"《得配本草》云："风热阴虚禁用。"因此，气虚多汗、血虚头痛、阴虚阳亢、干咳无痰及孕妇忌服。

【验案选录】

刘某，女，39岁，1990年2月20日初诊。

患者四肢出现丘疱疹、红斑，伴痒痛1年余。冬季始发病，夏天减轻。现四肢散在小片红斑及丘疱疹，伴食少纳呆，畏寒，腹胀，大便干结，面黄不华，背部酸痛。舌淡，苔黄腻，脉沉弱。

诊断：湿疹。

辨证：素体阳虚，复感外寒。

治法：益气温阳，辛温散寒。

方药：麻黄附子细辛汤加减。

处方：制附子（先煎）10g，生麻黄10g，细辛5g，生黄芪30g，生薏苡仁20g，羌活10g，防风15g，苍术15g，黄柏10g，地肤子20g，益母草15g，陈皮10g。5剂，水煎，早、晚分服。

25日二诊：皮损有所缓解，舌淡有齿痕，苔黄腻。

原方继服10剂，巩固疗效。

随访，未见复发。

【按语】刘建秋教授认为，患者病程1年，畏寒，冬季病发，脉沉弱，为素体阳虚、复感外寒、水湿凝聚而致。诊为湿疹，治当益气温阳，辛温散寒，除湿止痒。方选麻黄附子细辛汤加减。方中麻黄、附子、细辛温阳化水散寒；黄芪补气以固表；防风、羌活以温散表寒，又胜湿宣通以除腰背酸痛；苍术、薏苡仁、黄柏、陈皮、地肤子等清除湿热。全方共奏辛温散寒、化湿止痒之功。

发散风热药

薄荷

本品出自《新修本草》，具有疏散风热、清利头目、利咽透疹、疏肝行气、宽中理气、辟秽解暑、消疮止痒功效。

【用药心得】

1. 薄荷的发散风热作用是其性味辛凉所决定的。辛可发散,凉可祛热。刘建秋教授讲解薄荷时,述其在所有发散风热药中的特点为发散之力强,故常用于外感风热表证,重在解表而非清热。

风热表证,临床上常见于风热感冒和温病初起,邪在卫分,症见发热,微恶风寒,咽干口渴,头痛目赤,舌边尖红,苔薄黄,脉浮数等。薄荷辛散之力较强,是辛凉解表药中最能宣散表邪,且有一定发汗作用的药物。《医学衷中参西录》言其"服之能透发凉汗,为温病汗解之要药",故用于风热表证无汗或汗出不畅尤为合适。临床用药时,风热感冒和温病初起时,症见发热头痛,无汗,口干咳嗽,咽喉疼痛,小便短赤常与金银花、连翘配伍,以辛凉透表,清热解毒,如银翘散(《温病条辨》)。热盛者,可与石膏配伍,如清解汤(《医学衷中参西录》),用于温病初得,头痛,周身骨节酸痛,无汗,肌肤壮热,背微恶寒,脉浮滑者。若夏患暑热,头昏,发热口渴,小便短赤者,可与滑石、甘草配伍,如鸡苏散(《伤寒直格》),以疏风解暑。

2. 本品虽为辛凉之品,但善于透散,与辛温之药配伍,亦可用于风寒表证。与羌活、独活、生姜、人参等辛温药物配伍,可散寒祛湿,益气解表。与菊花配伍,可疏散风热,清利头目;与夏枯草配伍,可泄热散结;与白僵蚕配伍,可清热息风;与牛蒡子配伍,可疏散风热,利咽透疹。

3. 因薄荷芳香质轻,故善于疏散上焦风热,清利头目,利咽喉,多用于风热之邪引起的头晕头痛及五官科疾病,如头晕目眩,目赤多泪,咽喉肿痛,鼻塞流涕,耳聋耳鸣及口齿诸疾。治疗风热上攻之头晕头痛及偏头疼,可与川芎、白芷等疏风、清热、止痛药配伍,如川芎茶调散(《太平惠民和剂局方》);治疗风热壅盛,咽喉肿痛,可配伍荆芥穗、防风、桔梗、生甘草、僵蚕,增强疏风、利咽作用,如六味汤(《喉科秘旨》);风热或肝火上扰,眩晕,目赤肿痛,睑眩溃烂,痒涩多泪,常配伍桑叶、菊花、夏枯草、决明子、黄芩等疏风清热,清利头目。薄荷汤(《普济方》)中,薄荷配伍牛蒡子、菊花、甘草,以疏风明目,用于风热攻目,昏涩疼痛。薄荷芳香辛散,善通鼻窍,为治疗鼻塞、鼻渊等鼻系诸疾的常用之品,常与苍耳子、辛夷、白芷、冰片配伍使用。上焦实热而致口舌生疮或风热所致的牙痛,多用薄荷配伍清热燥湿或清热解毒之品,一般外用,即可达到清退湿热、疏散风热的作用。薄荷辛香能开通结气,宣泄郁滞,以利耳窍,常与麝香、全蝎配伍,外用气郁不通之耳鸣。薄荷与连翘、杏仁配伍,用于耳聤肿胀。

4. 本品入肝经,能疏肝行气,常配伍柴胡、白芍、当归等疏肝理气调经之品,治疗肝郁气滞,胸胁胀痛,月经不调,如逍遥散(《太平惠民和剂局方》)。

5. 薄荷味辛,能散能行,夏日中暑,见恶心呕吐,腹痛腹泻,胸中满闷,常配伍其他芳香化湿、行气药,如砂仁、豆蔻等。夏月头胀胸闷,甚则吐泻,以薄荷脑外搽额头或内服,可辟秽醒脑,清暑解毒。

6. 薄荷可疏散表邪,亦可治咳喘。刘建秋教授常用《苏沈良方》中的九宝散(薄荷、麻黄、紫苏、杏仁、桑白皮、大腹皮、肉桂、陈皮、甘草),加生姜、乌梅水煎,治疗老幼素有喘急,发则连绵不已,咳嗽哮吼,夜不得眠。

7. 本品芳香辛散,发汗耗气,体虚多汗者不宜。

【验案选录】

王某,女,17岁,2009年8月25日初诊。

患者有慢性扁桃体炎,近日因受凉发作,见扁桃腺充血、肿大、增生,咽痛喑哑,痛及颌下,发热,疲劳,食欲欠佳。舌红,苔薄黄。

诊断:乳蛾。

辨证:风邪侵袭,入里化热。

治法:疏风清热,解毒利咽。

方药:桑菊饮加味。

处方:桑叶15g,薄荷10g,菊花10g,杏仁10g,连翘10g,桔梗10g,芦根10g,甘草10g。7剂,水煎,早、晚分服。

服药3日后,上述症状均减轻。

【按语】 刘建秋教授认为,此患者乃素体内热壅盛、复感外邪、风火相搏于咽喉所致,以热邪炽盛为主要临床表现,治以疏风清热,解毒利咽。方中重用薄荷、桑叶等疏风清热,消肿利咽。

牛 蒡 子

本品出自《名医别录》,具有疏散风热、透疹利咽、解毒消肿、利二便的功效。

【用药心得】

1. 牛蒡子辛散,能疏散风热,常用于风热外感之表证,如风热感冒与温病初起,见发热、微恶风寒、无汗或有汗不畅、口渴等。牛蒡子尚有利咽清热、透疹、利小便等作用,可用于外感风热兼有咽痛、发热较甚时。然其本身药力有限,还当适当配伍其他药。兼咽痛,可与射干、金银花等解毒利咽之品同用。

2. 牛蒡子可透泄热毒,促使疹子透发,用治麻疹不透或透而复隐,在麻疹的初、中、晚期均可应用。麻疹初起,牛蒡子与甘草为细末,胡荽煎汤调服,乃牛蒡甘草汤。牛蒡子配伍桎柳、薄荷、竹叶疏散风热、清透里热之品,用于痧疹透发不畅、烦躁闷乱。以麻黄配牛蒡子、蝉蜕、升麻为末,水煎服,治出疹不速,如麻黄散。麻疹中后期见麻疹已出,未能透发,则以本品与荆芥穗、甘草为末服,如消毒散(《太平惠民和剂局方》)。麻疹出后忽然隐没,见毒邪内陷,神昏谵语,狂躁闷乱,用牛蒡子加薄荷、荆芥等疏风透疹之品,合黄连、连翘等清热解毒、凉血清心之药同用,如荆防解毒汤(《医宗金鉴》)。疮疹初期兼有表证,牛蒡子既可解表又可透疹,如葛根解肌汤(《麻科活人全书》)。牛蒡子与葛根、荆芥穗、蝉蜕等同用,用于麻疹初起,发热微恶风寒。

3. 牛蒡子善于治疗风热上攻之头面五官诸疾。与苍耳子、菊花煎服,可用于头痛连睛;与当归、白芍、石膏共研为细末,用于偏头痛;与升麻、连翘、白芷、黄连相配,用于因积热所致腮颊肿大者,如升麻连翘汤;与黄连、桔梗、川芎、赤芍等配伍,用于邪结耳下之颐肿;与山豆根、射干、桔梗、生甘草等配伍,用于火热上攻之咽喉肿痛;与菊花、白蒺藜、防风、甘草配伍,用于风热上攻之目疾,可疏散风热之邪而明目;与薄荷、连翘、知母配伍,用于风热牙痛、牙龈肿痛,以疏风清热消肿。

4. 刘建秋教授常配伍金银花、连翘、荆芥等用于外感风热咽喉肿痛;配伍大黄、薄荷、防风,用于风热壅盛之咽喉肿痛。

5. 其性寒滑,虚寒或脾阳素虚者不可妄投。

【验案选录】

张某,女,39岁,2009年2月11日初诊。

患者数天前因外出受风寒,在家休养未见好转。就诊见周身酸痛,头晕,微恶寒,咽喉肿痛,鼻塞流涕,色黄质稠,咳嗽咳痰,痰黄黏稠,大便硬结。舌红苔黄,脉数。

诊断:感冒。

辨证:寒邪犯肺,入里化热。

治法:辛凉解表,清肺透邪。

方药:银翘散加减。

处方:金银花15g,连翘15g,牛蒡子10g,荆芥穗10g,淡豆豉10g,薄荷10g,桔梗10g,生甘草5g。3剂,水煎,早、晚分服。

服药1日,症状明显好转。服药3日痊愈。

【按语】刘建秋教授分析,此病人外感风寒,未能引邪外出,入里化热,变为风热表证,用辛凉平剂之银翘散发散其风热,重用金银花、连翘清热解毒;荆芥穗、淡豆豉、薄荷、牛蒡子疏散风热;桔梗、甘草宣肺祛痰,解毒利咽；牛蒡子又润肠通便泄热。方证相对，故收良效。

蝉 蜕

本品出自《名医别录》，具有疏散风热、透疹止痒、明目退翳止痉功效。

【用药心得】

1. 蝉蜕具有宣散透发、疏散风热之性，与荆芥、防风等药同用，常用于风热束表之皮肤瘙痒；对于风热外束，麻疹不透，水痘不出，应发而不发者，可与薄荷、牛蒡子、升麻等散风透疹药同用，可促其透发；如热盛疹出不畅，可配紫草、连翘等应用。

2. 蝉蜕入肝经，故本品善疏肝经风热，又有明目退翳之功，常配菊花、白蒺藜、决明子同用，如蝉花散。

3. 本品甘寒，主小儿惊痫。性善走窜，长于治风，不仅能息内风，也能祛外风，有搜风通络、息风止痉、解毒止痛之功，用于破伤风、小儿惊风、夜啼等。治疗急热惊风，与牛黄、黄连、僵蚕同用；治疗痉证，如破伤风等，与全蝎、僵蚕、天麻等配伍，如五虎追风散。

4. 刘建秋教授认为，蝉蜕解表力弱，主要用于有热象的风热之证。其长于疏肺经风热，可用于咳嗽，痰稠色黄，发热，微恶风寒，口干咽痛喑哑。若表证较重，出现发热，伴鼻塞、流涕、微恶寒恶热症状，因其发汗、解表力弱，往往不能达到宣肺解表的效果，故要配伍薄荷、牛蒡子、桑叶、菊花等，以增强宣肺解表之功。风热外感或风温上受犯肺见咳嗽，身热汗出，咳痰黏稠，气逆，以蝉蜕 5~10g，配伍桑叶、菊花、杏仁、白薇、甘草等品，可使咳热两清。

6. 本品用于实证惊搐为主，虚风忌用。无风热或表虚多汗者忌用。孕妇慎用。

【验案选录】

赵某，女，67 岁，2006 年 8 月 10 日初诊。

患者咳嗽 3 月余，咽痛喑哑，早上有黄脓痰，下午干咳连连，气急，甚至呼吸困难。咳时头晕头痛，面色红，性情急躁易怒。纳可，口干，大便偏干，隔天 1 次。舌偏红，脉弦。有高血压病史。3 个月以来，经中西药物治疗无效。

诊断：咳嗽。

辨证：肝火犯肺。

治法：平肝清热，祛风利咽。

方药：代赭散合黄芩泻白散。

处方：旋覆花10g，代赭石30g，青黛10g，海蛤壳15g，僵蚕10g，蝉蜕10g，玄参60g，仙鹤草60g，大黄5g，黄芩10g，贝母10g，制半夏10g，冬瓜子30g，薏苡仁30g，芦根30g，生麻黄5g。7剂，水煎，早、晚分服。

8月17日二诊：早上痰转为白色，下午干咳次数明显减少，干咳前无咽痒咽痛，口干已除，大便偏干，隔天1次。舌淡红，脉弦。

守方改僵蚕15g，黄芩5g，加当归30g，去贝母。7剂，水煎，早、晚分服。

8月24日三诊：近几天咽痒咳嗽基本消失，痰亦消除，精神振作，口不干，大便仍偏干。舌淡红，苔薄，脉沉弦。

处方：初诊方去黄芩、贝母、半夏、青黛，改僵蚕15g，加当归30g，天冬15g，麦冬15g。7剂，水煎，早、晚分服。

9月2日四诊：咳嗽已除。

【按语】患者性急易怒、咳嗽时头晕头痛、面色红、舌偏红、脉弦，均为肝火侮肺、木火刑金之证，并有咽痛喑哑见症。方中蝉蜕甘寒，可清肺、肝二经之热，清热以平肝利咽。与旋覆花、代赭石、黛蛤散配伍平肝清热，与僵蚕、玄参、仙鹤草配伍清热祛风利咽。方中蝉蜕与僵蚕，蝉蜕质轻，能疏散风热；僵蚕气味俱薄，质轻而升，二者配伍用于咽痛喑哑，可清热祛风利咽。

桑　叶

本品出自《神农本草经》，具有疏散风热、清肺润燥、平肝明目功效。

【用药心得】

1. 本品疏散风热的功效较为缓和，其甘寒质轻，轻清疏散，长于凉膈祛风热，又能清肺止咳，常用于风热感冒，或温邪犯肺所致发热、咳嗽、咽痒等症，常配伍菊花、薄荷等用，如桑菊饮；亦用于肺热及燥热伤肺之咳嗽、咯血，常配伍杏仁、沙参等同用，如桑杏汤、清燥救肺汤。

2. 本品苦寒，兼入肝经，有平降肝阳之效。与菊花、石决明、白芍等配伍，用于肝阳上亢所导致的眩晕、头目胀痛、面红目赤、烦躁易怒等；与菊花、夏枯草、车前子等配伍，用于肝经风热所致的目赤涩痛、多泪等实证；与黑芝麻配伍，用于视力减退等，如桑麻丸。本品虽能清肝兼能平肝，但功效不强。

3. 刘建秋教授常用桑叶治疗风温、风热咳嗽，肺络损伤所致痰中带血之症。如仅咳嗽胸痛而痰中无血，可合橘络通经祛痰定痛；如仅见发热、头痛、咽喉肿痛、咳嗽等，常配伍菊花、薄荷、连翘、桔梗等；如咳嗽痰少、鼻咽干燥等，可配杏仁、贝母、麦冬、石膏等同用。刘建秋教授受桑麻丸之启发，用桑叶500g，芝麻300g，同研成粉末，和匀，每日3次，每次1汤匙，加白糖少许，用开水调成糊状口服，用于肝阴不足之眼目昏花。

4. 桑叶尚有止汗之功效。刘建秋教授临床上用桑叶15～20g，入煎剂，疗效明显。他认为，桑叶所止之汗并非玉屏风散的表虚不固之汗，而是由于虚火炽盛、伤阴化燥、阴虚阳亢、逼津外泄导致的汗证，取桑叶滋阴生津之功效而止汗。这与《本草经疏》的认识一致。

5. 桑叶亦可用于血热妄行之吐血、衄血等症。桑叶经霜有清肃之力，故可清肺络之郁热而止络血。可单用，或配伍其他止血药同用。

【验案选录】

黄某，女，35岁，2004年6月30日初诊。

患者咳嗽两月余，喉痒即咳，服各种止咳药近20瓶，未见减轻。近日在外劳作，感受外邪，略有鼻塞，寒热已退，咳剧时可引起呕吐，偶见咳出少量血丝，痰少，胃纳差。脉小滑数，舌苔黄腻。

诊断：咳嗽。

辨证：风邪袭肺，肺失宣降。

治法：疏风宣肺，化痰止咳。

方药：苏子降气汤加减。

处方：桑叶20g，前胡15g，炙苏子15g，杏仁15g，紫菀（炙）15g，白前15g，苍耳子15g，陈皮15g，半夏15g。7剂，水煎，早、晚分服。

7月7日二诊：咳嗽减轻，痰量略减，痰中未见血丝，日前又感寒邪，发热。舌苔腻，脉小滑数。

再守原方，7剂，服法同前。

7月15日三诊：偶尔咳嗽，其他症状消失。

【按语】本案咳嗽乃风邪袭肺、引动脾胃痰湿所致，治当疏风宣肺，化痰止咳。刘建秋教授善用桑叶，取其甘寒质轻，轻清疏散，长于疏风宣肺止咳、润燥止血之性，再与炙苏子、杏仁、炙紫菀配伍，使宣中有降，不仅宣发解表，亦可肃降肺气，化痰止咳。药证相合，故而取效。

菊　花

本品出自《神农本草经》，具有疏散风热、平抑肝阳、清肝明目、清热解毒功效。

【用药心得】

1. 本品味辛疏散，气轻上浮，微寒清热，可疏散肺经风热，但发散表邪之力不强。常用于风热感冒，或温病初起，每与桑叶相须为用，善治头面部疾患，作用缓和。并常配伍连翘、薄荷、桔梗等，如《温病条辨》之桑菊饮。

2. 本品性寒，入肝经，可清肝热，平肝阳，常用治肝阳上亢之眩晕，每与石决明、珍珠母、白芍等平肝潜阳药同用。与羚羊角、钩藤、桑叶等清肝热、息肝风药同用，可治疗惊厥、抽搐等肝风实证，如羚角钩藤汤（《通俗伤寒论》）。

3. 菊花无辛燥之性，微寒清热，既能疏散肝经风热，又能清泄肝热以明目，故可用治肝经风热，或肝火上攻以及肝肾阴虚所致等症，用于肝经风热，常与蝉蜕、木贼、白僵蚕等疏散风热明目药配伍；用于肝火上攻，常与石决明、决明子、夏枯草等清肝明目药同用；若肝肾精血不足，目失所养，常配伍枸杞子、熟地黄、山茱萸等滋补肝肾、益阴明目药。用于眼生翳膜、遮睛翳障和内障青盲者，可适当配伍活血或其他明目退翳药物。

4. 本品尤善解疔毒，用于疮痈肿毒，常与金银花、甘草同用；与当归、生地、白芍、川芎、知母等相配，可用于石榴疽。

5. 刘建秋教授常将菊花与桑叶配伍应用。两药功效相似，皆能疏散风热，平抑肝阳，清肝明目，均可用治风热感冒或温病初起、肝阳上亢之头痛眩晕、风热上攻或肝火上炎所致的目赤肿痛，以及肝肾精血亏虚之视物昏花等症。但桑叶疏散风热之力较强，又能清肺润燥、凉血止血，可用于肺热或肺燥咳嗽。菊花平肝、清肝明目之力较强，又能清热解毒。两味相须为用，取菊花平肝清肝、补益肝阴之力，用于肝阳肝火、肝阴不足之症；取桑叶清肺热之力，用于燥热伤肺、干咳无痰之证，既可疏散在表之风热，亦可清肝平肝而抑制肝火。

【验案选录】

陈某，女，30岁，2007年9月7日初诊。

患者自述咳嗽5天，偶有发热，口干，咽痛，咳痰，鼻流黄涕，胸闷汗出。检查见咳嗽痰多，气粗，声音嘶哑。舌质红，苔黄腻，脉浮数。

诊断：咳嗽。

辨证：热犯肺卫，肺失清肃。

治法：疏风清热，宣肺止咳。

方药：桑菊饮加味。

处方：桑叶10g，菊花15g，薄荷10g，杏仁5g，桔梗10g，连翘15g，芦根25g，砂仁10g，甘草10g。5剂，水煎，早、晚分服。

药后，咳嗽诸症消失。

【按语】本例为风热犯肺型咳嗽。热犯肺卫，肺失清肃，故见咳嗽，声音嘶哑；肺热伤津则出现口干、咽痛；肺热内蕴、炼液成痰，可见咳痰；肺卫不和而见偶有身热、鼻流黄涕等表证。舌质红、脉浮数均为风热犯肺之证。方用桑菊饮加味。方中菊花为君药，菊花甘寒清润，轻体达表，在方剂中发挥疏散风热、清透肺络之热的效果，与桑叶、薄荷、杏仁、桔梗、甘草、连翘、芦根、砂仁配伍，共奏疏风清、宣肺止咳之功。

柴　胡

本品出自《神农本草经》，具有解表退热、疏肝解郁、升举阳气功效。

【用药心得】

1. 本品苦泄辛散，善于祛邪解表退热和疏散少阳半表半里之邪。对外感表证发热，无论热寒，皆可使用。用于风寒感冒，头痛肢楚，目痛鼻干，心烦不眠，常与防风、生姜等药配伍，如正柴胡饮。若外感风寒，寒邪入里化热，恶寒渐轻，身热增盛，多与葛根、羌活、黄芩、石膏等同用，以解表清里，如柴葛解肌汤。用于风热感冒、发热、头痛等症，可与菊花、薄荷、升麻等辛凉解表药同用。若伤寒邪在少阳，寒热往来，胸胁苦满，口苦咽干，目眩，本品用之最宜，为治少阳证之要药，常与黄芩同用，以清半表半里之热，如小柴胡汤。

2. 本品善调畅肝气，疏肝、胆二经之郁，可用于肝失疏泄、气机郁阻所致的胸胁或少腹胀痛、情志抑郁、妇女月经失调、痛经等症。临床常与香附、川芎、白芍同用，如柴胡疏肝散。若肝郁血虚，脾失健运，妇女月经不调，乳房胀痛，胁肋作痛，神疲食少，脉弦而虚者，常配伍当归、白芍、白术、茯苓等，如逍遥散。若肝郁气滞出现胸胁痛，可与香附、川芎等药物合用；若耳聋不闻雷声，常与香附、川芎同用，以疏肝理气。

3. 本品能升举清阳之气，可用治中气不足、气虚下陷所致的食少倦怠、脘腹重坠作胀、久泻脱肛、肾下垂、子宫下垂等，常与人参、黄芪、升麻等同用，如补中益气汤。若中气不足，兼胸中气郁血瘀，可配黄芪、当归、乳香、没药、桂枝等，如理郁升陷汤。妇人因脾胃气虚、阳气不足而出现月经不调，经来量多，色黑，夹有血块，大便稀溏，食欲减退，可配伍升麻、当归、人参、黄芪等，益气升阳，养血调经。

4. 刘建秋教授应用柴胡的经验，若外感热病，如感冒、疟疾、肺炎、肠伤寒等，既非表证之可汗而发之，又非里证之可清可下，而见寒热往来，或发热持续不退，胸胁苦满，大便不通，用之可清热通便。若为肝气郁滞，胁肋胀满，便下不爽，或有便意而不能排出，用之可助其疏泄。以上证候，虽有外感、内伤之别，但其舌上必有白苔，且多较垢腻，可任柴胡进行疏达，此为辨证之眼目,不可忽之。如血压偏高,舌质红绛,则不宜应用。柴胡能升能降,李东垣早已云:"欲上升则用根,酒浸;欲中及下降,则生用梢。"根升梢降,这是药物应用的一般规律。刘建秋教授认为,柴胡能升能降并不在李东垣所说的生用、制用、用根、用梢上(何况现在药房已无根梢之分),唯在其用量之大小上。用于升提,一般用量为3~10g;用于下降,一般用量为20~30g(均指汤剂用量)。

5. 柴胡多与其他药配伍使用。例如,白芍配伍,可平肝解郁用治胁痛;与郁金或香附配伍,可疏肝解郁;与延胡索配伍,可用治胁肋疼痛;与桂枝配伍解表;与芒硝配伍,泻下通便;与牡蛎配伍,疏肝养阴;与黄芩、常山、草果等配伍退热截疟,为治疗疟疾寒热往来的常用药。

6. 柴胡其性升散,古人有"柴胡劫肝阴"之说,故阴虚阳亢、肝风内动、阴虚火旺及气机上逆者忌用或慎用。

【验案选录】

李某,男,32岁,2010年10月20日初诊。

患者发热,最高时可达到39.7℃,并与恶寒交替出现,类似疟证,入夜热甚,无汗,头身疼痛,眩晕,口苦口干,呕恶不欲饮食,胸胁苦满。舌红苔黄,脉弦数。

诊断:发热。

辨证:邪在少阳,邪热壅盛。

治法:和解少阳,疏利三焦,宣通内外。

方药:小柴胡汤加减。

处方:柴胡20g,半夏15g,党参15g,甘草6g,黄芩10g,生姜10g,大枣7枚,桔梗10g,枳壳10g,连翘10g,生石膏30g,板蓝根15g。3剂,水煎,早、晚分服。

服药3天汗出热退,寒热不发,脉静身凉而痊愈。

【按语】本例邪在少阳,于半表半里之间,正邪相争出现寒热往来、胸胁苦满、口苦口干、眩晕、呕恶不欲饮食等症。同时因邪热壅盛,气机不利而出现头身疼痛,无汗,舌红苔黄之症。方用小柴胡汤加味。方中柴胡为君药,芳香疏泄,善疏少阳之邪,与方中其他药物配合,共同发挥和解少阳、疏利三焦、宣通内外的功效。

葛 根

本品出自《神农本草经》,具有解肌退热、生津止渴、透疹、升阳止泻功效。

【用药心得】

1. 本品甘辛性凉，升散清扬，外感表证发热，无论风寒与风热均可选用。葛根辛凉而不寒，外感表证兼有项背疼痛者用之最宜。

2. 本品有解肌退热、透发麻疹之功，麻疹初起，表邪外束，疹出不畅，可与升麻、芍药、甘草等同用，如升麻葛根汤。若麻疹初起，但疹出不畅，见发热咳嗽，可配伍牛蒡子、荆芥、蝉蜕、前胡等药，如葛根解肌汤。

3. 葛根入脾胃经，可升发清阳，鼓舞脾胃清阳之气上行而运化水湿，故能止泻止痢。配伍黄芩、黄连用于热泄热痢；配伍人参、茯苓补益脾胃，用于脾虚泄泻。

4. 葛根可解肌退热，用于消渴见多饮、多食、多尿、身体消瘦等症，常配伍天花粉、芦根，以增强清热生津效力。

5. 刘建秋教授临证常与他药配伍，如治疗外感风寒、邪郁化热之发热重、恶寒轻、头痛鼻干之症，常配伍柴胡、石膏，以解肌清热；治疗湿热泻痢，常配伍黄连、黄芩解表清热，燥湿止泻；治疗风寒表证见恶寒无汗、项背强痛，常配伍麻黄、桂枝散寒解表，缓急止痛；治疗脾虚泄泻，常配伍人参、茯苓益气健脾止泻；治疗热病口渴及消渴，常配伍天花粉清热生津止渴。

6. 葛根一般用量为 10~12g，大剂量可用至 30~60g。葛花性平，味甘，有解酒毒、醒胃止渴之功，可用于饮酒过度，口渴，胃气受损，常用量 3~6g。

【验案选录】

病案 1

赵某，女，20 岁，2006 年 7 月 20 日初诊。

患者感冒发热持续不退，恶寒，头痛发热、肩、背、胸部疼痛，周身不适，恶心呕吐。苔薄白，脉浮数。

诊断：感冒。

辨证：风寒袭表，胃气上逆。

治法：发汗解表，降逆止呕。

方药：葛根汤加减。

处方：葛根 20g，桂枝 10g，麻黄 10g，芍药 10g，半夏 15g，甘草 6g，生姜 10g，大枣 12 枚。5 剂，水煎，早、晚分服。

服完 5 剂后，热退痛止，诸恙霍然。

【按语】该患者属伤寒表实证，兼有太阳经输不利，风寒袭表，邪客太阳经腧。经气不利，气血运行不畅，故恶寒，头痛发热，肩、背、胸部疼痛，周身不适等。外邪内迫阳明，胃气上逆，故恶心呕吐。治宜发汗解表，降逆止呕。葛根具有发汗解表、解肌退热之功，既能祛除外感邪气之侵扰，又能鼓舞脾胃清阳之气，升津液，舒筋脉，故缓解项背强痛，为治表证兼项背强急之要药；麻黄、桂枝有发散风寒之功效；半夏降逆和胃；芍药入肝、脾经，可治疗胸胁脘腹疼痛、四肢挛急疼痛。诸药合用，共奏散寒解表、缓急止痛、和胃降逆之功。

病案2

胡某，男，30岁，2009年9月12日初诊。

患者因饮食不当导致腹泻腹痛两天，发热，泻下急迫、臭秽，粪色黄褐，胸脘烦热，口干渴，小便色黄。舌红苔黄，脉数。

诊断：泄泻。

辨证：湿热伤中。

治法：清热燥湿，分利止泻。

方药：葛根黄芩黄连汤加减。

处方：葛根15g，炙甘草10g，黄芩10g，黄连10g，木香10g，芍药15g。5剂，水煎，早、晚分服。

连服5剂后邪去正安，病情自愈。

【按语】患者因饮食不当，脾胃受伤，脾失健运，升降失调，清浊不分而发为泄泻。治宜清热燥湿，分利止泻。葛根具有升阳止泻之效。刘建秋教授常用葛根黄芩黄连汤加减治疗湿热泄泻，每获良效。葛根入脾、胃经，可发表解肌，以散外在之表邪。因其气轻浮，又能升发脾胃清阳之气而止下利，使表解里和；黄连、黄芩味苦，可燥胃肠之湿，性寒可清胃肠之热，肠中湿热除，则泄泻可止；木香善通行脾胃之滞气，既为行气止痛之要药，又为健脾消食之佳品。诸药合用，共奏清热解表、燥湿止泻之效。

刘建秋教授临证时若见腹痛，常加白芍柔肝缓急止痛；若见呕吐，常加半夏降逆止呕；若见食滞，常加山楂消食化积；若见脾虚泄泻，常加人参大补元气。

清热泻火药

石　膏

本品出自《神农本草经》，生用除烦止渴，清热泻火；煅用敛疮生肌，收湿止血。

【用药心得】

1. 石膏味辛、甘，性寒。性寒清热泻火，辛寒解肌透热，甘寒清胃热、除烦渴，为清泻肺胃气分实热之要药。温热病气分实热证，见壮热、烦渴、汗出、脉洪大，常与知母配伍，如白虎汤；温病气血两燔，见壮热、神昏谵语、发斑，常与清热凉血之玄参配伍，如化斑汤；暑热初起，伤气耗阴或热病后期，余热未尽，气津两亏，见身热、心烦、口渴，常与人参、麦冬配伍，清热泻火，祛暑止渴。

2. 石膏清泻胃火时，常与黄连、升麻配伍，用于胃火上攻之牙龈肿痛；与川芎配伍，可治胃火头痛；与知母、生地、麦冬配伍，可治胃热津伤之消渴证。

3. 本品辛寒入肺经，善清肺经实热，常与麻黄、杏仁等配伍，用于肺热咳喘、口渴咽干。

4. 石膏火煅外用，有生肌敛疮、收湿止血之效，与枯矾配伍，用于湿疹瘙痒；与黄柏研末外掺，用于湿疮肿痒；与青黛配伍，治水火烫伤。

5. 刘建秋教授认为，石膏清热泻火，除烦止渴，无论内外妇儿各科，凡见热盛之候，皆可用之。他常用麻杏石甘汤加减，取石膏清泄肺热、甘寒生津之功，用于肺热咳喘。

6. 石膏有清热泻火、解肌透热之功，刘建秋教授经常用其治疗高热。治咽痛，常与桔梗、牛蒡子配伍；治温病发热日久不退，常与茅根配伍；治疗喘咳、汗出等肺热壅盛证，常与麻黄配伍；治疗热性头痛，常与白芷配伍；治疗阳明热盛津伤证，常与知母配伍；治疗胃痛热盛，口舌生疮，常与黄连配伍；治疗热痰，常与瓜蒌、贝母等配伍。

7. 本品性寒，脾胃虚寒和阴虚内热者慎用。

【验案选录】

病案1

林某，男，42岁，2005年2月13日初诊。

患者发热，体温高达41℃，头痛如劈，身热炽手，神昏欲愦，烦躁谵妄，舌刺唇焦，咽痛口干，脉数有力。

诊断：发热。

辨证：热毒化火，扰乱神明。

治法：凉血解毒泻火。

方药：清瘟败毒饮加减。

处方：生石膏30g，知母10g，犀角30g，生地15g，山豆根5g，玄参15g，栀子10g，黄芩10g，黄连10g，连翘30g。5剂，水煎，早、晚分服。

服药5剂后病愈。

【按语】本例患者热毒化火，扰乱神明，火盛伤津，当以清凉重剂治之，故重用石膏为君，解肌退热；与知母、石膏相须为用，增强清热生津之功；犀角、生地清热凉血生津；玄参、连翘清热散火；栀子、黄芩、黄连通泻三焦火热；山豆根清热利咽。诸药合用，共奏凉血解毒泻火之功。

病案2

赵某，女，50岁，2009年4月17日初诊。

患者1周前因气温骤降，淋雨受风，咳喘频作，身热气急，口渴咽干，咽喉肿痛，咳痰黄稠、量多。苔薄黄，脉浮而数。

诊断：感冒。

辨证：寒邪犯肺，化热客肺。

治法：宣肺清热，降气平喘。

方药：麻黄杏仁甘草石膏汤加减。

处方：麻黄10g，杏仁10g，炙甘草10g，石膏20g，金银花10g。7剂，水煎，早、晚分服。

药后痊愈。

【按语】刘建秋教授认为，石膏、麻黄合用，一者宣肺，一者清肺。石膏得麻黄，清解肺热而不凉遏；麻黄得石膏，宣肺平喘而不助热；甘草与石膏配伍，既可防石膏大寒伤及脾胃，又能助其甘寒而生津保液；杏仁降肃肺气以定喘咳；金银花清热解毒，疏散风热。诸药合用，有清有降，有和有宣，故而佳效。

知　　母

本品出自《神农本草经》，具有清热泻火、滋阴润燥、通利二便功效。

【用药心得】

1. 本品味苦甘，性寒质润。苦寒能清热泻火除烦；甘寒质润，能生津润燥止渴，善治外感热病、高热烦渴者，常与石膏相须为用，如白虎汤（《伤寒论》）。

2. 本品入肺经，长于泄肺热，润肺燥，常与贝母为末，加生姜1片煎服，名为二母散，治肺热咳嗽；治胸膈痰饮阻塞，大便不通，常配伍贝母，并巴豆霜少许；治久嗽气急，常以炒知母配伍杏仁煎服，并以莱菔子、杏仁为末，糊丸姜汤下。

3. 本品兼入肾经，能滋肾阴，泄肾火，退骨蒸，用治阴虚火旺所致骨蒸潮热、盗汗、心烦，常配伍黄柏、生地等药，如知柏地黄丸。

4. 本品泻肺火，滋肺阴；泻胃火，滋胃阴；泻肾水，滋肾阴，用治阴虚内热之消渴证，常配天花粉、葛根等，如玉液汤。

5. 本品性寒质润，有滑肠作用，用治阴虚肠燥便秘证，常配生地黄、玄参、麦冬等。但脾虚便溏者不宜用。

6. 知母尚有滋阴降火利小便的功用。

7. 知母善入足少阴、手阳明经，最善清胃、肾二经之火，解渴治热。刘建秋教授临证时多以清热泻火之知母与滋阴润燥药如天冬、麦冬、天花粉等药配伍，用治阴虚消渴、肠燥便秘等。

8. 本品苦寒，肺家寒嗽及肾气虚脱无火者禁用。肠胃滑泄、虚损发热者禁用。

【验案选录】

王某，女，39岁，2010年12月11日初诊。

患者3个月前受凉后，出现寒热往来，体温高达38℃，治疗后每天温度仍达37.5℃；鼻干且塞，口干，怕冷；至夜间烦热不得眠，面赤，手足心出汗，口渴欲饮，咳嗽，痰多且夹杂白沫，大便秘结。舌质淡红，中心苔黄，脉细。

诊断：感冒。

辨证：外有表寒，里热滞肠。

治法：滋阴降火，泄热通腑。

方药：防风通圣散加减。

处方：黄芩10g，石膏10g，知母9g，淡豆豉15g，杏仁9g，大黄10g，白芍15g，栀子15g。5剂，水煎，早、晚分服。

药后，诸症好转，尚有咳嗽。

前方再进7剂，服后诸症悉除。

【按语】此证为里热壅滞肠腑，外有表寒，治宜表里双解，方用防风通圣散加减。方中黄芩清泄肺胃之热，石膏辛甘大寒，佐以石膏，清肠腹积热功效增强。知母凉润，滋阴降火，泄热通腑，大黄攻积导滞泻火，杏仁润肠通便，诸药合用，淡豆豉配伍栀子以泻火除烦，则药到病除。

天 花 粉

本品出自《神农本草经》，具有清热泻火、生津止渴、滋阴润燥、消肿排脓功效。

【用药心得】

1. 本品甘寒，既能清肺、胃二经实热，又能生津止渴，常用于热病烦渴，与生地黄、五味子配伍同用，如天花散；治疗燥伤肺胃，咽干口渴，常与沙参、麦门冬、玉竹配伍同用，如沙参麦冬汤。

2. 本品既清肺热泻火，又能生津润燥，治疗燥邪伤肺之干咳少痰、痰中带血等肺热燥咳证，可配伍天门冬、麦门冬、生地黄等，如滋燥饮；配伍人参，用于燥热伤肺、气阴两伤之咳喘咯血，如参花散。

3. 本品善清肺胃热，生津止渴，滋阴泻火，可用治积热内蕴、化燥伤津之消渴证，常配伍麦冬、芦根、白茅根等；治疗消渴，配伍生山药、知母、葛根、五味子、黄芪等药，如玉液汤；配伍人参，用治内热消渴、气阴两伤者，如玉壶丸。

4. 天花粉既能清热泻火解毒，又能消肿排脓，治疗疮疡初起，热毒炽盛，未成脓者可使消散，脓已成者可溃疮排脓，常与金银花、白芷、穿山甲等同用，如仙方活命饮；配伍连翘、金银花、赤芍、淡竹叶、甘草等，治疗天疱疮、痱子，如清暑汤；配伍薄荷等份为末，西瓜汁送服，可治风热上攻，咽喉肿痛，如银锁匙。

5. 瓜蒌属清热化痰、润肺止咳类药物，有"痰瘀喉，找瓜蒌"的说法。本品尚可润肠通便，用治肺热、痰热、肺燥咳喘和肠燥便秘之症，且善宽胸利气开痹，用治胸痹；还可清热散结消痈，用治肺痈、肠痈、乳痈等。瓜蒌皮长于宽胸散结，瓜蒌仁长于润肺滑肠，蜜炙长于润燥，炒用寒滑性减。刘建秋教授常用天花粉为君药治疗心悸、胸痹等，在瓜蒌薤白白酒汤或瓜蒌薤白半夏汤的基础上随证加减，效果良好。

6. 天花粉伤胃，多用易致腹泻、食欲不振，配伍补气药可增强滋阴作用。恶干姜，畏牛膝、干漆，不宜与乌头类药同用。胃虚湿痰、亡阳作渴、病在表者禁用。虽渴亦勿用。

【验案选录】

李某，女，2008年5月3日初诊。

患者心悸不宁，微喘，胸背部痛甚，西医诊断为上呼吸道感染，用药2日后无效来诊。症见体胖，面色晦暗，唇色略紫。舌尖红，苔白腻，脉沉至尺，关上紧。

诊断：咳嗽。

辨证：寒痰郁肺。

治法：豁痰利气，驱寒宣肺。

方药：瓜蒌薤白白酒汤加减。

处方：全瓜蒌20g，薤白15g，赤芍15g，当归20g，丹参15g，红花10g，降香6g，川芎15g，白酒适量。7剂，水煎，早、晚分服。

5月10日二诊：药后胸背痛略减。

上方去白酒，加陈皮15g，党参15g，炙甘草5g。7剂，服法同前。

5月17日三诊：胸闷、气短、咳唾虽减，但每日仍有1~2次阵发性胸闷，守方加减。7剂，服法同前。

5月24日四诊：诸症大减，胸背患除。

【按语】此方中重用瓜蒌，取其苦寒滑利、豁痰下气、宽胸畅膈之用。本方以瓜蒌、薤白为君，瓜蒌主入肺经，涤痰散结，宽胸通痹；薤白辛温，通阳散结，使在上之寒滞立消；赤芍、当归、丹参为臣，活血祛瘀止痛；佐以红花、降香、川芎。诸药合用，共奏豁痰利气、驱寒宣肺之功。

栀 子

本品出自《神农本草经》，具有泻火除烦、清热利湿、凉血解毒功效；焦栀子凉血止血。

【用药心得】

1. 本品苦寒清降，能清泻三焦火邪，泻心火而除烦，为治热病心烦、躁扰不宁之要药，可与淡豆豉同用，如栀子豉汤；配伍黄芩、黄连、黄柏等药，可用治热病火毒炽盛、三焦俱热而见高热烦躁、神昏谵语，如黄连解毒汤；治肝胆火热上攻之目赤肿痛，常配伍大黄同用，如栀子汤。

2. 本品有清利下焦肝胆湿热之功效，治肝胆湿热郁蒸之黄疸、小便短赤者，常配茵陈、大黄等，如茵陈蒿汤；或配黄柏，如栀子柏皮汤。

3. 本品善清下焦湿热而通淋，清热凉血以止血，用于血淋涩痛或热淋证，常配木通、车前子、滑石等，如八正散。

4. 焦栀子功专凉血止血，用于各种血热之出血证，如吐血、衄血、尿血、崩漏。常配白茅根、大黄、侧柏叶等，如十灰散。

5. 本品清热泻火，凉血解毒，可用治火毒疮疡、红肿热痛者，常配金银花、连翘、蒲公英用；或配白芷以助消肿，如缩毒散。

6. 刘教授应用经验：栀子凉血止血，清热解毒，用治血热妄行常与生地、侧柏叶、丹皮等配伍；治目赤肿痛，与菊花、石决明等配伍；治疮疡肿毒，与黄连、金银花、连翘等同用。本品又能泄热利湿，可用于湿热阻滞所致的黄疸、面目皮肤发黄、疲倦、饮食减少等证，常与黄柏、茵陈蒿等同用。刘建秋教授又用生栀子研末，与面粉、黄酒调服，消肿活络，用于跌仆损伤、扭挫伤、皮肤青肿疼痛等，尤其适用于四肢关节附近的肌肉、肌腱损伤。

7. 本品苦寒伤胃，脾虚便溏者不宜。

【验案选录】

程某，男，50岁，2001年9月20日初诊。

患者素有咳嗽，近日因情绪因素加重。症见上气咳逆阵作，咳时面赤，自觉咽干口苦，常感痰滞咽喉而难咳出，症状可随情绪波动而增减。舌红，苔薄黄少津，脉弦数。

诊断：咳嗽。

辨证：肝火犯肺。

治法：清肝理肺。

方药：黛蛤散合泻白散加减。

处方：桑白皮15g，地骨皮15g，黄芩15g，山栀子15g，丹皮10g，青黛10，蛤壳10g，枇杷叶10g，甘草10g。7剂，水煎，早、晚分服。

药后，咳嗽明显减轻。

【按语】患者因情志因素导致素有咳嗽加重，方中重用栀子清肝除烦，使外因祛而病自除；青黛清肺肝之热，凉血解毒亦为君药；蛤壳清泻肺热，化稠痰为臣药；桑白皮清肺热，泻肺气，平喘咳；地骨皮泻肺中深伏之火；丹皮泻热除烦；甘草养胃和中。诸药合用，共奏清肝利肺、凉血化痰、降逆除烦之功。

清热燥湿药

黄　连

本品出自《神农本草经》，具有清热燥湿、泻火解毒功效。

【用药心得】

1. 本品大苦大寒，清热燥湿力大于黄芩，尤长于清中焦湿热。用于湿热阻滞中焦、气机不畅所致的脘腹痞满、恶心呕吐，常配苏叶，如苏叶黄连汤，或配伍黄芩、干姜、半夏，如半夏泻心汤；配石膏，可治胃热呕吐，如石连散；配吴茱萸，可治肝火犯胃所致的胁肋胀痛、呕吐吞酸，如左金丸；配人参、白术、干姜等，可治脾胃虚寒，呕吐酸水，如连理汤。

2. 本品善祛脾胃、大肠湿热，为治泻痢要药，单用即有效。配伍木香，可治湿热泻痢，腹痛里急后重，如香连丸；配葛根、黄芩等，可治湿热泻痢兼表证发热，如葛根黄芩黄连汤；配乌梅，可治湿热下痢脓血日久，如黄连丸。

3. 本品泻火解毒，尤善清泻心经实火，可用治心火亢盛所致神昏、烦躁之症。配黄芩、黄柏、栀子，可治三焦热盛，高热烦躁；配石膏、知母、玄参、丹皮等，可用治高热神昏，如清瘟败毒饮；配黄芩、白芍、阿胶等，用治热盛伤阴，心烦不寐，如黄连阿胶汤；配肉桂，可治心火亢盛、心肾不交之怔忡不寐，如交泰丸；配大黄、黄芩，可治邪火内炽，迫血妄行之吐衄，如泻心汤。

4. 本品既能清热燥湿，又能泻火解毒，尤善疗疔毒。用治痈肿疔毒，多与黄芩、黄柏、栀子同用，如黄连解毒汤；配淡竹叶，可治目赤肿痛，赤脉胬肉，如黄连汤；配生地黄、升麻、丹皮等，可治胃火上攻，牙痛难忍，如清胃散。

5. 本品善清胃火而用治胃火炽盛、消谷善饥之消渴证，常配伍麦冬，如消渴丸；或配伍黄柏，以增强泻火之力，如黄柏丸；配生地黄，可用治肾阴不足、心胃火旺之消渴，如黄连丸。

6. 本品有清热燥湿、泻火解毒之功，取之制为软膏外敷，可治皮肤湿疹、湿疮。取之浸汁涂患处，可治耳道流脓；煎汁滴眼，可治眼目红肿。

7. 刘建秋教授常用本品治疗肺痈之成痈期。症见壮热寒战，汗出烦躁，咳嗽气急，胸痛转侧不利，咳吐腥臭脓痰，舌苔黄腻，脉滑数。用孙思邈《千金要方》中的苇茎汤合张介宾《景岳全书》中的如金解毒散加减，用于肺痈的成痈期效果颇佳。与肉桂合用，用于心肾不交之心烦、失眠等病证。如心火旺黄连量须偏大，肾水寒则肉桂量宜增。与半夏配伍，调肠胃，理气机，用于痰热互结或湿热中阻所致之胸脘胀满，心下痞闷，呕逆欲吐，咳嗽痰黏，肠鸣泄泻，腹部胀痛等。

8. 本品大苦大寒，过服、久服易伤脾胃，脾胃虚寒者忌用。苦燥伤津，阴虚津伤者慎用。胃虚呕恶、脾虚泄泻、五更肾泻者慎服。

【验案选录】

李某，男，30岁，2007年3月2日初诊。

患者2天前出现不明原因发热，开始恶寒发热，欲添衣服，体温达39℃，经使用抗生素和其他药物治疗，热度不减，反呈往来寒热状。发病至4日，体温仍高于39℃，无下降趋势。症见颜面潮红，胸胁苦满，心下痞硬，不欲饮食，口苦咽干，烦躁、失眠等精神症状明显。脉浮紧，舌红，苔黄腻。

诊断：发热。

辨证：热毒壅盛，胆气上逆。

治法：和解少阳，和胃降逆。

方药：黄连解毒汤合小柴胡汤加减。

处方：柴胡10g，黄连10g，黄芩10g，黄柏10g，栀子5g，半夏5g，甘草5g。7剂，水煎，早、晚分服。

3月9日二诊：服上方3剂后，体温降至38℃以下，精神症状缓解，睡眠尚可。

效不更方，继服7剂后痊愈。

【按语】刘建秋教授认为，开始的恶寒发热用药后没有减轻，说明不是外感而致。其后出现寒热往来、胸胁苦满等为小柴胡汤的典型症状，又见烦躁、失眠，说明患者体内火毒炽盛，遂给予黄连解毒汤加减。方中黄连、黄芩、黄柏共泻三焦之火，柴胡透泄少阳之邪，半夏、甘草和胃降逆。诸药合用，热退，火邪去。

黄　芩

本品出自《神农本草经》，具有清热燥湿、泻火解毒、止血安胎功效。

【用药心得】

1. 本品清热燥湿，泻实火，除湿热。善清肺胃胆及大肠之湿热，尤长于清中上焦湿热。用治湿温、暑湿证，湿热阻遏气机而致的胸脘痞闷、恶心呕吐、身热不扬、舌苔黄腻者，常与滑石、白豆蔻、通草同用，如黄芩滑石汤；亦可配茵陈、栀子同用，治湿热黄疸。

2. 本品主入肺经，善清泻肺火及上焦实热，主治肺热壅遏所致的咳嗽痰稠，为清泄肺热之要药。单用可治肺热壅遏、肺失清肃所致的痰稠咳嗽，如清金丸；治肺热咳嗽气喘，可与杏仁、桑白皮、苏子、麦冬同用，如清肺汤。

3. 本品清热泻火力强，与薄荷、栀子、大黄同用，可用治外感热病，中上焦热盛所致之壮热烦渴、面赤唇燥、尿赤便秘，如凉膈散。

4. 本品具有清热凉血止血之功，可用于火毒炽盛、迫血妄行之吐血、衄血、便血、崩漏下血等，常配伍大黄，如大黄汤。配地榆、槐花，用治血热便血；配当归，用治崩漏，如子芩丸。

5. 本品入少阳胆经，可清泄少阳半表半里之郁热，用于少阳证。症见寒热往来，口苦咽干，胸胁苦满，常与半夏、柴胡同用和解少阳，如小柴胡汤；也可用于胆经热盛，湿热中阻，常与青蒿、竹茹、半夏、茯苓同用，如蒿芩清胆汤；用于火毒炽盛之痈肿疮毒，咽喉肿痛，常与连翘、板蓝根、牛蒡子同用；伴身热烦渴，常与黄连、黄柏、栀子配伍，如黄连解毒汤；治热毒壅滞之痈疮热痛，常配黄连、大黄、槐花同用。

6. 本品有清热安胎之功，用于血热胎动不安，可与生地黄、黄柏同用，如保阴煎；肾虚有热，见胎动不安，可与熟地黄、续断、人参同用，如泰山磐石散。因黄芩安胎重在清热，所以只可用于胎热不安，不可泛用于一切胎动不安之症。

7. 刘建秋教授应用黄芩经验：一是用于肺热咳嗽气喘，症见咳嗽咳痰，痰黄黏稠，胸膈痞闷，舌质红，苔黄腻，脉滑数，治以清泻肺火，化痰散结。二是用于少阳证，症见口苦咽干，寒热往来，胸胁苦满，默默不欲饮食，心烦喜呕，治以清泄少阳之热。

8. 黄芩还可配伍其他药物用于疾病治疗。如配黄连，均为清热燥湿之品，然黄芩善清上焦湿热；黄连清热燥湿，泻火解毒，善清心火而除心火郁结。二者相配，清热燥湿解毒功效更强，用于三焦热盛、高热烦渴及疔疮等。配半夏，一寒一温，辛开苦降，调和阴阳，升降逆，消痞气，用于心下痞等。配白芍，一清一敛，共奏清热止痢、和中止痛之功，用于腹痛下痢、身热口苦诸症。

9. 本品苦寒伤胃，脾胃虚寒者不宜使用。

【验案选录】

高某，男，52 岁，2004 年 8 月 18 日初诊。

患者咳嗽气喘，痰多黄稠，咳吐不爽，胸胁胀满，咳时牵引作痛，身热面赤，口渴咽干。舌质红，苔黄腻，脉滑数。

诊断：咳嗽。

辨证：痰热郁肺。

治法：清热肃肺，豁痰止咳。

方药：清金化痰汤加减。

处方：黄芩 10g，栀子 15g，知母 15g，半夏 15g，麦冬 15g，桑白皮 15g，杏仁 15g，贝母 15g，瓜蒌 20g，竹沥 15g，射干 10g。5 剂，水煎，早、晚分服。

药后，痰化咳止，诸症减轻，脉静身凉而痊愈。

【按语】本例属痰热郁肺。肺失肃降，肺气壅遏不畅，痰从热化，耗气伤津，灼津为痰，故见咳嗽痰多、口渴、胸胁胀满、苔黄腻等，方用清金化痰汤加减。方中黄芩、知母清泻肺热，配伍杏仁、半夏、知母清肺化痰，共奏清热肃肺、豁痰止咳之功。

黄　　柏

本品出自《神农本草经》，具有清热燥湿、泻火除蒸、解毒疗疮功效。

【用药心得】

1. 本品苦寒沉降，清热燥湿，长于清泻下焦湿热。用于湿热下注之带下黄浊臭秽、阴痒、灼热，常与山药、苦参、金樱子、车前子等药同用，如易黄汤；用于湿热下注膀胱，小便频数，短赤热痛，小腹拘急疼痛，常与萆薢、茯苓、萹蓄、车前子等药同用，如萆薢分清饮；用于湿热蕴结膀胱，小便不利，常与知母、肉桂同用，如滋肾通关丸。凡湿热之证，黄柏皆可用之，尤以治下焦湿热见长。

2. 刘建秋教授应用黄柏治疗湿热痢疾。症见下痢赤白脓血，里急后重，肛门灼热，渴欲饮水，舌红苔黄，脉弦数。用之清热解毒，凉血止痢，尤善清大肠热毒。

3. 本品善清泄下焦湿热，消肿止痛，用于湿热下注所致的脚气肿痛，痿证，足膝肿痛，常配苍术、牛膝，如三妙丸。配知母、熟地黄、龟甲等，可治肝肾不足、阴虚火旺之痿证，如虎潜丸。

4. 用于骨蒸劳热，症见潮热盗汗、心烦易怒、足膝疼热或痿软等。因黄柏质燥，用于阴虚发热，每与滋阴药合用。

5. 本品泻火解毒，消肿止痛。主治疮疡肿毒，内服、外用均可，如黄连解毒汤；配荆芥、苦参、白鲜皮、蛇床子等，治湿疹瘙痒。与赤芍配伍，治热痢下血。

【验案选录】

姜某，女，45岁，2011年8月2日初诊。

患者呛咳气急，痰少质黏，时时咯血，午后骨蒸潮热，盗汗量多，口渴心烦，急躁易怒，月经不调。舌红少苔，脉弦数。

诊断：肺痨。

辨证：邪客肺络，阴虚火旺。

治法：滋阴降火。

方药：大补阴丸。

处方：熟地黄20g，龟板20g，黄柏15g，知母15g，丹皮15g。5剂，水煎，早、晚分服。

药后气息平稳，虚热得除，汗出减少，诸症均有减轻。

【按语】本病阴虚火旺，上扰心神，致急躁易怒；骨蒸潮热，损伤肺络致咳嗽咯血。方用大补阴丸。方中重用熟地黄、龟板滋阴潜阳，壮水制火，共为君药。黄柏苦寒，清降虚火，治相火，退虚热；知母苦寒而润，上能清润肺金，下能资清肺水，助君药滋补真阴，共为臣药。诸药合用，共奏滋阴降火之效。

清热解毒药

金 银 花

本品出自《新修本草》,具有清热解毒、疏散风热功效。

【用药心得】

1. 本品是治疗一切内痈外痈、疮疡的第一要药。虽为甘寒之品,但阴阳火毒之疮疡皆可应用。治疗痈疮、红肿热痛者,可单用浓煎内服,也可与紫花地丁、蒲公英、野菊花同用,增强清热解毒、消肿止痛之功,如五味消毒饮。用治肠痈腹痛,常与当归、地榆、黄芩配伍,如清肠饮;用治肺痈咳吐脓血,常与鱼腥草、芦根、桃仁等同用,以清肺排脓。

2. 刘建秋教授善用金银花治疗外感风热、温病初期、痈疮疔肿,常与连翘配伍作为对药使用,用于温病初起诸症,以及一切感染性热病、疮疡痈毒、脱骨疽等。

3. 本品炒炭后有止血止痢之效,常用于热毒痢疾,下利脓血,可单用浓煎口服,亦可与黄芩、黄连、白头翁等药配伍使用。

4. 本品用于皮疹局部,可鲜金银花浓煎后,将汁涂于患部。

【验案选录】

王某,男,18岁,1989年3月4日初诊。

患者咳嗽喘急、发热1周余,近日病情加重,遂来我科就诊。查体:形体瘦弱,面色少华,双目无神,神志不清,呈昏睡状态,咳嗽喘急,鼻翼翕动。舌质暗红,苔黄,脉细数。体温37.7°C,两肺中、下野有小水泡音。

诊断:咳嗽。

辨证:风热犯肺。

治法:清热解毒,升清降浊。

方药:麻杏石甘汤。

处方:金银花15g,桃仁10g,冬瓜仁15g,芦根25g,麻黄10g,杏仁10g,石膏10g,甘草10g。5剂,水煎,早、晚分服。

药后患者痊愈。

【按语】刘建秋教授治疗此病以金银花为主,清热解毒;配麻黄、生石膏清泄肺热;配杏仁既助石膏沉降下行,又助麻黄泻肺热;再配桃仁、冬瓜仁,共奏清热解毒、升清降浊之功。

连 翘

本品出自《神农本草经》，具有清热解毒、消肿散结、疏散风热、清心利尿功效。

【用药心得】

1. 本品苦寒，入肺经，可清泻上焦风热。外邪犯肺之外感风热，温病初起见发热头痛、口渴咽痛等表证，常与金银花、竹叶、荆芥、薄荷发散上焦风热，如银翘散。

2. 本品与元参、莲子心、水牛角配伍，清心泻火，养阴生津，用于热入心包，症见高热汗出，神昏谵语，舌红，脉细数，如清宫汤。与水牛角、生地、金银花、丹参同用，透热转气，清营解毒，用于热入营血，症见身热夜甚，神烦少寐，时有谵语，斑疹隐隐，脉数，舌绛而干等，如清营汤。

3. 本品被称为"疮家圣药"。用于疮痈肿毒，常与金银花、牛蒡子、蒲公英、夏枯草等解毒消肿之品同用。疮痈初起，痈肿未溃者，常与穿山甲、皂角刺、贝母、乳香、没药配伍，清热凉血，解毒消肿；若疮痈脓已溃、红肿溃烂，常与牡丹皮、玄参、天花粉等同用，以凉血解毒敛疮。用于痰核瘰疬，常与夏枯草、浙贝母、海藻、昆布等同用，清肝散结，化痰消肿。

4. 本品兼有清心利尿之功，常与车前子、通草、淡竹叶配伍，用于热结下焦所致的小便淋沥涩痛，尿频尿急，溲黄短赤等症。

5. 刘建秋教授认为，连翘与板蓝根相须，能清热解毒凉血；与野菊花配伍，可清热解毒，疏散表邪；与麻黄配伍，可疏表清热解毒；与大黄配伍可清解邪热，荡涤实热积滞，用于表热盛的高热烦渴、神昏；与黄芪配伍，可解毒消肿，托疮排脓，用于气血不足的疮疡肿痛或排毒不畅；与薄荷配伍，可疏风达表，清头利咽，用于外感风热的高热、头目眩晕、口渴等。

【验案选录】

李某，男，15岁，2010年4月5日初诊。

患者发热4天，以夜间为甚。面红倦怠，头晕，神志尚清，呼吸气促，鼻翼翕动，食欲不振，伴右侧胸痛咳嗽，咳嗽，咳吐黄黏痰，夹铁锈色血块，便秘，尿短赤。舌红，苔黄腻，脉滑数。

诊断：咳嗽。

辨证：痰热阻肺，腑有热结。

治法：清上祛痰，泻火通便。

方药：凉膈散加减。

处方：连翘30g，芦根30g，大黄10g，芒硝10g，栀子10g，黄芩10g，瓜蒌 10g，川贝母 10g，薄荷 10g，竹叶 10g，甘草 10g。7 剂，水煎，早、晚分服。

服后，连泻数次大便。次日，胸痛大减，热退身静，呼吸平顺，痰色变白。

【按语】身热、咳嗽、咳引胸痛、痰黄带血、大便秘结、舌红、苔黄腻、脉滑数乃中、上焦邪热壅盛所致。方中重用连翘清热解毒，以清除上焦之邪热，功专量重，是为君药。配黄芩清胸膈郁热；芦根清热生津，除烦止呕利尿；瓜蒌、川贝母润肺止咳；大黄、芒硝泻火通便，以荡涤有形之热，共为臣药。薄荷、竹叶轻清疏散，以解上焦之热，体现"火郁发之"之义而为佐。甘草调和诸药。药症相合，故而获效。

板 蓝 根

本品出自《新修本草》，具有清热凉血、解毒利咽功效。

【用药心得】

1. 本品苦寒，入心、胃经，善泻实热火毒，用治外感风热或温病初起之发热头痛，可单味使用，也可与金银花、荆芥等疏散风热药同用。外感风热伴咽喉肿痛者更为适宜。风热上攻之咽喉肿痛、喑哑、咽干，常与玄参、马勃、胖大海、牛蒡子等清热滋阴利咽等药同用。

2. 本品清热解毒、凉血消斑，用于多种瘟毒热邪证，症见发热汗出，发斑出疹，舌绛紫暗，脉洪数，常与生地、紫草、黄芩同用。本品亦广泛用于流感、腮腺炎、温病发热、发斑、风热感冒、咽喉肿烂、流行性乙型脑炎、肝炎多种疾病，方如板蓝根冲剂、普济消毒饮。

3. 刘建秋教授临床常与其他药物配伍应用。与玄参配伍，清热解毒，滋阴降火，用于咽喉肿痛、白喉等症；与牛蒡子配伍，清热祛痰，解毒利咽，用于咽喉肿痛、痄腮等；与天花粉配伍，解毒利咽润燥，用于肺胃实热之烦渴、燥热咳嗽，痈肿丹毒；与茵陈配伍，凉血解毒消疸，用于湿热发黄及肝胆疾病见湿热证者。

【验案选录】

刘某，男，30 岁，1996 年 11 月 6 日初诊。

患者 1 周来咽部疼痛，灼热干涩，吞咽痛甚，声音嘶哑，干咳喉痒，头痛，发热恶寒。苔微黄，脉浮数。

诊断：喉痹。

辨证：风热邪毒，侵咽犯肺。

治法：疏风清热解毒，肃肺开音。

方药：普济消毒饮加味。

处方：板蓝根15g，马勃（布包）5g，麦冬15g，黄芩10g，黄连5g，玄参10g，甘草10g，金银花10g，连翘10g，桔梗10g，僵蚕10g，牛蒡子10g，薄荷10g。5剂，水煎，早、晚分服。

二诊：药后咽痛声嘶等症大减，仅咽干、吞咽不利。

守方7剂，服法同前。药后病愈。

【按语】本病证属风热邪毒侵咽犯肺，宜疏风清热解毒，肃肺开音。鼻咽部为肺之窍，肺为清金之脏，肺卫受邪，清金失灵，肺窍不利，故见咽部疼痛、语音嘶哑等风热邪毒之症。方用普济消毒饮。方中重用板蓝根、马勃、牛蒡子等清热解毒利咽之品。因切中病机，故效果甚佳。

鱼 腥 草

本品出自《名医别录》，具有清热解毒、消痈排脓、利尿通淋功效。

【用药心得】

1. 本品为治疗肺痈的要药。多用于肺痈咳吐脓血，热毒疮痈，红肿热痛或热盛脓成，常合清热解毒药，如配伍蒲公英、连翘等；可内服，亦可鲜品捣烂外敷。

2. 本品具有清热除湿、利尿通淋功效，可用于热淋见小便涩痛，常与车前子、海金沙、白茅根、金钱草配伍；还可用于湿热所致的泻痢、黄疸、带下症。

3. 刘建秋教授认为，鱼腥草不宜久煎，后下可以保留药效。刘建秋教授善用鱼腥草治疗久治不愈的痰饮咳嗽证和肺痈。在季节交替时，若出现恶寒发热、咳嗽咳痰、头痛胸闷、苔白、脉滑数等症，常用鱼腥草25g，前胡、杏仁、紫菀、款冬花各15g，陈皮、甘草各10g，每日1剂。两天后，症状基本消除。用于肺痈咳吐脓血，以鱼腥草30g，与桔梗、薏苡仁、芦根、冬瓜仁等同用，加强清热解毒、消肿排脓作用；治疗肺热咳嗽，痰黄而稠，常配伍黄芩、贝母、桑白皮等清肺化痰止咳药同用。

【验案选录】

黄某，女，38岁，2005年12月3日初诊。

患支气管扩张8年。近两年频发咳喘，咳痰如脓，痰中夹血。由于反复感染，病情发展迅速，伴胸闷短气，活动气促，咳痰带血，痰如米粥样，有腥臭味。舌红，苔黄，脉滑数。

诊断：肺痈。

辨证：邪热壅肺，痰瘀迫伤肺络。

治法：清热解毒，化瘀散结。

方药：千金苇茎汤加减。

处方：苇茎60g，鱼腥草30g，薏苡仁30g，冬瓜仁30g，桃仁30g，金荞麦30g，贝母15g，竹茹15g，海浮石15g，海蛤壳15g。5剂，水煎，早、晚分服。

12月8日二诊：服药后，咳、喘、痰均有好转。

续方3剂，咳痰明显转稀转白，身热退净，诸症基本消退。

【按语】外感风热病毒，或风寒化热化火，或阴虚痰热内盛，致使痰热壅肺，痰浊郁结，上蒸于肺，肺气壅塞。患者形气尚实，但均有咳嗽、气急、咳吐脓痰，舌红，苔黄，脉浮滑或滑数等。药以《金匮要略》千金苇茎汤加味。其中苇茎重用，至少30g，也可用芦根30g代替，重症可加至60～100g，以清宣肺热，养胃生津。鱼腥草入肺经，以清解肺热见长，又具清热解毒、消痈排脓之效。临床上应用指征为患者常出现高热，吐脓，甚至有腥臭味等，此病例中脓痰不除，必犯咳喘，咳喘犯久而加重，故用苇茎汤为主方的同时，加大鱼腥草、金荞麦的用量，以驱除痰邪。

败 酱 草

本品出自《神农本草经》，具有清热解毒、消痈排脓、祛瘀止痛、清肝明目功效。

【用药心得】

1. 本品为治疗内痈的要药。凡郁热蕴结成脓之际，出现腹痛拒按、发热、肠痈成脓时，可配伍附子、薏苡仁，如薏苡附子败酱散；如脓未成，肠痈初期，腹痛便秘，配大黄、丹皮、赤芍、蒲公英、冬瓜仁、金银花等泻热导滞，破血祛瘀，排脓消肿。肺痈咳吐脓血，可配伍苇茎、金银花、芦根、桔梗、连翘、鱼腥草、野菊花等清肺解毒，排脓化瘀；用于疮痈肿毒，配伍金银花、蒲公英、连翘等，鲜品捣烂外敷患处。

2. 本品走血分，能破瘀止痛，活血通经，是妇科良药。对于产后瘀滞腹痛，或者实热瘀滞胸腹，可单用煎服，或配伍红花、丹参、当归、五灵脂、川芎、香附等，以活血祛瘀，行气止痛。

3. 本品清肝胆实热，用于风热、肝火上炎所致的目赤肿痛，配伍金银花、菊花、蒲公英、夏枯草以等清肝明目。用于肝胆湿热证，配伍栀子、大黄、茵陈蒿等以清热利湿，利胆退黄。

4. 刘建秋教授常用败酱草与鱼腥草、桔梗、薏苡仁、冬瓜子、芦根等配伍，用于肺痈，每以败酱草10～15g，排脓消痈，颇见成效。肺痈溃脓期可首选败酱草、冬瓜仁、苇茎、桃仁、甘草、桔梗、金银花、连翘。

刘建秋教授认为，败酱草用量不宜超过30g，过量易引起头晕恶心，长期服用容易引起脾胃虚寒证。败酱草有行滞止痛功效，对血瘀气滞所致胸腹、腰胁疼痛、痛处不移，可加入四逆散中，增强活血行气功效，以缓解疼痛。

【验案选录】

单某，女，28岁，1995年12月18日初诊。

患者咳腥臭脓痰夹血，胸闷，晨起咳嗽较甚，咽喉有阻塞感。舌淡，苔白，脉数。

诊断：肺痈。

辨证：成脓期。

治法：清热解毒，祛痰排脓。

方药：苇茎汤加味。

处方：鱼腥草30g，败酱草15g，金银花30g，鲜芦根30g，薏苡仁30g，冬瓜仁30g，桔梗15g，黄芩15g，黄连10g，桃仁10g，贝母10g，生甘草5g。10剂，水煎，早、晚分服。因腥臭浓痰较多，每日2剂。

12月23日二诊：药后，胸闷、咳嗽、咽部不适症状减轻。

【按语】肺痈是一种肺叶生疮形成脓疡的病证。肺热而壅，热煎津液为痰，热蓄不解，血凝不通而成痈脓。刘建秋教授认为，肺痈病无论是初期、成痈期还是溃脓期，宣通肺气、保持呼吸道通畅应贯彻始终，这是治疗肺痈的基本原则。肺痈初期，宜清热化痰为主，肺痈已成，予《千金要方》苇茎汤加味治之。治疗肺痈时也要考虑全身正气的盛衰，若病情未能控制而出现正虚邪盛表现，当扶正祛邪并进，一方面扶助正气，使机体恢复驱邪外出之力；另一方面清热解毒，化瘀排脓，以助正气驱邪外出。刘建秋教授强调，重病宜用重治。此案患者属年轻女性，病情重，身体壮盛，故可加重药量，日服2剂。方中败酱草在治疗肺痈溃脓期的作用较大，可以化瘀排脓，尤其对有腥臭味脓痰者，与其他药物配伍，化瘀而不留脓，清热解毒，驱邪外出。在成痈期可有效防止病邪进一步入侵，从而加速机体恢复。

白花蛇舌草

本品出自《广西中药志》，具有清热解毒、利湿通淋功效。

【用药心得】

1. 本品苦寒，有较强的清热解毒作用，可用于热毒导致的诸多症状，内服和外用均可。单用鲜品捣烂外敷，可治疗痈肿疮毒，也可与金银花、连翘、野菊花等药同用；亦可与红藤、败酱草、牡丹皮等药同用治疗肠痈腹痛；用于咽喉肿痛，多与黄芩、玄参、板蓝根等药合用；用于毒蛇咬伤，可单用鲜品捣烂绞汁内服或水煎，渣敷伤口；亦可与半枝莲、紫花地丁、蚤休等药配伍应用。

2. 本品有清热利湿通淋之功，单用治疗小便淋沥涩痛，膀胱湿热，亦常与白茅根、车前草、石韦等同用；也可用于湿热黄疸。

3. 刘建秋教授指出，白花蛇舌草清热解毒通淋，不仅可广泛用于热毒证、外部疮疡疔肿、肠痈、热淋，还可用治黄疸（湿热型黄疸）、咳嗽等。对于癌症亦有显著疗效，刘建秋教授赞其为治癌佳药。

4. 临床多与清热解毒药同用。与败酱草配伍，清热解毒、燥湿止痛、消痈之力更强。

【验案选录】

程某，男，40岁，1993年5月5日初诊。

患者于1个月前出现高烧、咯血，经检查右肺可见4.5cm×5.0cm肿块，确诊为肺癌。症见形体消瘦，面色苍白，唇甲色淡，乏力，纳差。舌淡红，苔白厚腻，边有齿痕。

诊断：肺癌。

辨证：瘀毒互结。

治法：辛热化瘀，泻下攻毒。

方药：自拟抗癌汤。

处方：白花蛇舌草30g，白茅根20g，百部20g，血余炭15，蜈蚣5g，僵蚕10g，赤芍10g，柴胡10g，黄芪30g，党参15g，熟地黄30g，枳实30g，郁金15g，桔梗10g，山药15g，川芎15g，陈皮10g，神曲15g，大枣15枚。7剂，水煎，早、晚分服。

5月15日二诊：症状减轻，嘱其继续服药。

服药6个月，病灶未见扩散。

随诊1年病情未见进展。

【按语】本例属寒瘀毒结导致肺癌。寒邪郁里化热而见高热，瘀毒互结则见咯血，治宜辛热化瘀，泻下攻毒。方中白花蛇舌草清热解毒散结，发挥了重要作用；白茅根清热，养阴，生津；百部润肺，止咳，祛痰；黄芪、党参补气固表，托毒排脓；熟地黄补血滋阴；蜈蚣、僵蚕化痰，散结，止痛；柴胡、桔梗、郁金、赤芍、川芎等行气，活血，止痛；枳实破气除痞；陈皮理气健脾；神曲、大枣养胃和中。诸药合用，疗效显著。

射　干

本品出自《神农本草经》，具有清热解毒、消痰利咽功效。

【用药心得】

1. 本品苦寒，入肺经，为治咽喉肿痛常用之品。单用可治热毒痰火郁结，咽喉肿痛，如射干汤；或与升麻、甘草等同用。若治外感风热，咽痛喑哑，常与荆芥、连翘、牛蒡子同用，如射干消毒饮。若喉痹肿痛较严重，可与山豆根共研粉末吹喉，如吹喉散。

2. 本品善清肺火，降气消痰，以平喘止咳。用于肺热咳喘，痰多而黄，常与桑白皮、马兜铃、桔梗等同用；用于寒痰咳喘，痰多清稀，常与麻黄、细辛、生姜、半夏等配伍，如射干麻黄汤。

3. 本品为治疗喉痹的主要药物，既可散结消肿利咽，亦可降肺泻火化痰，最适合咽喉肿痛兼痰热壅盛之证。刘建秋教授指出，射干用于痰盛喘咳之证，只要配伍得当，不拘寒热均可发挥效果。

4. 临床上刘建秋教授常与其他药物配伍使用，与麻黄配伍，用于痰饮郁肺之证；与黄芩配伍，宣肺泻火，通利咽喉；与桔梗配伍，开宣肺气，祛痰利咽，用于各种原因引起的咽喉肿痛效果颇佳。

【验案选录】

蒋某，女，35岁，1998年10月5日初诊。

患者咳、痰、喘30年。自述5岁患哮喘，遇风寒易复发，逢春、冬两季更易发作。多次就诊，服用定喘汤加减200多剂，但屡治屡发，难以根治。近两周发作频繁，自感胸腹满闷，恶寒，发热，肢体酸楚。临床见面色晦暗，呼吸急促，咳痰稀白。舌质淡，苔白滑，脉浮而紧。

诊断：哮病。

辨证：寒邪伏肺，肺气不宣。

治法：散寒祛痰，宣利肺气。

方药：射干麻黄汤。

处方：射干10g，麻黄10g，干姜10g，细辛3g，紫菀10g，款冬花10g，半夏10g，五味子15g，大枣5枚。7剂，水煎，早、晚分服。

药后，患者症状明显改善。

【按语】刘建秋教授认为，此例属寒哮型哮病。寒邪伏肺，由外邪引发，痰升气阻，致呼吸急促；寒邪郁肺，肺气不宣，则胸胁满闷，咳痰稀白；阴盛于内，阳气不得宣发，故面色晦暗。外寒引动内饮，故遇寒易发。舌质淡、苔白滑、脉浮紧为寒盛之象。射干麻黄汤中射干为主药，苦寒泄泻，功兼清热解毒，又入肺经，具有开痰结、宣肺气之力；与其他药物合用，共奏宣肺散寒、化饮止咳之功。

山 豆 根

本品出自《开宝本草》，具有清热解毒、消肿利咽功效。

【用药心得】

1. 本品大苦大寒，功善清肺火，解热毒，利咽消肿，为治疗咽喉肿痛的要药。凡热毒蕴结之咽喉肿痛者均可用之。轻者可单用，重者常与桔梗、连翘、栀子配伍；若治乳蛾，喉痹，常配伍射干、花粉、麦冬等同用。

2. 本品入胃经，能清胃火，对胃火上炎引起的牙龈肿痛、口舌生疮均可应用，可单用煎汤漱口，或与石膏、升麻、牡丹皮等配伍。

3. 临证时常与其他药配伍应用。如治肺热咳嗽，与瓜蒌、贝母、知母、桔梗等配伍；治痔痛出血，与槐角、槐花配伍；治热毒炽盛而致咽喉烂痛，常与板蓝根配伍。患有慢性咽炎，可用山豆根0.3g，含汁服，日5~8次，疗效显著。

4. 山豆根有毒，刘建秋教授运用时严格把握剂量，过量服用易引起腹泻、胸闷、呕吐、心悸等症状，故用量不宜过大。使用时，切忌邀功心切，妄加剂量。临床运用，只要辨证准确，放胆用之无害。

【验案选录】

陈某，44岁，2000年3月5日初诊。

患者平素喜食肥甘厚味，脾气暴躁，3天前因感受外邪，出现咽喉红肿，口干咽痛，牙龈肿痛，痰不易咳。舌红，苔黄，脉数。

诊断：喉痹。

辨证：风热外侵。

治法：清热解毒，消肿利咽。

方药：疏风清热汤。

处方：山豆根5g，射干10g，桔梗10g，玄参10g，牛蒡子10g，生甘草10g。7剂，水煎，早、晚分服。

药后即愈。

【按语】刘建秋教授认为，山豆根清热解毒，利咽消肿，为临床上治疗咽喉肿痛的常用药物，被誉为"解咽喉肿痛第一要药"。方中射干、牛蒡子、桔梗消痰利咽；玄参泻火解毒。诸药合用，共奏清热解毒、消肿利咽之功。

清热凉血药

生 地 黄

本品出自《神农本草经》，具有清热凉血、养阴生津功效。

【用药心得】

1. 本品力专清热泻火，能清营血分之热而凉血消瘀，为清热、凉血、止血之要药。用于温热病热入营血之高热、口渴、舌红绛，配伍玄参、连翘、丹参等药；用于血热便血、尿血，常与地榆同用；用于血热崩漏或产后下血不止、心神烦乱，可配益母草用。

2. 本品滋阴降火，养阴津而泄伏热，为"补肾家之要药，益阴血之上品"（《本草经疏》）。本品常用于阴虚火旺之口干口渴、头晕目眩，如六味地黄丸，旨在滋阴补肾；温病后期，余热未尽，阴津已伤，出现夜热早凉、舌红脉数等，可配青蒿、知母、鳖甲等同用，以养阴透热。

3. 本品质润多液，能清热养阴，生津止渴。用治热病伤阴，烦渴多饮，或温热病后期，邪热伤津者，常配麦冬、沙参、玉竹等，以益胃生津；治消渴病属热盛伤津者，可配玄参、麦冬用，以增液润燥。脾虚湿滞，腹满便溏者不宜使用。

4. 刘建秋教授常用生地治疗消渴病、骨蒸痨热、咽喉燥痛等。与黄柏配伍，泻火以坚阴，滋阴以清热，泻中寓补，补中寓泻；与清热活血药配伍，凉血散血，如与玄参配伍，清热解毒养阴；与生地黄配伍，可增强清热养阴、凉血解毒之功，用于暑温及温热邪入营分或血分，见发斑、痉厥、动血之象者。

【验案选录】

王某，男，25 岁，1998 年 3 月 21 日初诊。

患者 1 周前因饮食辛辣，导致全身出现红色风团、互不融合，大约数小时内消退。因皮疹反复，瘙痒加剧遂来就诊。症见全身红色风团，伴周围红晕，双手臂、前胸可见抓痕，伴瘙痒及轻度腹泻。舌红，苔黄，脉数。

诊断：风疹。

辨证：风热毒邪入血。

治法：清营凉血，祛风止痒。

方药：犀角地黄汤加减。

处方：水牛角粉（另包先煎）、白鲜皮、山药各 30g，生石膏、石决明、龙骨各20g，生地黄、白茅根各15g，牡丹皮、槐花、知母、地肤子各10g。10剂，水煎，早、晚分服。

药后，瘙痒消失，大便正常，皮疹未复发。

【按语】刘建秋教授认为，该患者乃因热毒入血，血热生风，风邪郁于肌肤而发病。治以清营凉血，祛风止痒。方中水牛角、生地黄、牡丹皮、槐花清热解毒，凉血养阴；配伍白茅根以清血分之热，托毒退热；水牛角入血分，清热凉血；生石膏入气分，清热泻火；白鲜皮、地肤子清热祛风，清湿热止痒；石决明、龙骨平肝镇静，息风止痒。因切合病机，配伍严谨，故收效满意。

攻下药

大　黄

本品出自《神农本草经》。具有泻下攻积、清热泻火、凉血解毒、逐瘀通络功效。

【用药心得】

1. 本品生用泻下作用较强，与补益药配伍，用治大便秘结而正气不足。兼见气虚亏虚，可与人参、当归等配伍；兼见阴虚津亏，可与生地、玄参、麦冬等配伍；兼见脾阳不足之冷积便秘，可与附子、干姜等温里祛寒之品配伍。

2. 本品炒炭可凉血止血，用于血热妄行所致的吐血、咯血、衄血。大黄兼能活血祛瘀，止血不留瘀，虚劳吐血可用大黄炭末配以鲜生地汁拌服。

3. 本品治疗热毒疮疡的常用药，刘建秋教授常与他药配伍应用。常与金银花、连翘配伍，用于热毒疮疡；与牡丹皮、败酱草、桃仁配伍，泄热破瘀，散结消肿，用于肠痈腹痛；大黄研末外用，或与地榆配伍，可解毒止痛，敛疮生肌。刘建秋教授常与黄连、黄芩、龙胆草相配伍，以增强清泻脾胃、大肠、肝经之火的效力，用于口苦、面红目赤、急躁易怒、头痛；口舌生疮、咽喉肿痛、牙龈肿痛等症。

4. 本品有较强的活血祛瘀功效，既能泻下离经之瘀血，又能清解内蕴之瘀热。用治癥瘕积聚，可与鳖甲、桃仁配伍，以增强化瘀消癥之功。

5. 大黄的治疗作用极为广泛，随配伍的变化可用治不同疾病。刘建秋教授常用其与芒硝、厚朴、枳实等配伍，用于大便燥结，积滞泻痢，以及热结便秘、壮热苔黄等；与黄连、黄芩、丹皮、赤芍等配伍，用于火热亢盛、迫血上溢，以及目赤暴痛、热毒疮疖等；与桃仁、赤芍、红花等配伍；用于产后瘀滞腹痛、瘀血凝滞、月经不通，以及跌打损伤、瘀滞作痛；与附子、干姜配伍，用于冷积便秘；与黄连、黄芩、白芍配伍，用于湿热痢疾；与茵陈、栀子配伍，用于湿热黄疸；与木通、车前子、栀子配伍，用于湿热淋证。大黄是治疗六腑疾病的首选药物，为实热便秘的要药，常与芒硝、厚朴等配伍。刘建秋教授亦常用其治疗阳明腑实证，效果明显。

6. 大黄苦寒，为峻猛之品，若非实证不宜妄用。大黄易伤胃气，脾胃虚弱者慎用；妇女怀孕、月经期、哺乳期应忌用；脾胃虚寒、血虚气弱、妇女胎前、产后、月经期及哺乳期均需慎服。

【验案选录】

病案1

陈某，女，18岁，1994年8月18日初诊。

患者5天前出现鼻塞流涕、咳嗽、发热头痛，体温高达39℃，食欲不振，口淡无味，全身酸痛无力，口咽干燥，面色赤，脘腹胀满，大便秘结。舌红，苔黄，脉缓。

诊断：感冒。

辨证：阳明热证。

治法：通腑泄热。

方药：大承气汤加减。

处方：大黄15g，芒硝9g，玄参15g，甘草10g。3剂，水煎，早、晚分服。

二诊：药后体温逐渐恢复正常，但肢体仍然无力，怠惰嗜卧，食欲不佳，脘腹胀满，苔白腻，脉缓。

处方：玄参15g，麦冬10g，天花粉10g，陈皮10g，苍术10g，厚朴10g，甘草10g。7剂，服法同前。

药后，诸症悉平。

【按语】刘建秋教授认为，外邪侵表，多先从皮毛口鼻而入，首先伤肺，邪热壅肺，耗伤津液，且肺与大肠相表里，热邪下移大肠，腑气不通，治宜通腑泄热，急下存阴。大黄药性走窜，作用迅猛，直达下焦部位，且入血分，破坚逐瘀力强，药效所到之处，邪气无残留，祛除邪气而不伤正气。大黄荡涤肠胃，推陈致新，为治疗积滞便秘的要药，又因其苦寒沉降，善能泄热，故实热便秘尤为适宜；芒硝咸寒，软坚润燥，通利大便；玄参清热生津养阴。诸药合用，釜底抽薪，共奏通腑泄热之功。二诊时，患者湿阻中焦，脾失健运，故见食欲不佳、脘腹胀满、苔白腻、脉缓。湿为阴邪，其性重着黏滞，故而出现肢体无力、怠惰嗜卧等表现，故以平胃散加减治之。苍术辛香苦温，可燥湿运脾，湿去脾自运；陈皮燥湿和胃，燥湿醒脾；厚朴行气除满，苦燥化湿。诸药合用，燥湿与行气并行，燥湿以健脾，行气以祛湿，湿祛脾健，气机调畅，脾胃自和。

病案2

林某，男，22岁，2001年7月8日初诊。

患者鼻衄反复发作两个月，血色鲜红，口咽干燥，口舌生疮，面红目赤，发热口渴，心烦易怒，便秘溲赤。舌红苔黄，脉弦数。

诊断：鼻衄。

辨证：上、中二焦邪热炽盛。

治法：清热泻火，通腑泄热。

方药：凉膈散加减。

处方：大黄10g，芒硝10g，黄芩10g，连翘25g，栀子10g，薄荷10g，天花粉10g，麦冬10g，龙胆草10g。7剂，水煎，早、晚分服。

药后大便通畅，出血渐止。

【按语】刘建秋教授认为，该患者上、中二焦邪热炽盛，治当清热泻火通便，清上与泻下并行，故用凉膈散加减。《医学衷中参西录》中记载："大黄，味苦，气香，性凉，能入血分……其性能降胃热，并能引胃气下行，故善治吐衄。"刘建秋教授运用此方治疗鼻衄，正是利用了大黄善治血热妄行之吐血、衄血这一作用，方中大黄清热泻火，凉血解毒；连翘、黄芩、栀子清三焦火热；天花粉、麦冬清热生津；龙胆草清泻肝胆火。诸药合用，清热泻火，热清气顺，鼻衄得愈。

祛风寒湿药

独 活

本品出自《神农本草经》，具有祛风湿、止痛解表功效。

【用药心得】

1. 刘建秋教授常引用《药性赋》中的一句话："独活疗诸风，不论久新。"临床上常配牛膝、木瓜、苍术、地龙、五加皮、川断等，用治两脚风湿疼痛、软弱、难于行走。

2. 独活有辛温发散的作用，可用治风寒感冒所引起的头痛、恶寒、发热、身体疼痛、腰腿酸痛等症。但独活祛风胜湿的作用比较明显，故临床上常将其用为祛风湿、治痹痛之药，可与威灵仙、防风、秦艽、豨莶草、松节、透骨草等同用。一般用法是上半身疼痛明显用羌活；下半身疼痛明显用独活；全身疼痛羌活、独活同用。刘建秋教授亦常用之配伍桑寄生、川续断、补骨脂、威灵仙、牛膝、泽兰、红花、附子等，治疗风湿性关节炎偏于虚寒者效果较好，尤其对腰腿疼痛，效果更为明显。

3. 本品善入肾经而搜伏风，刘建秋教授常与川芎、白芷、蔓荆子等同用，以增祛风止痛之效，可治风扰肾经，伏而不出之少阴头痛；独活配细辛能用于少阴头痛（头痛、目眩、痛连齿颊部，或见风即痛），如独活细辛汤。

4. 本品亦有祛风湿之功，亦治皮肤瘙痒，内服或外洗皆可。血虚头痛、肾虚腰痛、阴津不足等均不宜用。

【验案选录】

李某，58岁，1992年11月9日初诊。

患者自述恶寒畏风2年余，即使盛夏暑日亦须缠头巾，着长袖长裤，头痛身重，平日不敢出门，肩背痛。舌淡，苔白，脉浮缓。

诊断：风湿痹证。

辨证：汗出当风，或久居湿地，风湿之邪侵袭肌表。

治法：祛风胜湿止痛。

方药：羌活胜湿汤。

处方：羌活9g，独活9g，藁本10g，防风15g，甘草10g，蔓荆子15g，川芎15g，秦艽15g，牛膝25g，薏苡仁35g，何首乌18g。7剂，水煎，早、晚分服。

药后衣物渐减，偶尔出门，诸症较前好转。

【按语】对于顽痹风寒之证，必须注重祛湿，重用羌活、独活、防风、蔓荆子等药。方中独活、羌活共为君药，二者皆为辛苦温燥之品，具有辛散祛风、味苦燥湿之效，皆可祛风除湿，通利关节。其中羌活善祛上部风湿，薏苡仁、独活善祛下部风湿，两药合用，能散一身上下之风湿，通利关节而止痛。秦艽、防风、蔓荆子、藁本入太阳经，祛风胜湿，且善止头痛，共为臣药。佐以川芎、牛膝、川芎祛风止痛，活血行气；牛膝祛风利湿，活血通经。使以甘草调和诸药。诸药合用，共奏祛风胜湿止痛之功。

川 乌

本品出自《神农本草经》，具有祛风湿、温经止痛功效。

【用药心得】

1. 本品辛热升散苦燥，善于祛风除湿，温经散寒，有明显的止痛作用，为治风寒湿痹证的要药，尤宜于寒邪偏盛之风湿痹痛。治疗寒湿侵袭、历节疼痛、不可屈伸者，刘建秋教授常与麻黄、芍药、甘草等配伍。用于寒湿瘀血留滞经络、肢体筋脉挛痛、关节屈伸不利、日久不愈者，与草乌、地龙、乳香等同用。

2. 本品辛散温通、散寒止痛之功显著，用于心痛彻骨、背痛彻心，常配伍赤石脂、干姜、蜀椒等，如乌头赤石脂丸；治疗寒疝，绕脐腹痛，手足厥冷，多与蜂蜜同煎，如大乌头煎。

3. 本品用治跌打损伤、骨折瘀肿疼痛，多与自然铜、地龙、乌药等同用，如回生续命丹。

4. 刘建秋教授应用时一般用制川乌，若症状难以改善，则改用生川乌，用时须从小量开始递增，煎煮时间至少超过一个半小时。如无不良反应可逐渐加量，或加用甘草同煮，以缓解川乌的毒性。若药后出现唇舌发麻、头晕、心悸、头晕、脉迟有间歇者，皆为毒性反应，立即停药，并用甘草、生姜煎服解毒。

5. 本品孕妇忌用；不宜与贝母类、半夏、白及、白蔹、天花粉、瓜蒌类同用；酒浸、酒煎服易致中毒，应慎用。

【验案选录】

王某，男，56岁，1989年9月5日初诊。

患者心痛彻背，背痛彻心，面色发绀，汗出肢冷。舌质紫暗，苔白，脉沉细。

诊断：胸痹心痛。

辨证：心阳衰弱，心血瘀阻。

治法：回阳固脱，通瘀止痛。

方药：乌头赤石脂丸加减。

处方：炮乌头5g，制附子10g，花椒15g，小茴香10g，干姜10g，赤石脂10g，党参25g，苏木10g。煎汤内服。

1剂汗止，继续服用柏子养心丸巩固疗效。

【按语】方中乌头辛热，配伍制附子、花椒、小茴香、干姜以振奋心阳，祛除阴寒之邪；配伍赤石脂温涩调中，收敛阳气，以防大热辛散太过，伤及阴液；蜂蜜既可解乌头之毒，又能缓中止痛。诸药合用，心阳得振，阴寒之邪得祛。

利水渗湿药

猪苓

本品出自《神农本草经》，具有利水渗湿功效。

【用药心得】

1. 本品甘淡渗泄，利水作用较强，用于水湿停滞的各种水肿，单味应用即可取效。治疗水湿内停所致之水肿、小便不利，刘建秋教授常与泽泻、茯苓、白术等同用；治肠胃寒湿，濡泻无度，常与肉豆蔻、黄柏同用。

2. 刘建秋教授临床上常与其他药物配伍应用。与泽泻、阿胶、滑石、茯苓配伍，用治阳明病，渴欲饮水、小便不利；与茯苓、泽泻、薏苡仁、桑白皮配伍，用治水肿；与黄连、黄柏、益智仁、茯苓、甘草等配伍，用治胃中湿热，渗入膀胱，淋沥不止；配伍生地、滑石、木通以通利水道。

3. 无水湿者忌服。脾虚者慎用。

【验案选录】

王某，男，60岁，1990年9月12日初诊。

患者平日身体欠佳，因外感风寒致咳嗽半月。症见咳嗽，痰略黄，咳而不爽，口微渴，胸闷。舌红无苔，脉细而濡。

诊断：咳嗽。

辨证：水热互结。

治法：利水清热，宣肺止咳。

方药：猪苓汤加减。

处方：猪苓15g，茯苓15g，泽泻10g，麻黄10g，阿胶5g，滑石5g，杏仁5g。5剂，水煎，早、晚分服。

药后，症状明显减轻。

【按语】刘建秋教授认为，临床上患者的病情多种多样，治疗时不应拘泥平时的理论，应根据患者的症状体征及病因多加分析，以免延误病情。方中猪苓淡渗利水，泽泻、茯苓利水渗湿，泽泻兼泄热，茯苓兼健脾，阿胶滋阴润燥，杏仁泻肺平喘。诸药合用，共奏利水清热、宣肺止咳之功。

茯苓

本品出自《神农本草经》，具有利水渗湿、健脾宁心功效。

【用药心得】

1. 本品对于脾虚运化失常所致的泄泻、带下，有标本兼顾之效，且常与党参、白术、山药等配伍。偏于寒湿，可与桂枝、白术等配伍；偏于湿热，可与猪苓、泽泻等配伍；属脾气虚，可与党参、黄芪、白术等配伍；属虚寒者，可配附子、白术等同用。

2. 本品对脾虚不能运化水湿、停聚化生痰饮之证作用明显，可与半夏、陈皮同用，也可与桂枝、白术配伍；治痰湿入络、肩酸背痛，可配半夏、枳壳同用。

3. 茯苓养心安神，用于心神不安、心悸、失眠等症，常与人参、远志、酸枣仁等配伍。

4. 刘建秋教授也用茯苓治疗癌症，食管癌、胃癌、肝癌、鼻咽癌、舌癌、乳腺癌、膀胱癌、肺癌、溃疡性黑色素瘤等属脾虚湿盛、痰饮内停、湿热壅结者均有一定效果。

5. 肾虚多尿、虚寒滑精、气虚下陷、津伤口干者慎服。忌米醋。

【验案选录】

王某，男，50岁，1990年12月1日初诊。

患者近2个月来时犯喘咳，甚则胸盈仰息，咳嗽，痰多黏腻色白，咳吐不利，饮食睡眠尚可。舌苔微黄而腻，脉沉滑。

诊断：喘证。

辨证：肺失宣降，痰气交阻。

治法：降气化痰平喘。

方药：二陈汤合射干麻黄汤加减。

处方：茯苓15g，半夏10g，款冬花10g，紫苏子10g，杏仁10g，射干10g，竹茹5g，枳壳5g，生姜5g。7剂，水煎，早、晚分服。

药后，哮喘减轻。

【按语】方中茯苓健脾渗湿，渗湿以助化痰之力，健脾以杜生痰之源。配伍祛痰利肺，止咳平喘之射干、款冬花、竹茹、杏仁等药，紫苏子、枳壳理气平喘。佐以生姜，既能制半夏之毒，又能协助半夏化痰降逆、和胃止呕。诸药合用，共奏降气化痰平喘之功。

泽 泻

本品出自《神农本草经》，具有利水消肿、渗湿泄热功效。

【用药心得】

1. 本品甘淡渗湿，利水作用与茯苓相似，主要用于水湿内停、水肿证。

症见头面、眼睑、四肢、腹背甚至全身浮肿,小便不利,严重者可伴胸水、腹水等。刘建秋教授常用五苓散加减治疗水湿内停证,以利水渗湿,温阳化气。

2. 本品既能清利膀胱湿热,又能清泻肾经虚火,可用于湿热下注之带下黄稠。

3. 刘建秋教授与白术配伍,一者重在祛湿,使已停之饮从小便而去;二者重在健脾,使水湿既化而不复聚。白术与泽泻攻中寓补,补中寓攻,升清降浊,健脾利水。大凡脾虚湿停所致的小便不利、水肿泄泻等均可用之。与黄柏配伍,泻相火,一利湿,一燥湿,主治相火过旺、骨蒸盗汗之证。

【验案选录】

李某,男,43岁,2005年5月3日初诊。

患者面及双下肢浮肿,按之凹陷,夜晚尤甚,肢体困重,腰膝酸软,乏力,食少纳呆,面色少华,大便稀薄,小便少。舌红,苔白,脉濡数。

诊断:水肿。

辨证:脾肾两虚,膀胱气化失常,水湿内停。

治法:温阳化气,利水渗湿。

方药:五苓散加减。

处方:泽泻15g,白术15g,猪苓10g,茯苓10g,桂枝10g,山药15g,陈皮15g,香附15g。5剂,水煎,早、晚分服。

药后水肿明显减轻,尿量增多,食欲增加。

【按语】刘建秋教授分析,本例为脾肾两虚,膀胱气化失常,水湿内停,故见肢体困重,腰膝酸软,乏力,食少纳呆。方中泽泻利水除饮,乃通利脾胃之药,以其淡渗之性利脾中之水,因脾喜燥恶湿,故水去则脾燥而气充。

理气药

陈　皮

本品出自《神农本草经》,具有理气健脾、燥湿化痰功效。

【用药心得】

1. 本品辛散苦降,温而不峻,芳香醒脾,理气健脾,和胃止呕,燥湿化痰,行气止痛,为肺、脾二经气分主药。刘建秋教授认为,本品既能燥湿化痰,又能温化寒痰,使湿去而痰消,且辛行苦泄而能宣肺止咳,为止咳化痰之要药。用于咳嗽痰多,色白易咳,恶心呕吐,胸膈痞闷,肢体困重,或头眩心悸。刘建秋教授善用二陈汤治疗寒痰、湿痰。此方可杜生痰之源，祛已生之痰。

2. 本品有行气止痛、健脾和中之功。用于脘腹胀痛、食少纳呆、恶心呕吐、泄泻等最为适宜，常与苍术、厚朴等同用，如平胃散。若食积气滞，脘腹胀痛，可与山楂、神曲等同用，如保和丸。若外感风寒，内伤湿滞之腹痛、呕吐、泄泻，可与藿香、苏叶等同用，如藿香正气散。

本品亦可用于脾胃虚弱证，症见胃痛隐隐、腹痛喜按、不思饮食、食后腹胀、便溏舌淡，可与党参、白术、茯苓等同用，如异功散。若脾胃气滞较甚，脘腹胀痛剧烈，可与木香、枳实等同用，以增强行气止痛之功。若脾虚肝旺，腹痛肠鸣，大便泄泻，可与白芍、白术、防风等同用，如痛泻药方。

3. 本品善疏理气机，调畅中焦而使之升降有序。与枳实配伍，燥湿祛痰，行气健脾，用于胸痹、胸中气塞短气等症。与甘草配伍，祛痰止咳，用于湿痰停滞胸膈，咳唾黏稠。

4. 气虚、阴虚燥咳者不宜用。吐血者慎用。

【验案选录】

曲某，男，45岁，1998年9月5日初诊。

患者咳嗽吐痰，量多易咳，喉间痰鸣，呼吸不畅，伴胃脘痞满，食少纳呆。舌淡，苔白腻，脉滑。

诊断：痰湿咳嗽。

辨证：肺失宣肃，痰湿犯肺。

治法：理气止咳，燥湿化痰。

方药：二陈汤。

处方：陈皮15g，半夏15g，茯苓15g，小茴香15g，炙甘草15g，生姜5g，乌梅1个。5剂，水煎，早、晚分服。

药后，咳嗽已减，吐痰减少。

【按语】本例为肺失宣肃，痰湿犯肺，故见咳嗽吐痰，量多易咳，苔白腻；湿困脾胃，胃失和降故胃脘痞满，食少纳呆。二陈汤中陈皮理气化湿，因痰从湿聚而来，理气化湿可助消痰，体现了"治痰先治气，气顺痰自消"；与半夏、茯苓相伍，燥湿化痰；配乌梅镇咳化痰。诸药合用，共奏祛痰止咳之功。

木　香

本品出自《神农本草经》，具有行气止痛、健脾消食功效。

【用药心得】

1. 本品辛行苦泄温通,芳香气烈,善通行脾胃之滞气,为行气止痛之要药,又为健脾消食之佳品。

2. 本品善行大肠之滞气,为治湿热泻痢里急后重之要药。常与黄连配伍,如香连丸;用于饮食积滞之脘腹胀满、大便秘结或泻而不爽,可与槟榔、青皮、大黄等同用,如木香槟榔丸。

3. 本品既能行气健脾,又能疏肝利胆,可用治脾失运化、肝失疏泄所致的脘腹胀痛、胁痛、黄疸。

4. 本品能通畅气机止痛。用治寒凝气滞心痛,可与赤芍、姜黄、丁香等同用,如二香散;用于气滞血瘀之胸痹,可与郁金、甘草等同用,如颠倒木金散。

5. 刘建秋教授应用木香治疗疾病范围广泛。用于胃失和降之呕吐,常与砂仁配伍;用于情志不和、脾失健运之胃痛,多与白术、陈皮、厚朴、甘草配伍;用于疏肝散寒,常与乌药、小茴香、青皮、川楝子等配伍;用于导滞通便,常与槟榔、大黄等配伍;用于清热利胆,常与金钱草、黄芩、海金沙等配伍;用于解毒治痢,常与黄连、芍药配伍;用于调经止痛,常与当归、延胡、香附等配伍;用于胃肠积滞、脘腹胀满疼痛,或痢疾,习惯与槟榔配伍,既增行气止痛之功,又兼导滞消胀、燥湿杀虫之效,且二者尤善治泻痢腹痛、里急后重诸症。若后重甚,再配以乌药、香附等效果更佳。

6. 本品辛温香燥,阴虚、津亏、火旺者慎用。

【验案选录】

刘某,男,79岁,1993年4月16日初诊。

自述两月前过食肉制品,当晚即觉脘腹不舒。次日腹痛胀满、腹泻、呕恶,在当地用药无效。经X线腹透、B超、胃镜检查及结肠钡剂造影,均未发现病理性改变,但病情日渐加重,就诊时仅能进食少量流质饮食。诊见腹痛隐隐、拒按,胀满明显,形体消瘦,精神不振,饮水则腹痛加剧或发作,大便多日未解,小便黄赤。舌苔白、厚腻,脉细滑。

诊断:腹痛。

辨证:宿食积滞肠胃,气机郁滞,致气虚血瘀。

治法:行气导滞,消积化瘀,益气健胃。

方药:木香槟榔汤加减。

处方:木香10g,槟榔15g,青皮15g,陈皮15g,枳壳10g,莪术10g,三棱10g,丹参15g,元胡15g,黄连10g,酒大黄6g,焦三仙15g,台乌10g,沉香3g(后下),党参15g,7剂,水煎,早、晚分服。嘱其每日应进食。

4月25日二诊：自述腹痛、胀满消失，食量增。续上方3剂。

药后，痊愈。随访半年未复发。

【按语】 刘建秋教授认为，该患者病程较长，属湿热内蕴胃肠，兼有中焦虚弱，因此加重行气消食与益气行瘀之品，如焦三仙、党参、丹参、元胡等，故疗效显著。

香 附

本品出自《名医别录》，具有疏肝解郁、调经止痛、理气调中功效。

【用药心得】

1. 本品辛、微苦，对全身各部位气滞都有良好的行气作用，且能止痛。因其入肝经，故尤善疏肝经气滞止痛。《本草纲目》称其为"气病之总司"。用于肝气郁滞之胁肋胀痛或胸胁胀满，兼有情绪抑郁、精神不宁、善太息等情志症状，常与柴胡、芍药、枳壳、川芎等同用，以疏肝理气止痛，如柴胡疏肝散。用于肝气郁滞化火、脾胃气滞、停食蕴湿生痰所致的胸膈痞满、脘腹胀痛、吞酸呕吐、饮食不化等症，与苍术、川芎、栀子、神曲配伍，行气解郁，清热和中。

2. 本品因药性平和，寒证、热证、虚证、实证均可使用，且不易耗气，对因气滞引起的月经不调、闭经、乳房胀痛等均可应用。香附被称为"气中血药"，因行气中兼可活血，故气滞血瘀证也可以用。

3. 刘建秋教授善与高良姜、豆蔻、川楝子、延胡索配伍，温中祛寒，行气止痛，用于寒凝气滞之脘腹疼痛。香附配伍砂仁、甘草理气和胃，健中消导，用于一切气疾，心腹胀满、胸膈噎塞、噫气吞酸、痰逆呕吐、宿酒不解，不思饮食。用于疝气，与乌药、小茴香配伍。乌药配伍，疏理肝肾气滞，散寒调经止痛，用于肝肾气滞寒郁之小腹胀痛、寒疝腹痛、痛经等症；与当归、白芍配伍，疏肝养阴，理气止痛，用于肝郁血虚之月经不调、经行腹痛。

4. 血虚气弱者不宜单独使用，阴虚血热者慎用。

【验案选录】

许某，女，49岁，1990年9月20日初诊。

患者因与家人争吵心情不畅而诱发右上腹部疼痛，放射至右肩背部，伴脘腹胀闷，喜叹息，时有嗳气，大便干燥，小便短赤。舌质红，苔黄，脉弦数。

诊断：胁痛。

辨证：肝郁气滞。

治法：疏肝理气，活血止痛。

方药：柴胡疏肝散加味。

处方：醋香附15g，川芎10g，郁金10g，柴胡10g，白芍15g，陈皮10g，炒枳壳10g，炙甘草10g。5剂，水煎，早、晚分服。

药后症状大减，继服5剂诸症消失，再进5剂以巩固疗效。

【按语】本病因心情不畅而诱发，症见胁痛，伴脘腹闷痛，喜叹息。中医辨证为胁痛之肝郁气滞型，治以疏肝理气，活血止痛。方中重用香附，醋制入肝经，疏肝理气，活血止痛。

消食药

神曲

本品出自《药性论》，具有健脾和胃、消食和中功效。

【用药心得】

1. 本品健脾和胃，行气消食，适用于食积不化、脘腹胀满、腹痛泻痢之症，尤为适宜消谷食。用于一般的饮食积滞证，刘建秋教授善用神曲与麦芽、山楂等炒焦同用，习称"焦三仙"。脾虚者不能运化水谷，常配伍白术、人参、枳实等健脾消食药。与槟榔同用，能消积滞，除腹胀，用于食积、小儿疳积或痞满腹胀。

2. 本品炒焦后，化积止泻力强，且气味焦香，更助醒脾和胃之能。适用于食积停滞，脾虚不足，大便泄泻，脘痞腹胀。炒神曲与苍术配伍，用于"饮食所伤"之泄泻。炒神曲与吴茱萸同用，主治食积兼有寒湿泄泻。与苍术配伍，用于时暑暴泻；与吴茱萸、生姜汁配伍，用于休息痢；与熟地黄、白术配伍，用于产后冷痢、脐下痛等。

【验案选录】

黄某，男，3岁，1999年10月20日初诊。

患者发热咳嗽，鼻塞，流浊涕，咽部不适，喉中痰声辘辘，平素脘腹胀满，纳呆。舌尖红，苔白厚腻，脉浮。

诊断：小儿感冒兼有食滞。

辨证：感冒夹滞。

治法：消食导滞，宣肺化痰，表里同治。

方药：保和丸加减。

处方：焦神曲15g，焦山楂10g，茯苓10g，陈皮10g，法半夏10g，豆豉10g，连翘10g，桔梗10g，杏仁10g，牛蒡子10g，莱菔子10g，黄芩10g，桑白皮10g，贝母10g，炙甘草10g。7剂，水煎，早、晚分服。

嘱少量频服，多饮热水。饮食以容易消化、清淡为宜，如米粥、新鲜蔬菜、水果等，忌食辛辣、冷饮、油腻食物。

二诊：表证已解，其他症状基本消失，唯纳食差，舌苔白厚腻。以六君子汤加减调理脾胃。

药后纳食增加。

【按语】刘建秋教授认为，本例属感冒夹滞。患儿平素脘腹胀满，纳呆，苔白厚腻，说明内有食滞，兼有发热咳嗽、鼻塞、流清涕、咽部不适、喉中痰声辘辘等外感表证，故治以消食导滞，宣肺化痰，表里同治。方中神曲为君药，既可健脾和胃，消食和中，治疗食积，又有轻微的解表作用，可增强解表药的解表之力。后以六君子汤加减调理脾胃以善后。药后纳食增加。

麦　芽

本品出自《药性论》，具有消食健胃、回乳消胀、疏肝解郁功效。

【用药心得】

1. 本品味甘，性平，能入脾、胃经，善消一切米面淀粉类食积。治疗食积证，常与山楂、神曲配伍，如焦三仙；脾虚食少，食后饱胀，常配伍白术、陈皮等同用，如健脾丸；用治小儿乳食停滞，单用本品水煎服或者研末服有效。

2. 本品可用于妇女断乳或乳汁瘀积之乳房胀痛，单用生麦芽或炒麦芽120g（或生、炒麦芽各60g）煎服有效。炒麦芽60~90g，水煎，每日1剂，早、晚空腹各服1次。一般3~5日可回奶。剂量越大，效果越快越好。

3. 刘建秋教授善用生麦芽疏肝理气。麦芽与肝为同气相求，故善舒之。与川楝子、柴胡等其他疏肝理气药配伍，用治肝气郁滞或肝胃不和所致的胁痛、脘腹痛。

4. 麦芽回乳，受乳期妇人忌用。

【验案选录】

邹某，男，62岁，2005年10月7日初诊。

患者慢性喘咳病史10余年，反复发作，此次因与家人发生矛盾诱发喘咳加重1周而就诊。症见喘促抬肩，咳嗽痰稠，颜面唇舌青紫，心悸气短，纳差口苦，寒热不适，下肢浮肿，便干尿黄。舌紫黯，苔薄黄。

诊断：喘证。

辨证：痰浊瘀阻，气阴亏虚。

治法：益气养阴，活血化痰，清热利水。

方药：补肺汤合桑白皮汤加减。

处方：人参10g，麦冬20g，玉竹30g，黄芩15g，桑白皮15g，杏仁10g，柴胡10g，陈皮15g，桔梗15g，连翘20g，半夏10g，川芎10g，白茅根30g，车前子15g，砂仁10g，生麦芽20g，黄芪10g，白术20g，甘草10g。6剂，水煎，早、晚分服。

10月13日二诊：诸症均减，食欲好转，双下肢浮肿减退，仅轻微气喘，舌红苔薄白，脉弦滑。

处方：黄芪15g，白术15g，生麦芽15g，太子参30g，麦冬20g，玉竹30g，茯苓15g，连翘20g，黄芩15g，陈皮15g，半夏10g，川芎10g，车前子10g，甘草10g。3剂，水煎，早、晚分服。

药后诸症消失，精神渐好，做少量家务亦不作喘，时有痰，色白易咳出，饮食睡眠一般，舌淡红，苔薄白，脉细滑。

【按语】刘建秋教授认为，本案以益气养阴为主，以扶正固本、活血化痰、清热利水为大法，兼以固护脾胃，疏肝行气解郁。方中麦芽一药两意。麦芽味甘、平，入脾胃经而补益，与人参、白术、黄芪共起固护脾胃作用，与柴胡配伍有疏肝解郁之意。正如《本草求原》所说："凡麦、谷、大豆浸之发芽，皆得生升之气，达肝以制化脾土，故能消导。凡怫郁致成膨膈等症，（麦芽）用之甚妙，人知其消谷而不知其疏肝也。"刘建秋教授认为，在疏肝方面，生麦芽可单独使用，亦可与柴胡同用。如无寒热不适，不适于用柴胡时，可单独使用生麦芽15~20g，有明显开郁舒气功效。

莱菔子

本品出自《日华子本草》，具有消食除胀、降气化痰功效。

【用药心得】

1. 本品辛能行散，消食化积，尤善行气消胀。用治食积气滞、脘腹胀满或疼痛、嗳气吞酸等症，常与神曲、麦芽、山楂等同用，如保和丸；用治食积气滞兼脾虚证，常配白术同用。

2. 本品生用味微辛，性平；炒用气香性温，能升能降；生用升多于降，炒用降多于升；取其升气化痰宜用生，取其化痰降气消食宜用炒。刘建秋教授常取其上升之性，以催吐之法治疗哮喘。

3. 刘建秋教授善用莱菔子，或生或炒，皆能顺气开郁，消胀除满。如腹胀大便不畅、便后胀缓者，乃脾气虚而食滞中阻，虚实相杂，可用党参补气健脾，莱菔子消食化滞，消补并用，可取良效。其认为，凡理气之药，单服、久服，未有不伤气者，故不宜多服、久服。

4. 本品有耗气之弊，气虚无食积、痰滞者慎用，且不宜与人参同服。服地黄者忌。

【验案选录】

关某，女，30岁，1999年10月3日初诊。

患者有哮喘史10余年，每年春秋季节交替时发作。近几年日趋严重，四季发作，曾服用强的松较长时间，因担忧副作用而不敢续用。亦曾服中药，未能控制发作。症见咳少而不扬，咳痰难出，胸闷气急，喉间痰鸣，头晕乏力，夜不安枕，纳谷不馨。苔薄滑腻，脉细弦略数。

诊断：哮证。

辨证：寒邪留恋肺卫，伏痰胶着胸膈，肺失宣肃之职。

治法：涤痰散结，宣肺平喘。

方药：三子养亲汤合小青龙汤加减。

处方：莱菔子15g，紫苏子15g，白芥子15g，麻黄10g，杏仁15g，桔梗10g，白前15g，紫菀15g，款冬花15g，僵蚕15g，蝉蜕5g，细辛5g，干姜5g，五味子10g，甘草5g。7剂，水煎，早、晚分服。

另生莱菔子30g捣烂，开水冲泡，温服，服后10～15分钟以手指挖舌根助吐，过1小时再服上药。

吐时痰涎较多而难出，药后当夜能安卧，咳痰爽利，气急明显好转，第2天神清气爽，哮喘随之缓解。

【按语】刘建秋教授认为，邪在上者当以吐法，邪在下者当以下法。痰壅胶着于胸膈，咳痰难出，故见喉间痰鸣、头晕乏力、夜不安枕、纳谷不馨、苔薄滑腻、脉细弦略数等症。采用排痰透达之法，可顺其气机，因势利导，使气急得以平缓。他认为，张子和的吐法是祛痰达邪的很好方法。此案刘建秋教授以吐法作为治疗大法，兼以润肺清热、化痰散结、解痉止咳平喘之法。《本草纲目》曰："莱菔子之功，长于利气。生能升，熟能降。升则吐风痰，散风寒，发疮疹；降则定痰喘咳嗽，调下痢后重，止内痛，皆是利气之效。"刘建秋教授受其启发，用生莱菔子、桔梗、白前等药视作吐法祛痰药。他认为，生莱菔子催吐排痰作用强，桔梗催吐排痰作用较弱，但对于涌吐风痰作用强；白前多用令人恶心，可以加强催吐作用。以三子养亲汤涤壅盛之痰涎，麻黄配杏仁止咳平喘，蝉蜕配僵蚕清热化痰散结，解痉止咳平喘，紫菀、款冬花润肺止咳化痰，细辛、干姜、五味子化痰平喘，因为久咳肺虚患者，五味子用量酌情加重，最后用甘草调和诸药。药证相符，故而获效。

凉血止血药

大 蓟

本品出自《名医别录》,具有凉血止血、散瘀解毒消痈功效。

【用药心得】

1. 本品寒凉入血分,用于止血,单味药即可发挥效果。治九窍出血,常与小蓟相须为用;治吐血、衄血、崩中下血,可遵循《本草汇言》提到的鲜大蓟根或叶捣汁服;若治外伤出血,可本品研末外敷。若炒炭,功专收敛止血,与小蓟、侧柏叶、茅根等药皆炒炭,用于吐血咯血诸症,如十灰散。本品鲜根一两,配冰糖煎服,可以治疗肺热咯血。

2. 本品可用于下焦出血证。与艾叶、木耳、黄柏(炒)等配伍,用于妇人红崩下血,白带不止;治疗热结血淋,单用大蓟鲜根1~3两,洗净捣碎,开水炖1小时,饭前服用,日3次。

3. 本品既凉血解毒,又散瘀消肿,无论内外痈肿均可使用,单味内服或外敷均可,以鲜品为佳。大蓟可清利肝胆湿热,有退黄之功,与茵陈、虎杖等清热利湿退黄药物配伍,可用于湿热黄疸。

4. 刘建秋教授指出,应用大蓟时,因地域、体质差别其用法亦有差异。"北方人刚强,非患热证不易吐血;南方人柔弱,不必犯热即能吐血。然北人不因热而吐血者,服之未必相宜。南人因有热而吐血者,服之未必不相宜也"。大蓟性寒凉,北方人的生活环境一年之中温差较大,故体质强健,不患热证的话则不易出现吐血症状。若因其他原因吐血,使用大蓟则不一定能取得良好效果。南方人体质较弱,对大蓟的使用与北方人不同。大蓟用于热证所致吐血效果良好。

【验案选录】

张某,男,40岁,1999年12月1日初诊。

患者胃痛伴吐血6小时就诊。患者6小时前于吸烟、饮酒后出现胃脘胀痛,时时呕吐,呕吐物为咖啡色食物残渣,口臭,便秘,大便色黑。舌质红,苔黄腻,脉滑数。

诊断:血证。

辨证:胃中积热。

治法:清胃泄热,凉血止血。

方药:泻心汤合十灰散。

处方：黄芩 10g，黄连 10g，大黄 15g，大蓟 10g，小蓟 10g，侧柏叶 10g，茜草根 10g，白茅根 30g，棕榈炭 10g，牡丹皮 10g，栀子 10g，竹茹 10g。7 剂，水煎，早、晚分服。

12 月 9 日二诊：吐血停止，胃胀减轻。嘱其戒烟戒酒，慎饮食。原方稍作调整，继服 7 剂巩固疗效。

处方：黄芩 10g，黄连 10g，大黄 15g，大蓟 10g，小蓟 10g，石斛 10g，白茅根 30g，白及 30g，牡丹皮 10g，栀子 10g，竹茹 10g。5 剂，水煎，早、晚分服。

【按语】刘建秋教授认为，本例属胃中积热所致吐血，烟酒为诱因。胃热上炎于口而出见口苦；热伤津液，不能濡养肠胃，故见便秘；热伤经络，故大便色黑。方中大蓟凉血止血，散瘀解毒，与其他药物配伍，清胃泄热，凉血止血。

小 蓟

本品出自《名医别录》，具有凉血止血、散瘀解毒消痈功效。

【用药心得】

1. 本品擅长泄热凉血以止血，无论吐咯衄血、便血崩漏等出血，因于血热妄行所致者皆可选用。对于热伤脉络、火热亢盛导致的咯血吐血，本品清热止血。如与大蓟、侧柏叶等烧灰共用治疗咯血、呕血。若单用本品捣汁服，可治九窍出血。对于冲任不固、血不循经导致的崩中下血，本品可清热凉血，如小蓟饮子。用于便血、痔血，可单味小蓟鲜叶捣汁温服。

2. 本品药既可凉血止血，又可利尿通淋，用于下焦热结所致的尿涩刺痛、尿血及痔疮便血。用于血淋尿血单用即可，亦可与生地、滑石、淡竹叶等同用。

3. 本品清热解毒，散瘀消肿，用治热毒疮疡初起之肿痛，可单味内服或外用；亦可单用鲜品捣烂敷患处，也可与乳香、没药同用，如神效方；还可与乳香、明矾共为末，酒冲服，用于恶性疮疡。本品外用亦有止血作用，如将小蓟苗捣烂外涂，可治金疮出血不止。

4. 本药与大蓟功用相似，亦能清利肝胆湿热而退黄，用于湿热型黄疸。本品兼能利尿及清利肝经，可用于血尿、肝阳上亢导致的眩晕。

5. 刘建秋教授善用小蓟与生地相配，生地长于养阴凉血清热，小蓟善于凉血止血，兼可清热，二药同用，清热凉血之力益增，止血不留瘀；与藕节相伍，一个偏于凉血，一个偏于化瘀，两药相须，清热凉血及化瘀功效甚佳；与白茅根合用，生用凉血之力较强，止血不留瘀，二药相须为用，凉血止血之力增,尤以用于血热尿血疗效甚佳。

【验案选录】

周某,女,30岁,1994年5月22日初诊。

患者因血尿1天就诊。诊见尿血鲜红,小便黄赤灼热,伴面赤、心烦、口渴喜饮,口舌生疮,夜寐不安。舌质红,苔薄黄,脉数。

诊断:尿血。

辨证:下焦湿热。

治法:清泻湿热,凉血止血。

方药:小蓟饮子。

处方:小蓟15g,生地黄30g,藕节15g,栀子10g,木通10g,竹叶10g,蒲黄10g,滑石(包煎)30g,当归10g,甘草10g,牡丹皮10g,车前子(包煎)15g。7剂,水煎,早、晚分服。

6月1日二诊:药后无尿血,诸症减轻。嘱上方继服3剂,以巩固疗效。

【按语】 刘建秋教授认为,本例属下焦湿热型尿血。下焦热盛故见小便黄赤灼热;热扰心神则心烦、夜寐不安;火热上炎则面赤、口舌生疮。舌质红、苔薄黄、脉数均为热盛之征。小蓟作为方中君药,味甘,性凉,善入血分,泄热凉血以止血,与其他药物合用,共奏清热泻火、凉血止血之功。

活血止痛药

川　芎

本品出自《神农本草经》,具有活血行气、祛风止痛功效。

【用药心得】

1. 本品辛散温通,既能活血又能行气,适用于各种瘀血阻滞之病证,为"血中之气药",能"下调经水,中开郁结",为妇科调经要药。用于月经不调、经闭、痛经,常与当归等药配伍;用于风湿痹痛,可配羌活、独活等;用于癥瘕结块,可配三棱、莪术等;用于疮疡肿痛、跌打损伤,可配乳香、没药等。

2. 川芎行气止痛,无论气滞还是血瘀所致胸胁胀痛皆可使用,治疗肝郁气滞之胸胁胀痛时,可配柴胡、香附等;治疗心脉瘀阻之胸痹心痛,可与丹参、桂皮等配伍。

3. 本品辛温升散,利气血而止痛;既能行血中之气,又能祛血中之风,上行头目,因川芎为止头痛之要药,故刘建秋教授治疗头痛时必加川芎。治风寒头痛，常配伍细辛、薄荷、防风、荆芥，以疏风止痛；治疗风热头痛，常与石膏、菊花同用，疗效显著；治疗风湿头痛，常配羌活、独活、防风等药散风胜湿；治血虚头痛，常与补血药合用，补而能通，效果甚佳。

【验案选录】

王某，36岁，1998年10月9日初诊。

患者经常头痛，急躁易怒，两天前头痛剧烈，痛如锥刺。舌紫暗，苔薄白，脉细。

诊断：头痛。

辨证：瘀血头痛。

治法：活血化瘀，通窍止痛。

方药：血府逐瘀汤。

处方：川芎30g，桃仁10g，当归15g，赤芍10g，白芷15g，细辛15g。7剂，水煎，早、晚分服。

二诊：药后，头痛缓解。

上方药减量，再服5剂，诸症消失。

【按语】刘建秋教授认为，川芎秉性升散，可"上行头目"从而祛风止痛，尤其长于治疗头痛，为止头痛的要药，前人有"头痛不离川芎"之说，故而头痛必用川芎。方中川芎辛散温通，既能活血化瘀，又能行气止痛；细辛祛风止痛，善治少阴经头痛，并能宣通鼻窍；白芷长于治阳明经头痛；桃仁入心肝血分，善泄血滞，祛瘀力强；当归为补血之圣药，又为活血行瘀之要药，善补血活血，散寒止痛，当归以养血为主，川芎以行气为要，川芎与当归相须为用，气血兼顾，行气活血，散瘀止痛之力增强；赤芍苦寒，有活血散瘀止痛之功。诸药合用，共奏活血化瘀、通窍止痛之功，邪去正安，头痛自愈。

活血调经药

丹　参

本品出自《神农本草经》，具有祛瘀止痛、活血调经、凉血消痈、除烦安神功效。

【用药心得】

1. 本品功善活血化瘀，善调妇女经水，为妇科调经常用药。因其性寒凉，较适于血热郁滞者，常与桃仁、红花等配伍，活血调经；若瘀血阻滞而兼寒者，可与吴茱萸、肉桂等配伍，温经通脉活血化瘀。《妇科明理论》有"一味丹参散，功同四物汤"之说，临床常用于月经不调、闭经、痛经及产后瘀滞腹痛。

2. 本品既能活血又有凉血之功，常与玄参、生地配伍，以增强凉血清营泄热之功。

3. 本品入心经，与川芎、赤芍配伍，用于瘀阻心脉之胸痹心痛；与砂仁、檀香配伍，用于胃脘疼痛；丹参亦入肝经，有活血祛瘀散结之功，与三棱、莪术、鳖甲配伍，可用于癥瘕积聚。刘建秋教授常用《校注妇人良方》之天王补心丹加减，治疗神智不安、失眠健忘，效果显著。

4. 本品通行血脉，通利关节，用于跌打损伤所致的肢体关节疼痛，可与红花、川芎配伍；用于风寒湿痹痛，可与防风、独活配伍；用于热痹，可与忍冬藤、桑枝配伍。

5. 本品性寒，有清瘀热消痈之功。用于热毒疮疡，可与金银花、连翘、乳香、没药配伍。

6. 刘建秋教授组方配伍灵活多变，与黄芪配伍，增强活血化瘀、通脉舒络之功，用于胸痹心痛；与葶苈子配伍，泻肺平喘，用于哮喘等；与郁金配伍，凉血活血，除烦安神，用于热病邪入心营之烦躁不寐，甚或神昏失眠、心悸等症。

【验案选录】

病案1

郑某，女，20岁，1997年6月5日初诊。

患者最近3个月月经色黑且量少，少腹胀满疼痛不舒。舌紫暗，苔薄白，脉沉细。

诊断：月经不调。

辨证：虚实夹杂。

治法：攻补兼施。

方药：血府逐瘀汤加减。

处方：丹参10g，香附10g，郁金10g，川芎10g，丹皮10g，熟地黄15g，当归10g，桃仁10g，益母草10g。7剂，水煎，早、晚分服。

药后症状缓解。

【按语】刘建秋教授认为，患者素体虚弱，气血运行不畅，证属虚实夹杂，治当攻补兼施。当归补血调经，活血止痛，为补血之圣药；熟地黄补血养阴，益髓填精，为养血补虚之要药；丹参功善调妇女经水，功同四物，为妇科调经常用药；益母草活血调经，祛瘀通经，为妇产科要药；香附、川芎理气散寒；桃仁、丹皮攻瘀通经。诸药合用，功可速效。

病案2

付某，女，52岁，1992年4月4日初诊。

患者不寐两年，入睡困难，多梦易醒，醒后难眠，近1月余，症状加重，兼见心悸不安，神疲体倦，手足心热，口干少津，头晕乏力。舌红少苔，脉细数。

诊断：不寐。

辨证：心气不足，阴亏血少。

治法：补心安神，滋阴养血。

方药：天王补心丹加减。

处方：生地30g，人参、玄参、茯苓、丹参、桔梗、郁金、远志各15g，当归、五味子、麦门冬、天门冬、柏子仁、酸枣仁、生龙骨各30g。7剂，水煎，早、晚分服。

二诊：药后睡眠改善，头晕乏力、心悸不安、手足心热等症状缓解，但仍入睡困难。

上方生地改40g。14剂，服法同前。

药后诸症大减，病情明显好转。

【按语】刘建秋教授认为，不寐属心气不足、阴亏血少、阴阳失交所致。方中重用生地滋阴养血，入心养血，入肾滋阴，壮水以制虚火；丹参活血清心，合补血药使补而不滞，心血易生；天冬、麦冬滋阴清热；酸枣仁、柏子仁养心安神；玄参滋阴降火；郁金清心凉血；茯苓、远志养心安神；人参补气生血，安神益智；五味子敛心安神；桔梗载药上行；生龙骨潜阳安神。诸药合用，滋阴清热，养心安神，标本兼治，诸症自安。

红　花

本品出自《新修本草》，具有活血通经、祛瘀止痛功效。

【用药心得】

1. 本品辛散温通，为活血化瘀、通经止痛之要药，是妇科血瘀病证的常用药，常与当归、川芎、桃仁等相须为用。治痛经，单用有效，如红蓝花酒；亦可配伍赤芍、延胡索、香附等以理气活血止痛；治疗产后瘀滞腹痛，可与荷叶、蒲黄、牡丹皮等配伍，如红花散。血瘀经闭，或月经量少，行经有血块，或经期后延等，常配伍当归、川芎、白芍、熟地黄、桃仁、茜草、香附、牛膝等同用。行经腹痛者，可选加五灵脂、元胡、蒲黄、川楝子、吴茱萸、小茴香等。若胎死腹中，可用本品配伍当归、川芎、牛膝、肉桂、车前子、生大黄、芒硝、桂枝、桃仁等同用。

2. 本品活血通经，祛瘀消癥，可用治癥瘕积聚。腹中有积块，可与三棱、莪术、炙鳖甲、生牡蛎、桃仁、海藻等同用。

3. 本品入心经，兼入肺经，活血通经，祛瘀止痛，善治瘀阻心腹胁痛。对血瘀气滞或气血不通畅而致的胸痹心痛，常与瓜蒌、薤白、桂枝、五灵脂等同用；用于瘀滞腹痛，常与桃仁、川芎、牛膝等配伍，如血府逐瘀汤；用治胁肋刺痛，常与桃仁、柴胡、大黄等配伍，如复元活血汤。

4. 本品能通利血脉，消肿止痛，为治疗跌打损伤、瘀滞腹痛之要药，常配伍木香、苏木、乳香、没药等药物；或制为红花油、红花酊涂搽。

5. 本品辛温，化滞消斑，用于瘀热郁滞之斑疹色暗，常配伍清热凉血透疹的紫草、大青叶等，如当归红花饮。

6. 刘建秋教授运用红花时，特别注重辨析瘀阻的部位及证型，是外感、内伤、外伤，还是妇女经产病变等引起；瘀阻部位是在胸部，还是在胁下，或在局部经脉肌肉；病程的长短、病证的虚实及兼夹，虽治法总为活血化瘀，但具体用药，则可根据病情灵活配伍。内科疾病中，凡因瘀血阻滞而产生的胃脘痛、腹痛、腹中积块等皆常应用。胃脘痛常配高良姜、香附、五灵脂、蒲黄、砂仁等；腹痛常配当归、白芍、丹参、元胡、桂枝、吴茱萸、木香等同用；腹中积块，常选三棱、莪术、炙鳖甲、生牡蛎、桃仁、炙穿山甲、海藻等同用。

此外，红花还可用于回乳、瘀阻头痛、眩晕、中风偏瘫、喉痹、目赤肿痛等症。

【验案选录】

王某，48岁，1996年7月8日初诊。

患者头痛3年有余，久治不愈，痛处固定不移，痛如针刺。舌质紫暗，舌下静脉迂曲、粗大，舌上有瘀点，苔薄白，脉细涩。

诊断：头痛。

辨证：瘀血头痛。

治法：活血化瘀，通窍止痛。

方药：通窍活血汤加减。

处方：川芎10g，桃仁10g，赤芍12g，当归15g，红花10g，牛膝15g，白芷10g，细辛3g，丹参15g，延胡索10g，酒适量。5剂，水煎，早、晚分服。

药后头痛次数明显减少，遇风寒亦无大碍，头痛已能忍受。

【按语】该方活血养血，化瘀通窍止痛。头痛日久，久病必有瘀，因此用活血化瘀止痛药物，多能缓解病情。方中取红花活血化瘀止痛之功，配合当归、丹参、赤芍等养血活血之品，加之酒可通行十二经气血。诸药合用，则病证自愈。

桃 仁

本品出自《神农本草经》，具有活血祛瘀、润肠通便、止咳平喘功效。

【用药心得】

1. 本品善泄血滞，祛瘀力强，为治疗多种瘀血阻滞病证的常用药，有破血散瘀功效，又称破血药，广泛用于临床各科。如治疗瘀血经闭、痛经，常与红花相须为用，并配伍川芎、当归、赤芍等，如桃红四物汤；治疗产后郁滞腹痛，常配伍炮姜、川芎等，如生化汤；治疗瘀血日久之癥瘕痞块，常配伍桂枝、丹皮、赤芍等药，如桂枝茯苓丸；治疗膀胱蓄血证，症见小腹胀满，大便色黑，小便利，烦躁谵语，发热如狂，常配伍大黄、芒硝、桂枝等药，如桃仁承气汤。

2. 本品味苦，能降肺气，有止咳平喘之功效，治疗咳嗽气喘，既可单用煮粥食用，又常与杏仁同用，如双仁丸。

3. 刘建秋教授认为，桃仁是活血药中一味非常特殊的药，其不仅具有其他活血药应有的功效，还有润肠通便作用。因桃仁质润，富含油脂，故可治疗肠燥便秘诸症，也比较适用于干枯的瘀血。桃仁还有缓急作用，如桃核承气汤太阳病不解，热结膀胱，其人如狂，少腹急结。桃仁既能治疗肺痈又能治疗肠痈，因肺与大肠相表里。桃仁的另一特殊之处为不仅能够活血祛瘀，还能生新。刘建秋教授临床中常用于肺病中有痰瘀、癥瘕、败血腐肉出现的病证中，如治疗痰瘀证，常配伍红花、鸡血藤等活血化瘀药及黄芪、西洋参等扶正药，以祛邪而不伤正。治疗癥瘕，常配伍三棱、莪术、乳香、没药等破血消癥药。出现败血腐肉时注重排脓祛瘀，酌情配伍杏仁、薏苡仁、鱼腥草、败酱草等清热解毒排脓药。

【验案选录】

邓某，女，42岁，2005年5月5日初诊。

患者间歇性寒热，咳嗽1个月，突发寒热，无汗，鼻塞，咳嗽，吐痰色白质黏，此后寒热断续，夜间加剧，至清晨热退，至今两月有余，胸部刺痛，咳嗽随呼吸加剧，语言不利。舌质红，苔薄白，脉细。

诊断：肺痈。

辨证：成脓期。

治法：清热解毒，散结消痈。

方药：苇茎汤合五味消毒饮加减。

处方：桃仁9g，生薏苡仁25g，干苇茎15g，芦根30g，鱼腥草20g，桔梗6g，生甘草9g，金银花12g，连翘9g，知母6g，天花粉9g，败酱草10g，地丁9g，冬瓜仁15g，大枣4枚。7剂，水煎，早、晚分服。

二诊：药后寒热退，咳吐脓痰两天后咳嗽渐止，胸痛缓解。

继续服药10剂，诸症消失。

【按语】此证为风寒袭肺，郁而化热，蒸液成痰，热壅血瘀，趋于成脓之候。治疗时重用桃仁、薏苡仁、苇茎、芦根、鱼腥草、桔梗、冬瓜仁，以救肺保肺，排脓祛瘀。

牛　　膝

本品出自《神农本草经》，具有活血通经、补肝肾、强筋骨、利水通淋、引火下行功效。

【用药心得】

1. 本品活血祛瘀力较强，性善下行，长于活血通经，为经产病之要药，常与桃仁、红花配伍，如血府逐瘀汤；治胞衣不下，可与当归、瞿麦、冬葵子等同用，如牛膝汤。

2. 牛膝甘酸化阴，能补肝肾，强筋骨，壮腰膝，利关节，主治肾虚腰痛及久痹腰膝酸痛乏力。治肝肾不足，常配杜仲、续断等；若痹证日久腰膝酸痛者，常配桑寄生、独活等，如独活寄生汤；本品还可用治湿热成痿，足膝痿软，多与苍术、黄柏同用。

3. 本品性善下行，既能利水通淋，又能活血祛瘀。治淋证，常配滑石、石韦等；治水肿，常配车前子、泽泻等。

4. 本品味苦，善泄降，能导热下泄，引血下行，以降上炎之火。治肝阳上亢之眩晕、头痛，常配代赭石等，如镇肝熄风汤；治胃火上炎之齿痛、口疮，常配石膏、知母等；治气火上逆、破血妄行之吐血，常配白茅根、栀子、代赭石以引血下行，降火止血。

5. 刘建秋教授认为，怀牛膝与川牛膝均具有活血通经、补肝肾、强筋骨、利尿通淋、引血（火）下行之功，亦可用于瘀血阻滞之经闭、痛经、月经不调、产后腹痛等妇科病，跌打损伤、肾虚之腰膝酸痛、下肢无力、尿血、小便不利、尿道涩痛，以及火热上炎引起的头痛、眩晕、吐血等，但怀牛膝功偏滋补肝肾，壮腰膝，多用于肝肾不足引起的筋骨酸软、腰膝疼痛；川牛膝以活血通经、祛风湿见长，多用于血瘀经闭及风湿痛。

6. 中气下陷、脾虚泄泻、下元不固、梦遗失精、月经过多及孕妇均忌服。

【验案选录】

李某,男,37岁,2009年8月15日初诊。

患者因双侧输尿管结石引起双肾积水,肾功能减退,出现腰痛、水肿、头晕,手术取出结石后两个月诸症并未减轻,经降压、抗感染、利尿治疗无明显效果。现症见双下肢呈凹性水肿,颧红目赤。舌质淡暗、尖红、边有瘀斑,苔薄白而滑,脉沉。

诊断:双肾积水。

辨证:肾虚血瘀,水湿内停,虚阳上扰。

治法:补肾化瘀,利水祛湿。

方药:五苓散加减。

处方:川牛膝15g,郁金15g,丹参15g,益母草15g,茯苓15g,泽泻15g,猪苓10g,巴戟天10g,杜仲10g,桑寄生10,肉桂10g,甘草10g。7剂,水煎,早、晚分服。

药后,病情明显减轻。

【按语】方中川牛膝为主药,取其能走能补,活血祛瘀,强腰健肾,引药下行,且有利水之功的特点。患者舌质暗淡,且边有瘀斑,说明体内有瘀血,故用丹参、益母草活血化瘀,巴戟天、杜仲、桑寄生补益肝肾。诸药配合,共同达到治疗疾病的目的。

温化寒痰药

白 芥 子

本品出自《新修本草》,具有温肺化痰、利气散结、通络止痛功效。

【用药心得】

1. 本品辛散利气,温通祛痰,能逐痰散结以消肿。可用治寒痰壅滞肺络、胸膈之间所引起的胸满胁痛、咳嗽气逆、痰多稀薄而色白等症。又可治痰注肢体、关节疼痛,可与肉桂、没药、木香等配伍;还可以用于治疗流注阴疽。

2. 本品善走善通,入肺经。因肺主肃降,通调水道,为贮痰之器,可宽胸利肺,温经通络,化寒痰,逐饮邪,善除皮里膜外之痰,故本品可用治寒痰喘咳、悬饮,且辛散走窜,通经走络,具有消肿散结、通络止痛之功,又可治阴疽流注、痰阻经络关节之肢体麻木、关节肿痛等症。

3. 刘建秋教授常与甘遂、大戟等配伍,用治悬饮咳喘,胸满胁痛;与紫苏子、莱菔子等配伍,用治寒痰壅肺,咳喘胸闷痰多;与鹿角胶、肉桂、熟地黄等配伍，用治阴疽流注；与马钱子、没药等配伍，用治痰湿阻滞经络之肢体麻木或关节肿痛；与桂心、木香、木鳖子、没药等配伍，用治寒痰凝结肩背所致之肩臂疼痛。

4. 本品耗气伤阴，久咳肺虚及阴虚火旺者忌用；消化道溃疡、出血者及皮肤过敏者忌用。用量不宜过大。

【验案选录】

王某，女，35岁，1999年2月23日初诊。

患者发作性哮喘两年。每年入秋后发生咳嗽、哮喘，持续至次年春乃止。一般晨起即痰鸣，甚至不能仰息平卧，口服抗生素、平喘西药可暂时缓解症状，但停药又反复。现症见哮喘遇冷即发，伴鼻塞流涕，喷嚏频作，痰白黏不爽，乏力，大便不畅。舌质暗，苔白厚腻，脉弦细。

诊断：哮喘。

辨证：风寒束表证。

治法：豁痰下气，散寒平喘。

方药：三子养亲汤加减。

处方：白芥子15g，紫苏子15g，葶苈子15g，款冬花15g，杏仁10g，莱菔子10g，荆芥10g，桔梗10g，桑白皮10g，炙甘草10g。10剂，水煎，早、晚分服。

药后症状明显缓解。

【按语】此案中，白芥子温肺化痰，利气散结为主药；杏仁宣肺平喘；葶苈子泻肺行水，一宣一泻，气机通畅则哮喘自平；患者喷嚏频作、鼻塞流涕为风寒束表之证，故加荆芥、防风祛风散寒。诸药合用，标本兼治，共同达到治愈疾病的目的。

白　前

本品出自《新修本草》，具有宣肺止咳、降气化痰功效。

【用药心得】

1. 本品辛苦微温，归肺经，为肺家要药。善泻肺降逆，止咳平喘，无论属寒属热、外感内伤、新嗽久咳均可用之，尤以痰湿或寒痰阻肺、肺气失降者为宜。用于风寒咳嗽，与炙麻黄、杏仁同用；外感风寒咳嗽、咳痰不爽者，与荆芥、桔梗等同用；咳喘浮肿，喉中痰鸣，不能平卧，与紫菀、半夏、大戟等同用；用于痰湿蕴肺、咳嗽痰多，可与陈皮、半夏同用，以燥湿化痰；治疗久咳肺气阴两虚者，可与黄芪、沙参等同用，以益气润肺；用于哮喘，可与炙麻黄、杏仁同用；用于哮喘兼发热，与桑白皮、生地、地骨皮、茯苓、炙麻黄同用；治内伤肺热咳喘，与桑白皮、葶苈子等同用。

2. 刘建秋教授应用白前，主要用于风邪犯肺之咳嗽痰多。症见咳嗽咽痒、恶风怕冷、发热、咳痰不爽等，常用止嗽散加减。他善用白前与他药配伍应用。与紫菀配伍，一润一降，止咳平喘，降气化痰力强；与桔梗配伍，一宣一降，既可宣降肺气，又可止咳化痰；与桑白皮配伍，有"专搜肺窍中风水"之说，泻肺降气，止咳平喘，用治肺热咳喘、痰稠咳吐不爽等。

3. 凡咳嗽气逆之由于气虚不归而不由肺气因邪客壅实者禁用。

【验案选录】

张某，女，41岁，2000年1月25日初诊。

患者恶寒发热，咳嗽咽痒，咳白色泡沫痰，胸闷气短，夜不能寐。舌淡，苔白，脉浮紧。

诊断：咳嗽。

辨证：风寒犯肺，肺失宣降。

治法：疏风散寒，宣降肺气。

方药：止嗽散加减。

处方：桔梗15g，荆芥15g，紫菀15g，白前15g，百部15g，甘草10g。5剂，水煎，早、晚分服。

药后，咳嗽止，诸症减轻。

【按语】方中白前长于降气化痰，与宣肺止咳之桔梗相伍，降中有宣，止咳的同时又复肺之宣降功能，增强君药百部、紫菀之止咳化痰之功。

半　夏

本品出自《神农本草经》，内服燥湿化痰，降逆止呕，消痞散结；外用消肿止痛。

【用药心得】

1. 本品辛温，善于温肺化饮止咳，尤善治脏腑湿痰，为燥湿化痰的首选药物。用于治疗多种痰证，可适当配伍均可使用。治痰湿壅盛之咳喘声重，痰白质稀者，以半夏为君，常配陈皮、茯苓同用，如二陈汤（《太平惠民和剂局方》）；湿痰上犯清阳之头痛、眩晕，甚则呕吐痰涎者，则配天麻、白术以化痰熄风，如半夏白术天麻汤（《古今医鉴》）。痰饮内盛，胃气失和而夜寐不安者，配秫米以化痰和胃安神。《四民月令》云："五月，芒种节后，阳气始亏，阴气将萌。半夏虽禀赋于阳，而用于阴，虽味辛辣，性温而有毒，盖主半表半里之证而入阴脏。"

2. 本品味苦降逆和胃，为止呕要药。各种原因的呕吐皆可随证配伍用之。

治痰饮或胃寒所致呕吐,可配生姜同用;治胃热呕吐,可配黄连同用;治胃阴虚之呕吐,可配石斛、麦冬同用;治胃气虚呕吐,可配人参、白蜜。若胃阳虚明显而呕吐,可用附子粳米汤。

3. 本品降逆散结,化痰消痞,常用于胸脘痞闷胀满,甚则作痛诸症。如治痰热阻滞心下致痞满,常配黄连、黄芩以开痞散结,如半夏泻心汤;若配瓜蒌、黄连,可治痰热结胸,如小陷胸汤。半夏又能化痰,为治疗咽部病证的常用药。如治气郁痰凝而致的梅核气,常配紫苏、厚朴、茯苓等,以行气解郁、化痰散结,如半夏厚朴汤。用治瘿瘤痰核,常配连翘、海藻、贝母等,如海藻玉壶汤。

4. 本品内服消痰散结,外用消肿止痛。用治痈疽发背、无名肿毒初起或毒蛇咬伤,可外用生品研末调敷或鲜品捣敷。

5. 刘建秋教授运用半夏十分灵活,多取其降逆止呕、化痰散结等作用,使用方法也十分讲究,姜半夏常用于降逆止呕;法半夏常用于燥湿化痰;半夏曲常用于化痰消食;竹沥半夏常用于清化热痰。

半夏与生姜性味相同,辛散温燥,均具有降逆、和胃、止呕、化痰之功效。两药常相须配伍。半夏降逆化痰,和胃止呕;生姜有"呕家圣药"之称,善宣散水气,温胃止呕,还可解半夏毒,两药相畏配伍,可更好地发挥和胃降逆作用。刘建秋教授治疗脾胃虚寒致呕吐清涎,连绵不断者,常易生姜为干姜。干姜辛热,主归肺、脾、胃经,守而不走;半夏辛温而燥,为燥湿化痰、温化寒痰之要药,两药合用,可温脾肺,化痰饮,止呕逆。

6. 反乌头,不宜与乌头类药同用。阴虚燥咳、血证、热痰、燥痰慎用。外用适量,生品研末调敷。

【验案选录】

于某,女,26岁,1999年6月3日初诊。

患者诉自幼眠差多梦,劳累后明显,时有心烦易怒,时有腹胀腹泻,纳食不佳,月经延迟,时有血块,量少,面色红赤。舌淡苔白、边有齿痕,脉沉。

诊断:失眠(阴阳失和)。

辨证:寒热虚实错杂。

治法:调和阴阳,调畅气机。

方药:半夏泻心汤加减。

处方:清半夏30g,黄连10g,黄芩15g,炒枣仁60g,人参(单煎兑入)6g,诃子15g,生姜3片。14剂,水煎,每日1剂,早、晚分服。

二诊:诸症改善,守方加减。

黄连改为15g，黄芩改为30g。因患者仍心烦易怒，为肝血不足，炒枣仁加倍至120g，人参加至9g。继服两月。

三诊：诸症缓解，体健神佳。

【按语】半夏有和胃化痰之功，和胃气而通阴阳，故重用30g为君。黄连、黄芩清热燥湿，且黄连入心经，可清热安神，黄芩厚肠胃而清热。生姜合半夏以辛开，又护胃安中。四药寒热并用以和阴阳，苦辛同调以畅气机。人参温中健脾。诃子补脾和中，调和诸药而偏于收敛，有收阳入阴之效。炒枣仁意在安神之用。诸药合用，而获良效。

清热化痰药

川 贝 母

本品出自《神农本草经》，具有清热化痰、润肺止咳、散结消肿功效。

【用药心得】

1. 本品性寒，味微苦，能清泄肺热化痰；又味甘质润，能润肺止咳，尤宜于内伤久咳、燥痰、热痰之证。治肺阴虚肺热，久咳有痰，形体消瘦，口燥咽干，常与沙参、麦冬同用；治肺热、肺燥咳嗽，咳嗽痰少，黏稠难出，潮热盗汗等，常与知母同用，如二母散，或与紫菀、款冬花、杏仁、麦冬同用；肺痈后期，症见潮热咳嗽，吐脓血痰，常与芦根、黄芪、玉竹等同用；痰热互结，或气郁化火致心胸郁闷疼痛，常与郁金、瓜蒌、香附同用。

2. 本品清化郁热，化痰散结。治痰火郁结之瘰疬，常与玄参、牡蛎等同用，如消瘰丸；治热毒壅结之乳痈、肺痈，常与蒲公英、连翘、当归、鱼腥草等同用，如消痈散毒汤。

3. 刘建秋教授常用川贝母配伍治疗燥痰咳嗽证。症见咳嗽呛急，咳痰不爽，涩而难出，咽喉干燥疼痛，苔白而干，如贝母瓜蒌散。与杏仁配伍，用于咳痰不利及外感风邪、痰热蕴肺之咳吐黄痰等。与苏子配伍，降气化痰，润肺止咳，用治燥邪伤肺、痰壅气逆之咳喘。

4. 本品不宜与乌头同用。脾胃虚寒及有湿痰者不宜用。

【验案选录】

王某，男，57岁，2006年4月22日初诊。

患者咳痰不爽，声音嘶哑，咽喉干燥疼痛。舌红少苔，脉细数。查体：两肺呼吸音粗，未闻及干湿啰音。

诊断：咳嗽。

辨证：燥痰阻肺，肺失清肃。

治法：清热润燥，化痰止咳。

方药：贝母瓜蒌散加减。

处方：川贝母 15g，瓜蒌 15g，杏仁 15g，桔梗 15g，天花粉 20g，桑叶 10g，茯苓 15g，橘红 15g，甘草 15g。5 剂，水煎，早、晚分服。

药后，咳痰爽利，咳嗽即止。

【按语】刘建秋教授认为，本例为燥痰阻肺、肺失清肃所致。方中以川贝母为君，清热润燥，化痰止咳，开痰气之郁结。

浙 贝 母

本品出自《轩岐救正论》，具有清热化痰、散结消痈功效。

【用药心得】

1. 本品苦泄，长于清化热痰，降泻肺气。常与瓜蒌、知母配伍，治疗风热咳嗽，或痰热郁肺之咳嗽。

2. 本品清解热毒，化痰散结消痈，治痰火瘰疬者，常与玄参、牡蛎配伍；治瘿瘤，常配海藻、昆布；治疮毒乳痈，常配连翘、蒲公英等，内服外用均可；治肺痈咳吐脓血，常配鱼腥草、芦根、桃仁等。

3. 刘建秋教授多用其治肺热咳嗽，肺痈喉痹，疮疡淋病等。此外，亦用治黄疸、癃闭，疗效颇佳。与蒲公英配伍，清热解毒，散结消痈，用治乳痈肿痛；治瘰疬结肿，常与夏枯草配伍，清肝火，解热毒，散郁结。

【验案选录】

汪某，男，47 岁，1997 年 4 月 23 日初诊。

患者小便不通两周，且少腹胀闷，头晕心烦，每天导尿多次，面赤。舌深红，苔白厚，脉沉数。

诊断：癃闭。

辨证：湿热下注膀胱。

治法：清热利尿。

方药：石韦散加减。

处方：生地黄 15g，木通 10g，甘草 10g，淡竹叶 15g，石韦 15g，金银花 15g，浙贝母 15g。7 剂，水煎，早、晚分服。

二诊：症状减轻。上方继服 3 剂。

药后症状消失。随访 3 个月，未见复发。

【按语】刘建秋教授认为，膀胱有热则下窍不利。浙贝母善除热降泄，邪气去，治节行，则癃闭愈。正如《本草经解》所云："淋沥者，膀胱有热也。

邪气者，热邪之气也。膀胱以气化为主。贝母味辛润肺，肺乃主气之脏，肺化则气润及于州都，小便通而不淋沥矣。"

瓜 蒌

本品出自《新修本草》，具有清热化痰、宽胸散结、润肠通便功效。

【用药心得】

1. 本品甘寒而润，善清肺热，润肺燥而化热痰、燥痰。用治痰热阻肺，咳嗽痰黄，质稠难咳，胸膈痞满，可配黄芩、胆南星、枳实等，如清气化痰丸。治燥热伤肺，干咳无痰或痰少质黏、咳吐不利，可配川贝母、天花粉、桔梗等。

2. 本品亦能利气开郁，涤痰导滞而宽胸散结。治胸阳不振、痰气互结之胸痹疼痛，常配薤白、半夏同用，如瓜蒌薤白半夏汤。治痰热结胸之胸膈痞满、疼痛，常配黄连、半夏，如小陷胸汤。

3. 本品清热散结消肿，常配清热解毒药以治痈证。如治肺痈咳脓血，常配鱼腥草、芦根等；治肠痈，常配败酱草、红藤等；治乳痈初起，红肿热痛，常配当归、乳香、没药，如神效瓜蒌散。

4. 本品具有润燥滑肠、通利大便的作用，用于肠燥便秘，常配火麻仁、郁李仁等同用。

5. 本品为刘建秋教授临床常用药物。他善用全瓜蒌配薤白、桂枝等通便润燥宽胸；配贝母、桔梗等润肺涤痰止嗽，以治肺热痰咳；配丝瓜络、郁金、鳖甲等以消痈软坚，用治鼓胀等，疗效满意。与半夏相配伍，增强化痰散结、宽胸消痞作用，用治痰热互结或痰浊胶结所致的胸痹疼痛壅塞。与枳壳相配，用于咳嗽、胸闷、痰黄稠而难咳者有较好疗效，伴大便秘结者尤宜。

6. 本品甘寒而滑，脾虚便溏及寒痰、湿痰者忌用。不宜与乌头类药同用。

【验案选录】

杨某，女，53岁，1998年4月19日初诊。

患者胸前区憋闷痛两年余，经心电图、血脂等检查诊断为冠心病。主诉：胸前区闷痛，心悸，气短，动则加剧，易激动，时心烦、失眠、多梦，形体丰满，疲乏无力，大便干结。舌绛，苔薄白，脉弦。

诊断：胸痹。

辨证：胸阳闭阻，本虚标实。

治法：益气活血，通阳宣痹。

方药：瓜蒌薤白半夏汤加减。

处方：全瓜蒌60g，薤白10g，桂枝10g，枳壳10g，丹参20g，半夏10g，木通 10g，赤芍 10g，党参 10g，炙甘草 10g。5 剂，水煎，早、晚分服。

二诊：药后胸部憋闷、疼痛有所减轻，大便转软。

上方加减治疗两月，病情大有好转。追访半年，病未反复。

【按语】刘建秋教授认为，瓜蒌薤白半夏汤可行气解郁，通阳散结，祛痰宽胸。方中全瓜蒌为君，臣以半夏燥湿化痰，降逆散结，助君药润下通阻，豁痰通阳，理气宽胸。药症相符，故而获效。

前 胡

本品出自《雷公炮炙论》，具有降气化痰、疏风清热功效。

【用药心得】

1. 本品辛散苦降，性寒清热，宜于痰热阻肺、肺气失降之痰热咳喘，如前胡散、前胡饮，常配伍杏仁、桑白皮、贝母等清热化痰药。单用本品可治因上气咳嗽而不得卧，或遍身泛肿或面肿之症。因本品性寒较弱，故可通过与温性药物配伍用于寒痰、湿痰，常配伍白前、半夏等温化寒痰药同用。

2. 本品发散风热，宣通肺气，化痰止咳，用治外感风热，身热头痛，心烦，咳嗽痰多，常配伍桑叶、菊花、牛蒡子、桔梗等以增强发散风热、化痰止咳之效。若为风寒咳嗽，则配伍发散风寒药物，如紫苏、生姜、桂枝，及杏仁等宣肺止咳之品。

3. 刘建秋教授治疗外感初期的咳嗽痰多，常与解表化痰药同用，效果颇为显著。生前胡用于外感咳喘痰多；蜜炙前胡润肺止咳，多用于肺虚久咳或燥咳少痰之证；麸炒前胡可缓和寒性，并可和胃，适用于老人、小儿及体弱咳喘痰多者。前胡与白前配伍，降气化痰，用治肺气不宣之咳嗽气逆、吐痰；与桑白皮配伍，泻肺化痰，止咳平喘；与贝母相配，清热化痰，用治肺热咳嗽；与桔梗配伍，宣肺化痰，兼可疏散风热，止咳祛痰利咽更佳，用治风热感冒见咳嗽、痰多、咽痒等症。

5. 恶皂荚，畏藜芦。

【验案选录】

王某，女，32 岁，1993 年 3 月 5 日初诊。

患者外感风寒，迁延数周，症见咳嗽，痰色黄稠而难咳，时而痰中带血，胸满闷痛，口渴心烦，面红唇赤。舌红，苔黄，脉滑数有力。

诊断：痰热咳嗽。

辨证：痰火犯肺，壅塞肺脏，肺失肃降。

治法：清热化痰，宣肺利气。

方药：清金化痰汤加减。

处方：前胡 10g，桑白皮 10g，黄芩 10g，栀子 10g，瓜蒌皮 10g，浙贝母 5g（研末冲服），橘红 10g，桔梗 10g，甘草 10g。7 剂，水煎，早、晚分服。忌食辛辣。

3月12日二诊：脉转缓滑，舌苔微黄，咳痰爽、微黄不稠，胸闷痛除，此系痰火散，气道利。前方续服 5 剂。

药后病愈。

【按语】刘建秋教授认为，患者为外感风寒，郁久化热，虽表证已去，然邪犯气道，痰火犯肺，壅塞肺脏，肺失肃降之职，气道不利则咳嗽。治以清热化痰，宣肺利气。方中重用前胡，因气有余便是火，火则生痰。前胡性阴而降，功专下气，气下则火降痰消，又能除肺中之实热，治痰热哮喘咳嗽，药证相对，故而获效。

桔　梗

本品出自《神农本草经》，具有宣肺祛痰、利咽排脓功效。

【用药心得】

1. 本品辛散苦泄，可宣开肺气，祛痰利气；性平，无论寒热皆可应用。外感风寒咳嗽痰多，头微痛，恶寒发热，头痛无汗，鼻塞清涕，咳嗽痰涌，苔白，脉弦紧者，常与紫苏、杏仁等同用，如杏苏散。外感风热咳嗽痰多，风温初起，身热不甚，微咳，常与桑叶、菊花、杏仁等同用，如桑菊饮。外感咳嗽，痰多，咳痰不爽，日久不愈，常配伍白前、百部、紫菀、陈皮、荆芥、甘草等同用，如止嗽散。痰阻气机，升降失常，见胸膈痞满，常配伍陈皮、半夏化痰理气，畅达气机，用治痰滞引起的胸胁胀满、心下痞满、恶心、食欲不振等。

2. 本品宣肺利咽以开音。凡外邪侵袭肺脏、咽喉肿痛失音者，可配伍甘草以利咽开音，如桔梗汤。若咽喉肿痛，热毒盛，可配射干、马勃、板蓝根等热解毒利咽。若咽喉肿痛伴大便秘结，兼有表证，配大黄清热泻下，配防风、荆芥、麻黄疏散表邪，如防风通圣散。

3. 本品辛散上行，能利肺气，以排壅肺之脓痰。刘建秋教授常与甘草、鱼腥草、冬瓜仁等配伍，用于咳嗽痰多，咽痛失音，胸闷，肺痈吐脓及痈肿脓出不畅等。

4. 本品与甘草合用，利咽解毒作用佳；与半夏配伍，宣肺降气，止咳化痰，常用于外感风寒或痰湿咳嗽；与杏仁配伍，增强祛痰止咳之效，用治咳嗽痰多，喘憋，或见二便不利；与枳壳配伍，开气利膈，止咳祛痰；与贝母配伍，可消痰气郁结。

5. 气机上逆之呕吐、呛咳、眩晕或阴虚火旺之咯血等均不宜用，胃、十二指肠溃疡者慎服。用量过大可致恶心呕吐。

【验案选录】

王某，男，16岁，1988年12月8日初诊。

患者半月前因出汗着凉，致发热、咳嗽、咽喉疼痛。门诊输液后发热、咽痛消失，但咳嗽持续不已，经多方医治无效。症见咳嗽阵作，咳痰色白量少，咽痒。舌淡，苔薄白，脉弦。

诊断：咳嗽。

辨证：风寒犯肺，肺气不宣。

治法：散寒祛邪，宣肺止咳。

方药：桔梗汤加味。处方：桔梗10g，半夏15g，紫菀10g，杏仁5g，甘草5g。7剂，水煎，早、晚分服。

药后，咳嗽消失。

【按语】桔梗汤为治疗咽部不利、咳嗽的基本方。《景岳全书·咳嗽》说："咳证虽多，无非肺病。"桔梗辛散苦泄，上行开发，能宣通肃降肺气，化痰止咳利咽，故常用于外感咳嗽兼有咽部不利者，方中重用桔梗。桔梗与甘草合用加强利咽解毒作用；桔梗与半夏配伍，有宣肺降气，止咳化痰的功效；紫菀润肺化痰止咳；苦杏仁入肺经而止咳。诸药共奏宣肺化痰、祛风止咳之功。

止咳平喘药

紫 苏 子

本品出自《名医别录》，具有降气化痰、止咳平喘、润肠通便功效。

【用药心得】

1. 本品长于降气化痰，气降痰消则咳喘自平。用治多种咳嗽，无论外感、内伤、暴咳、久嗽皆可使用，可单用或配伍应用。配伍荆芥、桔梗，治疗风寒咳嗽，如止嗽散。配伍黄芪、沙参等治疗久咳不已，气阴两虚证；治疗痰涎壅盛，配伍白芥子、莱菔子，如三子养亲汤；治疗上盛下虚的久咳痰喘，配伍肉桂、当归、厚朴以温肾化痰下气。

2. 本品配伍杏仁、火麻仁等，可用治肠燥便秘。本品富含油脂，能润燥滑肠，降泄肺气以助大肠传导。本品并治疗脾胃气滞，胸闷呕吐及七情郁结，痰凝气滞之梅核气证。

3. 刘建秋教授推崇紫苏子治疗咳嗽、哮喘，认为其对咳嗽、哮喘发作和缓解均有降逆功效，但其平喘之功大于止咳之力，对咳喘兼见证，疗效佳。如配前胡，用于热喘；配白前，用于寒喘；配款冬花，用于虚喘；配莱菔子，用于食积痰喘；配苏梗，用于痰壅气滞；配五味子，用于久喘。

4. 本品镇咳作用弱，但与百部、川贝母、苦杏仁、罂粟壳等止咳剂配伍，可增强镇咳效果。其化痰作用轻缓，但气喘伴痰盛而喘，配白芥子，可用于喘痰；配半夏，可用于久痰；配桔梗，可用于虚痰；配海浮石，可用于黏痰；配陈皮、厚朴、半夏，可用于痰涎壅盛，喘咳上气，胸膈满闷；配杏仁、半夏、前胡、桔梗，可用于风寒感冒，咳嗽痰稀。

5. 本品止哮作用不强，但与哮剂为伍，则止哮平喘作用同步显著，常配地龙，用于实哮；配白果，用于虚哮；配麻黄，用于寒哮；配前胡，用于热哮；配椒目，用于久哮。

6. 本品滑肠降气、便溏及中气下陷者慎用。

【验案选录】

姜某，女，40岁，1999年10月2日初诊。

患者患慢性气管炎5年，每逢秋凉则咳嗽。症见咳喘短气，胸膈满闷，痰白量多，腰酸软，夜尿频。舌润而胖，有齿痕，脉弦滑。

诊断：咳嗽。

辨证：痰涎壅盛，上实下虚。

治法：祛风散寒，降气豁痰。

方药：苏子降气汤加减。

处方：苏子15g，炙甘草10g，半夏15g，当归10g，肉桂10g，陈皮10g，前胡5g，厚朴5g，生姜3片。4剂，水煎，早、晚分服。

二诊：咳喘见轻。上方继服4剂，水煎，早、晚分服。

药后咳止喘平。嘱日后若遇风凉再复发时可按此方服之。

【按语】苏子降气汤以苏子为主，其主要作用有三：一为除寒温中，二为降逆定喘，三为消痰润肠。苏子得前胡能降气祛痰，祛风散积；得厚朴、陈皮、生姜能内疏痰饮，外解风寒；得当归能止咳和血，润肠通便；得肉桂能温中散寒。此方有行有补，有润有燥，治上不遗下，标本兼顾，为豁痰降气、平喘理嗽、利胸快膈、通秘和中、纳气归元之剂。

刘建秋教授指出，运用此方应抓住痰涎壅盛、上实下虚的喘咳特点，临床以胸膈满闷、痰多稀白、苔白滑为辨证要点。使用本方时需注意的是，肺肾两虚喘咳，未见痰气湿盛症状；热盛灼肺，或阴虚火旺的喘咳；肺肾水湿瘀结，痰喘特甚，形气俱实；表证不解的痰喘咳嗽；大便溏泄，气少食衰者不可随便使用。

杏　仁

本品出自《神农本草经》,具有止咳平喘、润肠通便功效。

【用药心得】

1. 本品味苦能降,主入肺经,兼有开通疏利开通之性,降气化痰中有宣肺之功,是治疗咳喘要药,可治疗多种咳喘。风寒咳喘,遇寒加重,胸闷气逆,可配伍麻黄、甘草,如三拗汤;风热咳嗽,发热汗出,可配伍桑叶、菊花,如桑菊饮;燥热难咳,可配伍桑叶、贝母,如桑杏汤、清燥救肺汤;肺热咳喘,见高热、咳喘等症,可配石膏等清肺泄热,宣肺平喘,如麻杏石甘汤;风寒表虚证,见恶寒有汗而喘,可与调和营卫药同用,如桂枝加厚朴杏子汤。

2. 本品含油脂而质润,且味苦而下气,能润肠通便,可配伍火麻仁、瓜蒌仁等,如五仁汤。

3. 杏仁善于肃肺平喘,刘建秋教授常取其止咳平喘之功,润肠通便之效,与麻黄、厚朴、葶苈子配伍,宣肺气,降逆气,平咳喘,用于肺失宣发所致的寒热多类型咳喘;若咳喘兼气滞肠热内燥,厚朴配伍,利气润肠通便;见痰热内盛、壅遏肺气引起的发热、胸满、胸痛咳喘,或水饮内积、肺气失宣所致的面目浮肿、小便不利、咳逆上气不得卧等,与葶苈子配伍,开泄肺气,利水消饮,祛痰平喘。

4. 本品有小毒,用量不宜过大,婴儿慎用。阴虚咳嗽不宜用,大便溏泄者慎用。

【验案选录】

赵某,女,54 岁,1993 年 10 月 20 日初诊。

患者 4 年来哮喘发作时出现呼吸困难、喘憋,持续数日,经抗炎、止咳平喘化痰西药治疗可缓解。今年 9 月初感冒后咳喘再发,夜间不能平卧,遂到我院就诊。查体:双肺可闻及广泛哮鸣音,胸片示:双下肺纹理增粗。诊断为慢性喘息性气管炎合并肺部感染。经治疗 10 天,症状缓解而返家。但咳嗽、咳痰、喘憋时有反复。症见体形颇丰,咳嗽时作,咳吐白黏痰、量多。夜间喉中痰鸣,喘憋不得卧,唇黯,胸胁闷胀,口干不思饮,大便干燥。舌黯红,苔黄腻,脉弦滑。

诊断:喘证。

辨证:外感风寒,痰浊郁热。

治法:散寒平喘,化痰清热。

方药：三子养亲汤、定喘汤、三拗汤、逍遥散加减。

处方：炙苏子10g，白芥子10g，莱菔子10g，葶苈子10g，杏仁10g，炙麻黄5g，厚朴10g，甘草10g，黄芩10g，柴胡10g，薄荷10g，当归10g，白芍30g，茯苓10g，白术10g。7剂，水煎，早、晚分服。

10月28日二诊：咳喘自平，痰量减少，夜能平卧，大便通畅。仍口干少痰，舌黯红，苔白，脉弦细。

上方去炙麻黄，加桔梗10g，14剂。服法同前。

11月11日三诊：诸症消失，随诊两月未发。

【按语】本案患者因受凉后出现咳喘，咳白黏痰，当用三拗汤；咳吐白痰量多，夜间喉中痰鸣，喘憋不得平卧，说明痰浊阻肺，当用三子养亲汤、定喘汤；胸胁闷胀、舌黯、脉弦滑为肝肺郁滞之象，当用逍遥散。今诸症同见，故用三子养亲汤、定喘汤、三拗汤合逍遥散加减治之。方中杏仁苦、温，有止咳平喘、润肠通便之效。与葶苈子配伍，利水消饮，化痰平喘；与麻黄配伍，解表平喘；与厚朴配伍，行气润肠通便。辨证准确，组方严谨，故而获效。

百　部

本品出自《名医别录》，具有润肺止咳、杀虫灭虱功效。

【用药心得】

1. 本品甘润苦降，微温不燥，入肺经，功专润肺止咳，无论外感咳嗽、内伤咳嗽、暴咳、久嗽皆可用之。可单用或配伍应用。若治风寒咳嗽，配荆芥、桔梗、紫菀等，如止嗽散；若寒痰壅肺，咳喘气急，与麻黄、杏仁同用；若热邪侵肺，烦热咳嗽，与石膏、贝母、葛根合用，如百部散；治肺痨咳嗽，与川贝母、阿胶等配伍，如月华丸；若久咳不已、气阴两虚，配黄芪、沙参、麦冬等，如百部汤。

2. 本品味苦，有杀虫灭虱之功。蛲虫病多用，以本品浓煎，睡前保留灌肠；或配蛇床子、苦参等煎汤坐浴外洗；治头虱、体虱及疥癣可制成外用剂外用。

3. 刘建秋教授着重指出，百部的润肺功效不是百部自身所具有的，而是通过蜂蜜炮制后体现的。百部本不具有润肺功能，但经过蜜制，则有润肺之功。

4. 刘建秋教授善用百部与白前配伍，一降一润，温寒相宜，化痰中寓润肺之力，用于新久咳嗽。与车前子配伍，一润一利，化痰止咳，用于痰湿咳嗽。与沙参配伍，润肺气，养肺阴，止咳祛痰，用于肺热气津两伤咳嗽。

【验案选录】

马某,男,25岁,2006年6月15日初诊。

患者主诉咳嗽5天。自述于5天前傍晚因着急迎风赶路,加之当时天气较寒冷,晚间即出现咳嗽症状,且日渐加重。诊见咳声重,咳痰稀白,鼻塞,流清涕,无发热。舌苔薄白,脉浮紧。

诊断:咳嗽。

辨证:风寒袭肺,肺失宣降。

治法:疏风散寒,润肺止咳。

方药:三拗汤合止嗽散加减。

处方:麻黄10g,杏仁5g,荆芥10g,桔梗10g,白前10g,紫菀10g,百部10g,陈皮10g,甘草10g。5剂,水煎,早、晚分服。

服药后病愈,未见复发。

【按语】刘建秋教授认为,此例属典型的风寒袭肺型咳嗽。风寒之邪从口鼻而入侵犯机体,伤及肺系,肺失宣降而发为咳嗽,故见咳声重;寒邪郁肺,气不布津,故痰色稀白;风寒外束,皮毛闭塞,故见鼻塞流清涕等。舌苔薄白、脉浮紧均为风寒袭肺之征。方中百部甘温微苦,功善润肺止咳,与其他药配伍,共奏疏风散寒、清热止咳之功。

桑白皮

本品出自《神农本草经》,具有泻肺平喘、利水消肿功效。

【用药心得】

1. 本品性甘寒,主入肺经,能清泻肺火,兼泻肺中水气而平喘。用于肺热咳喘,可配地骨皮同用,如泻白散;用于肺热气虚,可与人参、连翘、杏仁等补气平喘药物配伍,如人参泻肺汤;肺气不足,水饮停肺,胀满喘急,咳而气逆,可与麻黄、杏仁、葶苈子等宣肺逐饮药同用;用于肺虚有热而咳喘气短、潮热、盗汗,亦可与人参、五味子、熟地黄等补益药配伍,如补肺汤。

2. 本品能清降肺气,通调水道,可用治水肿,如风水、皮水等阳水实证。症见全身水肿,面目肌肤浮肿,胀满喘急,小便不利者,可配茯苓皮、大腹皮、陈皮等,如五皮散。本品还有清肝降压止血之功,可用于衄血、咯血及肝阳肝火偏旺之眩晕。

3. 刘建秋教授临床与地骨皮配伍,一走气,一走血,气血双清,使肺火泄、逆气降、肾阴补、虚火退,用于肺热阴虚喘咳甚效;与黄芩配伍,泄力甚强,使肺热泄而不伤阴;与瓜蒌配伍,降气化痰平咳喘之功尤甚。

【验案选录】

蒋某，女，55 岁，2002 年 8 月 9 日初诊。

患者反复气促、咳嗽咳痰 10 余年，发热伴加重 1 周。症见气粗，发热，体温 38.9℃，口唇发绀，咳嗽，痰黏稠色黄。舌质红，苔黄腻，脉弦滑。

诊断：喘证。

辨证：痰热阻肺。

治法：涤痰清热，止咳平喘。

方药：桑白皮汤加减。

处方：桑白皮 15g，半夏 10g，黄连 15g，紫苏子 15g，黄芩 10g，浙贝母 10g，栀子 10g。7 剂，水煎，早、晚分服。

药后症状好转，热退，喘促平。

【按语】刘建秋教授认为，此例属痰热阻肺之喘证。气粗、发热、口唇发绀、咳嗽、痰黏稠色黄、舌质红、苔黄腻、脉弦滑均为痰热壅盛之征。本病选用桑白皮汤 7 剂而愈。方中重用桑白皮清泄痰热，热退则无以炼津生痰，咳喘自除。与其他药物合用，共奏涤痰清热、止咳平喘之功。

枇 杷 叶

本品出自《名医别录》，具有清肺止咳、降逆止呕功效。

【用药心得】

1. 本品味苦能降，性寒能清，肃降肺气而止咳。刘建秋教授治疗咳嗽时常用此药，止咳时常选炙枇杷叶。治肺热咳嗽，可配黄芩、瓜蒌皮等以清肺化痰止咳。其兼能疏泄肺气，风热咳嗽可配前胡、桑叶等以疏风宣肺止咳。因其止咳力佳，配以麦冬、阿胶又能治肺燥咳嗽；久咳痰血可配白及、藕节、生地黄，以清肺补肺，止咳止血；兼痰多，再配川贝母、杏仁等以加强化痰作用。

2. 生枇杷叶止呕之力强，治疗胃热呕逆可单用枇杷叶；若暴吐服药不止，还可配生姜、半夏，以加强止呕之功；妊娠呕吐，枇杷叶配生姜煎服；小儿吐乳不止，配母丁香为末，枣汤调服。枇杷叶可清胃热，降胃气而止呕，与竹茹配伍，可增强清胃降逆止呕之效。用于胃热呕吐、烦热口渴，可与生姜、黄连同用。

【验案选录】

王某，25 岁，2001 年 10 月 10 日初诊。

患者秋季感受燥邪，干咳无痰，咽喉干燥，口渴鼻燥，心烦口渴。舌干少苔，脉数。

诊断：风热咳嗽。

辨证：燥热伤肺，气阴两伤。

治法：清热宣肺，降逆止咳，益气养阴。

方药：瓜蒌薤白散加减。

处方：枇杷叶 15g，杏仁 10g，桑叶 15g，瓜蒌 10g，沙参 15g，麦冬 15g，阿胶 15g，胡麻仁 10g，知母 15g。7 剂，水煎，早、晚分服。

药后，咳嗽消失。

【按语】刘建秋教授认为，秋令气候干燥，燥热伤肺，气阴两伤，失其清肃润降之常，故干咳无痰，咽喉干燥，口渴，治宜清燥热，养气阴，以清金保肺立法。方中桑叶轻宣肺燥，知母清肺胃燥热，一清一宣，共同祛除燥热之邪；瓜蒌清热化痰，宽胸散结；阿胶、胡麻仁、麦冬甘寒，滋阴润肺；燥邪伤阴，同时兼以伤气，故又用沙参补益气阴；胡麻仁、阿胶养阴润肺，肺得滋润，则治节有权；杏仁、枇杷叶平气逆而止咳，杏仁苦微温而润，复入治燥之方，可除肺中燥邪，枇杷叶苦平，香而不燥，清肺气，降肺火。两药合用，苦中有润，降泄肺气。诸药合用，肺金之燥热得以清宣，则燥热伤肺诸症自除。本方配伍精当，集宣、清、润、养于一体，具有凉不伤中、润而不腻、降不伤气的特点，临证用之，效果明显。

葶 苈 子

本品出自《神农本草经》，具有泻肺平喘、利水消肿功效。

【用药心得】

1. 本品辛散苦降，性寒清热，专泻肺中水饮及痰火，具有泻肺平喘之功。用以痰涎壅盛，喘息不得平卧者，取其专泻肺气之实。因其药性峻猛，常佐大枣以缓其性，还常配伍苏子、桑白皮、杏仁等。

2. 本品苦能开通降泄，泄肺气之壅塞而通调水道，水道利则水湿痰消。治腹水肿满属湿热蕴结者，常配伍防己、椒目、大黄；治结胸、胸水、腹水肿满，常配伍大黄、芒硝、杏仁等。葶苈子具有泻肺平喘、利水消肿之功，刘建秋教授常用《金匮要略》中的葶苈大枣泻肺汤加减治疗痰水壅实之咳喘胸满。

3. 刘建秋教授常与滑石配伍，用治伤寒热盛，小便不利。与苏子配伍，用治饮停上焦攻肺，喘满不得卧、面身水肿，小便不利。与麻黄配伍，用治风寒外束、肺气郁闭或痰热壅肺所致喘咳。与代赭石配伍，增强降逆化痰平喘之功。与杏仁配伍，为治咳喘的重要药对，用于痰涎壅盛之咳嗽气喘、水肿腹水。

4. 葶苈子苦寒，不宜久服，"久服令人虚"。不可妄用大剂，应分清标本虚实，根据病情进展和病人的体质综合考虑应用。

【验案选录】

秦某，男，78岁，1993年5月13日初诊。

患者4年前开始咳喘，面部浮肿，下肢水肿。此次因咳喘发作，喘息不得平卧前来就诊。诊见发热，咳吐黄色黏痰，苔薄黄，动则呼吸急促。

诊断：哮证。

辨证：痰哮。

治法：宣肺化痰，健脾理气。

方药：葶苈大枣泻肺汤加减。

处方：葶苈子50g，大枣12枚，白术30g，苏子10g，沙参15g，阿胶10g。7剂，水煎，早、晚分服。平时加服肾气丸。

二诊：自觉咳喘减轻，水肿消退明显。

葶苈子减少至10g，效不更方，继续服用14剂。服法同前。

药后，患者自觉症状减轻。

【按语】葶苈子常用量为5～10g，但刘建秋教授认为，本例病患咳喘已久，痰气交阻，凌心射肺，肺失宣肃，脾失健运，应辨证论治，故加大了葶苈子用量。葶苈子入肺经，降泻肺气，以宣上窍而通下窍，有泻肺行水、定喘消肿之功。大枣甘缓和中，能培补脾胃，顾护中气。大枣与葶苈子配伍，既能以甘味缓和葶苈子峻猛之性，使泻肺而不伤正；又可培土利水，澄源截流，佐葶苈子利水消肿。两药一峻一缓，一补一泻，以缓制峻，以补助泻，共奏泻痰行水、下气平喘之功。本方配伍得当，重点突出，兼顾肺、脾、肾，标本兼治，攻补兼施，随症加减，其效更彰。

款 冬 花

本品出自《神农本草经》，具有润肺下气、止咳化痰功效。

【用药心得】

1. 本品辛散而润，温而不燥，为化痰止咳之良药。此药善治肺咳，消痰稠黏，润肺泻火，下气定喘，而定心惊、胆怯。祛邪热烦躁，平肝明目，最善止肺嗽、肺咳。由于散寒止咳力专，刘建秋教授多用治内有寒饮所停、外有风寒所客，内外合邪，闭塞肺气，咳逆上气，喉中痰声辘辘之症，与射干、麻黄、半夏、细辛、紫菀、杏仁、甘草等配伍；用治久咳、劳嗽，常配伍川贝、甜杏仁、紫菀、麦冬、沙参、元参等；若用于久咳、痰中带血，可与百合、藕节配伍；肺中有热，与桑白皮、知母、黄芩等配伍；肺痈咳吐脓痰，配桔梗、薏苡仁等同用。若配伍人参、黄芪，可治肺气虚弱，咳嗽不已；咳嗽偏寒，可与干姜、紫菀、五味子同用。

2. 本品是一味阴中透阳的升性药，性温，临证时常配伍一些偏凉的药物以达平衡，常与紫菀配伍使用。紫菀虽止久咳，但味苦伤胃；款冬花味甘，清中有补。款冬花入心则安心，入肝则明目，入肺则止咳，是其补也。然入心则又泻心火，多用则心火过衰，少用反生胃气以健食矣。

【验案选录】

王某，女，45岁，2003年5月12日就诊。

患者咳嗽伴胸闷、气短1个月。症见咳嗽，气短，喉中痰鸣，咳痰色白带有泡沫，饮食及二便皆可。舌质淡，舌苔薄白腻，脉滑。

诊断：咳嗽。

辨证：痰饮郁肺。

治法：宣肺化饮，祛痰止咳。

方药：射干麻黄汤。

处方：射干12g，麻黄10g，半夏10g，五味子15g，紫菀10g，款冬花12g，杏仁12g，牛蒡子12g，茯苓12g，生牡蛎35g，干姜10g，大枣7枚。7剂，水煎，早、晚分服。

二诊：咳嗽明显好转，早、晚略咳嗽，痰量减少，咽部稍痒。效不更方，继服10剂。

药后，病情基本痊愈。

【按语】本方具有温肺化饮、止咳祛痰之功。方中麻黄、射干宣肺平喘，化痰利咽；干姜、半夏善温肺化饮、降逆；五味子收敛肺气；紫菀、款冬花止咳化痰；大枣、甘草和中。诸药合用，共奏宣肺化饮、祛痰止咳之功。

紫　菀

本品出自《神农本草经》，具有润肺化痰止咳功效。

【用药心得】

1. 本品甘润苦泄，辛温而不燥，治疗咳嗽不论新久均可使用。主入肺经，长于润肺下气，开肺郁，化痰浊而止咳。紫菀生用，苦甘而微辛，虽降气化痰之力较强，但能泻肺气，故适用于肺气闭塞、咳嗽痰多之症。蜜炙后润肺祛痰止咳力较强，对肺痨咳嗽、痰中带血或肺燥干咳之症均可用之。然只可为佐使，不可单用。配伍茯苓、通草等，可治疗小便不利、尿少短赤者。

2. 治疗暴热咳嗽，刘建秋教授善配伍贝母、五味子、百部根、杏仁、炙甘草等；治疗风寒犯肺、咳嗽咽痒、咳痰不爽，常配荆芥、桔梗、百部等；

治阴虚劳嗽，痰中带血，常配阿胶、贝母等以养阴润肺，化痰止嗽。

3. 本品质虽柔润，但滋养之功不足，故阴虚火旺或有实热之燥咳、咯血者不宜使用。外感暴咳生用，肺虚久咳蜜炙用。

【验案选录】

王某，男，26岁，2000年1月15日初诊。

症见咳嗽声重，咽痒，气急，咳痰稀薄色白，鼻塞，流清涕，头痛，肢体酸楚疼痛，恶寒发热，无汗。舌苔薄白，脉浮紧。

诊断：咳嗽。

辨证：风寒袭肺，肺失宣降。

治法：疏风散寒，宣肺止咳。

方药：止嗽散加减。

处方：麻黄12g，杏仁9g，桔梗10g，前胡15g，紫菀15g，百部10g，金沸草18g，甘草10g。3剂，水煎，早、晚分服。

二诊：药后汗出量多，热退，身痛缓解，咳嗽明显减轻，偶有咳痰。原方继服3天，咳止。

【按语】刘建秋教授认为，此方集发汗、降气、润肺、止咳、祛痰于一身。方中紫菀、百部为君药，两药皆入肺经，其性温而不热，润而不腻，长于止咳化痰，新久咳嗽均可使用。桔梗善于宣利肺气而止咳，前胡降气化痰，麻黄宣肺，杏仁止咳，甘草调和诸药。诸药合用，使咳减痰消，疾病向愈。

养心安神药

酸 枣 仁

本品出自《神农本草经》，具有养心益肝、安神敛汗生津功效。

【用药心得】

1. 本品酸甘化阴，且味甘补益，养心阴，具安神之功。刘建秋教授善用其配伍当归、白芍、何首乌、龙眼肉，用于气阴血虚、心失所养所致的心悸怔忡、失眠、健忘；与知母、茯苓、川芎等配伍，用于肝虚有热之虚烦不眠；与麦冬、生地、远志等配伍，用于心肾不足、阴虚阳亢之心悸失眠、健忘梦遗；与当归、黄芪、党参等配伍，用于心脾气虚之心悸、失眠。

2. 本品具收敛作用，且归心经。心在液为汗，故具有收敛止汗的作用。刘建秋教授常配伍五味子、山茱萸、黄芪等，用于体虚自汗、盗汗。

【验案选录】

患者，男，45岁，2005年2月20日初诊。

患者心悸、失眠1年，平时服安神补心类药物以缓解症状。症见纳呆乏力，心慌，眠差。舌红，苔白腻，脉弦数无力。

诊断：失眠。

辨证：心阴阳两虚，兼痰湿。

治法：养心安神，利湿祛痰。

方药：酸枣仁汤合温胆汤加减。

处方：酸枣仁15g，知母15g，茯苓15g，半夏10g，竹茹10g，陈皮10g，甘草10g。10剂，水煎，早、晚分服。

药后，症状明显减轻。

【按语】造成失眠的原因很多，精神紧张、兴奋、抑郁、恐惧、焦虑、烦闷等均可引起失眠。刘建秋教授认为，本例属痰湿内扰而致的心烦失眠。《本草再新》云："酸枣仁平肝理气，润肺养阴，温中利湿，敛气止汗，益志定喘，聪耳明目。"本方正是利用了酸枣仁的养心安神生津作用。知母滋阴润燥，茯苓祛湿，半夏、竹茹燥湿化痰。诸药合用，标本兼治，共同达到治愈疾病的目的。

柏子仁

本品出自《神农本草经》，具有养心安神、润肠通便功效。

【用药心得】

1. 本品药性平和，主入心经，具有养心安神之功效，多用于心阴不足，心血亏虚，心神失养之心悸怔忡、虚烦不眠、头晕健忘等，常与人参、五味子、白术等配伍，或与酸枣仁、茯苓、当归等配伍；若治心肾不交之心悸不宁、心烦少寐、梦遗健忘，刘建秋教授常与麦门冬、熟地黄、石菖蒲等配伍，以补肾养心，交通心肾，善用柏子养心丸加减。

2. 本品富含油脂，有润肠通便之效。用于阴血亏虚，年老、体弱、久病及产后血少津亏之肠燥便秘，常与郁李仁、松子仁、杏仁、火麻仁配伍。

【验案选录】

李某，男，35岁，1995年5月5日初诊。

患者近日大便秘结不行，腹胀痛拒按，服用通便药症状缓解，便后少腹胀痛，睡眠不安。舌红，苔黄厚腻，脉弦滑。

诊断：便秘。

辨证：肠燥津亏，气滞作胀。

治法：调气畅中，和胃润肠。

方药：润肠丸加减。

处方：柏子仁15g，生首乌15g，玉竹15g，大腹皮10g，青皮10g，陈皮10g，甘草5g。7剂，水煎，早、晚分服。

药后大便渐润，腹部胀满逐渐消失。

【按语】本案患者腹部胀痛且兼有睡眠不安，治以调气畅中，和胃润肠。方中柏子仁润肠通便，兼养心安神；首乌养心安神；玉竹养阴润燥；大腹皮、青皮、陈皮理气健脾，消积化滞；甘草调和诸药。诸药合用，共达调气畅中、和胃润肠之效。

补气药

太子参

本品出自《中国药用植物志》，具有补气健脾、生津润肺功效。

【用药心得】

1. 本品性偏寒凉，属补气药中的清补之品。刘建秋教授认为其适宜用于脾肺气阴两虚证，而不宜用于温补。因其作用平和，多用于发病后调补之药，常用治肺虚咳嗽、脾虚食少、心悸怔忡、水肿消渴、精神疲乏等。气虚肺燥咳嗽，症见头痛、微恶风寒、口渴、咽干鼻燥、咳嗽无力、干咳无痰、精神疲惫、体倦乏力，常用清燥救肺之桑杏汤与太子参配伍，以生津润肺。太子参在清补润燥的同时兼顾补气。用治脾气虚弱、胃阴不足之食少倦怠、口干舌燥，常配山药、石斛等同用，以益脾气，养胃阴；脾虚倦怠，食少纳呆，常与山药、扁豆同用，健脾益气。

因本品补益脾气之力不及党参，刘建秋教授更注重配伍，以增强疗效。如与麦冬配伍，养阴润肺滋阴，用治肺虚咳嗽、劳倦怔忡、水肿。与黄芪配伍，用治虚劳乏力等症；与白术配伍，用治虚劳、劳倦乏力等症。

2. 本品能促进气血化生，益气养阴生津，主治气虚津伤之肺虚燥咳及心悸失眠、虚热汗多，但补气益阴生津之力弱于西洋参，故气阴两虚之心悸失眠、多汗，常与五味子、酸枣仁、杏仁同用，养心安神敛汗；气虚肺燥咳嗽，常与沙参、麦冬同用，生津润肺；津亏口渴，常与石斛、天花粉同用，滋阴润燥。

3. 表实邪盛者不宜用。

【验案选录】

刘某，男，52岁，1999年2月13日初诊。

患者干咳无痰，鼻燥咽干，精神疲惫，体倦乏力。舌淡，苔薄黄，脉弱。

诊断：咳嗽。

辨证：气虚肺燥咳嗽。

治法：清肺润燥。

方药：桑杏汤加减。

处方：桑叶15g，杏仁15g，沙参15g，桔梗15g，栀子10g，川贝母15g，梨皮15g，太子参15g，甘草10g。5剂，水煎，早、晚分服。

服药5剂，咳嗽咽干、体倦乏力等症明显减轻。

【按语】 刘建秋教授认为，本例为燥邪伤肺、肺气两虚之证。燥邪犯肺，伤津耗液，肺失清肃，可见鼻燥咽干、干咳无痰；脾失健运，生化不足，肺失所养，肺气亏虚，可见咳嗽无力、精神疲惫、体倦乏力、舌淡、脉弱等气虚表现。方用清肺润燥之桑杏汤加减。方中太子参味甘，归脾经，可补脾气。脾为气血生化之源，可促进气血化生，进而补气健脾，益气生津。

西 洋 参

本品出自《增订本草备要》，具有补气养阴、清热生津功效。

【用药心得】

1. 本品是诸参药中唯一的凉补药，能清火养阴生津。刘建秋教授常用其治疗热病气虚津伤证，症见身热汗多，口渴心烦，小便短赤，体倦少气，舌红，苔薄黄，脉数；用于肺阴不足之虚热喘咳、咯血，或热病伤阴、肺胃津枯之燥咳烦渴、少气等。

刘建秋教授常用清暑益气汤与麦冬、五味子等配伍，用于热病气阴两伤，症见身热汗多、口渴心烦、体倦少气、脉虚数；与生地、黄芪、枸杞子、山萸肉配伍，用于消渴；与知母配伍，清热养阴，用于温热病之气阴两伤证。其可补益元气，但作用弱于人参。

2. 本品可补心气，益脾气，兼能养心阴，滋脾阴，可用治气阴两虚之心悸心痛、失眠多梦。与甘草同用，补益心气；与麦冬、生地同用，养心阴，清心热；与太子参、山药、神曲、谷芽同用，健脾消食，用于纳呆食滞、口渴思饮。肾阴不足之证亦可用之。

3. 中阳衰微、胃有寒湿者忌用。

【验案选录】

赵某，女，36岁，2003年5月28日初诊。

患者头晕目眩，心烦失眠，乏力多汗，伴月经不调，小便量少色黄，大便黏滞不畅，咽部痰黏感。舌边尖红，苔黄腻，脉濡数。

诊断：温热病。

辨证：气阴两伤。

治法：益气生津，养阴清热。

方药：清暑益气汤加减。

处方：西洋参5g，麦冬15g，石斛20g，黄连5g，金银花15g，淡竹叶10g，桑叶15g，荷梗15g，知母15g，砂仁15g，粳米15g，甘草10g。3剂，水煎，早、晚分服。

药后，诸症明显减轻。

【按语】本例为热邪耗气伤津所致。热邪扰心则心烦；热邪可致腠理开泄，而见汗多；热邪伤津，可见小便量少色黄，大便黏滞不畅；伤津耗气，可见乏力等症。方用清暑益气汤治之。其中太子参为君药，可益气生津，养阴清热，与其他药配伍，甘凉濡润之品配伍苦寒清泄之药，兼顾清热与生津，使热邪得清而不伤阴，补虚而不恋邪。

黄　芪

本品出自《神农本草经》，具有补气健脾、升阳举陷、益卫固表、利水消肿、托毒生肌功效。

【用药心得】

1. 本品补脾益气，升阳举陷，为补中益气要药，与人参、白术等同用，如补中益气汤，用于脾虚中气下陷之久泻脱肛、内脏下垂之症。

2. 本品补益肺气，益卫固表，可用于肺气虚弱及表虚自汗、气虚外感等证。卫气不固，表虚自汗而易感风邪者，常与防风、白术同用；咳喘日久，气短神疲，常与紫菀、款冬花、杏仁等祛痰止咳平喘之品配伍。

3. 本品补脾生肌，补气托疮，有疮疡要药之称。疮疡中期，正虚毒盛不能托毒外达，疮形平塌，根盘散漫，难溃难腐者，常与人参、当归、升麻、白芷等品同用，以补气生血，扶助正气，托毒外出，如托里透脓散。溃疡后期，气血虚弱，脓水清稀，疮口难敛，用本品补气生血，生肌敛疮。

4. 本品益气活血，生血通络，补气行滞，可用治气虚血滞、筋脉失养所致的肌肤麻木或半身不遂。用治风寒湿痹，可与川乌、独活等祛风湿药和川芎、牛膝等活血药配伍；用治中风后遗症，常与赤芍、当归、红花等同用，如补阳还五汤。

5. 黄芪与附子是刘建秋教授善用的药对之一，两者配伍，益气补阳，固表止汗。黄芪甘温益气，走里而补肺脾，又行外而实卫表。附子辛热助阳，既助心肾之阳，又温中焦脾阳。二者共补心肺，温阳益气，助卫固表，用治阳虚自汗证；又治脾肾，补火生土，用治脾胃阳虚、水湿内停之证。

6. 黄芪与茯苓配伍，补气利水消肿之效颇为满意。前者甘温，温运阳气，使气行湿化，清升浊降；后者甘淡，通利水道，渗泄水湿。两药配伍，可增强健脾益气、利水消肿之力，既可用于脾虚气弱之证，又可用治脾虚湿盛之水肿、小便不利。

7. 本品甘温升补止汗，易于助火敛邪，表实邪盛、气滞湿阻、食积内停、阴虚阳亢、疮痈毒盛者慎用。

【验案选录】

杨某，女，25岁，1998年6月1日初诊。

患者头昏反复发作两月，视物旋转，遇劳则发，持续数分钟至数小时，偶有恶心感，心慌气短，背凉，神疲乏力，胃中不舒，便溏。舌淡，有齿痕，苔薄白腻，脉弱。

诊断：眩晕。

辨证：脾虚痰湿证。

治法：补脾益气，祛痰化湿。

方药：黄芪建中汤加味。

处方：黄芪60g，党参30g，葛根30g，桂枝15g，白芍20g，白术20g，茯苓15g，枳壳15g，制附子（先煎）10g，藿香15g，大枣30g，炙甘草10g。7剂，日1剂，水煎，早、晚分服。

6月9日二诊：诸症明显减轻。效不更方。继服两周，服法同前。

药后症状基本消失。随访半年，病情稳定。

【按语】刘建秋教授认为，眩晕有虚实两端，且属虚者居多。该患者属脾虚痰湿之证，故选用黄芪建中汤加味，以温中补虚，祛痰除湿。其中，黄芪温中补气，增强益气建中之力，阳生阴长，补诸虚之不足。药证相合，病邪自退。

白　术

本品出自《神农本草经》，具有益气健脾、燥湿利水、止汗安胎功效。

【用药心得】

1. 本品为脾脏补气之要药，长于补气以复脾运，兼可燥湿，利尿以除湿邪。治脾虚有湿，食少便溏或泄泻，刘建秋教授善用四君子汤化裁；治脾虚中阳不振、痰饮内停者，次与温阳化气、利水渗湿之品配伍；治脾虚水肿，常与茯苓、桂枝等药同用；治脾虚湿浊下注，带下清稀，常与健脾燥湿之品同用。

2. 本品有很好的固表止汗作用。刘建秋教授常使用玉屏风散，与黄芪、防风等补益脾肺、祛风之品配伍，以固表御邪，治疗脾肺气虚，卫气不固，表虚自汗，易感风邪者。

3. 本品用于脾虚胎儿失养，常与人参、阿胶等补益气血之品配伍；脾虚失运，湿浊中阻之妊娠恶阻，呕恶不食，四肢沉重者，常与人参、茯苓、陈皮等补气健脾除湿之品配伍；治脾虚妊娠水肿，常与健脾利水之品配伍。

4. 本品具有健脾和胃、疏肝解郁、安神定志之功。刘建秋教授治疗思虑伤脾引起的失眠健忘或焦虑不安，常加入白术，有事半功倍之效。

5. 临床常与他药配伍使用。与黄芪配伍，二者均为补气药。然黄芪善补脾肺之气而固表利水，白术善健脾补中而止汗燥湿。两药相须，脾肺兼顾，既可增强健脾燥湿利水之功，又有补肺益卫固表之力，用治脾肺气虚之自汗、卫表不固之风水。

与苍术配伍，二者均燥湿健脾。但白术健脾益气，燥湿固表，偏于补，守而不走，最善补脾；苍术健脾燥湿，祛风明目，偏于燥，走而不守，最善运脾。二者一散一补，白术得苍术，补脾之不足而泻湿浊之有余；苍术得白术，运脾泻湿之有余而益脾之不足，故燥湿与健脾互为促进。常用治脾虚痰湿不化，或外湿困脾，气机不利，或湿气下注肠间所致肠鸣、泄泻。

【验案选录】

李某，女，43岁，2002年7月23日初诊。

患者因暑季过食冷饮，导致头目眩晕，胸闷不畅，泛泛作恶。舌淡，苔白腻，脉濡滑。

诊断：眩晕。

辨证：脾阳不振，痰饮内停，上蒙清阳。

治法：温阳化饮。

方药：苓桂术甘汤加减。

处方：茯苓15g，桂枝10g，炒白术10g，炙甘草10g，法半夏10g。7剂，水煎，早、晚分服。

药后眩晕消失，诸症悉平。

【按语】刘建秋教授认为，该患者属脾阳不振、痰饮内停、清阳被蒙之证。故以苓桂术甘汤加减温阳化饮，振奋脾阳。方中法半夏和中止呕，加强化痰蠲饮之功。白术燥湿利水，益气健脾，治在中焦，促脾运转，培土制水。

山 药

本品出自《神农本草经》,具有补脾养胃、生津益肺、补肾涩精功效。

【用药心得】

1. 本品长于滋脾肺,兼补肾固精。治疗脾胃虚弱之食少倦怠,气短懒言,泄泻,宜炒用,如参苓白术散;治疗肾气虚之腰膝酸软,夜尿频多或遗尿,滑精早泄,女子带下清稀,可配伍山茱萸、桂枝等,如肾气丸;治疗肾阴虚之形体消瘦,腰膝酸软,形体消瘦,潮热盗汗,五心烦热,咽干颧红,可配伍熟地黄、丹皮、泽泻等,如六味地黄丸;肾虚梦遗滑泄,小便频数,可与熟地黄、山茱萸、益智仁、桑螵蛸同用,益肾涩精,固肾缩尿。

2. 本品补肺气,滋肺阴,用治肺气虚衰,肺阴不足之虚劳乏力、喘咳短气、无痰或痰少而黏等症。对于肺脾两虚者,山药补土生金,与肺脾双补之太子参、南沙参同用,补肺定喘。刘建秋教授治疗劳瘵羸弱已甚,喘促咳嗽,身热,饮食减少,脉虚数,常以生山药为君药,配伍玄参、白术、生鸡内金、牛蒡子等补脾健胃、清肺利咽之品,疗效显著。

3. 刘建秋教授视山药为掌中宝,取本品补肺、脾、肾之气阴,治疗消渴病。临床喜用增液汤治疗津亏,对气阴两虚者,喜用玉液汤。

4. 临床常与他药物配伍使用。与茯苓配伍,补脾益胃止泻,用于脾虚泄泻或久病脾胃气阴不足之脘闷、不思饮食、神倦等;与党参配伍,补脾益气,生津止泻,用于脾胃虚弱之食少、体倦、泄泻等;与芡实配伍,补脾益肾,收涩止泻,固精止带,用于泄泻、遗精、白带、小便失禁等;与天花粉配伍,益气养阴生津,用于热病伤津、心烦口渴等。

【验案选录】

黄某,男,65岁,1999年1月23日初诊。

患者反复咳嗽、咳痰20余年,胸闷、气急3年。症见昼夜咳嗽,痰多,动则气喘,夜寐不宁,倦怠乏力,纳呆,大便干燥难解。查体:呼吸急促,咽红,唇紫,桶状胸,两肺呼吸音减弱。舌淡,苔薄黄,脉滑。

诊断:肺胀。

辨证:痰热郁肺证。

治法:清热化痰。

方药:资生汤加味。

处方:怀山药90g,玄参25g,白术、炒牛蒡子各15g,鸡内金、川贝母、瓜蒌、茯苓、半夏、陈皮、苏子、白果各10g,生龙骨、生牡蛎各30g。14剂,水煎,早、晚分服。

2月6日二诊：咳嗽、咳痰明显减少，胸闷、气急、倦怠乏力等症显著改善，食欲大增。

处方：怀山药150g，玄参25g，白术、炒牛蒡子各15g，鸡内金、川贝母、瓜蒌各10g。14剂，水煎，早、晚分服。

药后咳嗽、咳痰基本消失。

【按语】刘建秋教授认为，本病病机总属本虚标实，脾虚是本病关键。治疗上重用怀山药补脾，一则培土生金，二则健脾以绝生痰之源。山药可长期大量服用，伍以白术、鸡内金以助健脾化痰之功，合玄参、牛蒡子安肺定喘止嗽。诸药合用，共奏止咳化痰之功。

补阴药

北 沙 参

本品出自《本草汇言》，具有养阴清肺、祛痰止咳功效。

【用药心得】

1. 本品味甘，性偏苦寒，可清肺热，有标本同治之效。适用于阴虚肺燥之干咳少痰、咯血或咽干喑哑等症。可单味应用，亦可配伍使用。温燥伤肺兼有表证，常与桑叶、杏仁、贝母、豆豉等同用，如桑杏汤；阴虚久咳见喑哑失音，咽干喉痛，常配伍麦冬、生地、僵蚕、知母等养阴清肺利咽之品。

2. 本品补胃阴，生津止渴，兼清胃热。用于胃阴虚有热之口干多饮，饥不欲食，大便干燥，舌红苔少，常与石斛、玉竹、乌梅等养阴生津之品同用，如益胃汤；脾胃两虚，常与山药、太子参、黄精等益气健脾之品同用；兼食积，常与谷芽、麦芽、山楂、鸡内金等消食药同用。刘建秋教授认为，北沙参长于益肺胃，生津液，是治疗热病伤津、肺虚燥咳的常用药。

3. 本品可滋阴，常配伍麦冬、生地、川楝子等药滋阴疏肝，用于肝肾阴虚、肝气不舒之胸脘胁痛，吞酸口苦，咽干口燥，舌红少津等。

4. 本品常配伍使用。南北沙参相须为用，用治热病伤津之口干舌燥或肺阴虚有热之咳嗽；与麦门冬配伍，用于肺胃燥热，热病后期余热未尽、干咳少痰、口渴咽干等症；与天花粉配伍，用于肺胃燥热之干咳少痰，咽干口渴等症；与生地黄配伍，用于热病伤津之舌干口渴；与贝母配伍，增强润燥化痰之力；与石斛配伍，用于肺胃津亏之口干舌燥、纳呆食少。

【验案选录】

袁某，女，42岁，2003年9月1日初诊。

患者咳嗽反复发作两月，近日遇初秋寒冷干燥气候加重，症见咳嗽、咳黄稠痰，夜难平卧，咽干，口渴，气短，小便少而黄，大便干，伴纳差。舌红，苔黄干，脉细数。

诊断：咳嗽。

辨证：久病伤阴，气阴亏虚，复感燥邪。

治法：养阴润肺，祛痰止咳。

方药：沙参麦冬汤加减。

处方：北沙参15g，麦冬10g，玉竹10g，甘草10g，鱼腥草10g，前胡10g，瓜蒌10g，贝母（研粉冲服）5g，桔梗10g。7剂，水煎，早、晚分服。

二诊：咳嗽减轻。

上方加枇杷叶10g，黄芩10g。5剂，服法同前。

药后口干减轻，痰少色白，小便清。

原方加减，服药月余，症状均减。

【按语】刘建秋教授认为，本病病机为久病伤阴，气阴亏虚，复感燥邪，治宜益气养阴，润燥化痰。方中重用北沙参养阴润肺，化燥生津，治疗燥热伤肺之肺热阴虚咳嗽，可达标本同治之功。北沙参补肺阴制火，阴充火降其气自复。方中麦冬、玉竹养阴润燥，且玉竹兼能生津止渴，与北沙参配伍以增强药力；前胡降气化痰；瓜蒌既能润肺燥而化痰热，又能润肠通便；川贝母润肺止咳；桔梗宣肺祛痰兼能利咽。诸药合用，共奏益气养阴、润燥化痰之功。

固表止汗药

麻 黄 根

本品出自《本草经集注》，具有敛肺止汗功效。

【用药心得】

1. 麻黄根入肺经，有实表之意，对表虚自汗、阴虚盗汗效佳。治疗卫外不固之自汗，多配伍生黄芪、煅牡蛎、白术、浮小麦、党参等；治疗阴虚内热、虚烦不眠、潮热盗汗，常配伍地黄、山萸肉、五味子、柏子仁、麦冬、生牡蛎等；治疗产后虚汗不止，常与当归、黄芪配伍，如麻黄根散。

2. 刘建秋教授认为，麻黄根专用于止汗，不论自汗、盗汗均可应用。外用研细末，外扑止汗。

3. 有表邪者忌用。

【验案选录】

张某，女，40岁，1996年9月28日初诊。

患者秋收时在田间汗出过多，后气温骤降，引发感冒，伴自汗不止，衣衫潮湿。自行口服药物，感冒愈，但每逢天气变化皆会感冒，迄今数月。现头晕，精神困乏，气短，心悸，汗出恶风，两手汗出，额上微汗。舌淡胖，苔薄白，脉濡细。

诊断：感冒。

辨证：表虚不固，营卫不和。

治法：益气固表，调和营卫止汗。

方药：玉屏风散合桂枝龙骨牡蛎汤加减。

处方：黄芪（炙）15g，白术15g，防风（炒）10g，桂枝5g，白芍（炒）15g，煅龙骨15g，煅牡蛎15g，泽泻15g，丹参15g，大枣5枚，麻黄根10g，浮小麦10g。7剂，水煎，早、晚分服。

10月6日二诊：药后汗出、恶风大减，衣衫已不潮湿，头晕、心悸等症亦有减轻。胃纳欠佳。苔脉如前。

上方加佛手5g。7剂，水煎，早、晚分服。

10月14日三诊：身上出汗已不明显，手掌亦无潮湿之象。精神振作，胃纳转佳，头晕、心悸等症状均已消失，唯下午尚有疲乏之感。病已向愈，再予原方药续进，以竟全功。

【按语】本案乃汗出骤受风寒，而致表虚不固，营卫不和，兼有水湿停聚所致。方用玉屏风散合桂枝龙骨牡蛎汤加减。刘建秋教授善用麻黄根配浮小麦止汗。麻黄根甘平止汗，浮小麦甘凉止汗；麻黄根入肺经，"肺合皮毛"，故可实表止汗；浮小麦入心经，"汗为心液"，故能益气清热，凉心止汗；又因浮小麦体质轻虚，其性升浮，能达皮腠而出其热，故又可止盗汗。二药配伍，相互促进，益气养心，清热凉气，固表止汗，确有止汗之功，再与黄芪、白术、牡蛎合用，固表止汗之力亦增。诸药合用，共奏益气固表、调和营卫止汗之功。

浮 小 麦

本品出自《本草汇言》，具有敛汗益气除热功效。

【用药心得】

1. 本品甘凉，能敛虚汗。凡阳虚自汗、阴虚盗汗者均可应用。自汗者，可与黄芪、煅牡蛎同用，如牡蛎散；阳虚明显者，可与白术、桂枝、山药、防风同用；阴虚盗汗，可与五味子、党参、白术、麦冬、地骨皮、白芍等同用。本品可单用炒焦研末，米汤调服。

2. 本品有益气养阴及除热之功，用于阴虚发热、骨蒸劳热等，常与生地、麦冬、地骨皮等同用，以养阴清热，敛汗除蒸。

3. 刘建秋教授认为，浮小麦止虚汗需抓住特征表现，汗出前虚烦、汗出多、舌质偏红为其典型特征，尤以心前区汗出过多为主。根据不同病情，可适当配伍麻黄根、牡蛎、黄芪等。

【验案选录】

周某，女，30岁，1997年11月23日初诊。

3天前胸中满闷，呼吸气塞，不能平卧，喉中喘鸣，咳唾白沫，烦躁，心下有水浸泡感，心窝部时有少许汗水。舌淡，苔白，脉浮。

诊断：哮证。

辨证：外有表寒，内有里饮，兼有热证。

治法：外散表寒，内消水饮，佐以清热除烦。

方药：小青龙加石膏汤加减。

处方：麻黄10g，桂枝10g，白芍10g，五味子10g，细辛5g，干姜10g，半夏（制）10g，甘草10g，石膏15g。3剂，水煎，早、晚分服。

二诊：哮喘减轻。予厚朴麻黄汤加减。

处方：厚朴15g，麻黄10g，干姜10g，五味子10g，细辛5g，石膏15g，半夏10g，杏仁10g，浮小麦20g。3剂，水煎，早、晚分服。

药后诸症皆平。

【按语】本案患者外有表寒，内有里饮，兼有烦躁之热证。里热蒸而汗出，故心窝处有少许汗水。李时珍说，浮小麦"益气除热，止自汗盗汗，骨蒸虚，妇人劳热。"刘建秋教授利用小麦的特性，根据患者汗出部位，热而烦躁之证，用浮小麦止汗，且除烦清热。药证相合，故而获效。

敛肺止咳药

五 味 子

本品出自《神农本草经》，具有收敛固涩、益气生津、补肾宁心功效。

【用药心得】

1. 本品味酸收敛，甘温而润，上敛肺气，下滋肾阴，为治疗久咳虚喘之要药。刘建秋教授十分赞同"如若虚实相间之证，必用五味子时，可与泻实之药同用，相辅而成功"的看法。

五味子收敛肺气以平喘，对于肺胀最为适宜。然五味子属治标之品，必有补肾益肺治本之品相合方可发挥效能，达到标本兼治之功。同时，五味子秉酸敛之性，最易留邪。肺胀为本虚标实之证，若夹有肺热、痰饮、瘀血等实邪，为使五味子平喘不留邪，必与相应祛邪药物为伍。

2. 本品酸敛之性强，于心能收敛心气，宁心安神，治阴血亏损、心神失养，或心肾不交之虚烦、心悸、失眠多梦，常与麦冬、丹参、生地、酸枣仁等同用；于肾能补肾，涩精，止遗，为治肾虚精关不固遗精、滑精之常用药；于大肠能涩肠止泻，与补骨脂、肉豆蔻、吴茱萸同用，滋阴生津，敛肺止汗；用于气虚自汗，常与党参、黄芪、白术、牡蛎等补气收涩药物同用；用于阴虚盗汗，常与玄参、麦冬、山茱萸等药物合用。

3. 本品具有益气生津止渴之功。用治阴虚内热、口渴多饮之消渴证，多与山药、知母、天花粉、黄芪等同用，如玉液汤；用治热伤气阴、汗多口渴，常与人参、麦冬同用，如生脉散。

4. 刘建秋教授常与干姜配伍，增强止咳效果；与细辛配伍，一散一敛，止咳平喘甚妙；与麦冬配伍，酸甘化阴，用治肺咳久虚、少痰或痰黏不爽可见奇效。

【验案选录】

林某，男，65岁，2000年6月6日初诊。

患者反复咳喘15年，每逢风寒发病。近两周发热，喘促，浮肿，心悸。1天前因受凉病情加重。症见喘促，胸闷，咳痰清稀，心悸气短，呼吸急促，心下痞满，颜面浮肿，口唇发绀，肢冷足肿。舌胖质黯，苔白腻，脉沉细。

诊断：肺胀。

辨证：阳虚水犯。

治法：温阳益气行水，化瘀宁心和络。

方药：真武汤合五苓散加减。

处方：制附片（先煎50分钟）15g，益母草15g，桂枝15g，党参15g，泽兰15g，麻黄10g，泽泻10g，茯苓10g，葶苈子20g，五味子15g，沉香（后下）5g，丹参30g，白茅根25g。3剂，水煎，早、晚分服。

6月9日二诊：肿退喘减，已能平卧。

上方去麻黄，加补骨脂20g。14剂，水煎，早、晚分服。

6月26日三诊：诸症减轻，嘱服用生脉饮、济生肾气丸以善其后。

【按语】刘建秋教授认为，本例属阳虚水犯型肺胀，发展至此，肺、脾、肾、心四脏均有损害，阳气衰微，复感寒邪使病情加重，痰浊、水饮、瘀血互为影响，而出现一派临床表现，如喘促胸闷，咳痰清稀，心悸气短，呼吸急促、心下痞满、颜面浮肿、口唇发绀、肢冷足肿等，治以温阳益气行水、化瘀宁心和络。方中五味子酸敛收涩，敛肺气以平喘，为治疗肺胀之要药；制附片、桂枝温肾通阳；茯苓、泽泻、葶苈子、白茅根利水消肿；益母草、泽兰、丹参活血化瘀和络；沉香温肾纳气，降气平喘；党参补脾肺气。诸药合用，共奏温阳益气行水、化瘀宁心和络之功。

涩精止遗药

山茱萸

本品出自《神农本草经》，具有补益肝肾、收敛固涩功效。

【用药心得】

1. 本品味酸性微温质润，然温而不燥，补而不峻，既能益精，又可助阳。刘建秋教授治疗肝肾阴虚、精血亏虚之头晕目眩、腰酸耳鸣，常与熟地黄、山药等滋阴补肾药物配伍，如六味地黄丸；治疗命门火衰之腰膝冷痛、小便不利，常与肉桂、附子等配伍，如肾气丸；治疗肾阳虚阳痿，常与鹿茸、补骨脂、巴戟天、淫羊藿等同用，如右归丸。

2. 本品既能补肾益精，又能固精缩尿。于补益中又具封藏之功，为固精止遗之要药，可治肾失封藏、真阴亏损之遗精、梦遗，多与熟地黄、枸杞子、菟丝子相配伍；治疗肾虚膀胱失约之遗尿、尿频，常与覆盆子、金樱子、沙苑子、桑螵蛸等药同用；治疗肾阳不足、下元不固之滑精、腰酸，常与补骨脂、当归等合用。

3. 本品入下焦，能补肝肾，固冲任以"止月水不定"。治妇女肝肾亏损、冲任不固之崩漏、月经过多，常与熟地黄、白芍、当归等同用；治脾气虚弱、冲任不固之漏下不止，常与龙骨、黄芪、白术、五味子等同用。

4. 本品气薄味厚，能收敛止汗，补虚固脱，为防止元气虚脱之要药。张锡纯谓："萸肉既能敛汗，又善补肝，是以肝虚极而元气将脱者服之最效。"用治大汗欲脱或久病虚脱，常与人参、附子、龙骨等同用，如来复汤。

5. 本品亦治消渴，多与生地、天花粉等养阴生津药物同用。

6. 刘建秋教授常配伍不同药物，增强临床疗效。与牡蛎同用，治疗正气欲脱诸症效果甚好；与补骨脂配伍，温肾固阳涩精，用于肝肾阴亏诸症；与黄芪相伍，一阴一阳，相互为用，固脱之力增强。

【验案选录】

朱某，男，50岁，2004年5月2日初诊。

患者腰痛两周。就诊时腰部疼痛，双膝酸软，喜温喜按，心烦失眠，手足心热，小便频数。舌红，少苔，脉弦细数。

诊断：腰痛。

辨证：肾虚腰痛。

治法：滋补肝肾，温补肾阳。

方药：六味地黄汤加减。

处方：熟地黄30g，山药30g，山茱萸30g，泽泻10g，茯苓10g，牡丹皮10g，枸杞子15g，夜交藤30g，黄连5g，女贞子15g，墨旱莲15g，甘草10g。7剂，水煎，早、晚分服。

5月10日二诊：腰痛明显缓解，心烦及睡眠改善。

上方加狗脊30g，杜仲30g。14剂，水煎，早、晚分服。

5月25日三诊：腰痛消失，小便次数减少，其他诸症消失，临床痊愈。

【按语】刘建秋教授认为，本例属肾虚腰痛。腰为肾之府，肾主骨生髓，充养腰部，故肾精亏虚，骨髓不充，腰脊失养，则腰部疼痛，喜温喜按。心烦失眠、手足心热、小便频数、舌红、少苔、脉弦细数均为肾虚之象。二诊加狗脊、杜仲补肾壮阳之品，阴得阳助，生化无穷。山茱萸温而不燥，补而不峻，既可滋补肝肾之阴，又可温补肾阳。诸药合用，共奏滋补肝肾、温补肾阳之功。

第二节　经方时方用药心得

桂　枝　汤

本方出自《伤寒杂病论》，由桂枝、白芍、大枣、甘草、生姜组成，具有解肌发表、调和营卫功效。

【适应证】外感风寒表虚证（太阳中风证）：头痛，发热，恶风，肢体疼痛，或咳嗽，或干呕，或鼻鸣，口不渴，舌淡苔白，脉浮缓或浮弱。

【应用心得】

1. 刘建秋教授认为，太阳中风证的基本特征是风寒之邪侵袭营卫，营卫虚弱，营气不得卫守而外泄。风寒之邪客于肌表，邪正相争则头痛、发热；腠理疏松，卫表不固，营阴不得内守，则汗出恶风；肺开窍于鼻，风寒束表，肺气不利则咳嗽，或干呕，或鼻鸣；舌淡苔白、口不渴、脉浮缓或浮弱均为风寒在表之征。

2. 方中重用桂枝温经散寒，解肌发表为君药。以敛阴和营之白芍为臣药。

二药相伍，一散一收，相须为用，调和营卫。生姜可助桂枝解肌祛寒，又能温胃止呕；大枣益气调中，姜枣合用，助桂枝、白芍调和营卫，二者共为佐药。甘草调药和中，为使药。刘建秋教授认为，本方配伍是注重证机选药。本病病机为卫强营弱，故首当解肌发表，重用桂枝；营气虚弱，营卫不和，治宜敛阴和营，臣以芍药；营卫虚弱，最易伤及胃气，故应固护胃气，佐以姜枣；甘草益气和中，调和诸药，颇有"攘外必先安内"之意。诸药合用，汗出热退，营卫调和，诸证得解。

3. 刘建秋教授认为，太阳中风证辨证的核心是汗出、恶风、脉弱。只要以上三症同时具备，就辨准了桂枝汤证。桂枝汤的加减应用都是以此为基础的。刘建秋教授临床应用此方加减变通，疗效颇佳。无论外感内伤，凡因营卫不和所致的头痛、发热、汗出恶风均可取效。治疗外感风寒，兼纳呆，加厚朴、半夏；兼气短倦怠，加黄芪。治疗风寒湿痹初起，肢体关节疼痛、肿胀，头痛发热，汗出恶风，加川乌、草乌；上肢疼痛重，加威灵仙、姜黄；关节痛甚，加川牛膝、独活；关节肿胀明显，加薏苡仁、防己；营卫不和所致自汗，兼气短、动则尤甚，加麻黄根、浮小麦、黄芪、五味子。

【验案选录】

谢某，女，50岁，2007年3月17日初诊。

患者低热两月余，近两日头身痛，汗出恶风，口渴，项背强，肢体拘急。舌苔薄白，脉沉细。

诊断：发热。

辨证：营卫不和。

治法：疏风散寒，敛阴和营。

方药：桂枝汤加味。

处方：桂枝15g，白芍10g，大枣3枚，甘草10g，生姜10g，葛根15g。8剂，水煎，早、晚分服，盖被取微汗。

3月25日二诊：3剂后痛减，再5剂热退，诸症消。

【按语】桂枝汤证以汗出、脉浮缓为证治要点。此患者项背强、肢体拘急乃太阳经气为风寒阻滞、津液不能敷布、经脉失养所致，故加葛根以升阳发表，助桂枝汤解肌，生津，濡养经脉。

桑 杏 汤

本方出自《温病条辨》，由桑叶、杏仁、沙参、象贝母、香豉、栀皮、梨皮组成，具有辛凉清宣、润肺化痰功效。

【适应证】外感温燥证。头痛，微恶风寒，身热不甚，干咳无痰，或痰少而黏，口渴咽干鼻燥，舌红，苔薄白而干，脉浮数而右脉大。

【应用心得】

1. 本方病证系秋季温燥之邪外袭、肺津灼伤之轻证。初秋温燥之邪侵犯卫分，病情轻浅，头痛，微恶风寒，身热不甚。温燥之气伤肺，耗液伤津，肺失清肃，故干咳无痰或痰少而黏。口渴、咽干、鼻燥为津伤之候。舌红、苔薄白而干系邪在卫分之征。右脉候肺，邪伤肺卫，故右脉大而浮数。

2. 本方证类似风热表证，但温燥为患，肺津已伤，故治当清宣燥热，润肺止咳。方中桑叶辛凉芳香，长于清疏肺经及在表之风热，且性兼甘润，清宣燥热，透邪外出；杏仁味苦辛而润，宣利肺气，润燥止咳，与桑叶相伍，一宣一降，恰似肺性，二药共为君药。淡豆豉助桑叶轻宣发表，驱邪外出；象贝味苦而性寒，以助杏仁化痰止咳，润肺开泄；沙参养阴生津，润肺止咳；三药共为臣药。栀子皮质轻而入上焦，清泄肺热；梨皮清热润燥，止咳化痰，共为佐药。

3. 本方配伍特点乃辛凉甘润之法，意在轻宣温燥，凉润肺金，使燥热除而肺津复，则诸症自愈。辛凉甘润合法，轻宣凉散与生津养液并用，透泄温燥而不伤津，凉润肺金而不滋腻。方中诸药用量较小，且煎煮时间不宜过长，体现"治上焦如羽，非轻不举"之用药特点。

4. 刘建秋教授认为，干咳无痰，或痰少而黏、脉浮数为本方证治要点。临床上凡属温燥袭肺、肺阴受灼而致以上诸症均可应用本方加减。若表邪郁闭较重，症见恶寒无汗、发热者，加薄荷、荆芥以增强疏表发汗之效；咽干而痛者，加牛蒡子、桔梗以清利咽喉；鼻衄者，加白茅根、旱莲草以凉血止血；皮肤干燥、口渴甚者，加芦根、天花粉以清热生津。

【验案选录】

孙某，男，45岁，2003年10月14日初诊。

患者微恶寒，低热1周，干咳无痰，口燥咽干。舌红，苔白干，脉浮数。

诊断：咳嗽。

辨证：风燥伤肺。

治法：疏风清肺，润燥止咳。

方药：桑杏汤加减。

处方：桑叶20g，杏仁15g，沙参15g，贝母15g，淡豆豉15g，栀子15g，牛蒡子15g，天花粉15g，北沙参15g，芦根15g，薄荷10g，枇杷叶15g，前胡15g，紫菀15g，款冬花15g，金银花15g。4剂，水煎，早、晚分服。

10月18日二诊：患者恶寒、低热消失，咳嗽、口燥咽干减轻。

上方去金银花、牛蒡子，加桔梗15g，麦冬15g。7剂，水煎，早、晚分服。

10月25日三诊：药后诸症皆平。

【按语】刘建秋教授认为，此乃燥邪袭表，伤及肺卫，耗液伤津所致诸症。风燥伤于肺卫，故身热不甚；风燥伤肺，耗津灼液，肺失清肃，则干咳无痰，口燥咽干；舌红、苔白干、脉浮数乃燥邪袭表、邪在肺卫之征。治以疏风清肺，润燥止咳。方用桑杏汤加减。方中诸药合用，共成辛凉甘润、清宣温燥之方，燥热除而肺津复，宣降有权，则诸症自愈。

小青龙汤

本方出自《伤寒论》，由麻黄、芍药、细辛、干姜、甘草、桂枝、半夏、五味子组成，具有解表散寒、温肺化饮功效。

【适应证】外寒内饮证。恶寒发热，头身疼痛，无汗，胸痞喘咳，痰多而稀，或痰饮喘咳，不得平卧，或身体疼重，头面四肢浮肿，舌苔白滑，脉浮。

【应用心得】

1. 外寒内饮证，治宜解表散寒与温肺化饮兼顾，表里同治则外邪得解，内饮得化。方中麻黄有发散风寒、解表宣肺之功；桂枝解肌发表，温散水饮；麻、桂相须为用，发汗散寒以解表邪，共为君药。臣以干姜、细辛，温肺化饮，并助麻黄解表。素有痰饮，纯用辛温发散之品，唯恐耗伤肺气，故佐以五味子敛肺止咳，与解表药相伍，散不伤正，收不敛邪；芍药调和营卫，保护正气，散邪而不伤正，二药与辛散之品相配，一散一收，既可增强止咳平喘之功，又可制约诸药辛散太过之性，且可防止温燥药物伤津；半夏燥湿化痰，和胃降逆，治已成之水饮，亦为佐药。炙甘草既能益气和中，又能调和诸药，为佐使药。本方的配伍特点为开中有阖，宣中有降，散不伤正，收不留邪。

2. 本方是治疗外感风寒、水饮内停的常用方剂，以恶寒发热、无汗、喘咳、痰多而稀、舌苔白滑、脉浮为证治要点。刘建秋教授认为，临证时应针对病机特点，合理选用宣肺散寒，温肺化饮之品，另应注意敛肺降气。临证时，凡寒饮为患，无论有无外感均可酌情应用本方。兼喉中痰鸣，加射干、杏仁；喘息重，加苏子、地龙、莱菔子；兼烦躁、口干，加生石膏、麦冬；咳嗽重，加杏仁、炙百部；水肿甚，加猪苓、茯苓。

【验案选录】

董某，女，60岁，2006年4月2日初诊。

患者反复咳嗽、咳痰20余年，加重两日。咳痰色白，质清稀，量多。症见咳嗽咳痰，喘息，周身疼痛，胸胁胀满，自觉身冷，面浮肢肿。舌苔厚腻，脉浮紧。

诊断：咳嗽。

辨证：外寒内饮。

治法：解表散寒，温肺化饮。

方药：小青龙汤加味。

处方：炙麻黄10g，桂枝15g，细辛3g，半夏15g，五味子15g，干姜10g，白芍10g，莱菔子15g，射干10g，猪苓15g，苏子15g，炙甘草10g。4剂，水煎，早、晚分服。

4月6日二诊：痰量减少，身冷减轻，浮肿减轻。

上方去细辛。7剂，水煎，早、晚分服。

4月13日三诊：喘息、浮肿、身痛、胸胁胀满消失，咳嗽、咳痰减轻。

【按语】咳嗽、喘息、周身疼痛、身冷、脉浮紧为外感风寒诸症，痰饮内停而致胸胁胀满，咳痰，色白质清稀量多，面浮肢肿，舌苔厚腻，故辨证为外寒内饮证，治以解表散寒，温肺化饮，方用小青龙汤。

止 嗽 散

本方出自《医学心悟》，由桔梗、荆芥、紫菀、百部、白前、甘草、陈皮组成，具有宣肺利气、疏风止咳功效。

【适应证】风邪犯肺证。咳嗽咽痒，咳痰不爽，或微有恶风发热，舌苔薄白，脉浮缓。

【应用心得】

1. 本方主治风邪犯肺、肺失宣降之咳嗽，治当宣肺止咳化痰，并佐以疏散之品，以驱邪外出。肺主气，司呼吸，外合皮毛。风寒束表，肺失清肃，虽经发散，因解表不彻而其邪未尽，内传入肺。肺气郁而不宣，则咳嗽；风寒上受，肺窍不利，故咽痒；寒邪郁肺，肺气郁闭，气不布津，凝聚为痰，故咳痰不爽。

方中紫菀、百部为君，二者均入肺经，味苦，性温而不热，润而不寒，功在止咳化痰，治咳嗽不分久新。臣以桔梗开宣肺气，白前降气化痰，二者一宣一降，恰适肺性，增强君药止咳化痰之力。陈皮理气化痰，合"治痰先理气，气顺痰自消"之意；荆芥辛而微温，疏散风邪，祛邪外出，宣发肺气，开其闭郁，有开门逐寇之功，亦能利咽，二者共为佐药。甘草调和诸药，合桔梗又有利咽止咳之效，为佐使药。诸药配合，具有温而不燥、润而不腻、散寒不助热、解表不伤正的特点，正所谓"既无攻击过当之虞，大有启门驱贼之势"，堪称温润平和之剂。

2.本方以咳嗽咽痒、咳痰不爽、苔薄白为证治要点。尤其是外感咳嗽较久的病证,刘建秋教授常以此方加减,均可取效。若风寒初起,头痛鼻塞、发热恶寒等表证较重,可酌加杏仁、防风、苏叶、生姜以宣肺解表散邪;若暑气伤肺、口渴心烦溺赤,可酌加黄连、黄芩、天花粉以直折其火;若痰湿壅盛,痰涎稠黏,可酌加半夏、茯苓、桑白皮以燥湿化痰;若干咳无痰,可酌加瓜蒌、贝母、知母以润燥;久咳不愈,可酌加川贝、枇杷叶、款冬花以止咳化痰。

【验案选录】

夏某,男,35岁,2007年10月21日初诊。

患者咳嗽近1月,痰量少,质黏,色白,不易咳出,伴口渴喜热饮、小便清长。舌淡,苔薄白,脉浮紧。

诊断:咳嗽。

辨证:风燥袭肺。

治法:宣肺利气,止咳化痰。

方药:止嗽散加减。

处方:紫菀15g,荆芥15g,炙百部20g,白前15g,甘草10g,陈皮15g,枇杷叶15g,款冬花15g,瓜蒌15g,桔梗10g。5剂,水煎,早、晚分服。

10月26日二诊:咳嗽、口渴明显减轻,痰黏不易咳出。

上方去荆芥,加川贝母20g,瓜蒌20g。7剂,水煎,早、晚分服。

11月3日三诊:药后诸症尽消。

【按语】刘建秋教授认为,本案中患者发病于秋季,症见咳嗽咳痰,痰量少、质黏、色白、不易咳出,舌淡、苔薄白、脉浮紧均为外感风燥之征象,治以解表达邪,润肺止咳化痰,方用止嗽散加减。方中药物宣降结合,恢复肺之宣发肃降功能。诸药合用,则咳止痰化。

银 翘 散

本方出自《温病条辨》,由连翘、金银花、桔梗、薄荷、竹叶、生甘草、荆芥穗、淡豆豉、牛蒡子组成,具有辛凉透表、清热解毒功效。

【适应证】温病初起表热证。发热,微恶风寒,无汗或有汗不畅,头痛口渴,咳嗽咽痛,舌尖红,苔薄白或薄黄,脉浮数。

【应用心得】

1.本方所治之证为温病初起,邪在肺卫,而偏卫表。方中金银花、连翘气味芳香,既能疏风清热解毒,又可辟秽化浊,重用为君药。薄荷、牛蒡子辛凉,疏散风热,清利头目,解毒利咽;荆芥穗、淡豆豉辛,微温,解表散邪，二药辛而不烈，温而不燥，增强辛散透表之力，以上四药均为臣药，共助君药疏散风热透表。芦根清热生津，竹叶清上焦热，桔梗开宣肺气，止咳利咽，共为佐使药。本方所用药物均为轻清之品，用法强调"香气大出，即取服，勿过煮"，符合"治上焦如羽，非轻莫举"的用药原则。本方具备下列特点：一是辛凉药物中配伍少量辛温药物，以利于透邪；二是具有外散风热、内清热毒之功，为疏清兼顾、以疏为主之剂。

2. 刘建秋教授认为，临床应用本方应注意以下几点：本方适用于温热初起表热证。症见发热，微恶风寒，无汗或汗出不畅，头痛口渴，咳嗽咽痛。外感风寒证和湿热病初期不宜应用。在温热病治疗中，重用金银花、连翘清心经客热，以截断温邪逆传心包的通路，体现了"不治已病治未病"的思想。胸膈闷者，乃夹湿邪秽浊之气，加藿香、郁金芳香化湿，辟秽祛浊，驱邪外出，防其入里侵袭膻中；渴甚者，伤津较甚，加天花粉生津止渴；项肿咽痛，热毒较甚者，加马勃、玄参清热解毒，利咽消肿；衄者，热伤血络，去荆芥穗、淡豆豉之辛温，加白茅根、侧柏炭、栀子炭凉血止血；咳者，肺气不利也，加杏仁苦降肃肺，以加强止咳之功。二三日病不解，热渐入里，此时邪仍在肺，仍可应用本方，加入生地黄、麦冬，清入里之热，兼养阴生津，以防邪热耗伤津液。若热仍不解，为邪重热甚，或见小便短者，为热已伤津，又当加入知母、黄芩、栀子、合麦冬、生地黄以清热生津。用于麻疹初起，透发不出而见本方证者，宜加葛根、蝉蜕以助麻疹透发；疮疡初起而见外感风热证，可酌加紫花地丁、野菊花以解毒消痈。

【验案选录】

赵某，女，35岁，2005年3月12日初诊。

患者1日前外出后自觉恶寒，头痛，全身不适，不能进食，至晚发热，头痛加剧，周身骨痛，无汗，鼻塞。舌尖红，苔薄白，脉浮数。

诊断：温病初起。

辨证：邪犯肺卫。

治法：疏风清热解表。

方药：银翘散加减。

处方：金银花20g，连翘20g，竹叶10g，荆芥10g，淡豆豉10g，芦根15g，薄荷10g，牛蒡子10g，甘草5g，神曲15g。2剂，水煎，早、晚分服。

3月14日二诊：服首剂后，全身汗出，汗出后自觉饥饿，令服稀粥。次日症状减轻，2剂后，诸症悉愈。

【按语】刘建秋教授认为，本案是温病初起邪偏卫表的典型案例，因邪郁卫阳，上扰清空，症见毛窍闭塞、发热、恶寒、无汗等，方用银翘散加减，既能疏散风邪，又能清热解毒，疏清兼顾，且方中药物多为芳香类药物，合"治上焦如羽，非轻不举"之意。

桑菊饮

本方出自《温病条辨》，由桑叶、菊花、杏仁、连翘、薄荷、桔梗、生甘草、苇根组成，具有疏风清热、宣肺止咳功效。

【适应证】风热犯肺轻证。但咳，身热不甚，口微渴，脉浮数。

【应用心得】

1. 风热犯肺轻证的主要病机为风热犯肺，肺失宣降。风温初起，表证较轻，发热不重，且无恶寒；肺气不宣导致的咳嗽为本证的主症。因病邪为风热，故脉浮数。

2. 方中桑叶味甘、苦，性凉，可疏散上焦风热，且善走肺络，清宣肺热而止咳嗽；菊花味辛、甘，性寒，疏散风热，清利头目，二药轻清灵动，直走上焦，善疏肺中风热以消除病因，共为君药。臣以辛凉之薄荷，助桑、菊散上焦风热，桔梗、杏仁一升一降，解肌肃肺以止咳。连翘清透膈上之热，苇根清热生津止渴，用作佐药。甘草调和诸药为使，且与桔梗相合而利咽喉。诸药配合，共奏疏风清热、宣肺止咳之功。

3. 刘建秋教授多用于温热病初起，热证较轻时。以咳嗽、发热不甚、微渴、脉浮数为证治要点。风寒咳嗽者，不宜使用。桑菊饮为辛凉轻剂，不宜久煎，以防过煎味厚入中焦。肺热甚者，可加黄芩清肺热；气粗似喘，气分热盛，可加石膏、知母以清解气分之热；咳痰黄稠，咳吐不爽，可加瓜蒌、黄芩、桑白皮、贝母以清热化痰；咳嗽咯血，可加白茅根、茜草根、丹皮以凉血止血。

【验案选录】

李某，女，50岁，2005年4月5日初诊。

患者发热1日，咳嗽，痰少，鼻塞，流浊涕，发热，不恶寒，自测体温37.6℃，伴头晕，四肢酸痛，小便黄，大便如常。舌红，苔微黄腻，脉浮数。

诊断：感冒。

辨证：风热犯肺。

治法：疏风清热，解表宣肺。

方药：桑菊饮加减。

处方：桑叶20g，菊花20g，牛蒡子15g，连翘15g，桔梗10g，芦根10g，僵蚕10g，竹叶10g，生甘草5g，薄荷（后下）10g。2剂，水煎，早、晚分服。

4月7日二诊：服药后，诸症皆平。

【按语】刘建秋教授认为，本案属风热感冒，因证偏卫表，虽有发热，但热轻，无恶寒。因风温初起，邪客肺络，表证较轻，故以咳嗽为主，伴有微热。方中以轻清宣肺之品疏散风热，清利头目；以苦辛宣降之品，理气肃肺以治咳嗽，药仅两剂而感冒痊愈。

麻黄杏仁甘草石膏汤

本方出自《伤寒论》，由麻黄、杏仁、甘草、石膏组成，具有辛凉疏表、清肺平喘功效。

【适应证】外感风邪，肺热咳喘证。身热不解，咳逆气急，甚则鼻煽，口渴，有汗或无汗。舌苔薄白或黄，脉浮而数者。

【应用心得】

1. 刘建秋教授认为，该方适用于太阳病发汗不得法或发汗太过，使邪热内传壅盛于肺而致病者。肺主气，外合皮毛，热壅于肺，蒸迫津液外走毛窍，故汗出；肺司呼吸，热盛则气逆而喘。治疗重在清宣肺热，方用麻黄杏仁甘草石膏汤。因热邪由风邪入里化热所致，当表邪未尽时，可因卫气被郁，毛窍闭塞而无汗；苔薄白、脉浮亦是表证未尽之征。

2. 本方为麻黄汤去桂枝加石膏而成。麻黄辛温，宣肺平喘，石膏甘寒，直清里热，两药配伍，清宣肺中郁热，有定喘之功；且石膏的用量多于麻黄一倍，以制麻黄辛温之性，转为辛凉清热之用；杏仁降逆肺气，佐麻黄以平喘；甘草性甘缓，调和麻黄、石膏凉热之力相合，以相助成功。麻黄汤去桂枝之辛温，加石膏之甘寒，能佐麻黄清泄肺热，助杏仁止咳喘。四药之功，各有所主，麻黄发肺郁，杏仁下肺气，甘草缓肺急，石膏清肺热。四药相合，共奏清热宣肺、降气定喘之功。解表与清肺并用，以清为主；宣肺与降气结合，以宣为主。

3. 刘建秋教授认为，本方症状多因风热袭表，表邪不解而入里，或风寒之邪郁而化热入里，邪热充斥内外，热壅于肺所致。因此，辨证以身热不解、咳逆气急、甚则鼻扇、口渴、有汗或无汗为主。临证应注意辨病论治，宜因势利导，采用汗法，使表邪从汗而解。若误用攻下，邪易内陷，发生其他变证。如肺热甚，壮热汗出者，宜加重石膏用量，并酌加桑白皮、黄芩、知母清泄肺热；表邪偏重，恶寒无汗，石膏宜减量，酌加薄荷、苏叶、桑叶以助解表宣肺之力；痰多气急，可加葶苈子、枇杷叶降气化痰；痰黄稠、胸痛者，宜加瓜蒌、贝母、黄芩、桔梗清热化痰，宽胸利膈。

【验案选录】

赵某，女，18岁，1997年12月1日初诊。

患者因外出时不慎感寒，致发热无汗，微恶寒，周身疼痛，咳嗽咳痰，痰黏色黄，夜间喘促。舌红，苔黄，脉浮。

诊断：咳嗽。

辨证：表寒里热证。

治法：辛凉疏表，清肺平喘。

方药：麻黄杏仁甘草石膏汤。

处方：麻黄10g，杏仁10g，甘草5g，石膏20g。2剂，水煎，早、晚分服。

12月3日二诊：无发热恶寒，咳嗽减轻，痰色转白。再以宣肺化痰剂以清善其后。

【按语】本案虽表现为热证，但脉浮、发热、微恶寒仍为表证。痰黏色黄乃已化热，治以麻黄杏仁甘草石膏汤原方。本案成功之关键，一是辨证准确，即微恶寒、无汗、头身痛、发热、咳喘、痰色黄、舌红等症并见，属风寒束表，邪热内盛无疑；二是用量精当，确定麻黄与石膏用量比例，本案中应用比例为1:2（随症加减，可根据病情应用为3:4或2:5），使麻黄不因大剂寒凉石膏所制约，而失于发汗解表之功效。

败 毒 散

本方出自《太平惠民和剂局方》，由柴胡、前胡、川芎、枳壳、羌活、独活、茯苓、桔梗、人参（去芦）、甘草组成，具有散寒祛湿、益气解表功效。

【适应证】气虚，外感风寒湿表证。憎寒壮热，头项强痛，肢体酸痛，无汗，鼻塞声重，咳嗽有痰，胸膈痞满，舌淡苔白，脉浮而按之无力。

【应用心得】

1. 败毒散属扶正解表之剂，具有散寒祛湿、益气解表的作用。临床所治疾病多为正气素虚、复感风寒湿邪所致的气虚外感表证。风寒湿邪客于肌表，卫阳被遏，正邪交争，可见憎寒壮热、无汗；寒湿郁滞，气血运行不畅，故头项强痛，肢体酸痛；肺合皮毛，表为寒闭，肺气郁而不宣，津液凝聚不布，故咳嗽有痰，鼻塞声重；湿滞气阻，故胸膈痞闷。舌苔白腻、脉浮、按之无力乃虚人外感风寒兼湿之征。

2. 方中羌活辛苦而温，独活辛苦而微温，二药俱为祛风湿痹痛之要药，本方取其发散风寒、除湿止痛之力。羌活常用于上部风寒湿邪，独活则专主下部风寒湿邪，合而用之，通治一身风寒湿之证，共为君药。川芎行气活血，并能祛风；柴胡疏散解肌，并能行气，二药既可助君药解表逐邪，又可畅行气血而加强宣痹止痛之力，共为臣药。桔梗开宣肺气而止咳，枳壳理气宽胸而利膈，两药一升一降，既可复肺之宣降，又可治胸膈痞闷。前胡善于降气化痰，与枳、桔同用，则宣肺化痰之力强。肺为贮痰之器，脾为生痰之源，用枳、桔、前胡调理肺系功能，使肺气能够正常宣降，津液能够正常输布，同时，配茯苓渗湿健脾以杜绝生痰之源，四药配合，气机通畅，痰湿得去，则胸闷咳痰等症皆可愈，共为佐药。生姜、薄荷为引，以襄助解表之力。此证虽属外感邪实，但因患者素体虚弱，即使表邪暂解，亦恐正气不足而邪气复入，此其一也。正气虚弱之人感受外邪，若单以解表药汗之，药虽外行，而中气不足，轻则汗半出不出，外邪仍不能解；重则外邪反乘元气之虚而入里，以致发热无休，病情缠绵难愈，此其二也。故佐少量的人参补气以匡其正，一则扶助正气以驱邪外出，并寓防邪入里之义；二则散中有补，不致耗伤真元。甘草用为佐使，取其甘温益气，合人参扶正以祛邪，并能调和药性。综观全方，用二活、芎、柴、枳、桔、前等与参、苓、草相配，构成兼顾邪正，祛邪为主。扶正药得祛邪药则补不滞邪，无闭门留寇之弊；祛邪药得扶正药则解表不伤正，无内顾之忧，相辅相成，相得益彰。对虚人外感者，确为恰当之剂。

3. 刘建秋教授认为，本方借人参扶助正气，使邪由里出表，正气由下而上，从而达到汗出热退、邪从表解的目的。其可进一步推广用于年老、产后、大病后尚未复原，以及素体虚弱而感风寒湿邪者。本方证以恶寒发热、无汗头痛、咳痰色白、胸脘满闷、倦怠乏力、苔白脉弱为证治要点。若气虚明显，可重用人参，或加黄芪以益气补虚；湿邪为主，肢体酸楚疼痛甚，可加威灵仙、桑枝、秦艽、防己等祛风除湿、通络止痛之品；咳嗽重，加杏仁、前胡、桔梗等宣肺止咳药物，以止咳化痰。

【验案选录】

王某，男，78岁，2001年6月5日初诊。

患者恶寒，发热，头痛两日，伴鼻塞流涕，咳嗽有痰，肢体酸疼，口不渴。舌淡，苔薄白，脉浮按之无力。

诊断：感冒。

辨证：气虚兼风寒表湿证。

治法：散寒祛湿，益气解表。

方药：败毒散加减。

处方：人参10g，羌活20g，独活20g，桔梗15g，荆芥15g，防风15g，柴胡10g，前胡10g，枳壳10g，川芎6g，杏仁10g，甘草5g。2剂，水煎，早、晚分服。

6月7日二诊：服药2剂后，避风取汗而愈。

【按语】患者外感表证中兼有虚象，故辨为气虚感冒，刘建秋教授认为，本方借人参，扶助正气，使邪由里出表，正气由下而上，从而达到汗出热退、邪从表解的目的，肢体酸疼为湿邪留滞，故用败毒散加减以散寒祛湿、益气解表。

参 苏 饮

本方出自《太平惠民和剂局方》，由人参、紫苏叶、葛根、半夏、前胡、茯苓、枳壳、桔梗、木香、陈皮、甘草组成，具有益气解表、理气化痰功效。

【适应证】气虚外感风寒，内有痰湿证。恶寒发热，头痛鼻塞，咳嗽痰多，胸膈满闷，或痰积中脘，眩晕嘈杂，怔忡哕逆，倦怠无力，气短懒言，苔白脉弱。

【应用心得】

1. 刘建秋教授常用本方治疗气虚外感风寒，内有痰湿证。因风寒客于肌表，卫气闭塞，正邪相争，故发热恶寒、头痛无汗；又因风寒引动内在的痰浊，肺气不能宣畅，痰壅于肺，故胸闷、痰多，或兼痰浊上逆所致恶心、嗳气。表证当脉浮，今脉反弱，且见倦怠无力、气短懒言，乃气虚外感之征。辨证要点为恶寒发热，无汗头痛，咳嗽痰白，胸膈满闷，倦怠乏力，苔白，脉弱。

2. 方中苏叶辛温，归肺、脾经，功擅发散表邪，理气宽中，宣肺止咳，为治表寒兼咳嗽、胸闷之常用药，为君药。葛根解肌发汗，以增君药发表散寒、解肌透邪之功；人参益气健脾，共为臣药。苏叶、葛根得人参相助，则无发散伤正之虞，大有启门驱贼之势；半夏、前胡、桔梗宣降肺气，止咳化痰；木香、枳壳、陈皮理气宽胸，醒脾畅中；茯苓健脾渗湿，合人参既可益气扶正，又可健脾助运。如此化痰与理气兼顾，既寓"治痰先治气"之意，又使升降复常，有助于表邪之宣散，肺气之开阖，以上7药俱为佐药。甘草合人参、茯苓补气安中，调和诸药，为佐使药。煎服时，稍加生姜、大枣。诸药配伍，共奏益气解表、理气化痰之功。本方的配伍特点：一是散补并行，则散不伤正，补不留邪；二是气津并调，使气行痰消，津行气畅。

3. 刘建秋教授应用参苏饮时，常去人参，加杏仁、浙贝母以增强宣肺止咳、化痰散结之效。若素体弱甚，病势反复迁延日久，气滞痰阻较轻者，去木香，以减其行气之力；酌加五味子收敛肺气；羌活、细辛温肺散寒，一散一收，调节腠理，使其达到"驱邪不伤正，扶正不留邪"的目的。

【验案选录】

林某，男，67岁，2008年12月4日初诊。

患者平素体弱，易感冒。此次感冒已持续3周，虽经治疗，症状时轻时重。现症见：恶寒发热，无汗，体温37.4℃，头痛，鼻塞流涕，咳嗽，咳白痰，体倦乏力，少动懒言。舌淡，苔薄白，脉沉细。

诊断：感冒。

辨证：体弱气虚，风寒束表，卫阳被遏。

治法：益气补肺，解表散寒。

方药：参苏饮加减。

处方：党参15g，苏叶15g，羌活10g，麦冬15g，五味子20g，桔梗20g，前胡15g，陈皮20g，半夏15g，茯苓20g，细辛3g，甘草10g，生姜3片。7剂，水煎，早、晚分服。

12月11日二诊：服药后，恶寒、头痛诸症大减，无发热，但不欲饮食。

上方去羌活、细辛，加苦杏仁5g，焦三仙各10g。7剂，水煎，早、晚分服。

12月18日三诊：诸症皆平，饮食亦增加，嘱其服补中益气丸以增强体质。

【按语】该患者素体虚弱，感冒反复发作，刘建秋教授认为，若使用一般宣散解表之剂，则会使表愈疏而卫愈不固，邪终难除。清代名医柯琴云："治伤风不知固表托里之法，遍试风药以驱之，去者自去，来者自来，邪气留连，终无解期矣。"因此，刘建秋教授用参苏饮加减，既外散风寒，又内化痰饮，以收解表与扶正两者兼顾之功。

大承气汤

本方出自《伤寒论》，由大黄、厚朴、枳实、芒硝组成，具有峻下热结功效。

【适应证】

1. 阳明腑实证。大便秘结，频转矢气，脘腹痞满，腹痛拒按，按之则硬，甚或潮热谵语，手足濈然汗出，舌苔黄燥起刺，或焦黑燥裂，脉象沉实。

2. 热结旁流证。下利清水，色纯青，脐腹疼痛，按之坚硬有块，口舌干燥，脉象滑数。

3. 里热实证之热厥、痉病或发狂。

【应用心得】

1. 刘建秋教授认为，本方证虽多，但均由邪热积滞，阻于肠腑所致，治当峻下热结,以救阴液,亦即"釜底抽薪,急下存阴"之法。大承气汤中,大黄苦寒通降,通里泄热,荡涤积滞,缓解腹中实痛,为君药。芒硝咸寒,泄热软坚润燥,助大黄荡涤泻下为臣药,二药相须为用,增强泄热通便的作用。积滞内阻,致使腑气不通,内结之实热积滞,更难下泻,故以厚朴、枳实行气散结,消痞除满,为佐药。枳实苦微寒,消痞散结,行气导滞;厚朴苦温,宽中行气,除满解胀,二药相须为用,行气散结,消痞除满,泄其糟粕填塞之壅,并助硝、黄推荡积滞,加速热结排泄。全方药简效宏,结构严谨,配伍精当,既有硝、黄之泻实,又有枳、朴之下气。泻下与行气并用,共同发挥急下存阴、釜底抽薪之效。

2. 临床应用大承气汤时,对于腑实兼口唇干燥、舌苔焦黄而干、脉细数者,刘建秋教授认为,此为腑实兼阴津不足之证,常加玄参、麦冬、生地等以滋阴生津润燥;若腑实兼至夜发热、舌质紫、脉沉涩等瘀血证候,酌加桃仁、赤芍、当归等以活血化瘀,促进气血流通,消除积滞瘀血;对于腑实兼气虚者,常加人参补气,以防泻下气脱。但对于临床上出现的危重证候,刘建秋教授认为,若体内有燥实,致邪气受阻,不能外达,以四肢俱冷、六脉皆无、腹痛拒按、足部趺阳脉大而有力等为主要证候,此为热厥,为真热假寒之证,可用大承气汤加减治疗。临证时必须悉心诊察,并与寒厥相鉴别。

【验案选录】
病案1

寻某,女,42岁,2005年4月13日初诊。

患者间断性低热3月余,午后发热,体温在37℃~38℃之间,多次检查原因不明,症见低热37.5℃,心烦,食少,腹胀满,大便秘结,三五日一行,有时下硬粪数枚,入梦则喃喃自语,如见鬼状。舌红,苔黄,脉数有力。

诊断:便秘。

辨证:潮热日久,津液耗伤,以致燥热结聚。

治法:通腑泻实,急下存阴。

方药:大承气汤加味。

处方:大黄(后下)8g,芒硝(冲服)15g,厚朴20g,枳实15g,玄参15g,麦冬15g,淡竹叶20g。2剂,水煎,早、晚分服。

4月15日二诊:服药后腑气转动,便下硬粪和污浊之物,脉静身和,低热自除。

【按语】刘建秋教授指出,谵语潮热,大便秘结,胸腹痞满,舌苔老黄,脉滑而疾,此证为阳明腑实轻证。方用大承气汤加减,往往两剂即见效,不用多投。遵仲景《伤寒论》"中病即止"之意。

病案 2

林某，女，37 岁，2006 年 12 月 5 日初诊。

咳嗽、喘息 7 天，喉中痰鸣，吐痰黄稠，咳吐不利，口苦喜冷饮，大便 4 日未行，小便黄赤。舌红，苔黄腻，脉滑。应用抗生素及平喘药后症状略缓解。

诊断：哮证。

辨证：燥屎内结，肺气不降。

治法：泻火通腑，降气平喘。

方药：大承气汤加减。

处方：大黄（后下）8g，芒硝（冲服）10g，厚朴 15g，枳实 15g，炙麻黄 10g，苏子 20g，葶苈子 20g。5 剂，水煎，早、晚服。

12 月 10 日二诊：服药后，大便质稀、量多，咳喘得减。

【按语】肺与大肠相表里，肺气肃降有助于大肠传导。刘建秋教授认为，此患者为燥屎内结，大肠传导失常，肺气不降，便闭而喘。治用大承气汤加减，以上病下取，釜底抽薪，通下燥实，使肺气肃降而咳喘得愈。

麻子仁丸

本方出自《伤寒论》，由麻子仁、芍药、枳实、大黄、厚朴、杏仁组成，具有润肠泄热、行气通便功效。

【适应证】脾约证。肠胃燥热，津液不足，大便干结，小便频数，兼见口唇干燥，舌苔干黄，脉沉滑。

【应用心得】

1. 本方主治肠胃燥热之大便秘结，小便频数，即脾约证。方中重用麻子仁为君药，取其质润多脂，入脾、胃、大肠经，润肠通便；杏仁宣降肺气，润肠通便，因肺与大肠相表里，宣降肺气有助于通畅肠腑；大黄苦寒沉降，入脾、胃、大肠经，泄热通便；芍药苦酸微寒，入肝、脾经，养阴和里，以上三味共为臣药。枳实苦辛微寒，入脾、胃、大肠经，行气破结；厚朴苦辛而温，入脾、胃、肺、大肠经，行气除满；枳、朴同用，破结除满，以加强降泄通便之功，共为佐药。蜂蜜为使，性味甘平，入脾、肺、大肠经，润肠通便，调和诸药。诸药合用，共奏润肠泄热、行气通便之效。

2. 本方即小承气汤合麻子仁、杏仁、芍药而成。方用小承气汤消痞除满，泄热通便，以荡涤胃肠燥热积滞，更以质润多脂之麻子仁、杏仁，滋阴润肠之芍药，益阴润肠之蜂蜜，使腑气得通，津液四布，便秘自除。综观全方，润肠药与泻下药同用，具有润而不腻、泻而不峻、下不伤正的特点。以蜜和为丸，使峻药缓行，用药从小到大，以通为度，取其缓缓润下之功。

3. 刘建秋教授认为，本方为润肠缓下之剂，主治肠胃燥热、脾约便秘证，以大便秘结、小便频数为证治要点。凡属肠胃燥热，津液不足，大便秘结，又非承气汤所宜者均可用麻子仁丸治之。临床应用本方时，对于大便干结而坚硬者，多加芒硝以软坚散结、泄热通便；口干舌燥、津液耗伤者，多加生地黄、玄参、麦冬、石斛之类以滋阴增液通便；兼有食积腹痛者，酌加陈皮、麦芽等以增其消食导滞之效；兼痔疮便血者，加槐花、地榆以清肠止血。

4. 刘建秋教授指出，本方虽适用于津液不足的便秘（特别是老年人和产后的肠燥便秘），但因方中含有大黄、厚朴、枳实，故年老体弱者，不宜久服。

【验案选录】

梁某，74岁，女，2006年11月8日初诊。

患者近两月咳嗽胸痛，咳痰中带血丝，质黏不易咳出，咽干口燥，形体消瘦，神疲，不欲饮食，脐周疼痛，按之痛甚，大便5日未行。舌淡红，苔薄，脉细数。

诊断：咳嗽。

辨证：阴虚燥咳证。

治法：滋阴润肺，润肠通便。

方药：麻子仁丸合麦门冬汤加减。

处方：麻子仁15g，厚朴5g，杏仁15g，白芍20g，生大黄5g，枳实15g，黄芩15g，麦冬20g，沙参20g，紫菀15g，百合20g，甘草10g。7剂，水煎，早、晚分服。

11月15日二诊：药进7剂后，患者咳嗽大减，大便通畅。

原方去大黄、厚朴，加党参10g，以养阴生津。7剂，水煎，早、晚分服。

11月23日三诊：服药后诸症皆平。

【按语】本案用药标本兼顾，咳嗽向愈。患者年老阴亏，虚热内生，肠失濡润，大便秘结，腑气不通，肺失肃降，复感燥热之邪，更伤阴液，以致阴虚燥咳。根据"肺与大肠相表里"刘建秋教授认为，本案治宜滋阴通便以治其本，润肺止咳治其标。

济 川 煎

本方出自《景岳全书》，由当归、牛膝、肉苁蓉、泽泻、升麻、枳壳组成，具有温肾益精、润肠通便功效。

【适应证】肾虚便秘。大便秘结,小便清长,腰膝酸软,舌淡苔白,脉沉迟。

【应用心得】

1. 济川煎为肾阳虚衰、精津不足、大便秘结、小便清长、腰膝酸软而设。刘建秋教授认为,方中君药为肉苁蓉,甘咸温,有温肾益精、暖腰润肠功效。当归善补血润燥,养血和血,润肠通便;牛膝补益肝肾,壮腰膝,性善下行,二药共为臣药。枳壳下气宽肠以助通便;泽泻渗利小便而泄肾浊;少加升麻升其清阳,清阳升则浊阴降,以助通便,以上共为佐药。诸药合用,温肾益精,润肠通便,多用于老年肾虚便秘,具有"寓通于补之中,寄降于升之内"的配伍特点。

2. 方名"济川"者乃资助河川以行舟车之义。本方温润之中寓有通便之功,服之可使肾复精充,五液并行,开阖有序,肠得濡润而大便自调,故方名"济川"。

3. 刘建秋教授应用本方治疗肾阳不足、精津亏虚之便秘证,以大便秘结、小便清长、腰膝酸软为证治要点。临床应用时,如气虚,常酌加黄芪、人参以增其补中益气之效;血虚者,常在原方基础上加阿胶、当归以养血补血;阴虚者,加生地、麦冬、玄参等滋阴生津,养阴扶正;肾虚较甚,去枳壳,加熟地黄;内有郁热,多加大黄、黄连、黄芩清热泻火除烦;兼有气滞,加木香、薤白行气导滞;肠燥便秘日久,去泽泻,加锁阳、火麻仁温补肾阳,润肠通便。

4. 刘建秋教授特别指出,对于阳明实热,大便不通,同时伴有元气亏虚的患者,不可采用攻下的方法,需用润下剂济川煎治疗。

【验案选录】

杨某,男,72岁,2004年2月15日初诊。

患者便难3年余,大便干结,一般7~10日一行,小便清长,夜尿多,面色萎黄无华,四肢不温,少腹冷痛,畏寒肢冷,伴腰膝酸冷。舌淡,苔白,脉沉迟。

诊断:便秘。

辨证:脾肾阳虚兼气虚证。

治法:温肾益精,益气健脾,润肠通便。

方剂:济川煎加减。

处方:肉苁蓉20g,当归15g,怀牛膝15g,枳壳15g,泽泻15g,升麻15g,肉桂5g,熟地黄15g,甘草10g,黄芪20g,党参15g。7剂,水煎,早、晚分服。

2月23日二诊：服药第4日，便秘症状改善；7剂服完诸症明显好转。上方继服7剂，水煎，早、晚分服。

3月2日三诊：自诉诸症消失，2～3日大便1次，粪质软润成形。

【按语】刘建秋教授认为，本案为老年脾肾阳气虚衰，阴寒内结，致运化失司，气血阴阳俱虚，大肠传导无力。治以温肾益精，健脾润肠通便，方用济川煎加减。诸药合用，补中有通，寓通于补，共奏温阳通便之功效，体现了中医的辨证施治和标本兼治的特点。

逍 遥 散

本方出自《太平惠民和剂局方》，由柴胡、当归、茯苓、白芍、白术、甘草组成，具有疏肝解郁、养血健脾功效。

【适应证】肝郁血虚脾弱证。两胁作痛，头晕目眩，口燥咽干，神疲食少，或往来寒热，或月经不调，乳房胀痛，脉弦而虚者。

【应用心得】

1. 本方主治肝郁血虚脾弱证。治以疏肝解郁，养血健脾。本方病机特点重在肝郁气滞，故方中以柴胡为君药，疏肝解郁。白芍补血柔肝，敛阴益脾，为臣药。与君药相伍，一散一收，既疏肝又柔肝，治肝郁之证。当归补血和血，与白芍共为臣药，二者补血养血，治疗血虚证。肝木郁则脾土衰，故佐以茯苓、白术补气健脾，健运脾湿，正合《金匮要略》"见肝之病，知肝传脾，当先实脾"之意，使气血生化有源。方中加入薄荷，疏散肝中郁遏之气，透达肝经郁热。甘草调药和中。诸药合用，肝郁疏，气机畅，气血充，脾土健，共奏疏肝解郁、养血健脾之功。

2. 刘建秋教授认为，本方为调和肝脾之经典方，辨证要点为两胁作痛、口燥咽干、神疲食少，或往来寒热，或月经不调，乳房胀痛，脉弦而虚。临床辨证凡属肝郁血虚脾弱者，均可运用本方。临证时应随症加减。兼精神抑郁、夜寐不安者，加夜交藤、合欢皮；胁肋疼痛较重，加元胡、川楝子、川芎；妇人痛经有血块，加蒲黄、元胡、丹参；兼视物不清，加枸杞子、熟地黄、菊花等。

【验案选录】

郑某，女，53岁，2011年4月8日初诊。

患者近两月自觉神疲乏力，胁肋胀满，周身不适，食少困倦，伴急躁易怒，烦闷欲哭，夜寐不安。舌质淡，脉弦细。

诊断：郁证。

辨证：肝郁脾虚证。

治法：疏肝解郁，养血健脾。

方药：逍遥散加减。

处方：炙甘草10g，当归10g，茯苓15g，白芍15g，白术15g，柴胡15g，夜交藤15g，龙齿15g，郁金15g，木香15g。14剂，水煎，早、晚分服。

4月22日二诊：药后胁肋胀满、烦闷欲哭症状减轻。

上方去龙齿、茯苓，加党参15g，远志15g。14剂，水煎，早、晚分服。

5月6日三诊：药后诸症减轻。

【按语】刘建秋教授认为，逍遥散为调和肝脾之经典方。患者为中年女性，情志症状突出，其他诸症皆由肝气郁结、乘脾犯胃所致，故治以疏肝解郁，养血健脾，方用逍遥散加减，更加安神药物调节其情志。

白 虎 汤

本方出自《伤寒论》，由石膏、知母、甘草、粳米组成，具有清热生津功效。

【适应证】阳明气分热盛证。壮热面赤，烦渴引饮，汗出恶热，脉洪大有力。

【应用心得】

1. 阳明热盛为本方病证的基本特点。刘建秋教授认为，邪热由表入里，为里热实证，故不可发表；里热炽盛，但尚未致腑实便秘，故不可攻下；热盛津伤，故不可苦寒伤津而应甘寒滋润，故本方病证治以清热生津为法。方中重用石膏为君药，清气分热，除烦止渴。知母苦寒质润，为臣药，清热养阴，苦寒泻火，既能助石膏清气分热，又能滋热邪所伤之阴。石膏、知母相须为用，加强清热生津之功，二者配伍，为清气分热盛之代表。粳米甘苦平，为佐药，既能温中和胃气，防石膏寒凉伤中，又能除烦止渴，亦能通血脉，和五脏。甘草调和药性，保护胃气为使药。诸药合用，共奏清热生津、除烦止渴之效。

2. 本方病证应掌握身大热、口大渴、脉洪大三大特点。刘建秋教授认为，临证时应注意，表证未解的无汗发热，口不渴，脉浮弦或浮细，或真寒假热的阴盛格阳证均不可误用本方。无论伤寒、温病，辨证属阳明气分热盛者，均可选用本方随症加减。气分热盛，复感风寒者，可加淡豆豉、细辛、葱白等加强发散风寒之力；口渴，加天花粉、生地、芦根以生津止渴；热毒盛，加金银花、连翘以清热解毒；大便干结，加大黄、枳实以泄热理气。

【验案选录】

李某，男，50岁，2007年3月21日初诊。

患者发热、身痛10余日，自以为感冒，口服安瑞克、布洛芬等退热药。药后热退，但停药后复出现发热，伴汗出、口渴、咽痛，就诊时测体温39.1℃。舌红，苔薄黄，脉洪大。

诊断：发热。

辨证：阳明气分热盛证。

方药：白虎汤加味。

处方：石膏30g，知母20g，粳米15g，炙甘草10g，连翘15g，芦根15g，牛蒡子15g。3剂，水煎，早、晚分服。

3月24日二诊：服药3剂后，热退。

上方石膏改为15g，加淡豆豉10g。4剂，水煎，早、晚分服。

3月28日三诊：诸症皆除。

【按语】刘建秋教授认为，本病初起为热邪外袭，邪在卫表，服用退热药物后未能控制，使邪热内传入阳明，内外俱热，邪热炽盛，故应清阳明热邪。方中重用石膏清气分热，臣以知母滋阴清热，粳米、甘草调和中宫，配伍连翘、芦根、牛蒡子等清热利咽之品，药症相符，诸症悉平。

清 营 汤

本方出自《温病条辨》，由水牛角、生地黄、元参、竹叶心、麦冬、丹参、黄连、金银花、连翘，具有清营解毒、泄热养阴功效。

【适应证】热入营分证。身热夜甚，神烦少寐，时有谵语，目常喜开或喜闭，口渴或不渴，斑疹隐隐。脉数，舌绛而干。

【应用心得】

1. 本方的病机特点为邪热内传入营，扰乱神明，与血搏结伤津所致。方中重用水牛角清热凉血解毒，且能散瘀，为君药。生地清热凉血养阴，麦冬清热养阴生津，玄参滋阴降火解毒，三药共助君药清营凉血解毒，共为臣药。佐以金银花、连翘清热解毒凉血，取其轻清外达之性，轻宣透邪，使营分之邪透出气分而解。此即叶天士"入营犹可透热转气"之理。竹叶取心，专清心热；黄连苦寒，清心泻火；丹参凉血清心，不仅助君药清热凉血，且可防热与血结。三药皆入心经，兼有使药之用。全方共奏清营解毒、泄热养阴之功。

2. 本方主治热入营分证。刘建秋教授认为，本方的辨证要点为身热夜甚，心烦少寐，时有谵语，或斑疹隐隐，舌绛而干，脉数。临证时应随症加减。如高热神昏，加用安宫牛黄丸以清热开窍，豁痰解毒；疫喉痧，加山豆根、马勃、丹皮，以增强清热解毒、凉血活血之功。

【验案选录】

邹某，女，45岁，2005年5月21日初诊。

患者大怒后出现烦躁不宁，打人毁物，面红目赤，头痛剧烈，身热夜甚，失眠谵语。舌红绛，脉细数。

诊断：癫狂。

辨证：气分邪热未尽，传入营血之证。

治法：清营解毒，透营养阴。

方药：清营汤加减。

处方：水牛角30g，生地20g，元参15g，淡竹叶15g，麦冬15g，丹参10g，黄连5g，金银花15g，连翘10g，生龙牡各25g，酸枣仁25g，胆星15g，石菖蒲20g，茯神20g。7剂，水煎，早、晚分服。

5月28日二诊：服药7剂后，失眠谵语、头痛、烦躁较前减轻。

上方去生龙牡，加龙齿15g，青黛15g，当归15g，木香15g，龙胆草15g。14剂，水煎，早、晚分服。

6月11日三诊：患者不再打人毁物，其他症状进一步缓解。

上药继服30剂，水煎，早、晚分服。

7月11日四诊：药后诸症消。

【按语】狂乱躁动乃心肝郁火，耗津伤液，阴液伤则虚火旺，心肾失调，扰乱心神，故见烦躁不宁，打人毁物；面红目赤乃邪热上炎之征。方用清营汤，清营解毒，透营养阴。二诊加入龙齿、青黛、当归、木香、龙胆草以清热养血顺气。

犀角地黄汤

本方出自《外台秘要》，由水牛角、生地黄、芍药、牡丹皮组成，具有清热解毒、凉血散瘀功效。

【适应证】

1. 热入血分证：身热谵语，斑色紫黑，舌绛起刺，脉细数，或喜忘如狂，漱水不欲咽，大便色黑易解等。

2. 热伤血络证：吐血，衄血，便血，尿血等，舌红绛，脉数。

【应用心得】

1. 本方为清热解毒、凉血止血的代表方剂。刘建秋教授认为，本方的辨证要点：一是热甚动血之各种出血证；二是斑色紫黑，或谵语，舌绛起刺，脉数；三是善忘如狂，漱水不欲咽，胸中烦痛，大便色黑易解。凡是热入血分、迫血妄行之出血、发斑、发狂者均可选用本方，临证加减。血瘀甚，加大黄、桃仁逐瘀泄热；热盛，加生石膏、连翘泻火解毒；发斑明显，加玄参、芒硝、青黛清热软坚消斑；蓄血、喜忘如狂，加大黄、黄芩清热逐瘀，凉血散瘀；口渴明显，加知母、麦冬、芦根以清热养阴生津。

2. 刘建秋教授认为，本方主要病机为热毒留于血分，故治疗首当清热凉血。叶天士《外感温热篇》云："入血就恐耗血动血，直须凉血散血。"故当清热解毒，凉血散瘀。方中重用苦咸寒之水牛角为君药，归心、肝经，清心肝解热毒，且寒而不遏，直入血分而凉血。臣以甘苦性寒之生地，入心、肝经，清热凉血，养阴生津。一可复已失之阴血，二可助水牛角清血分之热，又能止血。芍药苦酸微寒，养血敛阴，助生地凉血和营泄热，热盛出血者尤宜；丹皮苦、辛微寒，入心、肝、肾经，清热凉血，又因其能活血散瘀，故可收化斑之效，两药共为佐使药。四药合用，共奏清热解毒、凉血散瘀之效。本方配伍特点：一是清热之中兼以养阴，使热清血宁而无耗血动血之虑。二是凉血与散血并用，凉血止血又无留瘀之弊。

【验案选录】

赵某，女，54岁，2003年8月2日初诊。

患者5日前开始出现发热，体温最高达38.8℃，次日出现暗红色血便，随之全身出现紫斑及鼻出血。舌质淡，舌尖红绛，脉数。

诊断：血证。

辨证：热入营血，迫血妄行。

治法：清热凉血，泻火解毒。

方药：犀角地黄汤加味。

处方：水牛角30g，生地25g，白芍20g，牡丹皮15g，仙鹤草15g，茜草炭15g，玄参15g，白茅根15g。4剂，水煎，早、晚分服。

8月6日二诊：服药4剂后，热退，鼻衄止。舌质仍淡。

上方去白茅根、仙鹤草，加青黛10g，党参15g。10剂，水煎，早、晚分服。

8月16日三诊：药后诸症消失。

【按语】热伤血络，迫血妄行，热毒炽盛，导致吐血、鼻衄、紫癜等各种出血，方用犀角地黄汤，治以清热凉血，泻火解毒，酌加止血之品。因患者舌质仍淡，故二诊血止后加党参以固护其正。

黄连解毒汤

本方出自《肘后备急方》，由黄连、黄芩、黄柏、栀子组成，具有泻火解毒功效。

【适应证】三焦实热火毒证。大热烦躁，口燥咽干，目赤睛痛，错语不眠；或热病吐血、衄血、便血，甚或发斑；身热下利，湿热黄疸；外科痈疡疔毒，小便黄赤。舌红，苔黄，脉数有力。

【应用心得】

1. 本方证乃热毒壅盛于三焦所致。火毒炽盛，内外皆热，上扰神明，故烦热错语；血为热迫，随火上逆，则吐衄、便血；热伤络脉，血溢肌肤，则发斑；热盛津伤，故口燥咽干；热壅肌肉，则见痈肿疔毒；舌红苔黄、脉数有力皆为火毒炽盛之征。治宜泻火解毒。

2. 本方汇集了连、芩、栀、柏大苦大寒之品，以黄连清泻心火为君，因心主神明，五行属火，泻火必先清心，心火宁则诸经之火自降，且兼泻中焦之火。臣以黄芩清上焦之火。佐以黄柏泻下焦之火；栀子通泻三焦，导热下行，使火热从下而去。以上四药合用，共奏泻火解毒之功。本方在配伍上集清热解毒药于一方，具有上下俱清、三焦兼顾、苦寒直折、不用他药佐制或调和、至刚至直之特点。

3. 本方泻火解毒之力颇强，临证以大热烦扰、口燥咽干、舌红苔黄、脉数有力为证治要点。火热毒盛，充斥三焦，波及内外，取清热解毒要药三黄及栀子，取黄连清心火、泻中焦火；黄芩清肺热，泻上焦火；黄柏泻下焦火；栀子清泻三焦火。本方为大苦大寒之剂，久服或过量易伤脾胃，非火盛及津液受损严重者均不宜使用。便秘者，加大黄通腑泄热；吐血、衄血、发斑者，酌加玄参、生地、丹皮或合犀角地黄汤以清热凉血化斑，热清血自宁，不止血而血自止；瘀热发黄者，加茵陈、大黄，清热利湿退黄；下痢脓血、里急后重者，加木香、槟榔以调气，气顺则后重自除；湿热下注、尿频、尿急、尿痛者，加车前子、木通、泽泻以增强清热利湿作用。

【验案选录】

病案1

张某，男，60岁，2005年5月27日初诊。

患者近5日来夜间入睡困难，睡后易醒，伴有胸闷懊憹，身热，心神不定，双手着冷物方安。日间纳谷减少，神疲困倦。舌苔薄黄，脉滑数。形体消瘦。胸腹部皮肤可见散在斑疹，色暗红，无异常感。

诊断：不寐。

辨证：热毒扰心证。

治法：黄连解毒汤加减。

方药：黄连15g，黄芩15g，黄柏10g，丹皮10g，玄参15g，生地10g，淡竹叶10g，甘草10g。4剂，水煎，早、晚分服。

6月1日二诊：自诉服用2剂药后，皮疹消失，睡眠好转。继续服用后2剂，无不适症状。

【按语】本案为热毒扰心证，故治法上以黄连解毒汤苦寒直折亢火以治其本，兼见胸部皮肤散在斑疹，治以黄连解毒汤合导赤散加减。方中药物多为苦寒之品，久服或过量易伤脾胃，故应遵循"中病即止"之意。脾胃虚弱者慎用。

病案2

付某，男，20岁，2013年3月25日初诊。

患者就诊时发热，体温38℃~39℃，伴恶寒，头痛，口苦，咽干，咽痛，吞咽时加重，大便干，小便短赤。舌质红，苔黄腻，脉浮数。查体：双侧扁桃体Ⅱ度肿大，表面脓点，颌下淋巴结肿大。

诊断：乳蛾。

辨证：风热袭表证。

治法：泄热解毒，清咽散结。

方药：黄连解毒汤加减。

处方：黄连10g，黄芩15g，黄柏10g，栀子10g，大黄（后下）5g，薄荷（后下）10g，北豆根10g，麦冬10g。4剂，水煎，早、晚分服。

3月29日二诊时，热已退，咽干、咽痛明显减轻，双侧扁桃体Ⅰ°肿大，表面已无脓点。

上方去大黄，加牛蒡子10g，玄参15g。3剂，水煎，早、晚分服。

药后诸症悉平。

【按语】发病初春，外邪风热为主。风邪束表，毒热传里。因此应用黄连解毒汤进行治疗，因本方为苦寒之品，易化燥伤阴，因此在治疗中应加入滋阴增液药物以防伤阴，可酌情加入玄参、麦冬等药物。

龙胆泻肝汤

本方出自《太平惠民和剂局方》，由龙胆草、栀子、黄芩、泽泻、木通、车前子、当归、生地黄、柴胡、生甘草组成，具有清肝胆实火、泻下焦湿热功效。

【适应证】

1. 肝胆实火上炎证。头痛目赤，胁痛，口苦，耳聋，耳肿等，舌红苔黄，脉弦数有力。

2. 肝胆湿热下注证。阴肿，阴痒，阴汗，小便淋浊，或妇女带下黄臭等，舌红苔黄，脉弦数有力。

【应用心得】

1. 本方证由肝胆实火或湿热循肝经上炎或下注所致。其主治证候分为两部分，一是肝胆实火上炎，二是肝经湿热下注。肝经实火，循经上炎，可见胸胁灼痛，急躁易怒，头痛，目赤；肝气升发太过，胆热随之上犯，见口苦；因少阳经循耳可见耳聋，耳鸣，耳肿；肝胆湿热下注，见阴肿，阴痒，阴汗，筋痿；妇女可见带下黄臭、黏稠，小便淋浊。

2. 方中龙胆草大苦大寒，入肝、胆经，长于清肝胆实火，又善清下焦湿热为君药；黄芩、栀子味苦性寒，归胆及三焦经，均有泻火解毒、燥湿清热之用，栀子又具利水之功，清上导下，共为臣药。湿热壅滞下焦，故用渗湿泄热之车前子、泽泻、木通导湿热下行，使邪有出路；肝乃藏血之脏，肝经实火，易耗伤阴血，且上述诸药又属苦燥渗利伤阴之品，生地养阴，当归补血，二药配伍补益阴血；肝脏体阴而用阳，性喜条达而恶抑郁，火邪内郁，肝气不舒，用大剂苦寒降泄之品，恐肝胆之气被抑，故用柴胡疏畅气机，恢复肝脏喜条达、恶抑郁的生理特点，使肝脏凉而不郁，并能引诸药归肝胆经，且柴胡与黄芩相配，既解肝胆之热，又增清上之力，以上六味皆为佐药。甘草为使，一可缓苦寒之品伤胃，二可调和诸药。诸药相伍，火降热清，湿浊得消，循经所发诸症皆可相应而愈。

3. 刘建秋教授认为，应用龙胆泻肝汤时应重在辨其基本证候，本方证候覆盖面广，病机主要为肝胆实火或湿热循肝经上炎或下注，因此在肝经走行之部位均能受其影响。应用本方时应灵活辨证。证治要点为口苦尿赤、舌苔黄、脉弦数有力。方中龙胆草等药性苦寒，易伤脾胃，不宜用于脾胃虚寒和阴虚阳亢者，应用时应当注意保护胃气。体质壮实者，可足量应用；脾胃虚弱者，可用其他方法或减量应用。肝胆实火较盛者，去木通、车前子，加黄连以助泻火之力；湿盛热轻者，去黄芩、生地，加滑石、薏苡仁以增利湿之功；玉茎生疮，或便毒悬痈，以及阴囊肿痛、红热者，去柴胡，加连翘、黄连、大黄以泻火解毒；肝经湿热，带下色红者，加莲须、赤芍等以清热燥湿凉血；肝火上炎致头痛眩晕，目赤多眵，口苦易怒者，可加菊花、桑叶以清肝明目；木火刑金，见咯血者，加丹皮、侧柏叶以凉血止血。

【验案选录】

病案 1

李某，女，43 岁，1998 年 5 月 12 日初诊。

患者近两个月来因情志不畅，彻夜不眠，恐惧不安，夜间时服 2 次舒乐安定片方可入睡，多梦易惊醒，醒后不能再寐，头昏，心烦易怒，口苦口干，不思饮食，乏力，溲黄，便秘。舌质红，苔黄腻，脉弦滑。

诊断：不寐。

辨证：肝郁化火，热扰心神。

治法：疏肝泻火，佐以安神定志。

方药：龙胆泻肝汤加减。

处方：龙胆草20g，黄芩10g，柴胡15g，当归10g，生地10g，泽泻15g，车前子（包煎）10g，木通5g，合欢皮20g，远志20g，酸枣仁20g。7剂，水煎，早、晚分服。

5月19日二诊：诸症减轻，夜间可不服安眠药入睡，但仍多梦易醒，舌苔变薄，脉弦滑。

上方加琥珀5g，以重镇安神。7剂，水煎，早、晚分服。

5月26日三诊：自诉精神清爽，纳增，夜寐明显好转。以中成药朱砂安神丸口服善后。

【按语】本案辨为不寐，肝郁化火证。因肝藏魂，在志为怒，情志不畅，恼怒伤肝，肝失条达，肝郁化火，上扰心神，故易怒易惊，不能安卧，以龙胆泻肝汤化裁，泻火平肝，借苦寒纯阴之力而收清热镇惊之功。

病案2

刘某，男，53岁，2011年5月10日初诊。

患者既往有高血压病10余年，血压在160～180/90～110mmHg之间，间断口服硝苯地平缓释片，服后血压可下降，但控制较差，血压易随情绪、劳累、饮食不当波动。就诊时，测血压170/100mmHg。症见面色红赤，口唇鲜红，急躁易怒，头痛头晕，口苦口干，夜寐难安，大便干，小便赤热。舌质红，舌苔黄腻，脉弦滑。心电图提示：左室高电压。生化：高脂血症。

诊断：眩晕。

辨证：肝火炽盛兼湿热内蕴证。

治法：清肝泻火，利湿泄热。

方药：龙胆泻肝汤加减。

处方：龙胆草20g，生栀子10g，黄芩10g，生地15g，柴胡10g，木通5g，甘草5g，车前子（包煎）20g，丹参20g，草决明30g，钩藤（后下）15g，生大黄（后下）5g。7剂，水煎，早、晚分服，并嘱其规律服用降压药物并监测血压。

5月17日二诊时：患者自诉服药后大便3～5次/日，稀软便，头痛、头晕较前稍缓解，睡眠明显改善，血压维持在140～160/90～100mmHg间，黄腻苔较初诊时减轻，脉弦，嘱其按原方续服。7剂，水煎，早、晚分服。

5月24日三诊：血压已趋平稳，120～135/89～90mmHg，面色红润，头晕明显缓解，小便正常，大便溏薄。改用杞菊地黄汤加减善后。

【按语】本案为西医高血压病，中医根据其主要症状，辨证为眩晕，属肝火炽盛兼湿热内蕴证，故用龙胆泻肝汤加减苦寒泄热，清肝泻火，利湿泄热，并与钩藤、草决明等平肝潜阳之品同用，使肝火得清，血压得降，病情缓解。后续治疗重在滋养肝肾，以巩固疗效。

苇 茎 汤

本方出自《古今录验方》，由苇茎、薏苡仁、桃仁、瓜瓣组成，具有清肺化痰、逐瘀排脓功效。

【适应证】肺痈。身有微热，咳嗽痰多，甚则咳吐腥臭脓血，胸中隐隐作痛。舌红，苔黄腻，脉滑数。

【应用心得】

1. 肺痈乃风热邪毒入肺，痰热内结，内外合邪所致。风热之邪外袭肺卫，则身有微热，或时时振寒；邪壅于肺，气失清肃，肺气上逆，则咳嗽痰多，伤及血络，热毒瘀阻，久不消散，血败肉腐，痈脓破溃，从口而出，因而咳吐腥臭脓血；痰热瘀血，互阻胸中，肺络不通，故见胸中隐隐作痛；舌红、苔黄腻、脉滑数乃痰热内盛之征。

2. 本方为热毒壅肺、痰瘀互结之肺痈而设。治当清肺化痰，逐瘀排脓。方以苇茎为君，清肺热，利肺气，其被历代医家用作治肺痈之要药。冬瓜子清热化痰，利湿排脓，能清上彻下，肃降肺气，与君药苇茎配合则清肺宣壅，涤痰排脓；薏苡仁甘淡微寒，上清肺热以排脓，下利肠胃以渗湿，二者共为臣药。桃仁活血逐瘀，且润燥滑肠，与瓜瓣配伍，可使痰瘀从大便而解，瘀去则痈消，共为佐药。四药合用，共奏清热、排脓、逐瘀之功，对于肺痈脓未成者，服之可使消散；脓已成者，可使痰瘀两化，而痛得痊愈。

3. 刘建秋教授认为，苇茎汤在呼吸系统疾病的治疗上应用广泛而灵活，凡症见胸痛咳嗽、吐腥臭黄痰，或脓血、苔黄腻、脉数均可应用此方加减治疗。需注意的是，如果患者患病时间长，久病入络而成瘀血，瘀血阻滞，新血不生，还可见有肌肤甲错等血瘀证，临证时可加入少量活血类药物。肺痈脓未成者，可加金银花、鱼腥草以增强清热解毒之功；脓已成者，可加桔梗、甘草、贝母以增强化痰排脓之效；见肌肤甲错、舌苔瘀斑等瘀血症状时，可加入红花、丹皮、川芎等活血药物；痰热易于损伤阴液，可酌加知母、麦冬、芦根清热化痰，又可防痰热伤阴。

【验案选录】

林某，女，20岁，1997年6月5日初诊。

患者自诉鼻塞不通10余日，流黄脓涕，嗅觉减退，伴有头晕头痛，上颌窦压痛，鼻黏膜充血，双下鼻甲肿大，双中鼻道有脓涕，舌红，苔黄。自行静点头孢哌酮舒巴坦钠注射液（1次3.0g，1日2次）1周后，治疗无效，故来就诊。

诊断：鼻渊。

辨证：风热邪毒，袭表犯肺。

治法：清热解毒，逐痰排脓。

方药：苇茎汤加味。

处方：苇茎20g，桃仁10g，薏苡仁15g，冬瓜子10g，苍耳子10g，辛夷花（包煎）10g，连翘15g，蒲公英15g，白芷10g。7剂，水煎，早、晚分服。

6月13日二诊：患者自诉鼻塞已通，嗅觉恢复大半，浊涕减少，上颌窦轻微压痛，嘱继续服用原方。5剂，水煎，早、晚分服。

药后诸症消失。

【病案】刘建秋教授认为，本病虽辨为鼻渊而非肺痈，仍可应用苇茎汤进行诊治，此乃本方灵活应用典型病案之一。鼻渊乃外邪侵袭鼻窍，病程日久迁延不愈，以致气血壅塞，痰、脓、湿浊及瘀血内生而成，故依肺开窍于鼻、肺之液为涕的理论，用逐瘀排脓、化痰除湿、散结通窍之苇茎汤加减而收良效。

泻 白 散

本方出自《小儿药证直诀》，由地骨皮、桑白皮、炙甘草、粳米组成，具有清泻肺热、平喘止咳功效。

【适应证】肺热喘咳证。气喘咳嗽，皮肤蒸热，日晡尤甚。舌红，苔黄，脉细数。

【应用心得】

1. 肺有伏火郁热、肺气壅阻为本方主要病机。在正常生理情况下，肺主气而司呼吸，其气宜清肃下降，肺气顺行则一身之气顺行。病理状态下，若肺有伏火郁热，则肺气壅实，气逆不降而发为喘咳，甚则气急。肺合皮毛，肺中伏火郁蒸，故见皮肤蒸热。伏热伤于阴分，故其发热以日晡为甚。舌红、苔黄、脉细数皆肺热阴伤之征。

2. 本方为肺有伏火郁热而设。肺热喘咳，治当清泄肺热，平喘止咳。方中桑白皮甘寒入肺，清肺热，泻肺气而平喘咳。本品气薄质轻，不燥不刚，清中有润，泻中有补，虽泻肺而不伤肺，为君药。地骨皮甘淡而寒，归肺、肾经，既针对肺热，又能补充肺热伤津的正虚，助君药泻肺中伏火，且有养阴之功，君臣相合，清泻肺火，以复肺气之肃降。炙甘草、粳米养胃和中以培土生金，扶正祛邪，且借其甘缓之性，既可使君臣清热之力缓留于上，又可使泻肺之力缓行于下，用为佐使。四药合用，共奏泻肺清热、止咳平喘之功。本方配伍特点对小儿稚阴之体，兼顾肺为娇脏而立法用药。方取桑白皮、地骨皮较为平和之品，而避芩、连之苦燥伤阴，且有粳米、甘草养胃益肺，使金清气肃，以平喘咳，标本兼顾。

3. 刘建秋教授除在小儿病患应用本方外，还用在老年及体弱者，在临床中取本方清泻肺热、平喘止咳之功，临证以喘咳气急、皮肤蒸热、舌红苔黄、脉细数为证治要点。肺经热盛，加黄芩、知母等以增强清泄肺热之效；燥热咳嗽，加瓜蒌皮、川贝母润肺止咳；烦躁口渴，面红、舌赤苔黄，加生石膏、知母、葛根；痰多气逆，舌苔白腻，加清半夏、瓜蒌。

【验案选录】

病案 1

冯某，男，25 岁，1997 年 1 月 23 日初诊。

患者鼻衄 10 余日，出血量多，色深红，伴有头晕、头痛，精神疲倦，恐惧感，小便短赤，大便秘结。血压：90/60mmHg，血小板：78×10^9/L，白细胞：3.52×10^9/L，血红蛋白：83g/L，经静点头孢曲松钠（1 次 1.5g，1 日 1 次）及氨甲苯酸（300mg/d）1 周后，鼻衄未得到控制，故来我院。症见鼻出血量多，色红，质黏稠，头晕，头痛，气喘。舌红，苔黄，脉细数。

诊断：鼻衄。

辨证：肺热炽盛，血热妄行。

治法：清肺泻火，凉血止血。

方药：泻白散加味。

处方：桑白皮 20g，地骨皮 15g，生地 15g，旱莲草 15g，仙鹤草 15g，白茅根 10g，牛膝 10g，大黄（后下）5g，甘草 5g。4 剂，水煎，早、晚分服。

1 月 27 日二诊：鼻衄已止，大便质稀，其他症状好转。

上方去大黄、旱莲草、仙鹤草，加麦冬 15g，北沙参 15g。5 剂，水煎，早、晚分服。

2 月 1 日三诊：复查血常规，血小板及白细胞已恢复正常，血红蛋白：93g/L，临床治愈。

【按语】肺通鼻窍，肺与大肠相表里，鼻衄以热证居多，肺素有热，迫血上行，因此选用泻白散辅以大黄、生地等凉血止血清热之品。全方清中有润，泻中有补，与肺为娇脏，不耐寒热之生理特点甚为吻合。

病案 2

单某，女，20 岁，1995 年 7 月 22 日初诊。

发热、咳嗽 3 天，鼻部及口角皮肤黏膜交界处起群集皮疹，灼痒 1 天。诊见皮疹为针尖样，密集成群，周围红晕，两侧颌下淋巴结轻度肿大，测体温 38.5℃。舌红，苔薄黄，脉浮数。

诊断：瘾疹。

辨证：外感风热之毒客于肺胃两经，蕴蒸皮肤而生。

治法：泻肺清热，解毒透疹。

方药：泻白散加减。

处方：桑白皮 20g，地骨皮 15g，大青叶 15g，板蓝根 15g，金银花 15g，黄芩 10g，蝉蜕 10g，甘草 5g。3 剂，水煎，早、晚分服。

药后疱疹消退，病愈。

【按语】荨麻疹，中医多以瘾疹名之，本案发病始因外受湿邪，后于盛夏乘凉复感风热之邪，湿热相搏引起。从"肺合皮毛"之理，"以皮行皮"之意，用本方清肺泻火，复加祛风除湿之苦参及疏散风热之蝉衣，药力尤宏，故可收效。

清 胃 散

本方出自《脾胃论》，由生地黄、当归身、牡丹皮、黄连、升麻组成，具有清胃凉血功效。

【适应证】胃火牙痛。牙痛牵引头痛，面颊发热，牙齿喜冷恶热；或牙宣出血；或牙龈红肿溃烂；或唇舌颊腮肿痛；口气热臭，口干舌燥。舌红，苔黄，脉滑数。

【应用心得】

1. 本方清胃凉血，常用治阳明经中热盛、火热上炎所致之胃火牙痛。以牙痛牵引头痛、口气热臭、舌红苔黄、脉滑数为证治要点。

2. 刘建秋教授临床应用本方时，借清胃散清泻胃火，对以胃经火热之邪为主且夹有风、湿、痰、瘀等邪所致的多种病证，常用清胃散配合相应方药化裁予以治疗。如夹风邪，配消风散或荆芥、防风、苍耳子等疏风散邪；夹心火，配导赤散、竹叶石膏汤等清降心火；夹痰瘀，加薏苡仁、贝母、夏枯草、栀子、川牛膝等化痰散结活血；兼肠燥便秘，加大黄以导热下行；胃火炽盛之齿衄，加牛膝导血热下行。刘建秋教授亦指出，凡属风火牙痛或肾虚火炎所致牙龈肿痛、牙宣出血者，不宜使用本方。

【验案选录】
病案 1
张某，女，30 岁，2008 年 2 月 7 日初诊。
患者牙痛、口臭、口干 1 月余，食欲不振，手足心热，大便正常。舌干红，少苔，脉数。平素喜食辛辣，既往有慢性胃炎病史。
诊断：牙痛。
辨证：胃火亢盛，热毒上攻。
治法：清热解毒滋阴，凉血活血。
方药：清胃散加减。
处方：芦根 15g，竹叶 15g，藿香 15g，佩兰 10g，连翘 10g，炙僵蚕 10g，升麻 15g，黄连 5g，露蜂房 10g，全当归 10g，生地 15g，丹皮 15g，泽兰 15g，泽泻 15g。10 剂，水煎，早、晚分服。
2 月 17 日二诊：牙痛、口臭、口干等症明显减轻。
【按语】刘建秋教授指出，本案患者平素喜食辛辣，加之慢性胃炎病史，导致湿热内蕴，胃火上攻而出现牙痛、口臭，故治疗上取清胃散清胃凉血，使火降热清，血止肿消。方中藿香、佩兰芳香化浊，开胃止呕；露蜂房祛风止痛，攻毒杀虫；僵蚕散风止痛止痒。诸药合用，共奏清热解毒、散结化湿之效，临床用于口臭疗效显著。

当归六黄汤

本方出自《兰室秘藏》，由当归、生地黄、黄芩、黄柏、黄连、熟地黄、黄芪组成，具有滋阴泻火、固表止汗功效。
【适应证】阴虚火旺证。发热盗汗，面赤心烦，口干唇燥，大便干结，小便黄赤。舌红苔黄，脉数。
【应用心得】
1. 心属火，位居于上。肾属水，位居于下。正常情况下，心火下降于肾，使肾水不寒；肾水亦须上济于心，使心阳不亢。如此水火既济，心肾相交，阴阳平衡，诸疾无生。方中当归养血增液，血充则心火可制；生地、熟地黄入肝肾而滋肾阴养血，三药合用，使阴血充，共为君药。盗汗乃因水不济火、心火独亢、火旺迫津所致，故以黄连、黄芩、黄柏清心泻火除烦以坚阴，热清则火不内扰，阴坚则汗不外泄，共为臣药。君臣相伍，养阴泻火并施，标本兼顾。由于汗出过多，表气不固，故倍用黄芪，一则益气固表，治卫阳之不足，二则收摄阴液，固未定之阴。另用当归、熟地黄益气养血治其本，为方中佐药。全方黄芪补肺气，黄芩清肺热；熟地黄滋肾阴，黄柏泻肾火；当归补心血，黄连清心火；生地甘寒养阴，苦寒泄热，能除骨蒸劳热。三黄配二地，苦泄而不伤阴；二地配归芪，滋阴而不滋腻；黄芪配三黄，补中寓清，清补并行。全方寒温并用，三补三泻，肺、肾、心三脏同治，上、中、下三焦并举，组方缜密巧妙。气与血、阴与阳、寒与温、虚与实几对矛盾于一方之中得以协调。诸药合用，共奏滋阴泻火、固表止汗之效。

2. 刘建秋教授指出，本方，主治阴虚火旺之盗汗，以盗汗面赤、心烦溲赤、舌红、脉数为辨证要点。

3. 刘建秋教授临床应用时，并不拘泥古人剂量，而是在具体辨证中进行加减，并根据正气的盛衰、阴火的强弱、体质的寒热调整各味药的用量。如正虚卫表不固，常重用黄芪以增其补中益气、益卫固表之效；营血不足，则增加当归、二地的用量以养血补血；阴虚火旺，适当增加黄芩、黄柏、黄连的用量，阴虚而内火较轻者，去黄连、黄芩，加知母，以泻火而不伤阴；若患者脾胃虚弱，大便偏溏，则轻用黄芩、黄柏，而黄连不减以厚肠胃。

4. 刘建秋教授亦强调，本方中当归、二地、三黄用量相等，生黄芪加倍，总体说性质偏凉，故养阴泻火之力颇强，多适用于阴虚火旺、中气未伤者。若平素脾胃虚弱、纳减便溏者则不宜使用。

【验案选录】

李某，男，52岁，2000年2月21日初诊。

患者近1个月来上半身汗出明显，手脚心汗多，情绪激动及进食时加重，夜梦多，寐后亦汗出，伴心悸、头晕、面色无华，气短乏力，口微渴不欲饮，纳少，精神疲惫。舌质红，苔薄白，脉细略数。

诊断：汗证。

辨证：气阴两伤，心脾两亏。

治法：益气养阴，调补气血，补益心脾。

方药：当归六黄汤加减。

处方：黄芪30g，太子参30g，当归15g，五味子20g，生地15g，熟地黄15g，麦冬15g，酸枣仁25g，茯神15g，黄芩10g，黄连5g，黄柏10g，木香10g。7剂，水煎，早、晚分服。

2月28日二诊：汗出减少，手脚心仍觉热，腹部微痛，余症同前。

上方减黄芩、黄柏，加白术15g，山药15g。7剂，水煎，早、晚分服。

药后睡眠可，余症均明显减轻。

【按语】刘建秋教授认为，自汗多责之气虚，盗汗多责之阴虚。本例既有自汗，又有盗汗。汗为心之液，汗多伤及心血而致心悸少寐、面色无华等，故方用当归六黄汤，且酌减其中苦寒清热之品的用量，合生脉饮又暗含当归补血汤之意，再加益心脾、补气血之品，用药切中病机，因而获效。

理 中 丸

本方出自《伤寒论》，由人参、干姜、炙甘草、白术组成，具有温中祛寒、补气健脾功效。

【适应证】

1. 脾胃虚寒证。呕吐下利，脘腹疼痛，喜温喜按，不欲饮食，大便稀溏，畏寒肢冷，口不渴，舌淡，苔白，脉沉细或沉迟无力。

2. 阳虚失血证。吐血、衄血、便血、崩漏，血色暗淡或清稀，四肢不温，面色萎黄，舌淡，脉弱。

3. 小儿慢惊，病后喜唾涎沫，霍乱、胸痹等属中焦虚寒者。

【应用心得】

1. 刘建秋教授认为，本方为温中祛寒的代表方，主要适用于脾胃虚寒、运化失司所致之证。除见吐、利、冷、痛之主症外，还以舌淡苔白、脉沉迟或沉细无力为辨证要点。刘建秋教授临床应用本方时，遵循辨证施治的原则，并根据证候特点对原方进行化裁。虚寒较盛、四肢逆冷，常加附子、肉桂以温补脾肾，助阳散寒。

2. 刘建秋教授亦应用本方治疗阳虚失血证。脾主统血，气能摄血。中焦虚寒，脾阳不足，则脾气亦虚，统摄无权，血不循经而致便血、吐血、衄血、妇人崩漏等失血证。病后喜唾涎沫乃脾虚不能摄津、津上溢于口所致。以本方丸剂缓治，可徐徐收功。霍乱为饮食不节，病邪直中脾胃，损伤脾胃阳气，清浊相干，升降失常，而致吐泻交作等症。胸痹原因颇多，此之所言胸痹系阴盛阳虚所致。中焦虚寒，阳虚不运，阴寒阻滞胸中，阴乘阳位，故痹阻而痛。小儿慢惊总由先天不足，后天失养，或过服寒凉之品，或大病后调理不善，损害脾胃所致。

3. 刘建秋教授常根据病情调整药物用法、用量。呕吐甚，去白术，加生姜、半夏、丁香等温中和胃，降逆止呕；渴欲饮水，为脾不化湿，津液不布，白术加量以培土制水，健脾运湿；腹泻甚，加茯苓健脾渗湿止泻；寒湿发黄，可加茵陈以利胆退黄；兼喘满浮肿、小便不利者，合五苓散以温阳化气利水；脐上筑者，多为肾虚水气上凌，去白术之壅滞，加桂枝以平冲降逆。

4. 本方性偏温燥，外感发热，或阴虚者均应忌用。

【验案选录】

病案1

王某，男，65岁，2003年1月6日初诊。

患者既往有慢性支气管炎病史10年。此次咳嗽发作近两个月，服用西药至今未见疗效。症见咳嗽频频，痰清稀色白，量多，伴神疲乏力，四肢欠温，纳差，便溏。苔薄白，脉细弱。

诊断：咳嗽。

辨证：脾胃虚寒，痰湿犯肺。

治法：温中健脾，燥湿化痰。

方药：理中丸合二陈汤加减。

处方：党参20g，白术15g，干姜10g，半夏15g，茯苓15g，陈皮10g，炙甘草10g。7剂，水煎，早、晚分服。

1月13日二诊：药后诸症减轻。

【按语】"脾为生痰之源，肺为贮痰之器"。刘建秋教授指出，本案因脾阳不足，运化失司，聚湿生痰，上犯于肺，肺失宣降而致。故用温中健脾的理中丸以治其本，断痰之源，配二陈汤燥湿化痰以治标，使中阳振，痰源竭，肺气肃，以获速效。

病案2

张某，女，56岁，2007年9月4日初诊。

患者诉反复胃脘隐痛、大便溏两月余。症见胃脘部隐痛，饥饿时疼痛加剧，进食疼痛减轻，伴反酸嗳气，胃脘部喜暖喜按，面色不华，神疲肢怠，四肢不温，泛吐清水。舌质淡而胖，边有齿痕，苔白，脉迟缓。胃镜示：慢性浅表性胃炎。

诊断：胃脘痛。

辨证：脾胃虚寒。

治法：温中健脾，和胃止痛。

方药：理中丸加味。

处方：党参30g，干姜10g，炙甘草10g，白术15g，黄芪25g，陈皮10g，木香（后下）10g，香附15g，砂仁（后下）10g，茯苓15g，法半夏15g，白芍15g。7剂，水煎，早、晚分服。

9月11日二诊：药后，症状明显好转，再服7剂。

药后诸症悉除。

【按语】刘建秋教授指出，胃为五脏六腑之大源，主受纳腐熟水谷。该患者身体素虚，脾胃不健，运化无权，升降转枢乏力，气机阻滞而致胃痛，属于"不荣则痛"，治当调补，标本兼顾。故以理中丸为基础，温中祛寒，补气健脾；加黄芪甘温益气，阳生阴长；加陈皮、法半夏、茯苓温胃化饮；香附、砂仁同用益气和胃；加白芍缓急止痛。诸药合用，共奏温中健脾、和胃止痛之功。

四 逆 汤

本方出自《伤寒论》，由甘草、干姜、附子组成，具有回阳救逆功效。

【适应证】心肾阳衰之寒厥证，误汗亡阳者。四肢厥逆，面色苍白，恶寒蜷卧，呕吐不渴，腹痛下利，神衰欲寐，甚则冷汗淋漓。舌淡，苔白滑，脉微欲绝。

【应用心得】

1. 本方为回阳救逆的基本方，主治心肾阳衰之寒厥证。刘建秋教授认为，本方以四肢厥逆、恶寒蜷卧、呕吐不渴、腹痛下利、神衰欲寐、舌苔白滑、脉微欲绝为辨证要点。常见于太阳病误汗伤阳，以及阳明、太阴、少阴、厥阴病、霍乱病者；或瘟疫、疟疾、厥证、脱证、痛证等见有上述症状而属阴证者；亦可见于心肌梗死、心衰、急慢性胃肠炎吐泻过多，各种高热大汗所致的虚脱，各种原因所致的休克等属阳衰阴盛者。

2. 刘建秋教授常用四逆汤治疗痰饮病，收到较好效果。在用药及用量方面，刘建秋教授强调几点：一是应用炮附子，因附子经炮制后毒性得以缓和，毒性较生附子小，温热效果较好，同时注意用足量的炙甘草以解附子之毒性；二是组方中要注重炙甘草的比例，应根据患者舌脉，判断体质虚实进行加减；三是本方属辛热之品，不可久服，真热假寒者忌用。如服药后出现呕吐格拒，可将药液置凉后服用。

【验案选录】

李某，男，76岁，2010年2月5日初诊。

手指疼痛4年，今年2月后逐渐加重，不敢着凉水，怕凉风，左侧前臂怕风，平素怯寒体倦，形体虚弱。舌淡，苔白，脉微细。

诊断：痹证。

辨证：阳气不足，瘀血阻络。

治法：温阳补气活血。

方药：四逆汤。

处方：炮附子15g，干姜20g，炙甘草20g。7剂，水煎，早、晚分服。

2月13日二诊：左侧前臂未发生疼痛，苔白黄腻。

前方加仙灵脾30g，黄柏12g，生地黄15g，当归15g，川芎10g。14剂，服法同前。

3月3日三诊：药后诸症均轻，续服上方。

半年后随访，诸症消失。

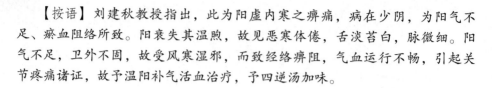

【按语】刘建秋教授指出，此为阳虚内寒之痹痛，病在少阴，为阳气不足、瘀血阻络所致。阳衰失其温煦，故见恶寒体倦，舌淡苔白，脉微细。阳气不足，卫外不固，故受风寒湿邪，而致经络痹阻，气血运行不畅，引起关节疼痛诸证，故予温阳补气活血治疗，予四逆汤加味。

归 脾 汤

本方出自《圣济总录》，由白术、当归、茯神、黄芪、龙眼肉、酸枣仁、人参、木香、甘草、远志组成，具有益气补血、健脾养心功效。

【适应证】

1. 心脾气血两虚证。心悸怔忡，健忘失眠，盗汗虚热，体倦食少，面色萎黄，舌淡，苔薄白，脉细弱。

2. 脾不统血证。便血，紫癜，妇女崩漏，月经超前，量多色淡，或淋沥不止，舌淡，脉细。

【应用心得】

1. 本方病证主要病机为心脾两虚，气血不足，故治以益气补血，健脾养心。刘建秋教授认为，本方病证虽属心脾两虚，却以脾虚为核心，气血亏虚为基础，故方中黄芪性甘微温，补脾益气；龙眼肉甘温，补益心脾、养血安神，二者共为君药。人参甘温补气，为补益脾胃之要药，又能补心益智，助精养神；人参、白术相伍，补益脾气，助黄芪补气之功，共为臣药。君臣相配，益气补血。当归甘辛微温，滋养营血，与龙眼肉相伍，增加补心养血之功效，亦为臣药。茯神、酸枣仁、远志宁心安神；木香理气健脾，与补气药相伍，补不碍胃，补而不滞，俱为佐药。炙甘草补气健脾，调和诸药，为使药。方中加入姜、枣调和脾胃，以资生化。诸药合用，共奏益气补血、健脾养心之功。

2. 刘建秋教授运用本方治疗妇人脾气虚弱所致的崩漏下血，效果显著。气虚甚，加大人参用量，补气摄血；气血虚弱偏寒，加鹿角胶、艾叶炭、炮姜炭温经止血；气血虚弱偏热，加生地炭、白芍炭、丹皮等清热凉血止血。

【验案选录】

钱某，女，45岁，2010年6月21日初诊。

患者近日由于思虑劳倦过度而致经行日久，淋沥不止，伴体倦乏力，失眠纳差，心悸失眠健忘。舌淡，苔薄白，脉弱。经妇科彩超检查无异常。

诊断：崩漏。

辨证：心脾两虚，脾不统血。

治法：益气补血，健脾养心。

方药：归脾汤加减。

处方：白术15g，党参15g，黄芪30g，当归20g，炙甘草10g，茯神15g，远志15g，酸枣仁25g，木香15g，龙眼肉15g，鹿角胶20g，艾叶炭15g，地榆炭15g。7剂，水煎，早、晚分服。

6月28日二诊：患者失眠、心悸症状减轻，经血量减少。

前方去龙眼肉、地榆炭，加枸杞20g。14剂，服法同前。

药后诸症悉除。

【按语】刘建秋教授指出，患者劳倦过度而致的气血亏虚诸症，具体来讲是脾气虚和心血虚。脾气虚则见食少、乏力、面色萎黄、舌淡等气虚之症。脾气虚不能摄血，主要见下部出血为主，如便血、尿血、崩漏、月经过多等。心血虚，心血不能濡养心神，故见失眠、健忘。此案的症状是非常典型的，运用归脾汤益气补血兼顾，用药上以益气健脾为主，健脾养心，心脾同治。

六味地黄丸

本方出自《小儿药证直诀》，由熟地黄、山茱萸、怀山药、泽泻、牡丹皮、茯苓组成，具有滋补肝肾功效。

【适应证】肾阴虚证。腰膝酸软，头晕目眩，耳鸣耳聋，盗汗，遗精，消渴，骨蒸潮热，手足心热，舌燥咽痛，牙齿动摇，足跟作痛，小便淋沥，小儿囟门不合，舌红，少苔，脉沉细数。

【应用心得】

1. 本方用于肾阴亏损，不能上下滋荣，虚火内扰，治以滋补肝肾为法，水足则火自灭，热自消。方中熟地黄味甘，主入肾经，滋阴补肾，填精益髓，为君药。山茱萸酸温，主入肝经，滋补肝肾，并能涩精，益肝血以生肾精；山药甘平，主入脾经，健脾补虚，涩精固肾，补后天以充先天，两药同为臣药。君臣相助，滋阴益肾，且养肝补脾。泽泻利湿泄浊，并防熟地黄滋腻恋邪；丹皮清泄相火，并制山茱萸之温；茯苓淡渗脾湿，既助泽泻以泄肾浊，又助山药健运以充养后天之本。三药相合，一则渗湿浊，清虚热，平其偏胜；二则补而不滞气，涩而不恋邪，俱为佐药。如此三味补药与三味泻药配伍，且补重于泻，寓泻于补，补而不碍邪，泻而不伤正，共奏平补肝肾之功。本方配伍特点为补中有泻，寓泻于补，泻以利补，补而不滞。六味合用，共奏滋阴补肾之效。

2. 本方的辨证要点为腰膝酸软，头晕目眩，口燥咽干，舌红少苔，脉沉细数。对于脾虚泄泻者慎用。临证凡属肝肾阴虚、阴不遏阳而致的上盛下虚病证均可应用。临床上针对病机特点，随证加减变通。阴虚阳亢明显，加龟板、珍珠母、菊花、钩藤；肾精不固、滑精早泄，加菟丝子、枸杞、煅龙骨、牡蛎；兼劳嗽咯血盗汗，加麦冬、五味子；阴虚火盛，加知母、玄参、黄柏；兼纳差腹胀，加焦白术、砂仁、陈皮；膀胱积热明显，加知母、黄柏、怀牛膝；老年耳鸣耳聋，加石菖蒲、五味子等。

【验案选录】

唐某，女，56岁，2009年7月13日初诊。

患者近1年余口干欲饮，小便频，腰膝酸软，头晕目眩，伴耳鸣，手足心热，舌燥咽痛。舌红，少苔，脉沉细数。空腹血糖8.9mmol/L。

诊断：消渴。

辨证：肾阴亏虚。

治法：滋阴补肾。

方药：六味地黄丸加减。

处方：熟地黄20g，山萸肉20g，山药20g，丹皮15g，党参15g，石斛15g，天花粉15g，知母15g。7剂，水煎，早、晚分服。常规口服降糖药物。

7月20日二诊：耳鸣、口渴、口干症状明显减轻。

上方去丹皮，加玄参15g，菟丝子15g。继服7剂。

7月27日三诊：诸症减轻，空腹血糖正常。继续口服丸剂巩固疗效。

【按语】此患者为下消之肾阴亏虚证。肾阴亏损，约束无权，故尿频量多；肾失固摄，水谷精微下注，而见尿液混浊；阴亏液损，津不上承，故口干欲饮；头晕耳鸣、腰膝酸软无力为肾虚阴亏、清空失养、肾腑失济之征；阴虚而生内热，虚火内炽，故见五心烦热，骨蒸潮热。治当滋阴补肾，方用六味地黄丸。

地黄饮子

本方出自《圣济总录》，由熟干地黄、巴戟天、山茱萸、肉苁蓉、附子、石斛、五味子、官桂、白茯苓、麦门冬、远志、石菖蒲组成，具有滋肾阴、补肾阳、开窍化痰功效。

【适应证】喑痱。舌强不能言，足废不能用，口干不欲饮，足冷面赤，脉沉细弱。

【应用心得】

1. 刘建秋教授指出，本病重在补养下元，摄纳浮阳，兼以开窍化痰，宣通心气。方中熟地黄甘温，为滋肾填精益髓之要药；山茱萸酸温而涩，补肝肾，益精气，二药相辅相成，滋肾益精之力尤著，共为君药。肉苁蓉甘温而润，补而不腻，温而不燥，擅补肾阳，益精血；巴戟天温补肾阳，质润不燥，壮阳益精，强筋壮骨；附子、肉桂大辛大热，助阳益火，助肉苁蓉、巴戟天温暖下元，补肾壮阳，并可摄纳浮阳，引火归原，四药相须而用，温肾补精之功益彰，共为臣药。石斛、麦冬甘寒滋阴益胃，补后天以充养先天；五味子酸涩收敛，合山茱萸可固肾涩精，伍肉桂能摄纳浮阳，纳气归肾，四药合用，助君药滋阴温阳治本之功；石菖蒲芳香开窍，交通心肾；远志专入心经，长于化痰安神；茯苓健脾渗湿，六药同为佐药。煎药时少加姜、枣以和胃补中，调和药性；薄荷数叶，以疏郁利咽，并增本方轻清上行宣窍之力。诸药配伍，使下元得以补养，浮阳得以摄纳，水火相济，痰化窍开，则喑痱可愈。本方配伍特点有三：一是阴阳同补，上下兼治，标本并图；二是补中有敛，涩中有通，而成补通开合之剂；三是润而不腻，温而不燥，乃成平补肾阴肾阳之方。

2. 刘建秋教授认为，临床凡下元虚损、痰浊阻窍之证，均可用本方随症加减。喑痱以阴虚为主，痰火盛者，去附子、肉桂温燥之品，加胆南星、竹沥、瓜蒌以清热化痰；肾虚之喑痱证，去石菖蒲、薄荷等开窍之品；兼气虚者，加黄芪、党参等。治疗时应注意阴阳并补，使温而不燥，另应注意心肾相通，上下兼顾，标本兼治。

3. 本方偏于温补，气火上升、肝阳偏亢之证不宜应用。

【验案选录】

臧某，男，48岁，2006年8月20日初诊。

患者两小时前突然出现语言謇涩，偏身麻木，半身不遂，手足软弱无力。舌淡，脉沉细弱。头CT示：多发性脑梗死。

诊断：中风。

辨证：肾虚之喑痱。

治法：滋肾阴，补肾阳，开窍化痰。

方药：地黄饮子加减。

处方：熟地黄20g，巴戟天20g，山茱萸15g，石菖蒲15g，肉苁蓉15g，炙附子10g，石斛15g，茯苓15g，麦门冬15g，当归15g，白芍15g，鸡血藤15g，党参15g，巴戟天15g，肉桂15g，补骨脂15g。7剂，水煎，早、晚分服。常规西医治疗。

8月27日二诊：诸症减轻，效不更方，继服14剂，服法同前。

药后诸症悉除。

【按语】患者为中风后期，风痰瘀血阻滞舌本脉络而遗留本症。舌脉受阻，故舌强、言语不利，甚则失语；痰瘀阻络，气血运行不畅故偏身麻木，半身不遂。此患者瘀阻之中兼有虚象，手足软弱无力、舌淡、脉沉细弱均为

第四章 方药心得

肾虚精亏之症。肾虚精气不能上承，故加重喑哑失语，治当滋阴补肾利窍，方用地黄饮子加减。

酸枣仁汤

本方出自《金匮要略》，由酸枣仁、甘草、知母、茯苓、川芎组成，具有养血安神、清热除烦功效。

【适应证】虚烦不眠证。心悸失眠，虚烦不安，头目眩晕，咽干口燥，舌红，脉细弦。

【应用心得】

1. 本方病证的基本病机为肝阴血不足，血不养心，阴虚内热，故治以养血安神，清热除烦。方中重用酸枣仁，其甘酸质润，入心、肝经，养血补肝，宁心安神，为君药。茯苓甘淡性平，入心、脾、肾经，宁心安神，与酸枣仁相配，以加强宁心安神之效；知母苦甘性寒，入肺、胃、肾经，滋阴清热除烦，共为臣药。川芎辛温芳香，入肝经，调畅气机，疏达肝气，与酸枣仁、知母相伍，酸收与辛散并用，相反相成，补肝之体，遂肝之用，具有养血调肝安神之妙，为佐药。方中甘草之功有三：一者补益中气，合茯苓可使脾能健运，以资气血生化之源；二者和缓肝急，与酸枣仁酸甘合化，养肝阴，敛浮阳；三者甘缓川芎之辛燥，防其疏泄肝气太过，为佐使药。诸药合用，既养血以宁心神，又清内热以除虚烦，共奏养血安神、清热除烦之效。

2. 临床以虚烦不眠、咽干口燥、舌红、脉弦细为证治要点。刘建秋教授临证加减，取效甚佳。若心烦不眠，属肝血不足、阴虚内热较甚者，合二至丸或加生地黄、玄参、白芍等，以养血滋阴清热；素体痰湿盛者，合用温胆汤；兼见盗汗甚者，加五味子、白芍、浮小麦以安神敛汗；心悸较重者，加龙骨、龟甲、珍珠母等以镇惊安神；心悸多梦，时有惊醒，舌淡，脉细弦，属心胆气虚者，可加党参、龙骨以益气镇惊；如精神抑郁、心烦不眠较甚者，可合甘麦大枣汤加夜交藤、合欢皮以缓肝安神解郁，或加入合欢花、夜交藤、石菖蒲、郁金等解郁安神之品，疗效更好。

【验案选录】

连某，女，51岁，1997年12月8日初诊。

患者近1年来反复出现心烦不安，夜间入睡困难，心胸烦热，口咽干燥，夜间尤甚，身体消瘦，饮食差。舌红，苔薄黄而干，脉弦细数。

诊断：不寐。

辨证：心肝血虚。

治法：滋养阴血，清热除烦。

方药：酸枣仁汤加减。

处方：酸枣仁35g，百合20g，知母15g，甘草10g，生地15g，麦冬15g，白芍20g，茯神20g。7剂，水煎，早、晚分服。

12月15日二诊：心胸烦热、口干咽燥减轻。继服7剂，水煎，早、晚分服。

12月22日三诊：入睡困难减轻，但仍易醒，醒后入睡困难。

上方加合欢花25g，夜交藤15g，郁金20g。嘱继续服药7剂。服法同前。患者电话告知睡眠、饮食正常，诸症消失。

【按语】从症状上看，患者之失眠为阴血亏虚兼有热象，故当滋阴养血，清热除烦，方用酸枣仁汤加减。患者入睡后易醒，醒后入睡困难，故首方酌加养心安神、疏肝解郁之合欢花、夜交藤、郁金以畅达气机，助其安睡。药症相合，故而取效。

安宫牛黄丸

本方出自《温病条辨》，由牛黄、郁金、犀角、黄连、朱砂、冰片、麝香、珍珠、山栀、雄黄、金箔、黄芩组成，具有清热解毒、豁痰开窍功效。

【适应证】温热病，热邪内陷心包。高热烦躁，神昏谵语，舌謇肢厥，舌赤中黄浊，口气重；中风窍闭、小儿惊厥属痰热内闭者。

【应用心得】

1. 本方为热邪内陷心包、痰热蒙闭心窍之证而设，治以清解心包热毒、芳香开窍为主，豁痰安神为辅，使热毒清，窍闭开，痰浊化，心神宁。刘建秋教授指出，牛黄芳香气清之品，轻灵之物，直入心包，僻邪而解秽；味苦性凉，善清心、肝大热，既能清热解毒，又善豁痰开窍，息风定惊，一药而兼三法。麝香辛散温通，能通达十二经及全身诸窍，为开窍之要药，开窍醒神，与牛黄配合，突出了安宫牛黄丸的清热解毒、芳香开窍特点，为君药。牛黄与麝香一温一凉，相反相成，麝香在大量苦寒药中不但不会助热升散，反而更凸显其清心解毒要旨，也是安宫牛黄丸的一大特点；犀角咸寒，善入营血，清心、肝、胃三经火热，尤能清心安神，凉血解毒；黄连、黄芩、栀子三药苦寒，清热泻火解毒，黄连清心火，黄芩清胆、肺之火，栀子清心与三焦之火，共助君药清泄心包之热毒、凉血解毒豁痰之用，共为臣药。朱砂、珍珠镇静安神通心窍，郁金理气疏肝，雄黄解毒辟秽，冰片芳香开窍，合金箔能豁痰坠痰而辅佐君药加强镇心、定惊、安神作用；蜂蜜为使，有和胃调中作用，以防苦寒伤胃。本方的配伍特点为清热解毒、清泻心火之品与芳香开窍辟浊之品相配，意在驱邪外出。

2. 安宫牛黄丸为治疗急症的重要成药之一，为清热开窍的代表方剂。刘建秋教授认为，本方以神昏谵语、高热烦躁、舌红或绛、脉数为证治要点，适用于风温、春温、暑温疫毒燔灼营血，热陷心包，痰热上蒙清窍所致的高热烦躁、神昏谵语，或舌蹇肢厥，以及中风痰壅，突然昏迷，面赤气粗，口眼㖞斜；小儿外感，热极生风，风痰上扰，喉间痰鸣，神昏谵妄，惊厥抽搐者。若喉中痰鸣、痰涎壅盛者，可用竹沥水、姜汁送服，以增强豁痰开窍之功；若高热、惊厥较重，可配紫雪丹等同用，以增强清热解毒、息风止痉之功。

3. 本品含朱砂、雄黄，不宜过量久服；治疗中如见自汗畏冷、面色苍白、冷汗不止、脉微欲绝，由闭证变为脱证应立即停药；高热神昏、中风昏迷等服用本品困难者，可鼻饲给药。

4. 本品为热闭神昏而设，寒闭神昏不得使用。本品含麝香，芳香走窜，有损胎气，孕妇慎用。应用本品病人多处昏迷状态，故应注意避免误辨、错辨，治疗时应在家属陪伴或监护情况下进行。

【验案选录】

病案 1

齐某，女，20 岁，1993 年 3 月 23 日初诊。

高热，咳嗽，少痰，由急诊收入院。胸片提示：左肺下叶大叶性肺炎。经抗生素治疗 5 日后热不退，体温始终在 39℃～40℃。现呼吸喘促，喉间痰鸣，鼻色如煤，神昏躁扰，唇焦齿燥，口渴喜冷饮，小便赤，大便结。舌绛无苔，脉右寸口浮大，左寸细数。

诊断：发热。

辨证：痰热郁肺。

治法：清热解毒，豁痰开窍。

方药：安宫牛黄丸合清燥救肺汤加减。

处方：安宫牛黄丸，并配合清燥救肺汤（加川贝母 10g）服用。

3 月 25 日二诊：发热减轻，神清，停安宫牛黄丸。

3 月 30 日三诊：热退，头晕，食少，口干，咳嗽，身微热有汗。此为气阴两伤，予竹叶石膏汤加川贝母 10g，五味子 15g。连服 5 剂。

药后 4 月 4 日痊愈出院。

【按语】患者为痰热郁肺证，病邪入里而见热传心包之神志症状，治以清热解毒，豁痰开窍，用安宫牛黄丸合清燥救肺汤加减。神清后停用安宫牛黄丸。后期出现气阴亏虚之象，则加滋阴补气之品。

病案 2

苏某，男，70 岁，2000 年 5 月 21 日会诊。

我院神经科住院病人，既往为脑梗死后遗症，瘫痪状态，入院前 1 日因家中护理不慎受凉致发热，咳嗽，喉中痰鸣。入院后给予控制感染、化痰等对症治疗，予头孢哌酮舒巴坦钠（1 次 3.0g，1 日 2 次）、氨溴索（1 次 30mg，1 日 2 次）静点共 5 日。肺 CT 提示：双肺感染，双侧胸腔积液，治疗 5 日后热未退反升，喉中痰鸣，体温 38℃～39℃，最高至 39.5℃，伴有抽搐，给予布洛芬鼻饲后，热稍退，但约 4 小时又升。会诊时见患者昏迷状态，在家人帮助下查舌，舌红绛，多处溃烂，多处片状浊腻腐败物，喉中痰鸣，痰黏，问陪护知小便色黄，大便干燥，已 3 日未便。

诊断：中风。

辨证：痰火瘀闭。

治法：息风清火，豁痰开窍。

方药：安宫牛黄加减。

处方：安宫牛黄丸 1/4 丸稀释后鼻饲，并加芦根 30g，桃仁 10g，冬瓜仁 20g，生薏苡仁 15g，丹参 15g，太子参 15g，麦冬 15g，砂仁 5g。2 剂，水煎，鼻饲给药，继续给予抗炎化痰药物治疗。

5 月 23 日二诊：大便已通，小便仍黄，发热减轻，喉中痰鸣，痰质稀。继续鼻饲安宫牛黄丸 1/4 丸。原芦根减为 20g，去冬瓜仁、桃仁，加石斛 10g。2 剂，水煎，鼻饲给药。

5 月 25 日三诊：热退，喉中稍有痰。嘱家属拍背，保持坐位，利于痰排出，停用安宫牛黄丸鼻饲。

继续静点头孢哌酮舒巴坦钠 1 次 3.0g，1 日 2 次；氨溴索 1 次 30mg，1 日 2 次。

6 月 1 日四诊：静点 7 日后，复查胸片，感染愈。

【按语】肝风夹痰热，上窜经络，故见半身不遂；痰热阻于阳明，则见舌红绛，脉弦滑。故用安宫牛黄丸加减，息风清火，豁痰开窍。另加芦根、桃仁、冬瓜仁等滋阴通便。二诊腑气已通，但仍有里热，故加石斛加强滋阴清热之功。

枳实薤白桂枝汤

本方出自《金匮要略》，由枳实、厚朴、薤白、桂枝、栝楼实组成，具有通阳散结、祛痰下气功效。

【适应证】胸痹。胸满而痛，甚或胸痛彻背，喘息咳唾，短气，舌苔白腻，脉沉弦或紧。

【应用心得】

1. 本方治证以胸阳不振为本，痰阻气滞气逆为标。其证为胸阳不振，津聚成痰，痰浊中阻，气结在胸。急则治其标，故以通阳散结、祛痰下气为法。胸痹是有形的痰水，故痛而不满。痞气是无形之气，故满而不痛。如果既痛又满，就是痰水与结气相兼。对有形之痰水，则用栝蒌实、薤白豁痰开结，栝蒌实功擅涤痰散结，宽胸利膈；薤白宣通胸阳，散寒化痰，二药相合，能散胸中凝滞之阴寒，化上焦结聚之痰浊，宣胸中阳气以宽胸，乃治疗胸痹之要药，共为君药。对无形之气，用枳实、厚朴消痞泻满降逆，二者同用，长于泻实满，消痰下气，共助君药以增宽胸散结、下气除满、通阳化痰之效，均为臣药。佐以桂枝通阳散寒，降逆平冲。诸药配伍，祛痰下气、散结除满之力相得益彰。

2. 刘建秋教授指出，本方是治疗胸阳不振、气滞痰阻之胸痹的常用方剂，以胸痛、喘息短气、舌苔白腻、脉弦紧为证治要点，临床可灵活加减本方。根据《金匮要略》所描述的"喘息咳唾，胸背痛、胸痹不得卧"等证候，刘建秋教授常用本方治疗冠心病心绞痛等心血管系统疾病，同时拓展用于慢性支气管炎、肺气肿等肺系疾病，以及慢性胃炎、非化脓性肋骨炎、肋间神经痛等辨证为胸阳不振、痰浊气滞证候者。若寒邪较重，酌加干姜、桂枝、附子等以通阳散寒；兼血瘀，酌加丹参、赤芍、桃仁、红花等活血祛瘀；阴虚夹痰热，酌加瓜蒌、薤白、花粉、石斛、知母等甘淡生津之品。

【验案选录】

病案 1

魏某，男，60 岁，2010 年 2 月 16 日初诊。

间断性心悸、胸闷、憋气、胸痛 3 年余。两月前因持续性胸痛在西医院行支架治疗。术后仍感觉心悸、胸闷憋气，时有胸痛发作，口服波立维、阿司匹林、立普妥、硝酸甘油、倍他乐克、消心痛等药物症状均未减轻。自觉近日心前区疼痛发作较频繁，伴心悸、胸闷憋气，有时夜间憋醒，心中烦急，饮食、睡眠、二便均正常。舌质淡红，苔白，脉沉弦。

诊断：胸痹。

辨证：胸痹气郁，心脉痹阻。

治法：宣痹通阳，活血通脉。

方药：枳实薤白桂枝汤加味。

处方：瓜蒌 30g，薤白 10g，枳实 15g，厚朴 10g，桂枝 10g，炙甘草 10g，丹参 25g，当归 10g，川芎 15g，白芍 10g，柏子仁 15g，元胡 15g，三七粉

（分冲）5g，郁金 10g。7 剂，水煎，早、晚分服。嘱继续服用西药。

2月23日二诊：胸闷、憋气大减，夜间未再出现憋醒。心前区疼痛较前减轻，发作次数明显减少，但自觉牙龈肿痛，大便干燥。

前方去桂枝，加黄芩 10g，继服 7 剂。

电话随访，药后症状消失。

【按语】本案患者年老体虚，肾气自半，精血渐衰，胸痹气郁，心脉痹阻，心失所养，故症见胸痹。方用枳实薤白桂枝汤加味，宣痹通阳，活血通脉。二诊症状减轻，但牙龈肿痛、大便干燥，故去桂枝，加黄芩以清热。

半夏厚朴汤

本方出自《金匮要略》，由半夏、厚朴、茯苓、生姜、干苏叶组成，具有行气散结、降逆化痰功效。

【适应证】梅核气。咽中如有物阻，咳吐不出，吞咽不下，胸膈满闷，或咳或呕，舌苔白润或白滑，脉弦缓或弦滑。

【应用心得】

1. 梅核气以咽中有异物感、梗阻不适、咳之不出、咽之不下但并不妨碍饮食吞咽为特征，肝主疏泄而喜条达，脾胃主运化转输水津。肺主宣降，司通调水道之职。情志不遂，肝气郁结，肺胃失于宣降，津液不布，聚而为痰，痰气相搏，结于咽喉，故见咽中如有物阻、咳吐不出，吞咽不下；肺胃失于宣降，还可致胸中气机不畅，而见胸胁满闷，或咳嗽喘急，或恶心呕吐等，苔白润或白滑、脉弦缓或弦滑均为气滞痰凝之征。

2. 梅核气的病机主要为痰气互结咽喉。痰阻可加重气滞，气滞会促使痰凝，此时气不行则郁不解，痰不化则结难散，治当行气与化痰兼顾。方中半夏辛温入肺、胃，化痰散结，降逆和胃，厚朴苦辛性温，长于行气开郁，下气除满，二者均为苦辛温燥之品；半夏散结降逆，有助于厚朴理气，厚朴之理气燥湿，有助于半夏化痰，两者相配，痰气并治，共为君药。茯苓甘淡渗湿健脾，以助半夏化痰为臣药。苏叶芳香行气，理肺疏肝，助厚朴行气宽胸，宣通郁结之气。梅核气的病位主要在咽喉，喉为肺系，苏叶质轻入肺，除宣肺外，尚能引药上行以达病所；生姜辛温散结，和胃止呕，且制半夏之毒，为佐药。

3. 刘建秋教授认为，现代疾病凡有梅核气症状者都可用此方治疗，如咽异感症、癔病、焦虑性神经症、抑郁症、顽固性失眠、慢性咽喉炎、慢性支气管炎、慢性胃炎、食管痉挛、化疗或放疗所致恶心呕吐，以及反流性食管炎、梅尼埃病、甲状腺腺瘤、闭经等属气滞痰阻者。应用时应注意，若气郁较甚，酌加香附、郁金等以增强行气解郁之功；胁肋疼痛，酌加川楝子、延胡索以疏肝止痛；咽痛，酌加玄参、桔梗以利咽；痰气郁结化热、心烦失眠，酌加栀子、黄芩、连翘以清热除烦。

4. 本品药物多苦辛温燥，易于伤阴助热，故阴虚津亏或火旺者不宜使用。

【验案选录】

病案1

樊某，女，42岁，1995年10月20日初诊。

患者因争吵而闷闷不乐，继之感咽喉中如有物阻5月余，时轻时重，自疑患肿瘤。经喉镜检查提示慢性咽炎，给予抗生素及对症治疗，效果不显。症见咽喉不利，如有物阻，咳之不出，咽之不下，用力咳后吐痰色黄，口苦咽干，但进食吞咽无碍，胸闷不舒，善太息，心烦多梦。舌红，苔黄腻，脉弦滑数。

诊断：梅核气。

辨证：气滞痰热。

治法：理气化痰，清热散结。

方药：半夏厚朴汤加味。

处方：法半夏20g，厚朴15g，苏叶10g，茯苓15g，连翘10g，黄芩10g，僵蚕5g，薄荷（后下）10g，威灵仙15g。7剂，水煎，早、晚分服。嘱其远烦戒怒，怡情畅怀，解除恐癌之疑虑。

10月27日二诊：咽喉如有物阻好转，口苦、胸闷、心烦等症亦减。

上方减威灵仙，继服7剂，服法同前。

药后诸症消失。仍嘱注意精神调摄，怡情悦志，避免复发。

【按语】本案为仲景笔下典型的梅核气之证。情志不畅，气机郁滞，痰气互结，郁久化热而成本病。方用半夏厚朴汤行气化痰散结，并加连翘清热解毒散结，黄芩清热燥湿，薄荷、僵蚕利咽散结，威灵仙祛湿通络。本品辛散宣导，走而不守。诸药合用，理气散结，清热化痰，且导之移情悦性，故能获效。

病案2

李某，男，37岁，2001年5月27日初诊。

患者反复胃脘部胀痛3年，胃镜检查提示慢性浅表性胃炎，经中西药治疗虽有好转，但心情不佳或饮食不节时常复发。症见胃脘部胀痛连及胁肋，食后加重，厌食口苦，胸闷心烦，烦躁易怒，恶心反酸。舌红，苔黄腻，脉弦滑数。

诊断：胃痛。

辨证：肝胃不和，湿热中阻。
治法：疏肝和胃，清热化湿。
方药：半夏厚朴汤加味。
处方：法半夏 15g，厚朴 15g，茯苓 10g，苏叶 10g，柴胡 15g，白芍 15g，砂仁 10g，黄连 5g，煅瓦楞 25g，蒲公英 30g，生甘草 5g。5 剂，水煎，早、晚分服。

6 月 1 日二诊：胃脘疼痛、胸闷心烦缓解，余症均减。

上方去蒲公英，减煅瓦楞为 15g，10 剂，水煎，早、晚分服。

药后诸症皆除。嘱患者保持精神舒畅，节制饮食以防复发。

【按语】本案虽着重在胃，但实与肝郁气滞有关。肝疏泄失常，易横逆犯胃，致胃气失和，水湿不化，郁久化热；且肝气有余，日久化火，湿与热合，郁阻中焦而致胃脘疼痛，方用半夏厚朴汤加味治疗，加柴胡疏肝理气解郁，黄连、吴茱萸、白芍疏肝理脾，清热和胃，此所谓"治肝可以安胃"；砂仁化湿行气；煅瓦楞制酸止痛；蒲公英甘平无毒，清热而不过苦寒，而且有健胃作用；生甘草调和诸药，配白芍缓急止痛。诸药合用，则湿祛热清，肝气条达，胃不受侮，胃自安和而疼痛自愈。

定 喘 汤

本方出自《摄生众妙方》，由白果、麻黄、苏子、甘草、款冬花、杏仁、桑皮、黄芩、法半夏组成，具有宣降肺气、清热化痰功效。

【适应证】痰热内蕴，风寒外束之哮喘。咳嗽痰多气急，痰稠色黄，或微恶风寒，舌苔黄腻，脉滑数。

【应用心得】

1. 本方所治哮喘，为痰热内蕴、复感风寒所致。肺以宣发肃降为顺。宣发是指肺气宣通畅达而不郁束，肃降是指清肃下降而不上逆。若风寒之邪入里化热，炼液为痰；或素体多痰，复有外邪入里化热者，均可导致痰热壅盛，蕴结于肺。肺失清肃，复为风寒所遏，使肺气壅闭，不得宣泄，气逆于上而发为哮喘，症见咳嗽气急、胸膈胀闷、痰稠色黄等；风寒客表，卫阳被遏，可见微恶风寒；痰热内蕴，故舌苔黄腻，脉来滑数。

2. 刘建秋教授指出，本方所治病位虽涉表里，但以痰热内蕴、肺失宣肃为主要病机，故治疗当着眼于宣降肺气，清热化痰。方中麻黄辛温，直入肺经，宣达肺气之壅滞，且兼透表达邪，有利于肺气之宣泄，为止喘良药。白果味甘、苦、涩，性平，为敛肺定喘要药，兼以祛痰。麻黄得白果，宣肺平喘而不伤正，白果得麻黄，敛肺定喘而不敛邪。两味配伍，宣散之中寓以收敛,既能增强止咳定喘之效,又可开肺而不耗气,敛肺而不留邪,相反相成,开合得宜,共为君药。桑白皮甘寒,泻肺平喘;黄芩苦寒,清热化痰,二者合用,以消内蕴之痰热而除致病之本,并可制约麻黄之温,以防助热,同为臣药。杏仁、苏子、半夏燥湿化痰,降气平喘;款冬花润肺下气,化痰平喘,助君、臣药以平喘祛痰,俱为佐药。甘草生用,调药和中,且能止咳祛痰,兼为佐使。诸药配伍,外散风寒,内清痰热,使肺气宣而逆气降,痰浊化而咳喘平。

3. 本方配伍特点是宣开与清降并用,发散与收敛兼施,融宣、降、清、散、收于一方,用意周到,作用全面,故为治痰热哮喘之良方。

4. 本方主要用于痰热内蕴、肺失宣肃之咳喘,以咳喘气急、痰多色黄、苔黄腻、脉滑数为辨证要点。全方重在宣降肺气,清热化痰,凡证属痰热蕴肺、肺失宣肃之哮喘咳嗽均可使用,不必拘于有无表寒之证。哮喘之所以难治主要是缠绵难愈,反复发作,只有审慎用药,才能得到及时、有效的控制。定喘汤不论寒哮、热哮,只要辨证准确,灵活加减用药均可取得满意疗效。若无表证者,麻黄用量可减,或用炙麻黄,取其宣肺定喘之功;若痰稠难出,可酌加瓜蒌、胆南星等以增强清热化痰之力;若胸闷较甚,可加枳壳、厚朴以理气宽胸;若痰黄兼热象较甚,可加鱼腥草、杏仁、芦根、石膏等以增强清肺热化痰之效;若体虚自汗、纳少便溏,可加黄芪、炒白术、炒山药等补气健脾;若兼内有寒饮,可加细辛、干姜等以温化寒饮。

5. 刘建秋教授强调,若新感风寒,无汗而喘,内无痰热者不宜使用本方;哮喘日久,肺肾阴虚或气虚脉弱者,亦不宜使用本方。白果有毒,多食会出现呕吐、腹痛、腹泻、抽搐、烦躁不安等症状,故用量应准确,中病即止。

【验案选录】

王某,女,38岁,2010年9月19日初诊。

患者既往有哮喘病史8年,发作时自行服用氨茶碱等西药可缓解。5天前不慎受寒,哮喘发作,服用抗生素后症状未减轻。症见咳嗽,咽痒,继则喘息胸痹,甚则张口抬肩,端坐倚息,咳痰色黄而稠。舌红,苔黄腻,脉滑数。

诊断:哮病。

辨证:热哮。

治法:宣肺平喘,清热涤痰。

方药:定喘汤合小陷胸汤加减。

处方:白果10g,麻黄10g,款冬花15g,半夏20g,桑白皮20g,黄芩15g,苏子20g,杏仁20g,炙甘草10g,黄连10g,全瓜蒌20g,地龙10g。7剂,水煎,早、晚分服。

9月26日二诊：咳嗽明显减轻，哮喘渐平。觉口干渴而不喜饮，肢软乏力，时有心烦。此乃病久气阴已伤。

上方加生脉散。7剂，水煎，早、晚分服。

药后诸症明显减轻。

【按语】刘建秋教授指出，肺中内伏之痰为发病的关键，且痰有寒痰、热痰、燥痰、顽痰之别，而临床所见，此病常以热痰为多，故宣肺降气、清热涤痰为本病的主要治则。方取定喘汤加减以获良效。为增强抗病能力，减少诱发因素，在摄生方面，诸如慎起居、适寒温、调情志、节饮食等也是不可忽视的。

血府逐瘀汤

本方出自《医林改错》，由枳壳、桃仁、红花、当归、生地、川芎、赤芍、牛膝、桔梗、柴胡、甘草组成，具有活血化瘀、行气止痛功效。

【适应证】胸中血瘀证。胸痛，头痛，日久不愈，痛如针刺而有定处，或呃逆日久不止，或饮水即呛，干呕，或内热烦闷，或心悸怔忡，失眠多梦，急躁易怒，入暮潮热，唇黯或两目黯黑，舌质黯红或有瘀斑、瘀点，脉涩或弦紧。

【应用心得】

1. 心主一身之血脉，肝为藏血之脏，血液需要心气推动，肝气疏调，肺气宣降，才能在脏内运行不息，环周不休。本方主治诸症皆为瘀血内阻胸部、气机郁滞所致，即王清任所称"胸中血府血瘀"之证。胸中为气之所宗、血之所聚、肝经循行之分野。瘀血内阻胸中，阻碍气机，不通则痛，故胸痛日久不愈；胸胁为肝经循行之处，瘀血内阻胸中，气机郁滞，故胸胁刺痛，痛有定处；瘀血阻滞，清阳不升，则见头痛；胸中血瘀，影响及胃，胃气上逆，可见呃逆干呕，甚则水入即呛；郁滞日久，肝失调达之性，故急躁易怒；气血瘀而化热，病在血分，故入暮潮热、内热烦闷；瘀热上扰心神，闭阻心脉，心失所养，故见心悸失眠。唇、目、舌、脉所见皆为瘀血征象。本病病位在胸中，血瘀为主，气滞次之，故治以活血化瘀，兼行气止痛。

2. 本方实际上是桃红四物汤合四逆散（生地易熟地黄、赤芍易白芍）加桔梗、牛膝而成，作用可分为两大部分：一用四逆散加桔梗疏肝开郁理气，二用桃仁四物汤加牛膝活血化瘀，共奏活血化瘀、行气止痛之功。全方以活血化瘀药为主，配以疏肝理气之品，寓行气于活血之中，使疏泄正常，气郁得散，血瘀得除。方中重用桃仁、红花活血祛瘀为君药。川芎、赤芍养血活血，祛瘀泄热；生地凉血清热，合当归又能养血润燥；牛膝祛瘀血，通血脉，引瘀血下行，共为臣药。君臣相配，祛瘀而不伤阴血。气能行血，而血的循行又有赖于肺气的敷布、肝气的疏泄，故配柴胡疏肝解郁，升发清阳；桔梗开宣肺气，载药上行；枳壳行气宽胸，与桔梗合用，一升一降，使气机得以恢复而升降自如，以达气行则血行之效，共为佐药。甘草调和诸药为使药。诸药相合，既行血分之瘀滞，又解气分之郁结，活血而不耗血，祛瘀又能生新，此法配伍得当。然该方的目的不在升清，而重在降浊，使瘀秽得逐不再为患，"血化下行不作痨"。该方行气活血兼养血益阴，祛瘀即能生新，寓补于攻之中。

3. 本方为活血祛瘀的代表方，广泛用于因胸中瘀血而引起的多种病证。刘建秋教授认为，本方病机为血瘀气郁，临床上以胸痛、痛有定处、舌黯红或有瘀斑、脉涩或弦紧为辨证要点。刘建秋教授临证时，借血府逐瘀汤祛瘀以治血之长，对气滞血瘀之头痛、胸痛、高血压、盆腔瘀血综合征、围绝经期综合征、不明原因发热、脑震荡后遗症等多种病证，常选用本方配伍应用。应用指征为：①疼痛痛有定处；②情志改变；③胸中异常感觉；④发热，失眠；⑤血瘀之舌脉。气机郁滞较重，酌加川楝子、香附、青皮等疏肝理气止痛；郁积肝脾见肿硬，酌加三棱、莪术、制大黄或水蛭等活血破瘀，消积化滞；血瘀经闭、痛经，去桔梗，加香附、益母草、泽兰等活血调经止痛。胸痛剧烈，酌加丹参、延胡索、郁金、三七活血行气止痛；气虚乏力，酌加人参、黄芪增强益气固表之功；畏寒肢冷、阳虚血瘀，酌加附片、桂枝温阳通脉；心悸失眠，酌加枣仁、夜交藤以宁心安神定志；兼痰瘀交阻、胸闷，酌加瓜蒌、半夏等以宽胸化痰。刘建秋教授亦指出，因方中活血祛瘀药物较多，故孕妇忌服。

【验案选录】

张某，男，56岁，2006年10月18日初诊。

劳累后胸痛5个月，西医确诊为稳定性心绞痛，口服西药治疗，时发时止，未见好转。现劳累或情绪不畅时即胸痛，伴轻度胸闷气短，每次持续3～5分钟，休息后好转。症见胸部刺痛，痛处固定不移，舌暗脉涩。

诊断：胸痹。

辨证：心血瘀阻。

治法：活血化瘀，通络止痛。

方药：枳壳15g，桃仁10g，红花10g，当归15g，生地15g，川芎10g，赤芍10g，牛膝5g，桔梗15g，柴胡15g，甘草10g，三七粉（冲服）3g，丹参15g。7剂，水煎，早、晚温服。

10月25日二诊：胸痛明显好转，睡眠欠佳。

原方加炒酸枣仁25g，炙远志10g。7剂，水煎，早、晚温服。

药后诸症消失。

【按语】刘建秋教授在本案中应用血府逐瘀汤活血化瘀，加三七化瘀活血定痛，丹参活血凉血安神。全方活血化瘀而不伤正，疏肝理气而不耗气，共奏运气活血、祛瘀止痛之效，故药到病除。

补阳还五汤

本方出自《医林改错》，由生黄芪、当归尾、赤芍、地龙、川芎、桃仁、红花组成，具有补气活血通络功效。

【适应证】气虚血瘀之中风证。半身不遂，口眼㖞斜，语言謇涩，口角流涎，小便频数或尿遗不禁，舌黯淡，苔白，脉缓无力。

【应用心得】

1. 本方证由正气亏虚、气虚血滞、脉络瘀阻所致。正气亏虚，不能行血，以致脉络瘀阻，筋脉肌肉失养，故见半身不遂，口眼㖞斜。气虚血滞，舌体、面肌失养，故语言謇涩；气虚失于固摄，气化失司，则口角流涎，小便频数，甚或尿遗不禁；苔白、脉缓为气虚之证，舌黯淡为气虚血滞之征。

2. 本方由补气药与活血祛瘀药相配伍，为益气活血的代表方剂。方中重用生黄芪为君药，大补脾胃中气以资化源。黄芪能助气上升，上达脑中，血液亦随气上注，气旺则推动有力，血脉通利；当归尾长于活血，兼能养血，有化瘀而不伤血之妙，为臣药。佐以川芎、赤芍、桃仁、红花，助当归尾活血祛瘀以治标；更佐性善走窜、长于通络之地龙，与生黄芪配合，增强补气通络之力，使药力能周行全身。诸药合用，则气旺血行，瘀消脉通，筋肉得以濡养，痿废自能康复。

3. 本方配伍用药特点有三：一是重用生黄芪（四两），量大力专，既可资生脾胃化源，又能顾护经络真气，使营卫之气充足，方能鼓动血脉。二是活血通络之药用量较小，六味药的总量仅为黄芪的1/5，即使全方祛瘀而不伤正，又体现了补气为主、化瘀为辅的立法宗旨。三是黄芪运用上不仅量重，还要求渐增，愈后继服、久服，以补"阳"还"五"。

4. 刘建秋教授认为，本方是治疗气虚血瘀之证的常用方剂，常用于中风后的治疗。临床以半身不遂、口眼㖞斜、苔白脉缓或细弱无力为辨证要点。临床运用此方加味治疗心脑血管意外后遗症等各种气虚血瘀症疗效十分显著。对于中风偏瘫偏寒者，可加肉桂、巴戟天等温肾散寒；脾虚者，可酌加党参、白术以健脾益气；兼有痰多，酌加法半夏、天竺黄以化痰；语言不利，可酌加石菖蒲、远志以开窍化痰；口眼㖞斜，可酌加白附子、僵蚕、全蝎以祛风化痰通络；偏瘫日久、疗效不显，可酌加水蛭、虻虫以破瘀通络；下肢痿软，可酌加杜仲、牛膝以补益肝肾；头昏头痛，可酌加菊花、蔓荆子、石决明、代赭石等以镇肝息风。

刘建秋教授亦指出，本方用于中风，应以病人清醒、体温正常、出血停止、脉缓弱者为宜。使用本方需久服缓治，疗效方显。

【验案选录】

王某，女，75岁，2009年8月13日初诊。

患者于5月4日工作时猝然昏仆，不省人事，继而口眼㖞斜，经医院抢救，3天后神志渐苏，经CT检查确诊为脑血栓，经溶栓治疗15天后出院。现患者右半身及颜面麻木，活动障碍，口眼㖞斜，神志苦闷，颜面晦滞。舌质暗红，苔黄厚腻，脉细弦而滑。

诊断：中风。

辨证：风痰内阻，脉络不通。

治法：补气养血，活血通络。

方药：补阳还五汤加减。

处方：黄芪25g，党参15g，丹参20g，赤芍药15g，川芎12g，水蛭（研粉）6g，桃仁9g，红花12g，当归12g，枳实12g。5剂，水煎，早、晚分服。

8月18日二诊：诸症均有所改善。

续服原方20剂，服法同前。

9月10日三诊：颜面及肢体麻木均消失，继服原方，服法同前。

半年后随访，肢体活动自如，上下肢均有力，能握笔书写，并可进行简单问答。

【按语】此例患者素体虚弱，加之劳倦过度，正气更虚；因虚致瘀，脉络瘀阻，筋脉肌肉失养，故活动障碍、口眼㖞斜等，方用补阳还五汤加减补气养血，活血通络。

咯血方

本方出自《丹溪心法》，由青黛、瓜蒌仁、海粉、山栀、诃子组成，具有清肝宁肺、凉血止血功效。

【适应证】肝火犯肺之咯血证。咳嗽痰稠带血，咳吐不爽，心烦易怒，胸胁作痛，咽干口苦，颊赤便秘，舌红苔黄，脉弦数。

【应用心得】

1. 肝脉布两胁，上注于肺而主升发。肺位居于上而主肃降，有制约肝气、肝火上升的作用，二者升降相因，则气机调畅。现肝火过旺，肝气升发太过，气火亢逆上行，木火刑金，肺津受灼，炼液为痰，痰阻于肺，肺失清肃，宣降失常，故咳嗽阵作；火灼肺津，炼液成痰，故痰黄质稠，咽干口苦，咳痰不爽；火热灼伤肺络，血溢脉外，则咳痰中带血。心烦易怒、胸胁作痛、咽干口苦、颊赤便秘、舌红苔黄、脉弦数等均为肝火亢盛之征。

2. 本方主治肝火犯肺，咳痰带血；治法泻肝清火以治本，不止血而咯血自止，故名咯血方。本证虽然病位在肺，但病本在肝。如欲宁肺则先须清肝。方中青黛咸寒入肝经，功擅泻肝经实火而凉血止血，止血必兼降气，使气降则血降；栀子苦寒，入心、肝、肺经，有泻火除烦、止血降气之功，两药合用，专力泻火，澄本清源，标本兼顾，为君药。瓜蒌仁甘寒，入肺与大肠经，既清热化痰，又可润肠通便，使热去痰清，肺气肃降，则咳痰即减；海粉咸寒，入肺经，清金止嗽，化痰散结，长于治肺热胶痰，两者可使痰热得清，嗽止肺宁，共为臣药。诃子苦酸性平，入肺与大肠经，苦则降气，酸则涩敛，既能敛肺止咳，又能下气降火，是为佐药。诸药合用，共奏清肝宁肺、凉血止血之效，使火不犯肺，则肺气肃降有权，而痰化咳减，咳痰带血亦自止。本方配伍特点：寓止血于清热泻火之中，使火热得清，不致灼伤肺络，肺气肃降有权，而痰化咳减、咳痰带血亦自止。

3. 刘建秋教授认为，临床以咳痰带血、胸胁作痛、舌红苔黄、脉弦数为辨证要点，并根据具体证候特点进行化裁。若咳甚，可加杏仁；若火热伤阴，可酌加沙参、麦冬等清肺养阴之品；若咯血较多，可酌加白及、参三七或云南白药；若咳嗽明显伴大量脓痰、苔黄脉弦滑，可酌加川贝母、天竺黄、蜜杷叶、前胡以清肺化痰止咳；若伴发热，可酌加金银花、连翘以清热解毒；若潮热盗汗，可酌加鳖甲、地骨皮等以养阴清热；若喘息明显，甚至不能平卧，可酌加炙麻黄、苏子以降气平喘；若伴动则气喘，微汗出，脉细弱，可酌加党参、黄芪等扶正之品。刘建秋教授临证常用本方治疗支气管扩张、肺结核等病的咯血。同时，刘建秋教授亦指出，本方属寒凉降泄之剂，肺肾阴虚及脾虚便溏者不宜使用。此外，还应注意诃子的用法，如用于敛肺降火宜生用，用于涩肠止泻宜煨熟用。

【验案选录】

戴某，女，48岁，2009年8月17日初诊。

患者咳嗽咳痰、痰中带血5天。现咳嗽，痰中带血，血色鲜红，量中等。伴气短，口干苦，欲饮水，心烦，尿少色黄。舌红，苔薄黄，脉细数。

诊断：咯血。

辨证：阴虚肺燥，木火刑金。

治法：清热润肺，平肝宁络。

方药：咯血方加减。

处方：炒芥穗10g，青黛15g，栀子15g，蛤粉15g，海浮石30g，诃子15g，白芍15g，藕节40g，金钱草30g，牛膝10g，茅根30g，瓜蒌15g。5剂，水煎，早、晚温服。

8月22日二诊：服药后，患者咳嗽减轻，痰血减少，仍口干明显。

上方加麦冬15g，牡丹皮15g。5剂，水煎，早、晚温服。

药后咳嗽减轻，无咳痰带血。

【按语】 刘建秋教授指出，此案肝火偏盛为病之本，咳嗽咯血为其标，故治亦首当折其肝火，选用咯血方加减以清肺泻火，敛肺止咳。火为阳邪，耗气伤阴，当适时加入益气养阴之品，固护气阴，故方中酌加麦冬，润肺养阴；丹皮凉血祛瘀，使止血而不留瘀。诸药相合，标本兼治，使肝火清，肺自宁，咯血止。

五 苓 散

本方出自《伤寒论》，由猪苓、泽泻、白术、茯苓、桂枝组成，具有利水渗湿、温阳化气功效。

【适应证】

1. 蓄水证。小便不利，头痛微热，烦渴欲饮，甚则水入即吐，舌苔白，脉浮。

2. 水湿内停证。水肿，泄泻，小便不利，以及霍乱等。

3. 痰饮。脐下动悸，吐涎沫而头眩，或短气而咳。

【应用心得】

1. 本方病证乃饮停水蓄为患，故治宜通利小便，兼以解表。方中重用泽泻为君，其甘淡性寒，直达肾与膀胱以淡渗利湿。臣以茯苓、猪苓之淡渗，以助泽泻驱除下焦水湿之功。佐以白术，既可补气健脾，又可燥湿利水，标本兼治，补气健脾，则脾健运化有力，水湿不会停聚；燥湿利水，可直接祛除已停之水湿。桂枝能入膀胱而温阳化气，故可助利小便之功。五药合用，利水渗湿，化气解表，使水行气化，表邪得解，脾气健运，则蓄水留饮诸症自除。

2. 本方为利水之剂，以小便不利、舌苔白、脉浮或缓为证治要点。刘建秋教授认为，凡水湿内停、小便不利致水肿或兼表证者均可使用本方加减。腹胀者，加陈皮、枳实以理气消胀；热者，去桂枝，加黄芩以清热；中暑霍乱泄泻者，加滑石以利湿清热；伏暑身热而大渴者，合人参白虎汤以益气清热生津；水肿较甚者，加桑白皮、陈皮、大腹皮、车前子以增强行水消肿作用；若水气壅盛者，可与五皮散合用，则利水消肿之力更大；夏日痛风者，选加威灵仙、防风、防己、细辛、木瓜、薏苡仁、苍耳子等以祛风胜湿止痛；湿热黄疸湿重于热者，加茵陈。

【验案选录】

金某，男，54岁，2010年6月2日初诊。

患者因身目、小便黄5日就诊。症见患者身目黄，颜色较晦暗，头身困重，胸脘痞满，恶心呕吐，腹胀，大便溏。舌苔厚腻，脉濡缓。

诊断：黄疸。

辨证：湿热阻遏中焦。

治法：利湿化浊，兼以清热。

处方：五苓散加减。

方药：泽泻20g，白术15g，茯苓20g，猪苓20g，桂枝10g，藿香15g，白豆蔻15g，茵陈25g，黄芩15g。10剂，水煎，早、晚分服。

6月12日二诊：药后腹胀、便溏、身目黄、恶心、呕吐减轻。

前方去黄芩，继续服药14剂，服法同前。

药后诸症消失。

【按语】水湿内停，脾阳被困，或脾虚不运，湿浊中阻，脾胃失和，胃气上逆则呕吐；脾失健运，气化不行，水湿阻滞则腹胀。治病必求本，用五苓散加味使脾健湿祛，气机得以畅行，腹胀之症豁然而愈。患者又身目小便黄，为黄疸病，故方中又有茵陈蒿汤加减。

猪苓汤

本方出自《伤寒论》，由猪苓、茯苓、泽泻、阿胶、滑石组成，具有利水清热养阴功效。

【适应证】水热互结证。小便不利，发热口渴欲饮，或心烦不寐，或咳嗽，呕恶，下利，舌红，苔白或微黄，脉细数。

【应用心得】

1. 本方证由水热互结、阴津受损、水气不化所致。治宜利水清热养阴。方中猪苓为君，入肾、膀胱经，淡渗利水，利水作用较茯苓强，凡是水湿滞留者均可选用。臣以泽泻、茯苓，助猪苓利水渗湿之功，其中泽泻性寒，伴泄热之用。猪苓、茯苓、泽泻三药相须为用，相得益彰，其力更宏，使水道通利，水湿尽出，热亦尽出。滑石甘淡寒，能清膀胱热结，通利水道，既可加强上三药利水渗湿之功，又可增强清热之效，一药二用，可使水去热清，则水热互结荡然无存。然以上诸药仅有祛邪之力，却无复阴之功，且渗利之品易耗其阴,故又以阿胶滋阴润燥,不但可养肾阴,又能防止渗利之药伤阴耗液之弊,与滑石共为佐药。诸药合用,共奏利水清热养阴之功。本方的配伍特点:利水渗湿与清热养阴并进,利水而不伤阴,滋阴而不敛邪,使水湿祛,邪热清,阴津复,诸症除。

2. 刘建秋教授指出,本方与五苓散、白虎汤、白虎加人参汤三方均可治"渴",但区别在于:本方证之渴属水热互结,邪热伤阴,见小便不利、发热、口渴欲饮;五苓散证之渴属水湿停蓄,气化不利,津不上承,见小便不利、头痛发热、水入即吐;白虎汤证之渴为阳明热盛,灼伤阴津,见大热、大渴引饮、大汗、脉洪大而有力;白虎加人参汤证之渴为既有热盛,又有气阴两伤,虽有发热,口渴欲饮,但汗多而脉洪大无力。

3. 临床以小便不利、口渴、身热、舌红、脉细数为证治要点。治以利水为主,兼以养阴清热。本方亦可用于热淋、血淋属湿重热轻而兼阴虚者。若治热淋,宜加栀子、车前子以清热利水通淋;血淋,宜加白茅根、大蓟、小蓟以凉血止血。

4. 阿胶滋腻,易助湿留邪,内热盛、阴津大亏者;水湿内滞而无阴虚征象者均忌用。

【验案选录】

贺某,男,57岁,2007年7月5日就诊。

患者肾结石病史5年,泌尿系超声提示:肾盂结石0.4cm×0.6cm大小,当地医院建议激光手术治疗,但患者未接受。自觉腰部疼痛乏力,小便短赤,夜寐难安,烦躁。舌苔黄,脉滑数。

诊断:淋证。

辨证:少阴阴虚兼水热互结证。

治法:利水清热滋阴。

方药:猪苓汤加味。

处方:猪苓20g,茯苓20g,泽泻15g,滑石(包煎)15g,阿胶(烊化,分次兑服)10g,车前子(包煎)15g,金钱草20g,海金沙15g。5剂,水煎,早、晚温服。

7月12日二诊:服用3剂时,患者电话告知,腰痛大减,小便通畅,无尿痛、尿涩。嘱继服原方1月,服法同前。

8月12日三诊:复查超声,肾盂结石消失,膀胱区见后结石影,嘱上药继服1月,服法同前。

药后再次复查泌尿系超声,结石影消失。

【按语】猪苓汤证的基本病机为阴虚。水热互结于下焦,水湿内停,所以有尿频、尿涩痛、尿短赤之症。猪苓汤加味，加车前子增强利尿之力，加大剂金钱草及鸡内金、怀牛膝增强化石作用，加柴胡、黄芩疏肝理气清热，加小半夏汤温中降逆止呕。所用之方药均针对尿路结石的病机和症状，故临床疗效满意。

茯苓桂枝白术甘草汤

本方出自《伤寒论》，由茯苓、桂枝、白术、炙甘草组成，具有温阳化饮、健脾利水功效。

【适应证】中阳不足之痰饮。胸胁支满，目眩心悸，心悸，短气，咳嗽，舌苔白滑，脉弦滑或沉紧。

【用药心得】

1. 痰饮为人体水液代谢的病理性产物。人以水谷为本，水液的正常代谢有赖脏腑的协同作用。痰饮的产生与脏腑的功能是否正常直接相关，尤其与肺、脾、肾三脏的关系最为密切。脾阳不足，健运失职，则湿滞而为痰为饮。痰饮随气升降，无处不到，停于胸胁，则见胸胁支满；阻滞中焦，清阳不升，则见头晕目眩；上凌心肺，则致心悸、短气而咳；舌苔白滑、脉沉滑或沉紧皆为痰饮内停之征。

2. 本方为中阳不足、水饮内停所致之证而设，治以温阳化饮，健脾和中。饮邪既成，首当化饮，故方中以甘淡之茯苓为君。茯苓入手太阴，补肺气，清肺热，养肺阴而化肺中浊痰；还可入手少阴，补心气，温心阳，育心阴，安心神，除惊悸，止心汗；入阳明胃腑，能温暖脾胃，振奋升降机能，育养脾胃之阴液。饮为阴邪，得寒则聚，得温则散，盖因温药能发越阳气，开宣腠理，通行水道，故臣以辛甘而温的桂枝温阳化气，与茯苓合用，既可温肺以助化饮，止咳逆，又可暖脾化气以资利水，且能平冲降逆。苓、桂相伍，一利一温，通阳化饮，对水饮留滞而偏寒者，实有温化渗利之殊功。湿源于脾，脾阳不足，则湿从中生，故又佐以白术。白术得桂枝则温运之力更宏，助脾运化，脾气健运，水湿自除。甘草为使药，以其甘缓之力制茯苓淡渗之过；以其清泻之力，缓桂枝辛温之热；以其升浮施降之功，缓白术壅滞之性。四味药配伍，温阳化饮，健脾利湿。

3. 刘建秋教授临证中灵活应用本方，以胸胁支满、目眩心悸、舌苔白滑、脉沉紧为证治要点。如眩晕甚，加泽泻，利水渗湿以消饮邪；咳嗽呕吐稀涎，加半夏、陈皮，以燥湿化痰；干呕，颠顶疼痛，肝胃阴寒水气上逆，加吴茱萸，以温中暖肝，开郁止痛；脾气虚弱，加党参、黄芪以益气健脾。

4. 本品药性偏于辛温，阴虚火旺、津液不足及饮邪化热、咳痰黏稠者均慎用。

【验案选录】

吴某，男，70岁，1997年1月20日初诊。

患者反复咳嗽、咳痰20余年，气促5年，加重1周就诊。门诊拟慢性阻塞性肺疾病急性加重收住入院。入院后查体：体温36.2℃，脉搏92次/分，呼吸22次/分，血压120/85mmHg，肺气肿体征阳性，双肺满布哮鸣音及细小湿啰音。胸片所见：双肺纹理较乱，双肺野透亮度增高，右肺下感染。咳嗽劳累或受凉时加重，咳痰、量多、晨起尤甚，痰白稀薄，胸脘痞闷，动则气促，心慌，神疲纳差，背恶寒，形寒肢冷，口唇发绀，口淡无味，舌胖大，苔白腻，脉弦滑。

诊断：肺胀。

辨证：脾肾阳虚，痰饮内停。

治法：通阳散寒，温肺化饮。

方药：茯苓桂枝白术甘草汤加减。

处方：桂枝10g，白术15g，茯苓15g，半夏12g，陈皮15g，白芍10g，细辛3g，五味子10g，干姜10g，车前子10g，桃杏仁各6g，炙甘草10g，巴戟天15g，淫羊藿15g，黄芪30g。5剂，水煎，早、晚分服。

1月26日二诊：药后症状明显改善。咳痰减少，咳嗽、气促好转，仍头昏，畏寒，腰膝酸冷，舌淡苔腻，脉沉滑。

上方加石菖蒲15g，制附子5g。10剂，服法同前。

2月7日三诊：药后症减。头晕症状解除，偶有咳嗽、咳痰、气促，畏寒肢冷，汗出多，舌淡苔白，脉沉。饮邪已去，当以固本，防止复发。

处方：桂枝10g，白术15g，茯苓15g，白芍10g，黄芪30g，防风12g，五味子6g，浮小麦30g，制附子10g，熟地黄12g，山茱肉10g。10剂，服法同前。

2月18日四诊：服上药后，临床症状消失，精神明显好转，予以出院。定期中药调理，避风寒，防感冒。随访两年。病未复发。

【按语】水饮停蓄，饮邪为阴邪，停蓄阻滞气机，痰饮停于中焦，见胸闷痞满、目眩心悸、痰多、食少、舌淡、苔白滑或白腻等，刘建秋教授根据张仲景的理论，"病痰饮者，当以温药和之"，既考虑水饮、痰饮内停之标，又考虑中阳不足之本，用药温而不燥，利而不峻，选茯苓桂枝白术甘草汤加减用之。药证相符，故而获效。

真 武 汤

本方出自《伤寒论》，由附子、茯苓、芍药、生姜、白术组成，具有温阳利水功效。

【适应证】脾肾阳虚，水气内停。四肢沉重疼痛，小便不利，腹痛下利，或咳或呕，下悸，头眩，苔白，脉沉。

【用药心得】

1. 本方是治疗脾肾阳虚、水气内停的主要方剂。水之所制在脾，水之所主在肾，肾阳虚则不能化气行水，脾阳虚则不能运化水湿，致水湿内停；水湿外溢肌肤，则四肢沉重疼痛，甚则水肿；聚而不行，则小便不利；下注肠间，则腹痛下利；上逆肺胃，则或咳或呕；水气凌心，则心悸；清阳不升，则头眩。以上诸症均因肾阳虚而致脾阳亦虚、水湿不运所致，脾肾阳虚为"本"，水气内停为"标"。

2. 方中附子大辛大热，为纯阳燥烈之品，峻补元阳，其性走而不守，归心、肾、脾经，长于补命门真火，且能逐在里之寒邪，为元阳之主药，兼能暖中焦脾土，以温运水湿，为君药。白术味苦而甘，既能燥湿实脾，又能缓脾生津，且其性最温，本方取其益气健脾燥湿之用；茯苓甘淡性平，长于健脾利水渗湿，使水湿从小便而去，尤其适用于脾虚不健、水湿内停之证，苓、术相伍，益气健脾祛湿，共为臣药。生姜辛温性散，走而不守，既能助附子化气，又可助苓、术温中健脾，还可直接温散溢于肌表之水湿，为佐。芍药一味，取意三用：一者可利小便而行水气；二者能益阴柔肝，缓急止痛，以治水饮下注肠间所致腹痛；三者可敛阴舒筋以止筋惕肉瞤，并可防附子燥热以伤阴。诸药配伍，温脾肾，利水湿，共奏温阳利水之功。本方的配伍特点有二：一是以温阳药与利水药配伍，温补脾肾之阳以治其本，利水祛湿以治其标，标本兼顾，扶正祛邪；二是补阳药与养阴药同用，俾温阳而不伤阴，益阴而不留邪，阳生阴长，刚柔相济，阴平阳秘，则诸症可愈。

3. 刘建秋教授常将本方用于肺系疾病，如慢性支气管炎、支气管哮喘、慢阻肺病等辨以脾肾阳虚、水气内停者，同时灵活用于肾病，如慢性肾炎、肾病综合征、慢性肾功能衰竭，以及心力衰竭、高血压等，以四肢沉重、小便不利、舌淡苔滑、脉沉弱为证治要点。临床常加减使用，咳者，加五味子、细辛、干姜温肺化饮，敛肺止咳；小便利，去茯苓恐过利伤肾；下利者，去芍药，加干姜以温运脾阳；呕者，去附子，加生姜茱萸、半夏以温胃散水止呕。

【验案选录】

病案1

张某，男，75岁，1995年2月13日初诊。

患者既往有冠心病病史20余年，心力衰竭病史5年，间断出现下肢浮肿，夜间不能平卧，间断口服西药地高辛、福辛普利等药物纠正心衰。本次因胸闷，喘促，下肢浮肿，不能平卧1周入院。症见全身除胸腹及手心之外均浮肿，按之凹陷不起，小便少，饮食少，口渴，但不饮，神倦体寒，着衣被而不暖，面色灰黯无华。舌质红，舌苔黑而滑润，脉沉。

诊断：水肿。

辨证：肾阳衰微。

治法：温阳利水。

方药：真武汤加味。

处方：制附子（先煎）20g，白术15g，白芍10g，茯苓10g，党参15g，桂枝5g，炙甘草10g，生姜10g。5剂，水煎，早、晚分服。

2月16日二诊：上药连进3剂，浮肿消退近半，舌苔已不黑，脉不浮而反沉，此乃虚象渐衰、正气渐复之佳象。

上方附子减半，4剂，水煎，早、晚分服。

2月20日三诊：诸症向愈，上方继服5剂，药后诸症尽消。

【按语】肾主水，肾阳不足，气化无力，水气不化，则湿聚。药用附子温肾助阳以化水气；白术健脾以燥化水湿；茯苓、泽泻淡渗利湿可导水下行；半夏化水饮，降水逆；生姜行散水湿而暖脾；白芍酸苦微寒，配白术、茯苓、泽泻使渗湿而不伤阴，伍附子令其温燥而不伤血，白术与附子相合，补中而升阳气。诸药合用，温肾助阳，利水消肿，则病自愈。

病案2

祁某，女，60岁，2002年5月12日初诊。

患者旋转性眩晕3天。平素自感体倦乏力，稍有不慎即伤风感冒，且持续时间较长。本次病发即感冒10天（基本痊愈）后，早晨起床时突感天旋地转，不敢睁眼，伴恶心，呕吐清水，头昏沉胀痛，心动悸汗出，不欲食，食入即吐，曾服氟桂利嗪等西药，症未见轻。舌淡胖有齿印，苔白稍厚微腻，脉沉尺部若无，四肢发凉。

诊断：眩晕。

辨证：脾肾阳虚。

治法：健脾利湿，温肾助阳。

方药：真武汤加减。

处方：制附子（先煎）15g，白术20g，白芍15g，茯苓30g，泽泻15g，半夏12g，生姜30g。用2000mL水先煎附片半小时以上，再加入其他药，煎至600mL，分3次饭前半小时服，1日1剂。

5月13日二诊：服1剂后诸症均减。续服1剂。

5月14日三诊：眩晕大减，呕吐，动悸，汗出瘥。守原方又服3剂。

5月17日四诊：欲食，肢温。前方共服5剂，病瘥。

随访1年未复发。

【按语】肾主水，肾阳不足，气化无力，水气不化，湿聚。脾主运化水湿，脾阳不振，湿气不运而停聚于中，湿浊中阻，清阳不升，元阳不充，脑失所养，故头目眩转；浊阴上冒，故呕吐清水痰涎；脾肾阳虚，则食欲不振，倦怠乏力，四肢不温。药用附子温肾助阳以化水气；白术健脾以燥化水湿；茯苓、泽泻淡渗利湿，导水下行；半夏化水饮，降水逆；生姜行散水湿而暖脾；白芍酸苦微寒，配白术、茯苓、泽泻使渗湿而不伤阴，伍附子令其温燥而不伤血，白术与附子相合，补中而升阳气。诸药合用，脾肾健，阳气复，清阳升，眩晕停，水湿化，浊阴降，呕吐止。脾肾阳复，故纳增，肢温，其病可愈。

二 陈 汤

本方出自《太平惠民和剂局方》，由半夏、橘红、白茯苓、炙甘草组成，具有燥湿化痰、理气和中功效。

【适应证】湿痰咳嗽。咳嗽痰多，色白易咳，胸膈痞闷，恶心呕吐，肢体倦怠，或头眩心悸，舌苔白润，脉滑。

【用药心得】

1. 本方主治湿痰咳嗽，治以燥湿化痰，理气和中。方中半夏辛温而燥，既可燥湿化痰，又可降逆和胃止吐，还可散结消痞，可谓一举三用，为君。橘红理气化痰，使气顺痰消，为臣。茯苓甘淡，入脾经，健脾利湿，使湿去脾旺，则痰无所生；生姜味辛，性温，降逆化痰止呕，既可助半夏、橘红行气消痰，和胃止呕，又能制半夏之毒；乌梅一者性味酸涩，入肺以敛肺气，与半夏、生姜为伍，寓收于散，使痰祛而正不伤，邪气祛而正气复；二者有欲劫之而先聚之之意，即李时珍所谓"涌痰"之功；三者能祛痰，止久嗽，共为佐药。使以甘草益肺和中，调和药性。诸药相合，共奏燥湿化痰、理气和中之功。本方配伍特点以燥湿祛痰为主，行气健脾为辅，标本兼顾，寓收于散，为治湿痰之主方。因方中君臣药半夏、橘红皆以陈久者良，故以"二陈"命名。

3. 刘建秋教授认为，二陈汤主治应包括两方面：一为痰饮中阻所致诸症；二为饮食生冷所致脾胃失和。二陈汤加味形成二陈汤类方，由原来单纯燥湿化痰、理气和中发展到现代解表、清热、理气、祛寒、消食等，主治随功效发生了较大变化。本方功在燥湿化痰，理气和中，可作为治湿痰之主方，亦可广泛应用于其他痰证，如肺系疾病，以及眩晕、神经性呕吐、胃炎、癫痫、闭经等属脾湿生痰、阻滞气机所引起的疾患。治疗肺系疾病时，以咳嗽痰多易咳、舌苔白腻或白润、脉缓、滑为证治要点，但应注意本方治疗病证较多，不应拘泥于上述症状，应根据临床症状加减使用。风痰，加南星、竹沥等，以息风化痰；热痰，加黄芩、胆星等，以清热化痰；寒痰，加干姜、细辛等，以温化痰饮；食痰，加莱菔子、神曲等，以消食化痰；气痰，加枳实、厚朴等，以理气化痰；皮里膜外之痰，加白芥子等，以通络化痰。此外，肺热咳嗽上气、胸膈不利、头目不清等可原方加胆南星、枳实、黄连、黄芩、瓜蒌等；肝火犯胃兼吐痰涎、吐酸水、饥不欲食、嘈杂心烦等，可加黄芩、黄连、枳实、竹沥等。

【验案选录】

吴某，女，30岁，1997年10月5日初诊。

既往胃镜报告提示：慢性萎缩性胃炎，半月前因饮食不慎而诱发，自行口服肝胃去痛片后症状无改善。症见胃脘部隐痛，纳谷减少，泛溢痰涎，口淡泛水。舌质淡，苔白腻，脉弦沉滑。

诊断：胃痛。

辨证：痰湿中阻，胃失和降。

治法：健脾和胃，祛湿化痰。

方药：二陈汤加味。

处方：半夏20g，陈皮10g，茯苓15g，甘草6g，苍术10g，川芎10g，木香20g，神曲15g。5剂，水煎，早、晚温服。

10月11日二诊：胃脘隐痛已止，吐痰涎大减，苔薄白滑腻。

上方继服5剂，服法同前。

药后病告痊愈，舌脉如常，唯纳食差，继续调理善后。

【按语】胃脘痛是临床常见症，其证型虽多，然痰湿中阻尤彰。胃失和降，痞满疼痛作矣。本例痰涎甚多乃中阳不运、湿浊内停、聚而成痰、痰湿中阻所致，故用二陈汤燥湿化痰。因痰湿中阻，气机升降失和，故配苍术和胃燥湿，川芎、木香、神曲理气消食。气行痰化而诸症自解，胃络通畅则疼痛自止。

温 胆 汤

本方出自《三因极一病证方论》,由半夏、竹茹、枳实、陈皮、炙甘草、茯苓组成,具有理气化痰、清胆和胃功效。

【适应证】胆胃不和,痰热内扰证。胆怯易惊,虚烦不眠,口苦吐涎,或呕吐呃逆,或惊悸不宁,或癫痫,舌苔腻,脉弦滑或略数。

【用药心得】

1. 其证由胆胃不和、痰热内扰所致。胆为中正之官,清净之腑,喜宁谧,恶烦扰;喜柔和,恶抑郁。胆与胃乃木与土的关系。胆腑少阳之气升发正常,使得脾胃之土得以疏通和畅,胃和则寐安。若阴阳寒热有偏,或七情所伤,损及少阳冲和之气,令胆郁气滞,则疏泄失职,影响脾胃运化,脾为生痰之源,痰湿由生;痰浊内阻,致土壅木郁,少阳失其生发之令,故令胆热,而成胆胃不和之证。饮食不节,脾胃受伤,宿食积滞或积为痰热,引起胃气不和,升降受阻,而卧不得安。症见睡卧不安,辗转反侧,胸脘满闷,嗳气不舒,恶心泛呕,舌苔厚腻,脉滑。痰热上扰神明,则心烦不寐或夜多异梦,胆受其病,失于决断,则触事易惊;痰浊上蒙清窍,则作头眩,甚者发为癫痫;痰湿内阻,胃气上逆,发为呕恶。

2. 方中半夏归肺、脾、胃经,辛温而燥,善治脏腑之湿痰,为君药。竹茹味甘,微寒,归肺、胃、胆经,清化热痰,除烦止呕为臣药。枳实味苦、辛,性微寒,归脾、胃、大肠经,破气之力较强,可治顽痰结实之证,与半夏相配,气顺痰消,胆胃得和;陈皮性温,味辛、苦,归肺、脾经,燥湿化痰理气,兼顾补中,既可助半夏祛痰,又可健脾,尚能增强枳实行气之功,虚、实、寒、热诸因所生之痰皆可用;茯苓甘淡,利水渗湿,健脾安神,既绝生痰之源,又使邪有所出,且有宁心安神之效,共为佐药。甘草益气宽中,既助陈皮健脾之力,又有缓和半夏毒性之功;大枣甘温,归脾、胃经,补中益气,养血安神;生姜辛温,归肺、脾、胃经,为呕家圣药,既可助君臣祛痰止呕,又可和脾胃而制半夏之毒,共为使药。诸药相合,清热而不寒,化痰而不燥,痰热消而胆胃和,诸症自解。此为配伍精当、标本同治之经典方剂。

3. 刘建秋教授认为,本方所治痰热之证为湿痰而有化热之象,以心烦不寐、眩悸呕恶、舌苔白腻微黄、脉弦滑或略数为辨证要点。其应用本方时,根据具体证候特点进行化裁。若心中烦热,加黄连、麦冬、栀子以清热除烦;若口燥舌干,去半夏,加麦冬、天花粉以润燥生津;若癫痫抽搐,加胆星、钩藤、全蝎以息风止痉;若惊悸,加珍珠母、生牡蛎、生龙骨、琥珀等以重镇定惊；若呕逆，酌加苏叶、蜜杷叶、旋覆花等以增降逆止呕之功；若伴眩晕，加白芍、代赭石等以平肝潜阳；若肝郁甚，酌加柴胡、郁金、川楝子等疏肝解郁；若兼气短乏力、面色苍白，加生黄芪、党参、骨碎补等以益气温阳；若气血不足明显，酌加太子参、大枣等以益气养心。刘建秋教授指出，本方临床应用广泛，凡见胆胃不和、痰热内扰之证，只要化裁得当，常可获得良效。

【验案选录】

王某，女，49 岁，2007 年 4 月 9 日初诊。

症见失眠，心悸，气短，口苦，烦躁，吐涎沫，手足心热，善太息。苔黄腻，脉弦滑。

诊断：不寐。

辨证：痰热扰心。

治法：理气化痰，清热安神。

方药：温胆汤加味。

处方：香附 15g，乌药 10g，竹茹 15g，半夏 15g，茯苓 25g，枳壳 15g，陈皮 20g，合欢花 20g，五味子 20g，酸枣仁 30g，柏子仁 15g，郁金 20g，川楝子 15g，白芍 25g，甘草 10g。7 剂，水煎，早、晚温服。

4 月 18 日二诊：失眠较前略改善。

效不更方，上方继服 14 剂，服法同前。

5 月 5 日三诊：药后失眠得愈。

【按语】刘建秋教授指出，本案患者平素五志过极，肝郁气滞，肝胆疏泄不利，日久化热生痰，痰热扰心而致不寐。治以温胆汤为基础方理气化痰，清胆和胃。方中乌药、香附为治妇科病之要药，可增强疗效，加酸枣仁、柏子仁、五味子以宁心安神，加合欢花、川楝子、白芍、郁金解郁安神。诸药合用，共奏理气化痰、宁心安神之功。

小陷胸汤

本方出自《伤寒论》，由黄连、半夏、瓜蒌实组成，具有清热化痰、宽胸散结功效。

【适应证】痰热互结之小结胸证。胸脘痞闷，按之则痛，或咳痰黄稠，口苦，舌苔黄腻，脉滑数。

【用药心得】

1. 刘建秋教授认为，"百病皆由痰作祟"。本方原治伤寒表证误下，邪热内陷，痰热结于心下之小结胸证。因脾不运化，则中焦气机壅塞，气津聚而成邪，故痰饮易停留于心下胃脘处，痰郁久而化热，痰热互结于心下，气郁不通，升降失司，故胸脘痞闷，按之则痛；痰热互结，随气升降上至于肺，肺失宣降，则咳吐黄痰，质黏而稠；舌苔黄腻、脉滑数为痰热之象。其治当以清热化痰、宽胸散结为法。

2. 方中瓜蒌实甘寒滑润，清热涤痰，宽胸散结，且具润燥滑肠之功，可开痰火下行之路而畅气机，通胸膈之痹，重用为君；黄连、半夏为臣，取黄连之苦寒，清热解毒；半夏辛燥，降逆化痰，助瓜蒌实消痰散结，散心下之痞。津得热而炼痰，故化痰者必除热源；气壅滞而化热，故除热者必行其气。黄连苦寒以泄热，半夏辛温以散结，黄连、半夏合用，一苦一辛，苦降辛开，不仅使中焦气机通畅，还可使邪有出路而不壅阻。半夏与瓜蒌相伍，润燥相得，清热涤痰，如此清热化痰、宽胸散结开痹之功益著，是为清热化痰、散结开痞的常用组合。三药相合，使痰祛热除，结开痛止。临证不仅用于伤寒之小结胸病，内科杂症属痰热互结者用之亦甚有效。

3. 刘建秋教授认为，临床应用本方，主症和病位上不必拘泥于书中条文，不一定在心下，亦不一定按之则痛。凡有咳痰、色黄质稠，或胸闷气短，舌苔黄腻，脉滑数等见症，辨证属痰热互结证者均可运用。刘建秋教授应用本方时，对兼胁肋疼痛、肝气郁滞者，多加郁金、柴胡、枳实、青皮、木香等以疏肝行气止痛；兼痰稠难咳者，多加胆南星、川贝母等以加强清热化痰之力；若痰热蕴肺、胸闷气急，多加葶苈子、杏仁等以宣泄肺热；伴胃胀，酌加枳实、厚朴以降气除胀；伴胃痛，酌加五灵脂、蒲黄等以活血止痛；伴心胃烦热，酌加竹叶、石膏以清泻蕴热；伴大便干结，酌加芒硝、厚朴以行气泄热通便；伴肝胃郁热，酌加牡丹皮、黄芩、栀子以清热燥湿泻火；兼脾胃虚热，酌加石斛、玉竹、麦冬、生地黄以清热生津养阴；伴心烦，酌加栀子、竹叶、淡豆豉以清泻郁热；伴嗳气，酌加旋覆花、代赭石、竹茹以降泄浊逆；吞酸甚，酌加乌贼骨、瓦楞子、牡蛎以和胃制酸。

刘建秋教授指出，本方选药精当，配伍严谨，临床使用安全，对于诸多病证均有显著疗效。

【验案选录】

林某，男，69岁，2006年11月1日初诊。

既往患慢性支气管炎、肺气肿病史8年。10日前因外感风邪致咳嗽，咳痰，喘息，发热，体温38.6℃，静点抗生素后患者仍咳喘，咳痰。现症见胸脘痞闷，食欲不振，大便不畅。舌质红，苔黄腻，脉滑而数。查体：双肺听诊可闻及湿啰音。

诊断：喘证。

辨证：痰热郁肺。

治法：清热祛痰，降逆平喘。

方药：小陷胸汤加味。

处方：姜半夏 15g，黄连 5g，枳实 15g，制香附 15g，陈皮 15g，全瓜蒌 20g，代赭石（先煎）20g，竹茹 15g，杏仁 15g，生大黄 5g。7 剂，水煎，早、晚分服。

11 月 9 日二诊：咳痰减轻，大便通畅，胸闷顿消。

上方大黄改为 3g，继服 7 剂，服法同前。

药后诸症悉除。

【按语】刘建秋教授认为，本案患者素体痰湿偏盛，每因感受外邪而发。风为阳邪，阳从热化，内外相引，痰热互结而病作。实喘当以祛邪为主，热痰宜清化肃肺，故方予小陷胸汤清热化痰，宽胸散结，使肺之宣降有力，气机得畅。刘建秋教授指出，本病多见于老年患者，其体质虚弱，不耐攻伐，故用药需严格掌握剂量，中病即止。

贝母瓜蒌散

本方出自《医学心悟》，由贝母、瓜蒌、花粉、茯苓、橘红、桔梗组成，具有润肺清热、理气化痰功效。

【适应证】燥痰咳嗽。咳嗽痰黏，咳痰不爽、涩而难出，或上气喘促，咽干口燥咽痛，苔白而干。

【用药心得】

1. 本方所治之燥痰证乃燥热伤肺、灼津成痰、燥痰阻肺、肺失清肃而致。肺为娇脏，不耐寒热，喜清肃濡润而恶燥。因肺受火刑，水津不布，反为其火灼而成燥痰之证。燥痰在肺，肺失肃降，而见咳嗽痰黏；肺燥阴虚，水津不布，液聚成痰，故虽咳嗽有痰，但咳之不爽，涩而难出，甚则肺气上逆而见上气喘促；肺燥阴伤，燥盛则干，气道干涩，故见咽干口燥咽痛；阴津不足，痰浊在里，则见苔白而干。治以润肺清热，利气化痰。

2. 方中贝母为君药，清肺化痰，止咳平喘，开痰气之郁结。臣以甘寒而润之瓜蒌，润肺清热，理气化痰，通胸膈之壅闭，与贝母相须为用，增强清润化痰止咳之力。佐以天花粉润燥生津，清热化痰；橘红理气化痰，使气顺痰消；茯苓健脾渗湿，以杜生痰之源；桔梗载诸药入肺，宣肺利气，化痰止咳，使肺金宣降有权。诸药相伍，清润与宣利并用，以润肺为主，且润而不碍化痰，化痰而不伤津，共奏清热润燥、理气化痰之功，使肺阴得润而燥痰可除，宣降有权则咳逆可止。

3. 刘建秋教授指出，本方为治燥痰咳嗽之常用方，临证以咳嗽、咳痰难出、咽喉干燥、苔白而干为辨证要点。临床应用时，他常化裁治疗肺有燥热之咳嗽。如兼风邪犯肺，酌加桑叶、杏仁以疏风宣肺；若风寒偏重，酌加荆芥、防风；若风热偏重，酌加柴胡、薄荷、金银花；若喉中作痒，酌加前胡、牛蒡子以宣肺利咽；若肺火较盛，酌加石膏、知母以清泄肺热；若热重阴伤，酌加沙参、麦冬以养阴生津；若咳痰带血，酌加玄参、阿胶、仙鹤草、三七粉等以凉血止血，并去橘红之辛燥伤阴动血。

4. 刘建秋教授强调，虚火上炎、肺肾阴虚之干咳、咯血、潮热、盗汗等症不宜使用本方。因川贝母味甘苦，性微寒，有润肺化痰之功；浙贝母味苦性寒，长于清热化痰，故用川贝母较好，浙贝母次之。

【验案选录】

王某，女，62岁，2008年5月13日初诊。

咳嗽1周，服阿莫仙胶囊、强力枇杷露等均无效。症见咳嗽，咳痰不爽、涩而难出，声音嘶哑，咽喉干燥痛。舌红少苔，脉细数。查体：两肺呼吸音粗，未闻及干湿啰音。胸部X线片、血常规均未见异常。

诊断：咳嗽。

辨证：燥痰咳嗽。

治法：润肺清热，利气化痰。

方药：贝母瓜蒌散加味。

处方：贝母15g，瓜蒌15g，天花粉15g，茯苓15g，橘红10g，桔梗15g，桑叶10g，杏仁15g，前胡15g，甘草5g。7剂，水煎，早、晚温服。

药后诸症消。

【按语】刘建秋教授指出，本案之咳嗽以燥痰为主，以咳痰质稠、涩而难出为主要特征。肺为娇脏，喜清肃而不耐寒热，肺燥阴虚，水津不布，液聚成痰，然其性燥，故虽咳嗽有痰，却咳之不爽，涩而难出。治当润其燥，清其热，化其痰。故用贝母瓜蒌散加味以润肺清热，利气化痰，使肺燥得润而痰自化，清肃有权则咳逆自止。

苓甘五味姜辛汤

本方出自《金匮要略》，由茯苓、甘草、干姜、细辛、五味子组成，具有温肺化饮功效。

【适应证】寒饮咳嗽证。咳嗽痰多、清稀色白，口淡喜唾，胸满不舒，舌苔白滑，脉弦滑。

【用药心得】

1. 刘建秋教授指出，本方所治之证乃阳虚阴盛、寒饮停肺所致。寒饮或由脾阳不足，水湿失其温化，寒湿内生，运化失职，聚而成饮；或因外邪伤肺，津失敷布，液聚而生。寒邪痰停滞于肺，肺失宣降，气机阻滞，故咳嗽痰多、清稀色白，口淡喜唾；痰饮内停，阻滞气机，则胸满不舒；舌淡、苔白滑、脉弦滑皆为寒饮内停之象。

2. 方中大辛大热之干姜为君药，辛热走肺，既能温肺散寒以化饮，又能温中以健脾胃。肺之阳气得复，则内蕴之寒饮自除。脾胃健则水湿得以运化。细辛味辛，性温，入肺经，与干姜等量，温肺散寒，助干姜治已聚之痰饮；饮之所成多源于脾之不运，水湿内停，故以性平味淡、入脾经之茯苓健脾渗湿，与干姜相配，共杜生痰之源，二者共为臣药。久咳之人，肺气必有耗散，故佐以五味子，既能收敛肺气，以平咳喘，又能与干姜、细辛配伍，有散有收，使散不伤正，收不留邪，且可使肺金开阖有度，宣降有权，则饮邪无伏匿之处。使以甘草润肺和中，调和诸药。诸药合用，温散并行，开阖相济，使寒饮得去，肺气安和，标本同治。药仅五味，然配伍精当，组方严谨，疗效卓著，实为温化寒饮之良剂。

3. 本方主治寒饮咳嗽之证，以咳嗽、咳痰、痰清稀色白量多、舌苔白滑、脉弦滑为辨证要点。若咳喘痰多，邪偏在肺，可酌加紫菀、款冬花、苏子等以宣肺降气止咳；若喜唾清涎，邪偏在胃，可酌加半夏、陈皮、白术、生姜等以健脾温中降逆；寒饮引动冲气上逆，症见呕逆、心悸、眩晕，可酌加桂枝平冲降逆；若咳嗽伴喘促，可酌加杏仁、厚朴等以降逆平喘；若口干痰燥者，可酌加天花粉以润燥止咳化痰；若舌质略红，可酌加生石膏以清肺中郁热；若大便燥结不通，可酌加大黄泄热通便；若周身浮肿，可酌加泽兰、益母草以利水消肿。本方临床用药灵活多变，切不可拘泥。

刘建秋教授强调，本方临床应用时需注意肺阴虚火旺、脾肾阳虚者及孕妇慎用。

【验案选录】

陈某，男，65岁，2010年11月16日初诊。

支气管哮喘病史10年，每逢冬春季或气候剧变时加重。3天前因受寒复发。症见喘息气促，咳嗽，咳白色泡沫痰，胸闷，舌淡苔白，脉紧。听诊：双肺可闻及哮鸣音。

诊断：哮病。

辨证：痰饮内停。

治法：温中化痰，止咳平喘。

方药：苓甘五味姜辛汤加味。

处方：茯苓15g，干姜10g，桂枝10g，细辛3g，五味子15g，甘草10g，紫菀15g，款冬花15g，半夏15g，黄芪20g。7剂，水煎，早、晚温服。

11月24日二诊：症状明显缓解。

上方继服3个疗程（1个疗程7天）。

药后咳嗽、咳痰、气促症状消失。

【按语】刘建秋教授指出，本案属痰饮内停，复感外邪，致肺失宣降、气机不畅而引发咳嗽咳痰，喘息气促，故方用苓甘五味姜辛汤加味，既可祛饮邪，又可止咳平喘。方中干姜、细辛温肺止咳，化饮平喘；茯苓、甘草甘温健脾，以绝饮源；五味子味酸性敛，固护肺气，又防姜、辛过于辛散而伤肺气。诸药相辅相成，共奏捷效。用药切中病机，因而获效。

蒿芩清胆汤

本方出自《重订通俗伤寒论》，由青蒿脑、淡竹茹、半夏、赤茯苓、青子芩、生枳壳、陈广皮、碧玉散（滑石、青黛、甘草）组成，具有清胆利湿、和胃化痰功效。

【适应证】少阳湿热证。寒热如疟，寒轻热重，口苦胸闷，胸胁胀痛，吐酸苦水，或呕黄涎而黏，甚则干呕呃逆，小便黄少，舌红苔白腻，或间见杂色，脉数而右滑左弦。

【用药心得】

1. 刘建秋教授指出，本方主要病机为少阳胆热，兼有湿热痰浊中阻。湿遏热郁，阻于少阳胆经与三焦，三焦气机不利，胆中相火炽烈，以致少阳枢机不利。胆经郁热偏重，则寒热如疟，寒轻热重，口苦胸闷，胸胁胀痛。胆热犯胃，灼津为痰，湿热痰浊中阻，胃失和降，胃气上逆则见吐酸苦水，或呕黄涎而黏，甚者干呕呃逆。湿阻三焦，水道不畅，以致小便黄少。舌红、脉数为热象，苔白腻为湿浊之征，或间见杂色总属湿热。脉右滑主痰湿，左弦为病在少阳之象。

2. 方中青蒿脑苦寒芳香，既清透少阳邪热，又辟浊化湿，为湿温疫病要药，又清肝胆血分伏热；黄芩苦寒，清泄少阳湿热，共为君药，既透邪外出，又内清里热。竹茹清胆胃之热，化痰止呕；半夏燥湿化痰，和胃降逆，两药配伍，加强化痰止呕之功；碧玉散（滑石、青黛、甘草）、赤茯苓清热利湿，导湿热下泄，共为臣药。枳壳下气宽中，消痰除痞；陈皮理气化痰，宽畅胸膈，为佐药。诸药合用，使湿去热清，气机利，胃气和，诸症得解。

3. 本方适用于胆热犯胃、湿热痰浊中阻属热重于湿者。证治要点为寒热如疟，寒轻热重，胸胁胀闷，吐酸苦水，舌红苔腻，脉弦滑。本方有清胆利湿、和胃化痰之效，故对于胆经热证较为适用。刘建秋教授临床常随症加减。

呕多者,酌加黄连、苏叶、左金丸清热除湿,降逆止呕;湿重者,酌加藿香、薏苡仁、白蔻仁、草果增强化湿浊之功;小便不利,酌加车前子、泽泻、通草以清利湿热;肢体酸疼,酌加丝瓜络、桑枝以清利湿热,通经活络;湿热发黄,热重湿轻者,去陈皮、半夏,酌加茵陈、栀子清热退黄;口苦、胸闷明显,酌加藿香、佩兰、厚朴以增强和胃化浊之功。

4. 本方药性偏寒,素体阳虚者慎用。

【验案选录】

张某,男,30岁,2011年9月12日初诊。

平素嗜酒,近1周出现恶寒发热,体温38.0℃~39.4℃,伴头重,肢体困重,吐酸苦水,胁肋胀痛,大便黏稠,小便少色黄。舌红,苔黄腻,脉数。

诊断:胁痛。

辨证:少阳湿热。

治法:清胆利湿,和胃化痰。

方药:蒿芩清胆汤加减。

处方:青蒿15g,竹茹15g,半夏15g,茯苓15g,黄芩15g,枳壳15g,生石膏20g,青黛10g,甘草10g,丝瓜络15g,白豆蔻15g,栀子10g,草果10g。7剂,水煎,早、晚分服。

9月18日二诊:药后热退。

前方去石膏、青黛、栀子,加陈皮15g,薏苡仁10g。继服7剂。

药后诸症消。

【按语】本案为少阳湿热证,故刘建秋教授用蒿芩清胆汤加减。方中青蒿、黄芩清泄湿热;碧玉散(滑石、青黛、甘草)、赤茯苓清热利湿,导湿热下泄;陈皮理气化痰,宽畅胸膈。诸药合用,共奏清胆利湿、和胃化痰之功。

四 逆 散

本方出自《伤寒论》,由甘草、枳实、柴胡、芍药组成,具有透邪解郁、疏肝理脾功效。

【适应证】

1. 阳郁厥逆证。手足不温,或身微热,或咳,或悸,或小便不利,或腹痛,或泄利,脉弦。

2. 肝脾不和证。胁肋胀闷,脘腹疼痛,脉弦。

【应用心得】

1. 阳郁厥逆证源于外邪传经入里,气机为之郁遏,不得疏泄,导致阳气内郁,不能达于四肢末,而见手足不温。四逆者乃手足不温也。此种四逆,与阳衰阴盛的四肢厥逆有本质区别，正如李中梓所云："此证虽云四逆，必不甚冷，或指头微温，或脉不沉微，乃阴中涵阳之证，唯气不宣通，是为逆冷。"肝藏血，性喜条达而恶抑郁，本方病证四逆亦可因肝气郁结，阳气内郁于内，不能通达于四肢所致。另肝病最易传脾，脾主四肢，脾土壅滞不运，亦可导致阳气不能敷布而为厥逆。因肝气郁结，升降失调，气机不畅，致使阴阳之气不能顺接，不能达于四肢，则身微热；心胸阳气失于宣通，则或咳或悸；水道失于通调，则小便不利；肝气郁结，气郁不畅，木乘土位，则或腹痛，或泄利。而肝气郁滞，疏泄失司，脾气壅塞，致肝脾不和而见胁肋胀闷。肝气郁结则脉弦，弦脉亦主疼痛。因此，阳郁气滞是本方病证的基本病机。

2. 肝气郁结，失于疏泄致阳气内郁不能外达为本方病证的病机要点，故治疗应首选疏肝理气之品。方中柴胡为君药，入肝、胆经，升阳透邪，疏肝解郁。白芍敛阴养血柔肝为臣药，与柴胡合用，使阳气外透，阳气升发与阴气相合，且疏肝养血，以适"肝体阴用阳"之性。佐以枳实理气，与柴胡相配疏肝，二者一升一降，调畅气机；与白芍相配，理气和血，使气血调和。甘草为使药，调和诸药，益脾和中。四药同用，共奏疏肝理气、透邪解郁之效，使邪气去，肝郁解，气机畅，阳气升，四逆解。

3. 刘建秋教授认为，手足不温，或胁肋疼痛、脉弦为本方的证治要点。本方所治"四逆"即四肢厥冷的简称，与"厥""厥逆"含义相近。该证有寒热之不同。本方所治既非阳衰阴盛之寒厥，亦非"热深厥亦深之热厥"。本方为疏肝理脾之平剂，临床凡肝胆气郁所致的四逆或肝脾不和所致的脘腹疼痛均可运用本方加减。兼有咳嗽者，加五味子敛肺止咳，干姜温肺散寒止咳；兼少腹胀痛明显者，加川楝子、郁金、元胡以增强疏肝理气之功；心悸、小便不利明显者，加茯苓通达膀胱，渗利水湿，桂枝温通心阳；腹痛明显者，加炙附子、高良姜温中散寒。

【验案选录】

夏某，男，48岁，2011年10月3日初诊。

近两月来，胁肋部疼痛，走窜不定，时作时止，胃脘胀满，嗳气。舌苔黄，脉沉弦。

诊断：胁痛。

辨证：肝气郁结，肝脾不和。

治法：疏肝理气，行气消胀。

方药：四逆散加减。

处方：柴胡15g，枳壳15g，郁金20g，白芍15g，甘草10g，香橼皮10g，法半夏10g，瓜蒌10g，荷梗3g，片姜黄10g。14剂，水煎，早、晚温服。

10月18日二诊：药后诸症近平。

续进上方用药，巩固疗效。

【按语】肝脾气机郁滞，以肝脾所主的部位如胁肋、脘腹胀闷疼痛为主，因气机郁滞即见弦脉。四逆散是治疗肝脾气郁的基础方。胁肋部疼痛、走窜不定、时作时止、胃脘胀满、嗳气、脉沉弦是典型的肝气郁结，肝脾不和，故用四逆散加减，疏肝理气，行气消胀。

四君子汤

本方出自《太平惠民和剂局方》，由人参、白术、茯苓、甘草组成，具有益气健脾功效。

【适应证】脾胃气虚证。面色㿠白，语声低微，气短乏力，食少便溏，舌淡苔白，脉虚弱。

【应用心得】

1. 刘建秋教授指出，本方病证为脾胃气虚、纳谷与运化乏力所致。由于脾主运化，胃主受纳，五脏六腑、四肢百骸皆赖其所消化转输的水谷精微以充养，故被称为后天之本，气血生化之源。脾胃气虚，脾失健运，胃纳不振，湿浊内生，则饮食减少，大便溏薄；脾胃虚弱，气血生化不足，脏腑组织失于濡养，营卫不足，则面色㿠白，语声低微；脾气亏虚，肢体失养，则四肢倦怠；舌淡、苔薄白、脉虚弱均为中焦脾胃气虚之象。《医方考》卷三云："夫面色萎白，则望之而知其气虚矣；言语轻微，则闻之而知其气虚矣；四肢无力，则问之而知其气虚矣；脉来虚弱，则切之而知其气虚矣。"

2. 四君子汤的基本病机是脾胃气虚，运化乏力，气血乏源；治宜补益中焦脾胃之气，以恢复其运化收纳之功。方中人参甘温，大补元气，健脾养胃，主入脾经，大补脾胃之虚，为君药。白术甘温而兼苦燥之性，甘温补气，苦燥健脾，与脾喜燥恶湿之性相合，有"安脾胃之神品""脾脏补气第一要药"之誉，以助气血生化之源，与人参相协，益气补脾之力益著，为臣药。茯苓甘淡，健脾渗湿，与白术相伍，后者补中健脾，守而不走；前者渗湿助运，走而不守，二者相辅相成，健脾助运之功益彰，为佐药。炙甘草甘温益气，合人参、白术可加强益气补中之力，又能调和方中诸药，为使药。本方组成虽仅四药，但皆味甘入脾，且益气之中有燥湿之功，补虚之中有运脾之力，诸药相辅相成，配伍严谨，药简力专，颇合脾欲甘、喜燥恶湿、喜通恶滞的生理特性，体现了治疗脾胃气虚证的基本大法。本方配伍特点为：以益气补脾为主，伍以祛湿助运之品，补中兼行，温而不燥，为平补脾胃之良方。

3. 本方是治疗脾胃气虚证的常用方剂，以面色㿠白、气短乏力、食少便溏、舌淡苔白、脉虚弱为证治要点。临床辨证凡属于脾胃气虚者均可应用本方。刘建秋教授临证加减，疗效甚佳。呕吐者，加生姜、半夏、藿香等以降逆止呕；胸膈痞满者，加枳壳、陈皮等以行气宽胸；畏寒腹痛者，加干姜、附子等以温中散寒；心悸失眠者，加酸枣仁、远志以宁心安神；食后胃脘不舒、倦怠乏力、便溏明显者，加白扁豆、茯苓、砂仁、苍术等健脾化湿；血虚者，加当归、阿胶以滋阴补血；气虚下陷明显者，加升麻、黄芪以益气温阳。

【验案选录】

林某，女，35岁，2011年11月22日初诊。

平素倦怠乏力，面色㿠白，纳食不香，大便溏薄，5日前进食不洁食物后，出现吐泻。经治疗，吐泻止后出现低热，体温波动在37.4℃~37.9℃之间，经系统理化检查后，诊断为功能性低热。症见发热，倦怠乏力，面色㿠白，食少纳呆，手足心热。舌淡胖有齿痕，脉细弱无力。

诊断：发热。

辨证：脾胃虚弱，元气受损，虚阳浮越。

治法：滋养脾胃。

方药：四君子汤加减。

处方：党参15g，茯苓15g，白术15g，甘草10g，山药15g，石斛15g，天花粉15g，砂仁15g。7剂，水煎，早、晚分服。

11月30日二诊：热退。

前方去天花粉、砂仁、石斛，加陈皮15g，黄芪25g，继续服药14剂，服法同前。

药后，诸症明显减轻。

【按语】气虚发热常在劳累后发生或加剧。脾气虚，运化乏力，故见面白食少，头晕乏力，气短懒言，自汗，易于感冒，食少便溏，舌质淡，苔薄白，脉细数。脾胃气衰，中气下陷，阴火内生故发热，热势或低或高。方用四君子汤益气健脾除热。热退后去诸清热滋阴药，酌加补气健脾药，黄芪、陈皮。

参苓白术散

本方出自《太平惠民和剂局方》，由莲子肉、薏苡仁、缩砂仁、桔梗、白扁豆、白茯苓、人参、白术、山药、甘草组成，具有益气健脾、渗湿止泻功效。

【适应证】

1. 脾胃气虚夹湿证。饮食不化，胸脘痞闷，或吐或泻，四肢乏力，形体消瘦，面色萎黄，舌淡苔白腻，脉虚缓。

2. 肺脾气虚夹痰湿证。咳嗽痰多色白，胸脘痞闷，神疲乏力，面色㿠白，纳差便溏，舌淡苔白腻，脉细弱而滑。

【应用心得】

1. 刘建秋认为，本方主要病证由脾虚夹湿所致。脾主运化，胃主受纳。若脾胃虚弱，健运失司，一则津液不化而凝聚成湿，故有"诸湿肿满，皆属于脾"之论；二则饮食不化而气血生化乏源，故有"脾为后天之本"之说。湿浊中阻，气机升降失调，清浊不分，则胃气上逆而为呕吐，湿浊在下则为泄泻；脾湿生痰，上贮于肺，则咳嗽痰多色白；湿性黏滞重浊，阻遏气机，故胸闷不舒，胸脘痞闷；脾胃虚弱，不能运化水谷精微，气血化源不足，肢体失于濡养，故四肢无力，形体消瘦，面色萎黄；胃气虚，不能纳食，故纳呆。舌淡、苔白腻、脉虚缓皆为脾虚夹湿之象。脾胃虚弱、运化失职、湿浊内生为本证的基本病机。

2. 方中人参甘温，入脾经，擅补脾胃之气；白术甘温而性燥，既可益气补虚，又能健脾燥湿；茯苓甘淡，为利水渗湿、健脾助运之要药。参、术相合，益气补脾之功益著；苓、术相伍，除湿运脾，三药合用，共奏益气健脾渗湿之功，同为君药。山药甘平，补中益气，为平补脾胃之品；莲子肉甘平而涩，长于补脾厚肠胃，涩肠止泻，又能健脾开胃，增进食欲，两药助人参、白术以健脾益气，兼以厚肠止泻；白扁豆甘平补中，健脾化湿；薏苡仁甘淡微寒，健脾利湿，两药助白术、茯苓以健脾助运，渗湿止泻，四药共为臣药。砂仁辛温芳香，化湿醒脾，理中焦脾胃之气，以助运脾化水湿之功，另取其芳香之气，化湿醒脾；桔梗既止咳化痰，又开宣肺气，气化则湿亦化，肺为水之上源，肺气通调则下焦水道通畅，使大便之水从小便解，另宣利上焦水道而治下焦病证，有"提壶揭盖"之意，桔梗亦能载药上行，使脾药入肺，以达"培土生金"之法，二者共为佐药。炙甘草益气和中，调和诸药为使。大枣煎汤调药，更增补益脾胃之效。诸药配伍，补中焦之虚，助脾气之运，渗停聚之湿，行气机之滞，恢复脾胃受纳与健运之职，则诸症自除。本方的配伍特点为：一是以益气补脾之品配伍渗湿止泻药物，虚实并治，虚者补之；二是伍用桔梗上行入肺，宣通肺气，陷者升之；三是用药甘淡平和，补而不滞，甘温除热。

3. 本方以饮食不化、胸脘胀闷、便溏乏力、形体消瘦、面色萎黄、舌淡、苔白腻、脉虚缓为证治要点。刘建秋教授认为，凡由脾胃虚弱所致具有以上诸症者均可使用本方加减。纳差食少明显者,加焦山楂、炒神曲、炒麦芽;痰多者,加瓜蒌、半夏、陈皮;兼里寒腹痛者,加肉桂、干姜。

【验案选录】

夏某,女,51岁,2004年5月12日初诊。

上腹胃脘痛1年余,劳累、感寒及情绪激动而加重,温敷及饮少许热水后可减轻。胃镜检查提示:慢性胃炎。症见胃脘痛,喜温喜按,面色萎黄,纳差神疲,大便溏。舌淡,苔白腻,脉虚缓。

诊断:胃痛。

辨证:脾胃虚寒。

治法:益气健脾,温中补虚。

方药:参苓白术散加减。

处方:莲子肉15g,薏苡仁15g,砂仁15g,白扁豆15g,茯苓15g,党参20g,甘草10g,干姜10g,香附15g。7剂,水煎,早、晚温服。

5月20日二诊:便溏减轻。

上方加黄芪25g,白术15g。14剂,水煎,早、晚温服。

药后诸症悉除。

【按语】中阳不足,脾胃虚寒,失于温养,则胃痛隐隐,喜温喜按;脾胃不足,纳运失司,则纳差、大便溏。方用参苓白术散加减,取其益气健脾、温中补虚之意。参苓白术散是在四君子汤基础上形成的,其症状与四君子汤相比,脾虚更甚,脾湿更盛,积聚更重,此病案见大便溏,有的甚至出现轻微的浮肿,苔白腻、脉虚缓均虚而夹湿的表现。

天麻钩藤饮

本方出自《中医内科杂病证治新义》,由天麻、钩藤、生决明、山栀、黄芩、川牛膝、杜仲、益母草、桑寄生、夜交藤、朱茯神组成,具有平肝息风、清热活血、补益肝肾功效。

【适应证】肝阳偏亢,肝风上扰证。头痛,眩晕,失眠,舌红苔黄,脉弦。

【应用心得】

1. 本方病证为肝肾不足、肝阳上亢、肝风上扰所致。肝属木,外应风气,内寄相火,体阴而用阳,其性刚劲,主动主升。如郁怒忧思,肝失条达,气郁化火,肝阳独亢,或久病体虚,摄生不当,肝肾亏损,阴不制阳,肝阳偏亢,风阳循经上扰清窍,则头痛、眩晕;肝藏魂,心藏神,肝火内扰,神志不安,则夜寐多梦,甚或失眠。舌红、苔黄、脉弦乃肝阳偏亢之征。

2. 本方的治疗原则是平肝息风，潜阳降逆，配合清热活血，补益肝肾为法。方中天麻甘平，专入足厥阴肝经，功擅平肝息风，"为治风之神药"；钩藤甘凉，既能平肝风，又能清肝热，二药合用，以增平肝息风之力，共为君药。石决明性味咸平，入肝经，重镇潜阳，凉肝除热，与君药合用，加强平肝息风之力；川牛膝活血并引血下行，二者共为臣药。栀子、黄芩清热泻火，苦寒降泄，使肝经火热得以清降而不至上扰；益母草行血而利水；杜仲、桑寄生补益肝肾，扶正顾本；夜交藤、朱茯神安神定志，共为佐药。诸药相合，共奏平肝息风、清热活血、益肾宁心之效。

3. 本方是治疗肝阳偏亢、肝风上扰的有效方剂，以头痛、头晕、失眠、舌红苔黄、脉弦为证治要点。刘建秋教授临床上辨证凡属肝阳上亢所致病证，均选用本方加减。阳亢化风，眩晕较甚，唇舌或肢体发麻，酌加羚羊角、代赭石、牡蛎、龙骨、磁石等以镇肝潜阳息风；肝火偏盛、头痛较剧、面红目赤、舌苔黄燥、脉弦数，酌加龙胆草、夏枯草、丹皮，或加服龙胆泻肝丸以清肝泻火；便秘者，酌加大黄、芒硝，或加服当归龙荟丸以泻肝通腑；肝肾阴虚明显者，酌加女贞子、枸杞子、白芍、生地、何首乌等以滋养肝肾；肝阳上亢，火升风动，气血逆上，络破血溢而致半身不遂，仍肝阳偏亢者，酌加赤芍、桃仁、红花、地龙以通经活络；言语不利者，酌加石菖蒲、远志、胆南星、天竺黄以化痰开窍。

【验案选录】

钱某，男，54岁，2004年2月23日初诊。

既往高血压病史20余年，血压最高达200/120mmHg，平素口服安博维，血压控制在正常范围。近日因劳累出现眩晕耳鸣，头晕头痛，急躁易怒，少寐多梦，口苦，舌红，苔黄，脉弦。近日服用降压药物，血压波动较大，在180~130/100~70mmHg之间。

诊断：眩晕。

辨证：肝阳上亢。

治法：平肝潜阳，滋养肝肾。

方药：天麻钩藤饮加减。

处方：天麻15g，钩藤15g，杜仲15g，牛膝15g，桑寄生15g，栀子15g，黄芩15g，夜交藤25g，茯神20g，龙胆草15g，生龙牡各25g。7剂，水煎，早、晚分服。配合口服降压药物。

3月2日二诊：血压控制在正常范围，且波动不大。

效不更方，上方继续服用14剂，服法同前。

药后诸症消失。

【按语】肝阳上亢，扰动清窍则眩晕，头痛且胀；肝阳上亢，心神不宁，故急躁易怒，失眠多梦。方用天麻钩藤饮加减。方中天麻、钩藤平肝息风，黄芩、栀子清肝泻火，牛膝引血下行，杜仲、桑寄生补益肝肾，茯神、夜交藤养血安神定志。诸药合用，平肝潜阳，滋养肝肾。

杏苏散

本方出自《温病条辨》，由苏叶、半夏、茯苓、甘草、前胡、苦桔梗、枳壳、生姜、橘皮、大枣、杏仁组成，具有轻宣凉燥、宣肺化痰功效。

【适应证】外感凉燥证。恶寒无汗，头微痛，咳嗽痰稀，鼻塞，咽干，苔白，脉弦。

【应用心得】

1. 本方病证是外感凉燥、邪袭肺卫、津液内结、痰湿内阻所致。《燥病论》曰："燥气起于秋分以后，小雪之前，阳明燥金凉气司令……燥病属凉，谓之次寒，病与感寒同类。"刘建秋教授认为，深秋时节，气候干燥且渐冷，起居衣着如有不慎，感而得之，遂病凉燥。凉燥伤于皮毛，内合于肺，卫阳为之郁遏，故现恶寒无汗、头微痛等表证。肺主皮毛，皮毛受邪，内入于肺，则肺失宣降而致咳嗽。咳吐稀痰，凉燥伤肺，宣降失常，津液内结，变化为痰，故痰液稀薄。肺开窍于鼻，今受凉燥所袭，肺气不得宣发，故鼻塞。咽干系燥邪伤津所致。凉燥兼痰饮，则脉弦、苔白，脉弦亦与燥金胜而克木，以致肝病有关。

2. 本方主要病机为肺卫受凉燥所伤，而致津液内结，痰浊阻滞，故治宜轻宣凉燥，宣肺化痰。方中苏叶味辛微温，发汗解表，开宣肺气，使凉燥从表而解；杏仁苦辛温润，宣肺散邪，降气止咳，两药配伍，共为君药。前胡表里兼顾，外可宣散表邪，内可化痰止咳，助杏、苏轻宣达表而兼化痰；桔梗、枳壳宣肺宽胸，祛痰止咳，一升一降，助杏仁宣利肺气，共为臣药。半夏、橘皮、茯苓与甘草合用即二陈汤，可燥湿化痰，理气和中，均为佐药。甘草与臣药中的桔梗相伍，又可祛痰止咳，宣肺利咽。生姜、大枣调和营卫以利解表，通行津液而润燥，亦为佐药，与甘草合用，又能调和诸药，兼作使药。全方配合，共成发散宣化之功，使表解痰消，肺畅气调，诸症自愈。本方的配伍特点为轻宣凉燥解表与温润化痰止咳并用，表里兼顾而以治表为主，乃苦温甘辛之法，正合《素问·至真要大论》"燥淫于内，治以苦温，佐以甘辛"的理论。

3. 本方是治疗凉燥证的代表方剂。以恶寒无汗、头微痛、咳嗽痰稀、鼻塞、咽干、苔白、脉弦为证治要点。刘建秋教授临证应用本方加减变通，疗效甚佳。恶寒重，加葱白、淡豆豉、防风疏散风寒以解表；头痛甚，加防风、川芎、葛根、白芷以祛风通络止痛；咳嗽痰多，加紫菀、川贝母以温润化痰；泄泻腹满者，加苍术、厚朴；汗后咳不止，去苏叶、羌活，加苏梗畅利肺气以止咳；兼泄泻腹满，加苍术、厚朴以燥湿行气；兼见热象，加黄芩清热；无汗头痛，加羌活、川芎以通经活络。

【验案选录】

林某，女，53岁，2007年9月16日初诊。

恶寒发热1周，每天午后出现，晨起热退，反复发作，伴有头痛，咳嗽，痰多黏稠，胸闷。苔白，脉弦。

诊断：咳嗽。

辨证：凉燥证，兼痰湿中阻。

治法：轻宣凉燥，化痰祛湿。

方药：杏苏散加减。

处方：苏梗15g，柴胡15g，防风15g，前胡15g，生姜10g，半夏15g，陈皮15g，杏仁15g，茯苓15g，枳壳15g，川贝15g，紫菀15g。7剂，水煎，早、晚温服。

9月25日二诊：患者无恶寒、发热。

前方去防风、生姜、柴胡，加白术15g，砂仁15g，党参15g。7剂，水煎，早、晚温服。

药后诸症消除。

【按语】本案属凉燥外束，兼痰湿中阻。凉燥证与单纯的外感风寒证的不同在于凉燥证的本质是津液凝聚不布。《素问》谓："饮入于胃，游溢精气，上输于脾，脾气散精，上归于肺。"因外感凉燥，肺气宣降失常，肺气闭郁，津液不能正常布散，停在局部，出现痰多之症，故初诊即用杏苏散加减，其中加柴胡可增解表之力。二诊表证已去，故去防风、生姜、柴胡，加白术、砂仁以增强化痰祛湿之功。

四 物 汤

本方出自《仙授理伤续断秘方》，由白芍药、当归、熟地黄、川芎组成，具有补血和血功效。

【适应证】血虚滞证。心悸失眠，头晕目眩，面色无华，形瘦乏力，妇人月经不调、量少或经闭不行，脐腹作痛，舌淡，脉细弦或细涩。

【用药心得】

1. 刘建秋教授指出，营血虚滞、脏腑形体失濡为本证的基本病机。血属阴，内养脏腑，外充形体，因血液之充盈强盛对脏腑组织器官正常功能的发挥起着重要作用，故阴血亏虚、脏腑形体失去濡养之资则可出现多种病变。血虚不能上荣，清窍、形体失濡，则头晕目眩，面色无华，唇甲色淡，舌淡；心主血而藏神，血虚心失所养，神不守舍，则心悸怔忡，失眠多梦；血虚不能外充形体，则形瘦乏力；冲为血海，阴血不足，血海空虚，加之血虚脉道涩滞，血液之运行亦失于流畅，故妇女可见月经量少色淡，不能应时而至，或前或后，甚至经闭，脐腹作痛；血虚脉道失充，故脉象细而无力。

2. 本方为营血虚滞之证而设，以补血、调血立法。方中熟地黄味甘微温，归肝、肾经，质润而腻，为滋阴补血之要药，为君药。当归甘温质润，归心、肝经，长于补血，兼能活血，前人称其"补中有动，行中有补，诚血中之气药，亦血中之圣药也"，本方用之，一则可助熟地黄补血之力，二则可行经络脉道之滞，为臣药。白芍酸甘质柔，归肝、脾经，功擅养血敛阴，与地、归相协则本方滋阴养血之功益著，并可缓挛急而止腹痛；川芎辛散温通，归经肝胆，上行头目，下行血海，中开郁结，旁通络脉，为血中之气药，长于活血行气，与当归相伍则畅达血脉之力益彰，二者共为佐药。方中地、芍阴柔，专于养血敛阴，故有血中血药之称；归、芎温通，补中有行，有"血中气药"之誉。前者补血力胜，然其性阴柔凝滞；后者补力逊之，却有温通流动之机，四物相配，补中有通，滋阴不腻，温而不燥，阴阳调和，使营血恢复，动静结合，刚柔相济，血虚者得之可收补血之功，血滞者得之可奏行血之效，实为补血调血之良方。本方经典之处在于补血配活血，动静相伍，补调结合，补血而不滞血，行血而不伤血。

3. 刘建秋教授遵四物汤原方之意，临证中以血虚为主要病理变化，以血虚引起的头晕心悸、面色无华、舌淡、脉细等症为证治要点。除用于妇科月经不调、胎产疾病外，一些外科疾病如荨麻疹、扁平疣等慢性皮肤病，以及过敏性紫癜、神经性头痛等辨证属营血虚滞者也可用本方加减治疗。若兼气虚，加人参、黄芪以补气；以瘀血为主，加桃仁、红花，白芍改为赤芍，以加强活血祛瘀之力；血虚有寒，加肉桂、炮姜、吴茱萸以温通血脉；血虚有热者加黄芩、丹皮，熟地黄改为生地，以清热凉血；妊娠胎漏，加阿胶、艾叶以止血安胎。

4. 需注意的是，若大失血，重在补气以固脱，故本方不宜与之；阴虚发热本方亦不宜与之。方中熟地黄滋腻，当归滑润，故湿盛中满、大便溏泄者忌用。

【验案选录】

于某，女，36岁，2002年6月12日初诊。

患缺铁性贫血 20 年，曾长期口服硫酸亚铁、肌注维生素 B12 治疗，疗效不佳。近半年来自觉头晕、乏力逐渐加重，气短懒言，查血红蛋白 83g/L。诊见面色苍白无华，唇甲色淡而白。舌淡，苔白，脉细。

诊断：虚劳。

辨证：气血两虚。

治法：补气养血。

方药：四物汤加减。

处方：当归 30g，白芍 30g，川芎 15g，熟地黄 30g，党参 60g，黄芪 60g，何首乌 50g，白术 50g，茯苓 50g，陈皮 20g，苡仁 50g，炙甘草 15g，大枣 15g。共研细末，每日早、晚各取 10g 冲水吞服，连服 3 月。

9 月 15 日二诊：自觉头晕、乏力等症大有好转，面色唇甲由苍白转红润。复查血红蛋白 98g/L。继服此方 3 个月。

12 月 9 日三诊：病情明显好转，查血红蛋白已升至 106g/L。

【按语】患者患缺铁性贫血 20 多年，久病必气血两虚，故予四物汤合四君子汤（八珍汤）加味补气养血。中医学认为，脾胃为气血生化之源，脾胃消化和吸收的水谷精微物质经过生理变化而成为血液，以上方研末吞服，连服半年而获效。

小蓟饮子

本方出自《济生方》，由生地黄、小蓟根、滑石、木通、蒲黄、淡竹叶、藕节、当归、山栀子、甘草组成，具有凉血止血、利尿通淋功效。

【适应证】热结下焦之血淋、尿血。尿中带血，小便频数，赤涩热痛，舌红，脉数等。

【应用心得】

1. 血淋为五淋之一，多属腑病，血淋、尿血总由热聚膀胱，或心火移于膀胱所致。热结下焦，损伤血络，迫血下行渗于膀胱，血随尿出，故见尿中带血，其痛者为淋，不痛者为血尿。瘀热蕴结，阻滞下焦，膀胱气化失常，故小便频数，赤涩热痛。舌红、脉数亦为下焦热结之征。本方证之病机为热结下焦，损伤血络，以尿中带血、小便赤涩热痛为主症。

2. 本方证病因属热，病变部位在下焦膀胱，为尿血、血淋之证。治宜凉血止血，利尿通淋。方中小蓟甘凉，入心、肝二经，具凉血止血之功，尤长于治血尿，且有良好的利尿作用，能清利膀胱湿热，一药而两擅其功，为君药。蒲黄性寒而利，可利小便，止血，消瘀血；藕节能"止咯血、唾血、血淋、溺血、下血、血痢、血崩""和血脉，散一切瘀血"；生地"能生血补血,凉心火,退血热……止呕血衄血",三药凉血止血,化瘀养阴,与君药相伍,既能加强塞流澄源之效,又可使血止而不留瘀,血止而新血能生,俱为臣药。热结膀胱,病势下迫,宜因势利导,方以木通、滑石清热利尿通淋;竹叶、栀子清心泻火,兼利小便,导热从膀胱而出。血淋、尿血每耗阴血,故用当归合生地滋阴养血,兼顾阴血耗伤之患。另外,当归性温,具活血之功,尚可防诸寒凉药太过,止血而无瘀滞之弊,共为佐药。甘草缓急止痛,和中调药,为使药。诸药合用,共奏凉血止血、利尿通淋之功。

3. 刘建秋教授认为,该方凉血止血与泻火通淋合用,而以凉血止血为主,泻火通淋为辅,于凉血止血中寓有化瘀,泻火通淋中佐以养阴。方中小蓟、蒲黄、藕节、生地凉血止血;滑石、木通、竹叶、栀子清热通淋,这两类药为主要组成部分,是临床上治疗尿血、血淋属热属实的重要方剂。本方以小便赤涩热痛、舌红、脉数为证治要点。方中炙甘草可改为生甘草或甘草梢,取其清热泻火之功;若瘀热盛、小便赤涩热痛甚者,可选加石韦、蒲公英、黄柏之属以清热利湿;若血淋尿道疼痛剧烈者,可加琥珀、海金沙以通淋化瘀止痛;若血淋尿血日久气阴两伤者,可酌减木通、滑石寒滑渗利之品,加党参、黄芪、阿胶等补气养阴药物,以标本兼顾。

4. 刘建秋教授提出,因本方药物多属性寒通利之品,不宜久服;另血淋日久正虚,也不宜予本方;血尿仅是许多疾病过程中的一个症状,必须结合辨病,排除肿瘤、结石、结核、丝虫、先天畸形及血液系统疾病,避免贻误病情。

【验案选录】
病案1
刘某,男,21岁,2005年12月10日初诊。
半月前因感冒开始出现发热,咽喉疼痛,后出现头面部及下肢浮肿,伴有头晕,小便不利,疼痛,尿少而黄,口渴心烦,口角生疮,咽红肿。舌尖红,苔少,脉浮数。
诊断:淋证。
辨证:下焦结热。
治法:凉血利水通淋。
方药:小蓟饮子加味。
处方:小蓟20g,生地15g,藕节15g,蒲黄10g,木通5g,竹叶10g,滑石15g,当归10g,甘草10g。7剂,水煎,早、晚分服。
12月20日二诊:周身浮肿已消退,尿量增多,色转淡,小便时无疼痛。续服上方3剂。

药后诸症消除。

【按语】本案为典型的下焦湿热蕴结之证，故选用小蓟饮子作为主方治疗。方中小蓟凉血止血，蒲黄凉血止血，同时兼以活血，防止止血留瘀；用生地取其凉血止血、清热养阴之用，一则防利水、出血及邪热伤阴，二则助小蓟等药物凉血止血之力；滑石、木通、栀子、竹叶清热利水，使湿热从小便而去；当归养血活血，引血归经，又可防诸药寒凉太过瘀滞血。

病案2

袁某，女，50岁，2000年3月4日初诊。

尿频、尿急、小便热涩刺痛3日，1日前自觉少腹疼痛满急，尿色深黄夹有血块，低热，心烦口苦，舌苔黄，舌边尖红，脉弦滑细数。门诊完善尿常规、肾功能及泌尿系超声等检查。尿常规：白细胞100.9U/L，细菌1002.2，管状细胞70U/L，上皮细胞132U/L，肾功无异常。

诊断：淋证（血淋）。

辨证：湿热下注，热伤血络。

治法：清热利湿，凉血止血。

方药：小蓟饮子加减。

处方：小蓟30g，生地10g，蒲黄10g，藕节炭10g，淡竹叶10g，泽兰10g，栀子10g，滑石10g，当归10g，赤芍10g，柴胡10g，甘草5g。3剂，水煎，早、晚温服。

3月8日二诊：热退血止，但仍时觉少腹隐痛不适，小便自觉不爽，神疲，腰酸，舌淡红，脉细略数。此乃尿血后出现气阴两虚之证，知柏地黄汤化裁。

处方：知母10g，黄柏5g，熟地黄10g，丹皮10g，茯苓10g，黄芪15g，旱莲草12g，乌药10g，阿胶12g，泽泻10g。7剂，服法同前。

药后诸症消除。

【按语】因湿热下注膀胱，血热妄行，以致小便热涩刺痛，尿色紫红；络伤血溢，瘀热蕴结，阻于尿路，故见小便夹有血块，疼痛满急。治则以通为用，小蓟饮子清热利湿，凉血止血，方中生蒲黄化瘀止血作用尤佳。二诊见神疲腰酸，乃肾阴亏损之象，因此用知柏地黄汤滋阴清热，补虚止血；加黄芪补气，旱莲草清热，乌药理气，阿胶补血滋阴。

川芎茶调散

本方出自《太平惠民和剂局方》，由川芎、荆芥、白芷、羌活、甘草、细辛、防风、薄荷叶组成，具有疏风止痛功效。

【适应证】外感风邪头痛证。偏正头痛或颠顶作痛，恶寒发热，目眩鼻塞，舌苔薄白，脉浮者。

【用药心得】

1. 本方所治之头痛为外感风邪所致。风为阳邪，头为诸阳之会、清空之府。风邪外袭，循经上犯头目，阻遏清阳之气，故头痛、目眩，风邪入络，发为各种头痛：或偏头痛，或前额痛，或枕部痛，或颠顶痛等；鼻为肺窍，风邪侵袭，肺气不利，故鼻塞；风邪犯表，则见恶风发热、舌苔薄白、脉浮等；若风邪留而不去，经络闭阻不通，头部受风着冷，即令新邪引动伏邪，而头痛举发，日久不愈者，便成头风。外风宜散，故当疏散风邪以止头痛。

2. 本方作用为疏风散邪，以止头痛。在具体用药方面，宜选用辛散疏风之品组方。方中川芎辛温香窜，为血中气药，上行头目，为治诸经头痛之要药，善于祛风活血而止头痛，长于治少阳、厥阴经头痛（头顶或两侧头痛），为君。薄荷、荆芥辛散上行，助君药疏风止痛之功，并能清利头目，共为臣药。其中薄荷用量独重，以其之凉可制诸风药之温燥，又能兼顾风为阳邪，易于化热化燥之特点。羌活、白芷疏风止痛，其中羌活长于治太阳经头痛（后脑连项痛），白芷长于治阳明经头痛（前额及眉棱骨痛），共为佐药。甘草益气和中，调和诸药为使。服时以清茶调下，取其苦凉轻清，清上降下，既可清利头目，又能制诸风药之过于温燥与升散，使升中有降，亦为佐药之用。本方集众多辛散疏风药于一方，升散中寓有清降，具有疏风止痛而不温燥的特点，共奏疏风止痛之功。诸药合用，使风邪去，经气利，则头痛诸症自愈。

3. 刘建秋教授临床常用此方治疗因外感风邪而导致的头痛，以头痛、恶风寒（头部吹风则痛甚或头痛发作）、鼻塞、脉浮为证治要点。因本方药物以辛温之品为多，主要适用于风寒头痛，风热头痛宜加减应用。若头痛属风寒者，可重用川芎，并酌加苏叶、生姜等以加强祛风散寒之功；属风热者，去羌活、细辛，加蔓荆子、菊花以散风热；若头痛日久不愈，可配全蝎、僵蚕、桃仁、红花等以搜风活血止痛。

4. 刘建秋教授认为，本方虽为治疗头痛的常用方，但临证应用时需注意导致头痛的原因很多，有外感与内伤的不同，因气血亏虚，清空失养；肝肾阴虚，肝阳上扰；痰湿阻滞，清阳受困等引起的头痛均不宜使用。同时应灵活应用，若内服其效不显，可配合本方外治。

【验案选录】

病案 1

岑某，女，30 岁，2006 年 3 月 12 日初诊。

半年前因反复头痛、流涕在当地医院五官科诊为慢性鼻窦炎治愈出院。1个月前因淋雨前症复发。现头昏痛，鼻塞，流清涕且多，嗅觉减退，鼻黏膜肿胀呈淡红色，鼻甲肥大，伴恶寒发热，身酸痛。舌淡红，苔薄白，脉浮。

诊断：鼻渊。

辨证：外感风寒。

治法：祛风散寒通窍。

方药：川芎茶调散加减。

处方：川芎15g，荆芥15g，白芷10g，羌活10g，防风10g，辛夷（包煎）10g，甘草10g，苍耳子5g，细辛5g，薄荷5g，龙胆草5g。5剂，水煎，早、晚温服。

3月19日二诊：症大减。上方加减调理两个月。

随访1年未复发，病愈。

【按语】患者正值青年，因外感寒邪而致头昏痛，鼻塞流清涕，恶寒发热全身痛，用川芎茶调散合苍耳子散共奏祛风散寒开窍之功，故疗效较好。

病案2

李某，女，50岁，1995年6月24日初诊。

既往患三叉神经痛病史10年，近3年反复发作，痛时以左侧颜面连及耳根呈阵发性电掣抽样疼痛，重时每3~5日发作1次，痛甚时呈闪电样刀割样烧灼样痛，难以忍受，时伴头面部畏风，口苦，夜间盗汗，食少纳差。间断口服卡马西平、消炎痛片、去痛片、布洛芬等药物，但效果不明显。诊见表情痛苦，以手掩面，嘴角处有明显"扳机点"。舌质红，苔薄黄，脉弦数。

诊断：面痛。

辨证：风热之邪客于少阳。

治法：疏风清热，通络止痛。

方药：川芎茶调散加味。

处方：川芎20g，荆芥15g，白芷10g，白芍10g，柴胡15g，细辛5g，薄荷（后下）5g，蜈蚣3条，甘草10g。5剂，水煎，早、晚分服。

6月30日二诊：头痛明显减轻，头面畏风消失，但仍口苦，舌脉同前。

上方加龙胆草15g，7剂，水煎，早、晚分服。

药后诸症尽消。随访半年，未复发。

【按语】本案属左侧头面刀割样灼痛作止无常，伴口苦。证属风热之邪客于少阳为患。方中川芎疏风止痛，为君药；白芷、细辛散寒止痛；薄荷清利头目，搜风散热；荆芥、防风辛散上行，疏散上部风邪；白芍和营止痛；蜈蚣祛风止痉通络。上述各药辅助君药，以增强疏风止痛解痉之效，并能解表；

甘草调和诸药，加引经药之白芍、柴胡力专效著，直达病所而获愈。

小柴胡汤

本方出自《伤寒论》，由柴胡、黄芩、人参、甘草、半夏、生姜、大枣组成，具有和解少阳功效。

【适应证】

1. 伤寒少阳证。往来寒热，胸胁苦满，默默不欲饮食，心烦喜呕，口苦，咽干，目眩，舌苔薄白，脉弦者。

2. 妇人中风，热入血室。经水适断，寒热发作有时。

3. 疟疾、黄疸等病而见少阳证者。

【应用心得】

1. 本方系少阳证之代表方。足少阳胆经循胸布胁，位于太阳、阳明表里之间。伤寒邪犯少阳，病在半表半里，邪正相争，正盛欲拒邪出于表，邪盛欲入里并于阴，故往来寒热，这也是本方证的发热特点。刘建秋教授指出，邪在少阳，经气不利，郁而化热，胆火上炎，而致胸胁苦满，心烦，口苦，咽干，目眩。胆热犯胃，胃失和降，气逆于上，故默默不欲饮食而喜呕。邪未入里，故舌苔薄白；脉弦为少阳病之主脉。肝司血海，若妇人经水适断，感受风邪，邪热乘虚而入，热与血结，导致少阳经气不利，故而寒热发作有时。至于疟疾病，症见往来寒热；黄疸的发病部位主要在肝胆，症见胸胁胀满，食欲不振，心烦呕恶，均属少阳病证。

2. 本方作用为和解少阳。伤寒邪在表者，当从汗解；邪入里者，则当攻下；今邪既不在表又不在里，而在表里之间，则非汗、吐、下之所宜，故用和解之法。方中重用柴胡，其味苦辛性微寒，入肝、胆经，走少阳，散邪气，透肌表，解郁热，尤以和解少阳擅长，为少阳证之要药，为君药。黄芩苦寒，取其走少阳经且具苦寒清泄之性，直折少阳经炎上之火，为臣药。柴胡之升散，得黄芩之降泄，两者配伍，一散一清，清透并用，外解半表之邪，内清半里之热，和解少阳。黄芩苦寒清泄，单用有冰伏伤阳之弊，故又用半夏、生姜等辛散温燥之品，以温中健脾，燥湿除痰，消痞散结，降逆止呕。其中半夏辛温有毒，降逆之功颇著。生姜辛微温，既解半夏之毒，又助半夏和胃止呕。胆热犯胃，胃失和降，半夏、生姜与柴胡相配，一方面和胃降浊，一方面升举清阳，使升降协调，气机调畅。邪从太阳转入少阳，缘于正气本虚，故又佐以人参、大枣益气健脾，一者取其扶正以祛邪，一者取其益气以御邪内传，俾正气旺盛，则邪无内传之机。生姜、大枣合用又可调和脾胃，兼顾表里。炙甘草助人参、大枣扶正，且能调和诸药，为使药。全方寒温并用，升降协调,以祛邪为主,兼顾正气;以和解少阳为主,兼和脾胃,有疏利三焦、调达上下、宣通内外、和畅气机的作用,故凡以气机紊乱、枢机不利为主要病机的病证皆可用之。

3. 本方以往来寒热、胸胁苦满、默默不欲饮食、心烦喜呕、口苦、咽干、目眩、舌苔薄白、脉弦为证治要点。刘建秋教授指出,临床只要抓住前四者中的一两个主症,便可用本方治疗,不必诸症悉具。若兼面色晦暗,肌肤甲错,舌质暗淡伴瘀点瘀斑,可酌加桃仁、红花、当归、川芎、赤芍、丹皮、广郁金、牛膝等以活血通络化瘀;若风寒重,宜重用柴胡;若热重、火重或有燥,则少用或不用生姜、党参、法半夏,宜酌情加重黄芩的用量,可加用清散之品,如薄荷、金银花、板蓝根等;眩晕,可酌加夏枯草、天麻、葛根等止眩之品;通鼻窍,可酌加苍耳子、辛夷花等。

4. 刘建秋教授强调,临床在使用柴胡,应注意其适应范围,无论外感或内伤,若舌无苔或绛或干,或淡红嫩红,脉细数或沉数,属肝阴不足者,不宜滥投,须配鳖甲、白芍、当归等养阴血之品。对元气下脱、虚火上浮、阴虚火炎、水不济火所致的下虚之热亦不宜投柴胡,而应固脱扶元,温纳扶阳。

【验案选录】

关某,女,26 岁,2000 年 11 月 15 日初诊。

患者于 1 个月前淋雨后又与人争吵,当时正值月经来潮,回家后即见经断发热,寒热往来。现症见精神不振,食欲减退,少腹胀痛,胸闷嗳气,胁痛,失眠早醒。舌质淡,苔薄,脉弦细。查体:一般体检及神经系统检查无阳性体征出现。实验室检查:血常规、生化检查未见异常,B 超妇科检查未见异常。

诊断:郁证。

辨证:肝气郁结,热入血室。

治法:和解少阳,祛瘀止痛。

方药:小柴胡汤加减。

处方:柴胡 15g,半夏 15g,太子参 10g,当归 15g,黄芩 10g,元胡 15g,甘草 10g,生姜 3 片,大枣 5 枚。7 剂,水煎,早、晚分服。

11 月 25 日二诊:药后症状减轻,继服前方 14 剂,服法同前。

药后症状基本消失。

【按语】本案因情志因素致肝失疏泄,脾失运化,心神失常,脏腑阴阳气血失调而成,治宜疏肝理气解郁。故刘建秋教授应用小柴胡汤加减治疗。其中柴胡主入肝经,具有调畅情志之功,应本方之大法"木郁达之";黄芩清郁热,并制柴胡之辛散;半夏降逆燥湿化痰,含辛开苦降之法;又"见肝之病,知肝传脾,当先实脾",故佐以太子参、甘草,并以生姜、大枣为使,益气健脾养胃,并能鼓舞胃气以助散邪。全方用药精当,共奏疏肝理气解郁之功。

三子养亲汤

本方出自《皆效方》,由白芥子、苏子、莱菔子组成,具有降气平喘、祛痰消食功效。

【适应证】痰壅气滞证。咳嗽喘逆,痰多胸痞,食少难消,舌苔白腻,脉滑等。

【应用心得】

1. 本方原治老人气滞痰盛之证。盖年迈中虚,脾运不健,津液不布,每致停食生湿,湿聚成痰。痰浊阻滞,气机壅塞,肺失肃降,则咳嗽喘逆,胸膈痞闷。脾不健运,水谷停滞于胃,加之湿浊困阻,故食少难消。方中白芥子辛温,入肺经,温肺利气,长于行气畅膈,搜逐寒痰之伏匿,也有健脾之功。苏子辛温,归肺、大肠经,性主降,长于降肺气,化痰涎,气降痰消则咳喘自平。莱菔子辛甘,性平,归肺、脾、胃经,长于消食导滞,行气祛痰。三药皆属消痰理气之品,然白芥子温性略强,苏子降气为长,莱菔子消食独胜。合而用之,可使气顺痰消,食积得化,咳喘自平。刘建秋教授指出,临证当观其何证居多,"则以所主者为君"。

2. 刘建秋教授运用此方时注重辨证施药,随证配伍。其中外邪束表者,重用白芥子;咳嗽急促并喘者,重用紫苏子;痰湿较盛者,重用莱菔子;咳嗽属风寒束肺者,加防风、羌活、前胡、炙甘草以益气祛风散寒;形寒肢冷、痰液清稀者,加干姜以温肺降气化饮;属风热证者,加桑叶、薄荷、连翘以疏散风热,加黄芩、鱼腥草、川贝母、炙杷叶以增清肺止咳之功;若咳嗽咽干、痰少难咳者,白芥子减量,加百部、麦冬、沙参等以滋阴润肺;如以气滞气逆为主,则重用苏子,酌加厚朴、杏仁、沉香等以助行气降逆;如以寒痰凝滞为主,则重用白芥子,酌加干姜、细辛、半夏等以助温化寒痰。

3. 刘建秋教授指出,临证属寒痰壅盛、肺气不利者均可用本方化裁治之,但本方以温化降气消食为先,意在治标,加之莱菔子、白芥子等开破之力较强,故体虚脾弱之人不宜久服,宜配健脾之物以治其本,否则过食消导,中气愈伤。

【验案选录】

李某,男,62岁,2005年4月7日初诊。

既往慢性支气管炎病史20年,5天前因受寒出现咳嗽喘逆,痰多胸痞,食少难消。舌苔黄腻,脉滑。查体:双肺呼吸音粗。胸片示:双肺纹理增多、紊乱。

诊断：咳嗽。

辨证：痰壅气滞。

治法：降气平喘，祛痰消食。

方药：三子养亲汤加减。

处方：苏子15g，黄芩15g，桑白皮15g，陈皮15g，白芥子10g，莱菔子15g，川贝母10g，炙甘草10g，生石膏30g，瓜蒌15g，杏仁15g。7剂，水煎，早、晚温服。

4月20日二诊：症状明显减轻，咳痰量少，但觉神疲乏力，纳差，舌质淡红，舌苔白腻，脉滑。考虑邪热已去，脾虚湿盛成为病机关键，调整方药为：

苏子15g，白芥子15g，法半夏15g，陈皮15g，鸡内金15g，茯苓15g，莱菔子10g，黄芩10g，桑白皮10g，白术10g，枳壳10g，党参20g，炙甘草5g。7剂，水煎，早、晚分服。

4月30日三诊：咳嗽、咳痰症状基本消失。

【按语】本病属痰壅气滞，气道被阻，肺气不得宣降，痰阻气机导致肺气上逆咳喘，痰多乃脾虚所致。脾虚运化乏力，饮食减少，方用三子养亲汤加减。因该方主要功效是降气快膈，祛痰消食，故二诊见邪热已去，脾虚湿盛成为病机关键，改四君子汤加减，以健脾利湿。

大柴胡汤

本方出自《金匮要略》，由柴胡、黄芩、芍药、半夏、枳实、大黄、大枣、生姜组成，具有和解少阳、内泄热结功效。

【适应证】少阳、阳明合病。往来寒热，胸胁苦满，呕不止，郁郁微烦，心下满痛或心下痞硬，大便不解或协热下利，舌苔黄，脉弦数有力。

【应用心得】

1. 大柴胡汤证的病机总属邪阻心下，气机郁结，少阳枢机不利，阳明热结在里，故其方可看作由小柴胡汤合小承气汤加减变化而来。小柴胡汤为和解少阳之主方，小承气汤为泻下阳明之轻剂，故本方为少阳、阳明同治，是以和解为主，兼以泻下之剂。

方中柴胡味苦辛，性微寒，轻清升散，宣透达表，入肝、胆二经，为治少阳证的主药。又能疏散退热，疏肝解郁，为疏肝解郁之要药，使半表半里之邪从外解。臣以黄芩清热泻火，擅清少阳之郁热，使半表半里之邪从内解。二药一散一清，升阳达表，退热和解。枳实行气破结，与大黄配合，可泻阳明热结，行气消痞，亦为臣药。再用芍药柔肝缓急止痛，与大黄相配可治腹中实痛，与枳实相伍能调和气血，以除心下满痛；半夏和胃降逆，配伍大量生姜，则止呕之功更增，以治呕逆不止，共为佐药。大枣和中益气，合芍药酸甘化阴，既可防热邪入里伤阴，又能缓和枳实、大黄泻下伤阴之弊。大枣与生姜相配，能调脾胃，和表里，并调和诸药，为佐使药。诸药合用，共奏和解少阳、内泄热结之功，使少阳与阳明合病得以双解。然方中仅用小承气汤之半（大黄用量减半，并去厚朴），是以和解少阳为主，泻下之力较缓，适宜于少阳初入阳明之证。

2. 本方为治少阳阳明证的主方，以往来寒热、胸胁或心下满痛、呕吐、便秘、苔黄、脉弦数为证治要点。刘建秋教授认为，本方主要应用指征为腹部胀满疼痛，发热，恶心呕吐，口干苦，便秘，食欲不振；参考指征为胸胁满痛、小便黄赤、黄疸（目黄、身黄）、烦躁、头晕目眩、下利、汗出、倦怠乏力、失眠、嗳气、头痛等。刘建秋教授临床应用本方时，如胁脘痛剧，多加川楝子、延胡索、郁金、香附、木香等以增行气止痛之功；如恶心呕吐剧烈，酌加姜竹茹、黄连、旋覆花等以加强降逆止呕之效；如连日不大便，热盛烦躁，舌干口渴，渴欲饮水，面赤，脉洪实，多重用大黄，加芒硝、厚朴等以泄热通便；如伴黄疸，多加茵陈、栀子、黄柏、滑石、金钱草等以清热利湿退黄；胆结石，加金钱草、海金沙、鸡内金、车前草等以化石利胆；发热重，多重用柴胡、黄芩，或加生石膏、金银花、连翘等以增清热之力；如年高气弱，酌加太子参、党参、黄芪等以增益气扶正之功。

刘建秋教授指出，本方临床应用比较广泛，只要方证明确，不论所患何种疾病，有其证而用其方、用其药，必然能取得显著疗效。

【验案选录】
病案1
李某，男，48岁，2005年4月20日初诊。

咳嗽1月余，上气咳逆阵作，咳时面赤，痰黏量少色黄，咽干口苦，胸胁胀痛，心烦欲呕，小便黄，大便秘结。舌红，苔薄黄，脉弦数。

诊断：咳嗽。

辨证：少阳阳明合病。

治法：和解少阳，内泄热结。

方药：大柴胡汤加减。

处方：柴胡15g，黄芩15g，半夏15g，桑白皮15g，枳实10g，大黄（后下）10g，栀子15g，白芍10g，枇杷叶15g，川贝母15g。7剂，水煎，早、晚温服。

4月30日二诊：咳嗽明显减轻，二便可，舌红苔薄黄，脉弦。

上方去大黄、半夏，加沙参15g，诃子10g。7剂，服法同前。

5月10日三诊：药后症状消失。

【按语】本案因气机郁遏，相火不得泄越，肝胆火旺，木火刑金，肺失肃降，以致气逆作咳。方以大柴胡汤加减治之。方中柴胡入肝，以清肝解郁；配白芍以增强解郁之功；黄芩配栀子清肝泻火，配贝母、桑白皮清热化痰，配半夏清胃降逆止呕；枳实配枇杷叶清降肺气；大黄以泻肺热下引大肠。诸药合用，共奏清肝解郁、顺气降火止咳之功。治火者必顺其气也，气顺则火自降，火降则热自清，热清则痰自消，痰消则火无所附，诸症悉除。

病案2

王某，女，40岁，2007年10月9日初诊。

症见右胁剧痛难以忍受，放射至右肩及胃脘部，大汗淋漓，伴纳差，便秘，小便短赤，口苦泛恶。舌质红绛，苔黄腻，脉沉弦有力。查体：墨菲征（+），西医诊断为急性胆囊炎。

诊断：胁痛。

辨证：肝胆气郁，湿热内阻。

治法：疏肝泄热，利胆和胃。

方药：大柴胡汤加减。

处方：柴胡15g，白芍15g，大黄（后下）8g，黄芩15g，枳实15g，郁金15g，青皮15g，制半夏15g，木香10g，生姜10g。7剂，水煎，早、晚分服。

10月20日二诊：胁痛止，无呕吐，大便通，饮食正常。

继服清热调胃之剂以善其后。

【按语】本案属少阳阳明合病，故用仲景之大柴胡汤加减以和解少阳，疏利肝胆，清泻阳明，加木香、郁金、青皮以助疏肝胆和胃之功，以求其肝气疏利，胆腑顺和，胃气下降而获良效。

半夏白术天麻汤

本方出自《医学心悟》，由半夏、天麻、茯苓、橘红、白术、甘草组成，具有化痰息风、健脾祛湿功效。

【适应证】风痰上扰证。眩晕，头痛，胸膈痞满，痰多，呕恶，舌苔白腻，脉弦滑。

【应用心得】

1. 本方主治风痰上扰之眩晕、头痛。脾为中土之脏，主运化水湿，为生痰之源。若饮食不节、嗜食肥甘厚味滋腻之物，则损伤脾胃或忧思、劳倦伤脾，致使脾阳不振，健运失司，以致水谷不化精微，聚湿生痰；肝风内动，风痰上扰清空，则眩晕、头痛；痰浊上逆，浊阴不降，阻遏清阳，故眩晕之甚，自觉天旋地转，遂作恶心呕吐；痰湿内阻，气机郁滞，痰气交阻，故胸膈痞满。舌苔白腻、脉弦滑皆为痰湿夹风之象。

2. 刘建秋教授善用半夏白术天麻汤治疗风痰上扰之眩晕、头痛。本方系二陈汤加味而成，在燥湿健脾的基础上，加入平肝息风之天麻。半夏性温味辛，燥湿化痰、降逆止呕之力颇强，意在治痰；天麻味甘性平，入厥阴肝经，善平肝息风而止眩，旨在治风。半夏、天麻相伍，共成化痰息风之效，为治风痰眩晕头痛之要药，是为君药。加入健脾燥湿之白术，则倍增健脾治本之力，共成化痰息风之剂。

3. 刘建秋教授指出，本方以眩晕、呕恶，舌苔白腻为证治要点。临床应用本方时，若湿痰偏盛、舌苔白滑者，可酌加泽泻、桂枝等以利湿化饮；若肝阳偏亢，可酌加钩藤、代赭石等以潜阳息风；若兼气虚乏力，可酌加党参、黄芪以益气生阳；若兼热象，可酌加胆南星、天竺黄以清热化痰；若瘀血重，舌质紫暗或有瘀斑，可酌加桃仁、红花、赤芍以活血化瘀；若伴恶心呕吐，可酌加代赭石、旋覆花、竹茹以降逆止呕；若肝经有热，伴目赤口苦，可酌加菊花、夏枯草以清肝明目；若风痰上扰，见头痛较重，可酌加菊花、蔓荆子、川芎等以清利头目；若血压偏低、疲倦乏力，可酌加黄芪、当归等以益气补血；若耳聋重听，可酌加石菖蒲、郁金以通阳开窍；若脘闷、纳呆，可酌加砂仁、白豆蔻以芳香和胃；若心火偏亢，见失眠多梦、烦躁，可酌加夜交藤、莲子心、山栀子、淡竹叶等以清心泻火除烦。

刘建秋教授指出，本方只要准确辨证，临床均能收到较好的效果。需注意的是，本方仅适用于风痰中阻所产生的眩晕，且不伴明显热象，不能用于肝阳上亢和肝火上炎所导致的眩晕，尤其不适用于气血虚弱、肝肾阴虚所致之眩晕。

【验案选录】

李某，男，62岁，2009年4月22日初诊。

主诉：头晕眼花伴视物旋转20余日，伴恶心、呕吐两次。既往高血压病史两年余，症见头晕伴视物旋转，恶心未吐，肢体乏困，胸脘痞闷，纳谷不香，腹胀。舌质淡，苔白腻，脉弦滑。查体：血压185/105mmHg，脑CT未见明显异常。予硝苯地平缓释片10mg舌下含服后血压降至140/85mmHg，头晕症状减轻，但头晕症状仍间断性发作。

诊断：眩晕。

辨证：痰浊中阻，上扰清窍。

治法：化痰息风，健脾祛湿。

方药：半夏白术天麻汤加减。

处方：半夏15g，白术15g，天麻15g，橘红15g，茯苓15g，藿香10g，佩兰10g，石菖蒲15g，竹茹15g，白蔻仁10g，砂仁10g，甘草10g，生姜2片，大枣5枚。7剂，水煎，早、晚分服。

5月5日二诊：症状明显减轻，继服原方14剂，服法同前。

两个月后随访，未见复发。

【按语】本例患者年老，其症状的产生有两方面的原因，一是自身脾虚生痰，有痰湿体质，根据《黄帝内经》所云："肥人多痰，肥人气虚。"脾虚不能运化水湿，所以生痰。另一个原因是肝风内动。实际上是痰气内动，痰气上逆引动肝风，痰气上逆上扰清窍，造成眩晕，所以治疗上需化痰与息风相结合。此方化痰息风，健脾祛湿，其中化痰息风治标，健脾祛湿治本。

苏子降气汤

本方出自《太平惠民和剂局方》，由紫苏子、前胡、厚朴、甘草、当归、半夏、橘皮、大枣、生姜、桂心组成，具有降气平喘、祛痰止咳功效。

【适应证】咳喘证。痰涎壅盛，咳喘短气，胸膈满闷，或腰疼脚软，或肢体浮肿，舌苔白滑或白腻，脉弦滑。

【应用心得】

1. 肺主气，司呼吸，痰涎壅阻于肺，肺失宣发肃降之职，故气机上逆而为咳嗽气喘，气机不畅而觉胸膈满闷。"肺为气之主，肾为气之根"。肾虚不能纳气，则气短不足以息；肾为水脏，主管水液的输布与排泄，肾阳不足，气化不利，水液内停，则肢体浮肿；腰为肾之府，下元虚衰，则腰疼脚软；舌苔白滑或白腻、脉象弦滑均为肺中痰涎壅盛之征。本证病机包括痰涎壅盛与肾阳不足两个方面，其中痰涎壅阻于肺为发病之标，肾阳虚馁于下为致病之本。

2. 本方治证系本虚标实，上盛下虚。由于气逆痰盛，故当急治其标，以降气祛痰、止咳平喘为法。方中紫苏子辛温而润，其性主降，长于降上逆之肺气，消壅滞之痰涎，为治疗痰壅气逆胸满之要药，兼擅润肠通便，可使腑气通畅而助肺气之肃降，用为君药。半夏辛温而燥，助苏子以化痰涎；厚朴辛温苦降，助苏子以降逆气，同为臣药。橘皮辛温苦燥，合半夏可增燥湿化痰之力，并有助于气顺痰消；前胡辛苦微寒，长于降气祛痰，且具辛散之性，与诸药相伍，既可增降逆化痰之效，又使肃降之中寓以宣散，以复肺气宣降之职，并制诸温药之燥；桂心辛甘大热，温补肾元，纳气平喘；当归辛苦温润,既可养血补虚以助桂心温补下元,又能治咳逆上气,还可制半夏、厚朴、橘皮之燥,防其辛燥伤津;生姜和胃降逆,化痰止咳,俱为佐药。大枣、甘草和中益气,调和药性,为佐使药。诸药相合,上下并治,标本兼调,逆气降,痰涎消,则喘咳自平。

3. 刘建秋教授治疗呼吸系统疾病时擅用本方灵活加减,为治疗痰涎壅盛咳喘的常用方,临证中凡见咳喘气急、痰多稀白、胸膈满闷、舌苔白滑或白腻均以本方为基础方药灵活加减。如痰涎壅盛,喘咳气逆难卧者,酌加沉香以增强降气平喘之力;兼有表证,酌加麻黄、杏仁等以宣肺平喘,疏散外邪;兼气虚者,酌加人参、黄芪等以益气补虚;若肾虚较明显,酌加附子、补骨脂等以助温肾纳气之功;若无明显腰酸腿软、气短浮肿等下虚之象者,桂心可去。

4. 需要注意的是,并非所有咳喘病均适用本方,若咳喘不甚而肾虚明显者,不宜使用本方,同时应注意标证渐缓,即应逐渐增大方中温补下元药物的比重,以防先天之本趋虚而无用。

【验案选录】

于某,女,35岁,2012年3月30日初诊。

素有慢性支气管炎病史10余年。本次发病因10日前外出后感冒致咳嗽,咳痰,喘息,痰多色白、量多,夜间喘息重,彻夜不眠,纳差,二便尚可。舌苔白腻,脉弦滑。

诊断:喘证。

辨证:痰浊阻肺。

治法:降气平喘,祛痰止咳。

方药:苏子降气汤加减。

处方:苏子20g,厚朴15g,前胡15g,陈皮15g,桑白皮15g,桔梗10g,冬花10g,葶苈子10g,杏仁15g,甘草5g。7剂,水煎,早、晚分服。

4月8日二诊:3剂后自感气顺,胸闷轻,夜能稍眠。7剂后喘息大减,余症平息。

【按语】刘建秋教授认为,临床上所见咳、喘、痰诸症,无论外感,抑或内伤,还是寒、热、燥、火等邪气,若导致肺宣肃失常,均会肺气上逆,发为咳喘;若布散津液失调,就会聚液酿痰生饮,延绵咳喘,所以对肺病的治疗应注意以宣肺清肺、化痰止咳为要。苏子降气汤针对痰涎上壅于肺的上实和肾阳虚乏的下虚而设,方中用苏子降气祛痰、止咳平喘为主药,辅以半夏、厚朴、前胡,治上实之有余。

玉屏风散

本方出自《医方类聚》，由防风、黄芪、白术组成，具有益气固表止汗功效。

【适应证】

1. 表虚自汗。汗出恶风，面色㿠白，舌淡苔薄白，脉浮虚。
2. 虚人腠理不固，易感风邪。

【应用心得】

1. 本方证为卫气虚弱、不能固表所致。表虚腠理不密，则易为风邪所袭，卫虚失固，营阴不能内收，津液外泄，则自汗恶风；肺气虚弱，不能宣发卫气于肌表，则卫气亦弱，进而腠理失固，毛窍疏松；若营阴不守，津液外泄，则身常自汗；卫外御邪能力减弱，风寒之邪乘虚而入，则易患感冒；卫气既虚，肌腠失于温煦，则常见恶风怯寒、面色㿠白、舌淡苔薄白、脉浮虚软诸症，此皆为肺卫气虚、脏腑经络失于濡养、功能衰减的反映。因此，肺卫气虚、腠理失固是本证的基本病机。治当以益气实卫、固表止汗为法。

2. 方中黄芪甘温，归脾、肺二经。本方取其擅补脾肺之气，助脾气旺则土能生金，肺气足则表固卫实，用为君药。白术甘苦而温，专入脾胃之经，为益气健脾要药，协黄芪则培土生金、固表止汗之功益著，为臣药。两药合用，既可补脾胃而助运化，使气血生化有源；又能补肺气而实肌表，使营阴循其常道，如此则汗不致外泄，邪亦不易内侵。风邪袭表，理当祛之于外，然腠理疏松之人，发汗又虑更伤其表，故本方佐以少量甘温不燥、药性缓和之防风走表而祛风邪，因其乃"风药中润剂"，且与擅长补气固表之黄芪相伍，黄芪得防风，固表而不留邪；防风得黄芪，祛邪而不伤正。诸药合用，补中兼疏，散中寓收，表虚自汗之人服之，能益气固表以止汗泄，体虚易感风邪之人服之，能益气固表以御外邪。

3. 刘建秋教授临证以自汗恶风、面色㿠白、舌淡脉虚为证治要点。汗出量多者，酌加浮小麦、牡蛎、麻黄根等以加强固表止汗之效；表虚外感风寒，头痛鼻塞，汗出恶风，脉缓，与桂枝汤合用，以益气固表，调和营卫。

【验案选录】

常某，男，42岁，1997年4月20日初诊。

患者自汗5年余，近半年来加重，汗出以吃饭和劳动时为甚，伴倦怠乏力，食欲不振，胸闷，面色萎黄。舌淡，苔薄白、有齿印，脉弦细。

诊断：汗证。

辨证：气虚自汗。

治法：益气固表。

方药：玉屏风散加味。

处方：黄芪30g，白术15g，防风10g，乌梅15g，炒山楂15g。10剂，水煎，早、晚分服。

5月8日二诊：食欲大振，气力渐增，唯自汗如故，且胸闷益甚。

上方加麻黄根10g，浮小麦10g。5剂，水煎，早、晚分服。

5月15日三诊：自汗渐止，后告痊愈。

随访年余，未见复发。

【按语】肺气不足，表虚失固，营卫不和，汗液外泄，而汗出恶风，且易于感冒。动则耗气，气不摄汗，故汗出益甚。体倦乏力、面色少华为气虚之象，故方用玉屏风散加味，益气固表。二诊续加麻黄根和浮小麦加强固表止汗之力。

第三节 验方选粹

刘建秋教授行医数十载，所见患者不计其数，在多年的临床治疗过程中总结出了许多经验良方，所创之方配伍严谨，用药精准，每获良效。

咳嗽经验方

（一）痰热郁肺型

【病机】痰热蕴肺，肺失肃降。

【药物组成】炙麻黄10g，苦杏仁15g，瓜蒌20g，金银花20g，白前15g，清半夏15g，蜜枇杷叶15g，甘草5g。

【功效】清热肃肺，化痰止咳。

【适应证】咳嗽，气息急促，或喉中有痰声，痰色黄稠而难排出，或有腥臭味，或咳血痰，胸胁胀满，咳时引痛，面赤，或有身热，口干而黏，欲饮水。舌质红，舌苔薄黄腻，脉滑数。

【验案选录】

李某，男，47岁，1995年5月20日初诊。

患者发热，咳嗽气急，痰色黄稠，不易咳出，咳时胸痛，胸中闷热，面红，口渴，喜饮水，纳食尚可。舌质红，舌苔薄黄腻，脉滑数有力。

诊断：咳嗽。

辨证：痰热郁肺。

治法：清热化痰，止咳平喘。

处方：炙麻黄10g，苦杏仁15g，瓜蒌20g，金银花20g，白前15g，清半夏15g，蜜枇杷叶15g，甘草5g。7剂，水煎，早、晚分服。

5月27日二诊：咳嗽症状减轻，胸中闷热减少，黄痰减少但痰量未减。

上方加薏苡仁20g，5剂，水煎，早、晚分服，以健脾燥湿，杜绝生痰之源。

药后病愈。

【按语】痰热蕴肺，肺失宣降，故咳嗽痰黄难排出；痰热壅盛，气机不利，故胸闷；口干而黏，欲饮水为热盛伤津。舌质红、舌苔薄黄腻、脉滑数为痰热之象。

本方乃清金化痰汤合麻杏石甘汤化裁而得。方中苦杏仁入肺经，味苦降泄，肃降兼宣发肺气而能止咳平喘，是治咳喘之要药。瓜蒌甘寒而润，善清肺热，润肺燥而化热痰，与苦杏仁共为君药。炙麻黄辛散苦泄，温通宣畅，主入肺经，可外开皮毛之郁闭，以使肺气宣畅，内降上逆之气，以复肺司肃降之常，善平喘，且杏仁与麻黄相配，一宣一降，宣降相宜，增强平喘之功；白前性微温而不燥烈，长于祛痰，降肺气以平喘咳，增强君药止咳化痰之功；清半夏味辛性温而燥，为燥湿化痰之要药，尤善治脏腑湿痰，增强瓜蒌化痰清热之功；蜜枇杷叶味苦能降，性寒能清，具有清降肺气之功，共为臣药。金银花甘寒，清热解毒，芳香疏散，善散肺经热邪，为佐药。使以甘草调和诸药，且取其祛痰止咳之功。本方功在清热化痰，降肺止咳。

(二) 痰湿郁肺型

【病机】脾湿生痰，上渍于肺，壅遏肺气。

【药物组成】清半夏20g，川椒目10g，陈皮15g，莱菔子20g，款冬花15g，白芥子15g，茯苓15g，苍术15g，紫菀15g，桔梗15g。

【功效】燥湿化痰，理气止咳。

【适应证】咳嗽反复发作，咳声重浊，痰多，因痰而嗽，痰出咳平，痰黏腻稠厚成块、色白或带灰色，每于早晨或食后咳甚痰多，进甘甜油腻食物加重，胸闷脘痞，呕恶食少，体倦，大便时溏。舌苔白腻，脉象濡滑。

【验案选录】

王某，男，47岁，2010年4月12日初诊。

患者因咳嗽、咳痰两周来院就诊。患慢性支气管炎4年，两周前因受寒而发病，起初仅有咳嗽，数日后伴咳痰，但痰量不多，无发热，自服头孢类药物未见好转，反而咳痰量增多。听诊：双肺呼吸音稍粗，可闻及少许湿啰音，舌红苔白腻，脉滑。现症见咳嗽阵作，咳白痰且量多、呈泡沫状，胸闷，口不干，纳食欠佳，二便尚可。

诊断：咳嗽。

辨证：痰湿郁肺。

治法：健脾化痰，止咳平喘。

处方：清半夏20g，川椒目10g，陈皮15g，莱菔子20g，款冬花15g，白芥子15g，茯苓15g，苍术15g，紫菀15g，桔梗15g。7剂，水煎，早、晚分服。服药期间忌食甜食，鱼腥、辛辣刺激食物。

5日后电话随诊，患者告知药后痰量明显减少，7剂后咳轻，无痰。

【按语】患者素有慢性支气管炎病史，日久脾虚健运失常，以致痰湿内生，上渍于肺，阻碍气机，故咳嗽痰白而黏；痰阻胸膈，气机不畅，则胸脘作闷；纳差，既因脾胃虚弱，又因湿困脾胃；舌红、苔白腻为痰湿内阻之象。

本方由二陈汤合三子养亲汤加减化裁而来。二陈汤燥湿化痰，理气和中，用于咳而痰多，痰之稠厚，胸闷脘痞，苔腻者。三子养亲汤降气化痰，用于痰浊壅肺，咳逆痰涌，胸闷气急，苔浊腻者。两方合用同治痰湿，前者重点在胃，痰多脘痞者适用；后者重点在肺，痰涌气急者较宜。方中以半夏为君药，取其辛温而燥之性，燥湿化痰，降逆和胃。痰之生，因水湿之不运；液之聚，因气机之不顺，遂臣以陈皮，辛苦而温。其与半夏相配共祛湿痰，调畅气机。莱菔子长于行气祛痰，白芥子长于行气畅膈，祛除寒痰，共为臣药。款冬花辛温而润，具有润肺下气、止咳化痰之功，助半夏化痰。茯苓性甘淡而兼入脾经，健脾渗湿，湿去脾运，痰无由而生；紫菀甘润苦泄，性温而不热，质润而不燥，长于润肺下气，开肺郁，化痰浊而止咳；桔梗辛散苦泄，开宣肺气，祛痰利气，与莱菔子一宣一降，共奏祛痰之功，共为佐药。苍术苦温燥湿以祛湿，辛香健脾以和脾胃，配陈皮，共奏燥湿健脾之功；川椒目味苦性寒，归肺经，善降气平喘，共为使药。全方功在健脾燥湿，理气化痰。

咳嗽变异性哮喘经验方

【病机】外感失治，邪郁肺络，日久化热，痰热蕴肺，肺气失宣，肺气不利，气道挛急。

【药物组成】炙麻黄10g，苦杏仁10g，桑叶15g，白前15g，半夏10g，罂粟壳3~5g，蝉蜕10g。

【功效】寒热并用，宣肺止咳。

【适应证】阵发性干咳、呛咳，咳嗽程度剧烈，难以抑制，呈挛急性咳嗽，咽干咽痛，或者咳嗽前咽痒，痒即引发咳嗽，或者一遇冷风即见咳嗽，胸闷喘促，口干欲饮冷水，无痰或痰稠黄。舌质红，苔薄黄。脉浮滑。

【验案选录】

陈某，女，56岁，2008年1月20日初诊。

患者因"每年冬春两季干咳10余年，复发1个月"来院就诊。患者1个月前因外感风寒开始咳嗽，无痰，喉咙痒，无喘息，咳嗽剧烈，甚至不能自止，遇冷空气咳嗽更剧，胸闷，口渴欲饮。舌红，苔薄黄，脉浮且滑。

诊断：咳嗽变异性哮喘。

辨证：寒热错杂以热象为主。

治法：清热化痰平喘。

处方：炙麻黄10g，苦杏仁10g，桑叶15g，白前15g，半夏10g，罂粟壳3g，蝉蜕10g。7剂，水煎，早、晚分服，服药期间注意避风寒。

1月27日二诊：诸症明显缓解。

上方去罂粟壳，加黄芩15g，瓜蒌20g，清半夏15g，桔梗15g，陈皮15g。7剂，服法同前。

药后诸症缓解明显。

【按语】咳嗽变异性哮喘属中医学慢性咳嗽，西医认为属哮喘中的一个特殊类型。患者素有久咳的病史，外邪侵袭，伤及脾肺，脾虚生痰内阻，气机不畅，故咳嗽、胸闷。风为百病之长，患者一遇凉风，咳嗽症状加剧，是因肺气失宣、肺气上逆所致。

本方主症以热为主，兼有寒象，寒热并见。方中麻黄辛散，既可疏表散寒，又长于宣肺平喘，可内降上逆之气，以复肺司肃降之常。张山雷说："麻黄轻清上浮，专疏肺郁，宣泄气机，是为治感第一要药。虽曰解表，实为开肺；虽曰散寒，实为泄邪。"杏仁降气平喘，化痰止咳。《本草便读》云："凡仁皆降，故杏仁功专降气，气降则痰消嗽止。"杏仁、麻黄相配共为君药。桑叶苦寒清泄肺热；白前降肺气以平喘咳，为定喘咳之要药；清半夏燥湿化痰，和胃降逆；蝉蜕疏散风热，善利咽，四者共为臣药。罂粟壳具有酸收之性，主入肺经，具有较强的敛肺气止咳逆作用，为佐药。纵观全方，具有宣肺止咳、寒热并清之功。

刘建秋教授认为，咳嗽变异性哮喘有寒热性质之分，由于咳嗽变异性哮喘病程多较长，所以许多患者在临床上并不是仅仅表现为单一的寒证或热证，往往表现为虚实夹杂，寒热错杂，因此辨证时要分清寒热虚实的主次，治疗需标本兼顾。因其病情多较为复杂，非简单见咳止咳就能奏效，贵在审因论治，在准确辨证的前提下，守法而治。

肺胀经验方

（一）痰热郁肺型

【病机】痰热壅肺，清肃失司，肺气上逆。

【药物组成】桔梗15g，黄芩15g，桑白皮20g，款冬花15g，蜜枇杷叶15g，瓜蒌15g，清半夏15g，猫人参15g。

【功效】清肺化痰，降逆平喘。

【适应证】咳逆，喘息气粗，胸闷，烦躁，目胀睛凸，痰黄或白、黏稠难咳，或伴身热，微恶寒，有汗不多，口渴欲饮，溲赤便干。舌边尖红，舌黄或黄腻。

【验案选录】

李某，男，71岁，2010年3月11日初诊。

患者出现反复咳嗽、咳痰、喘息10余年，早、晚皆咳，每次咳痰六七口，量多且白，质稀薄，因1个星期前感受外寒而致近日出现咳黄痰，咳逆，喘满，发热，胸闷，口干欲饮，大便干。舌红，苔黄，脉滑数。

诊断：肺胀。

辨证：痰热郁肺。

治法：宣降肺气，清热化痰。

处方：桔梗15g，黄芩15g，桑白皮20g，款冬花15g，蜜枇杷叶15g，瓜蒌15g，清半夏15g，猫人参15g。7剂，水煎，早、晚分服。

3月18日二诊：咳嗽、咳痰，喘满明显缓解，二便尚可，但仍纳差，气虚，乏力。

上方加黄芪20g，太子参15g，党参15g。7剂，服法同前。

药后诸症减缓。

【按语】患者年逾古稀，肺肾虚衰，热由内生。脾虚生痰，痰热相搏，壅结于内，加之感受外邪，外邪与痰热相合，郁遏肺气，故见发热，咳逆；痰热壅肺，气滞不通，故见胸闷胀满；痰热内盛，故见痰黄；肺热耗津，故见口干欲饮，便干；舌红、苔黄、脉滑数为痰热内盛之象。

刘建秋教授认为，肺居上焦，以清肃下降为顺，壅阻为逆。若湿痰郁久化热或肺热素盛，痰受热蒸或素体痰湿内蕴，复感外邪化热，皆可导致痰热阻肺，肺失清肃，上逆而为喘息。故刘建秋教授在定喘汤的基础上加减而拟方。因患者主要以痰热内蕴，肺失宣降为主要病机，故在治疗时则着眼于宣降肺气，清热化痰。方中桑白皮泻肺平喘，黄芩清热化痰，二者合用，以消内蕴之痰热而除致病之本，同为君药。款冬花辛温而润，善治肺热咳喘，助君药清肺热；清半夏辛开散结，入肺经，化痰降气平喘；瓜蒌甘寒质润，善清肺热，润肺燥而化热痰，共为臣药。桔梗善宣肺祛痰，辛散苦泄，可开宣肺气，祛痰利气；蜜枇杷叶味苦能降，性寒能清，具有清降肺气之功，共为佐药。猫人参功在清热解毒，为使药。本方功在清热化痰，下气止咳。

（二）痰湿蕴肺型

【病机】肺虚脾弱，痰浊内蕴，肺失宣降。

【药物组成】桔梗10g，清半夏15g，炒苏子30g，莱菔子20g，蜜枇杷叶15g，白芥子15g，竹沥10g，陈皮15g，茯苓15g。

【功效】降气化痰，健脾燥湿。

【适应证】胸胁满闷，短气喘息，稍劳即著，咳嗽痰多，色白黏腻或呈泡沫，畏风易汗，脘痞纳差，倦怠乏力。舌暗，苔薄腻或浊腻，脉小滑。

【验案选录】

肖某，男，69岁，2009年12月10日初诊。

患者慢性咳喘病史10余年，两个月前因受凉咳嗽加重。现症见咳嗽痰多、色白黏稠，胸闷喘憋，动则喘息气急、心悸气短加重，夜间不能平卧，腹胀便溏。虽屡经中西医治疗，但未见好转，遂来我院就诊。诊查可见咳嗽气喘，呼吸困难，面色晦暗，胸廓呈桶状，肋间隙增宽，双肺呼吸音粗，双肺底可闻及干湿啰音。舌苔薄白腻，脉沉细滑。

诊断：肺胀。

辨证：痰湿蕴肺证。

治法：健脾化痰降逆。

处方：桔梗10g，清半夏15g，炒苏子30g，莱菔子20g，蜜枇杷叶15g，白芥子15g，竹沥10g，陈皮15g，茯苓15g。7剂，水煎，早、晚分服。

12月17日二诊：咳嗽、咳痰症状减轻，憋闷症状亦减轻，仍乏力，纳差，便软不成形，脉沉弦滑。

上方加党参15g，薏苡仁15g。7剂，水煎，早、晚分服。

服后诸症缓解。

【按语】患者年过六旬，久患咳喘，虽屡经中西医治疗，效果并不明显，后经中医药治疗，病有所好转。其关键在于辨证是否准确与用药是否得当。通过审证求因，辨证论治，确认证属痰湿蕴肺证，又因久病正虚而呈本虚标实。按急则治标，当以健脾宣肺、温化痰湿为主。

本方是在苏子降气汤合三子养亲汤与二陈汤的基础上加减而成。苏子降气汤与三子养亲汤均能降气化痰平喘，但苏子降气汤偏温，以上盛兼有下虚、寒痰喘咳为宜；三子养亲汤偏降，以痰浊壅盛，肺实喘满，痰多黏腻为宜；二陈汤偏于健脾燥湿，理气祛痰。三方共奏降气化痰、健脾宣肺之功。方中加桔梗意在宣肺祛痰，加竹沥意在祛胸中之痰，蜜枇杷叶功在清降肺气，全方共奏健脾燥湿、降气化痰之功。

哮喘慢性持续期验方

【病机】久病肾虚，痰饮伏肺，肺失肃降。

【药物组成】炙麻黄10g，太子参20g，知母20g，五味子20g，黄芪20g，仙灵脾30g，款冬花15g，生姜5g，炙米壳5g。

【功效】温阳益气，止咳化痰平喘。

【适应证】平素短气息促，动则为甚，吸气不利，心慌，脑转耳鸣，腰膝酸软，劳累后哮喘易发。或畏寒肢冷，自汗，面色苍白，舌苔淡白，质胖嫩，脉沉细；或颧红，烦热，汗出黏手。舌质红，少苔，脉细数。

【验案选录】

孙某，女，73岁，1999年7月2日就诊。

患者反复咳、痰、喘20余年，初起冬发较剧，近年夏季亦发，愈来愈重，近2周新得感冒，气喘又发，动则喘急，尚有心悸，烦闷，口干欲饮，夜间不能平卧，痰量少而白黏，面黄消瘦，纳差，易汗，腰酸，夜尿频。舌质红，苔黄，脉沉滑略弦。

诊断：哮病。

辨证：肺脾肾俱虚。

治法：温阳益气，化痰平喘。

处方：炙麻黄10g，太子参20g，知母20g，五味子20g，黄芪20g，仙灵脾30g，款冬花15g，生姜5g，炙米壳5g。7剂，水煎，早、晚分服。

7月9日二诊：咳喘渐平，心悸、胸闷、口干渴均减，仍口苦、尿黄。

处方：炙麻黄10g，太子参20g，知母20g，五味子20g，黄芪20g，仙灵脾30g，款冬花15g，生姜5g，炙米壳各5g，车前子10g。7剂，水煎，早、晚分服。

7月16日三诊：咳喘基本控制，亦能平卧，口苦、尿黄亦除。唯眠不安，时有心悸。黄苔已退，脉象细滑。

处方：炙麻黄10g，太子参20g，知母20g，五味子20g，黄芪20g，仙灵脾30g，款冬花15g，生姜5g，炙米壳5g，当归10g，茯神10g，炙甘草5g。7剂，水煎，早、晚分服。

7月23日四诊：药后诸症全消，咳喘未发，精神舒畅，嘱用上方配做药丸，以巩固疗效。

【按语】哮喘之病，见症颇多，病机亦不尽相同，既有虚实之分，更有肺、脾、肾之别。在肺者多实，治以宣肺止咳平喘为主，因肺主气，肺位最高，具有宣发肃降之功，肺气宣则喘可解。在脾者多实，治以益气健脾化痰为主。因脾主运化水液，为"生痰之源"，而哮喘之"伏痰"则是其发病之"宿根"，故健脾化痰应用于哮喘治疗的全过程。在肾者多虚，肾为气之根，主纳气。动则喘甚，其病在肾。虚喘者一般病程较长，治疗应着重温肾纳气，佐以镇咳，方能平喘。本案患者年老体虚，咳喘年久，肺、脾、肾之气俱虚，且肾尤虚弱，肾失纳气，更兼水火不济，故须在温肾健脾养肺之剂中佐以镇纳之药，才能见效。

方中以大剂量仙灵脾为君补肾壮阳，现代研究证实，仙灵脾具有祛痰止咳平喘之功。正如《金匮要略·痰饮咳嗽病脉证治第十二》所言"病痰饮者，当以温药和之。"取温药作用于人体可振奋阳气，扶助阳气，令阳气得布。阳气通达，从而使肺的通调得以下降，脾的转输得以上升，肾的蒸化开阖、气化功能方可恢复。"温药"既可温化饮邪，又可协调水液代谢的正常生理功能，杜绝痰饮滋蔓之源。炙麻黄辛散苦泄，温通宣畅，主入肺经，可外开皮毛之郁闭，以使肺气宣畅，内降上逆之气，以复肺司肃降之常，善平喘，为治疗肺气壅遏所致喘咳的要药，其又长于祛痰止咳解痉兼发散风寒，祛除外邪，是止咳平喘的最佳首选药；五味子味酸具有收敛之功，可敛肺止咳敛汗，生津止渴，宁心安神，其性温，可补肺脾肾之气；款冬花归肺经，辛温而润，具有润肺下气、止咳化痰平喘之功；罂粟壳具有酸收之性，主入肺经，具有较强的敛肺气、止咳逆平喘作用，四药共为臣药。太子参补心脾肺之气阴；知母生津润肺，防止收敛太过；仙灵脾较温燥，配知母滋阴润燥防温燥太过；生姜助麻黄发散风寒，解表邪又可温肺止咳；黄芪补气固表健脾，助仙灵脾益气除湿，共为佐助药。五味子归肺、肾兼引经药。复诊时加车前子，利水祛痰，从而使肺气得平，肾气得纳，又加当归、炙甘草、茯神以养心安神，仅诊数次，多年的咳喘诸症全消。

胸腔积液经验方

【病机】三焦通调水道不利，饮停胸胁。

【药物组成】葶苈子20g，黄芪20g，太子参25g，茯苓20g，桂枝10g，猪苓20g，瓜蒌15g，川椒目10g。

【功效】泻肺逐饮。

【适应证】咳唾胸胁引痛，但胸胁痛势较初期减轻，而呼吸困难加重，咳逆喘息气促不能平卧，或仅能偏卧于停饮的一侧，病侧肋间饮满，甚至可见偏侧胸廓隆起，头昏眩晕，食欲不振。舌苔薄白腻，脉沉弦。

【验案选录】

单某，男，35岁，2011年3月6日初诊。

患者咳嗽、乏力两个月，加重伴气喘左侧胸痛两周，以结核性胸膜炎收入院。患者于入院前两个月开始咳嗽，咳痰，痰少而黏，乏力，纳差，夜寐不安。6周后开始气喘，胸痛，呼吸困难，病情日重。舌红，苔白厚腻，脉细数。体格检查：体温38.3℃，脉搏109次/分，呼吸25次/分，血压140/100mmHg。重病面容，半卧位。左肺叩清，右侧胸廓饱满，肋间隙消失，右肺第2肋间隙以下语颤消失，叩诊呈浊音，呼吸音弱。心率109次/分，律齐。理化检查：X线透视右第二前肋以下可见大片致密阴影，心脏稍向右移位。白细胞$16.0×10^9$/L，红细胞沉降率46mm/h。

诊断：悬饮。

辨证：饮停胸胁。

治法：泻肺逐饮。

处方：葶苈子20g，黄芪20g，太子参25g，茯苓20g，桂枝10g，猪苓20g，瓜蒌15g，川椒目10g。7剂，水煎，早、晚分服。

3月13日二诊：咳嗽较前减轻，右侧胸痛时作，大便干结。舌质红，苔薄白，脉细滑。B超胸水定位：右胸背部探查：肩胛角腋后线第8、9肋间可见1.3cm×0.8cm的液性暗区。

上方加熟军10g。7剂，服法同前。

3月20日三诊：咳嗽未作，深呼吸则感右侧胸痛。胸透复查：原右侧渗出性胸膜炎已近吸收好转。

上方继进13剂，服法同前。

4月5日：咳止痛消，精神尚好，纳可便调。全胸片复查：原右侧大量胸腔积液明显吸收好转。血沉3mm/h。遂痊愈出院。

追踪观察3个月。精神尚好，胸痛、咳嗽未复发。又复查胸片：右侧胸腔积液已吸收。

【按语】胸腔积液属中医学"悬饮"范畴。《金匮要略》言："水留在胁下，咳唾隐痛，谓之悬饮。"《圣济总录·痰饮统论》言："三焦者，水谷之道路，气之所终始也。三焦调适，气脉平匀，则能宣通水液。行入于经，化而为血，灌溉周身，若三焦气塞，脉道壅闭，则水饮停积，不得宣行，聚成痰饮。"本患者之病证，究其病因，不外肺、脾、肾功能失常，影响体内水液的生成、输布和排泄,使水液凝聚而成痰饮。而肺脏受邪,肺气不降,失去通调水道的作用,是造成湿盛生痰的主要原因之一。饮聚胁部,脉络受阻,气机不利,故临床表现为胸胁疼痛、咳喘气急,呼吸时疼痛加剧,苔白腻,脉沉弦。据《金匮要略·痰饮篇》"病痰饮者,当以温药和之"之大法。

方中葶苈子入肺与膀胱经,辛散开壅,苦寒沉降,辛能散,苦能泄,调节津液气化,止咳平喘,泻肺逐饮,行水消肿,重用为君药,但葶苈子攻泻力强,容易伤正。配伍瓜蒌甘寒质润,善清肺热,润肺燥而化热痰,又利气宽胸,润燥滑肠;川椒目性味苦寒,归肺经,善降气祛痰平喘,利水消肿,助葶苈子"行积水,逐留饮";茯苓性甘淡入脾经,健脾渗湿,湿去脾运,痰无由而生,又可宁心安神;猪苓利水渗湿,其利尿作用强于茯苓。四药共为臣药,助君药以泻肺逐饮,清热化痰平喘。太子参阴阳双补,尤以肺脏为主,其性平和,故用量最大;黄芪补气固表利尿,以温补药制约葶苈子苦寒之性,防其伤正之弊;二者共为佐药,充养肺之气阴,从而使肺能正常地宣发卫气,使机体保持应有的对外邪的抵抗力,以扶正来御邪。桂枝温阳健脾化饮为使药。复诊时加熟军10g以攻下,使大便调畅。

病案2

张某,男,50岁,2005年5月11日初诊。

患者系肺癌致中等量胸水,症见咳嗽气急,胸闷,呼吸时疼痛加剧,苔白,脉沉数。胸腔穿刺为血性胸水,涂片找到癌细胞。

诊断:悬饮。

辨证:饮停胸胁。

治法:泻肺逐饮。

处方:葶苈子20g,黄芪20g,太子参25g,薏苡仁20g,桂枝10g,猪苓20g,瓜蒌15g,川椒目10g,猫人参20g,半枝莲20g。7剂,水煎,早、晚分服。

5月18日二诊:咳嗽症状减轻,胸闷、疼痛症状较前缓解,乏力,腹胀纳呆。舌淡有齿痕,苔白腻,脉沉。

上方加黄芪、白术、茯苓各15g。10剂,水煎,早、晚分服。

5月28日三诊:诸症缓解,仍神疲乏力,纳差,嘱用上方配做药丸,继续服用半个月以巩固疗效。

药后诸症缓解。

【按语】本症属饮停胸中,治宜泻肺利水抗癌。用药在胸腔积液经验方中加猫人参20g,其清热解毒且可强壮扶正,配合太子参、黄芪,意在突出益气健脾扶正;加半枝莲20g清热解毒,利水退肿。两药经现代药理证实,具有抗肿瘤之功，为现代癌症治疗的常用药。去茯苓，加薏苡仁，虽薏苡仁利水渗湿、健脾之功均弱于茯苓，但其归肺经，可清热排脓，配合方中诸药，共奏清热解毒、泻肺逐饮之功。患者复诊咳嗽等症状虽有缓解，但仍神疲乏力，腹胀纳差。此乃肺气亏虚、脾运不健所致，故在原方基础上加黄芪、白术、茯苓以补气健脾。此乃属正虚邪实、虚实夹杂之证，故治疗时需时时顾护正气。

植物神经功能紊乱经验方

【病机】情志伤肝，气郁不舒，气血运行失度，心神失养。

【药物组成】酸枣仁30g，合欢皮20g，琥珀（冲）3g，石菖蒲20g，郁金20g，生龙骨25g，生牡蛎25g，茯苓20g，茯神20g，柴胡10g，丹皮15g，栀子15g，淡豆豉15g。

【功效】养心安神，疏肝解郁。

【适应证】不寐，咽痒咳频，夜寐不安，口干舌燥，工作压力大、更年期、平素秉性易激动。舌红，苔黄，脉弦而数。

【验案选录】

胡某，女，44岁，2007年10月7日初诊。

患者失眠两月余，症见失眠，重则彻夜不寐，需每晚睡前服2片安定方可入睡，可睡6个小时，潮热、盗汗，伴心烦易怒，坐卧不宁，口苦。舌质红，苔薄黄，脉弦数。

诊断：不寐。

辨证：肝郁气滞，肝心阴虚证。

治法：养心安神，疏肝解郁。

处方：酸枣仁30g，合欢皮20g，琥珀（冲）3g，石菖蒲20g，郁金20g，生龙骨25g，生牡蛎25g，茯苓20g，茯神20g，柴胡10g，丹皮15g，栀子15g，淡豆豉15g。7剂，水煎，早、晚分服。嘱其清淡饮食，适当运动。配合安定片同服，服药中安定用量逐渐减量。

10月14日二诊：自觉服药后心烦易怒、口干舌燥症状均有减轻，但仍失眠。舌质红，舌苔薄黄，脉弦数。

上方去生龙骨，加重镇安神之生龙齿50g。7剂，水煎，早、晚分服。医嘱同前。

10月21日三诊：自觉心烦易怒基本消失，无不适症状，一般状态佳，睡眠6小时左右，继服上药，西药逐渐减量，直至停药。

【按语】肝为刚脏喜条达，司疏泄，藏血而为魂之所；心主血脉而藏神。

宋·许叔微《普济本事方·卷一》指出："平人肝不受邪，故卧则魂归于肝，神静而得寐。今肝有邪，魂不得归，是以卧则魂扬若离体也。"《类经·疾病类》云："心为五脏六腑之大主，而总统魂魄，并赅意志……此所以五志唯心所使也。"是故不寐一证与心、肝关系密切。本患者为情志不遂，肝气郁结，气血运行失度，血不养心而致不寐。由此可见，肝乃起病之源。肝火旺盛，故急躁易怒；火热扰心，故坐卧不宁；肝胆火热上炎，故口苦目赤、小便黄赤、舌红苔黄、脉弦数均为肝胆热象。治以疏肝解郁、养心安神、泻火为法。

方中柴胡疏肝解郁行气，升益阳气，引药入肝胆经；郁金行气解郁，清心凉血；合欢皮解郁安神，活血消肿，三药共为君药，疏肝解郁行气。肝脏体阴而用阳，故用酸枣仁养心益肝，益阴敛汗，生津安神，取其益阴生津之效顾护肝体，可祛邪而不伤正，又可治疗潮热盗汗，为臣药；茯神、茯苓、石菖蒲宁心安神醒神，生龙牡、琥珀镇静安神，收敛固涩，共为佐药，助酸枣仁安神之效。丹皮、栀子、淡豆豉清肝泻火除烦，为使药。全方共奏疏肝解郁、养心安神泻火之效。二诊酌加生龙齿，以加强重镇安神之效；三诊诸症渐消，继服药，渐减量直至停药，以巩固疗效。

感染后咳嗽经验方

【病机】风邪犯肺，肺失宣降，肺脾不足，无力抗邪。

【药物组成】桔梗15g，炙百部20g，紫菀20g，白前15g，荆芥10g，陈皮15g，甘草10g，太子参10g，茯苓10g。

【功效】疏风宣肺，补益肺脾。

【适应证】干咳，遇刺激性气味时加重，无痰，或痰少，质黏成丝，不易咳，恶风，时伴有咽痒，倦怠乏力，短气懒言。舌质淡，苔白，脉浮小或数。

【验案选录】

马某，女，48岁，2013年3月6日初诊。

患者1月前因感冒出现发热、头痛、咳嗽、咽痛，体温最高38.2℃，自行服用世一治感佳和尼美舒利，发热、头痛症状缓解，但仍咳嗽、咽痛，于社区医院静点盐酸左氧氟沙星（0.4g，1天1次）6天，咽痛逐渐消失，但咳嗽不缓解，口服阿斯美，效果不佳。症见阵发性干咳，痰少质黏不易咳出，恶风，咽痒，遇油烟等异味咳嗽加重，乏力倦怠，舌苔薄白，脉浮。查体：双肺呼吸音粗，未闻及干湿性啰音。辅助检查：血常规正常，胸片正常。

诊断：咳嗽。

辨证：风邪留恋，肺脾气虚。

治法：疏风宣肺，健脾益肺。

处方：炙百部 20g，紫菀 20g，桔梗 15g，白前 15g，荆芥 15g，太子参 15g，黄芪 15g，防风 10g，牛蒡子 15g，北豆根 15g，五味子 15g，甘草 10g。7 剂，水煎，早、晚分服。

3 月 13 日二诊：咳嗽、咽痒明显缓解，无恶风。续服 7 剂，药后诸症缓解。

【按语】本病多由外感咳嗽迁延而来，外感咳嗽多因外邪侵袭肌表，干于肺脏，肺失宣降，气急上逆所致，正如《景岳全书》所言："外感之咳，必由皮毛而入。盖皮毛为肺之合，而凡外邪袭之，则必先入于肺。"刘建秋教授认为，感染后咳嗽表证已解，外邪中的寒热之邪大部已去，但风邪未尽，束于肺脏，郁闭肺气，气机敛降不足，致肺气上逆，故咳嗽迁延不止。《素问·风论》曰："风者，百病之长也，至其变化乃为他病也，无常方，然致有风气也。"感染后咳嗽以"刺激性干咳、阵发性、咽痒、恶风，无痰或少量白黏痰，吸入冷空气、油烟可加重"为特点。若患者素体正气虚弱或病久邪伤正气，正气不足，当外邪侵袭人体，虽经治疗，但由于正气驱邪无力，外邪易于留滞机体，肺之宣发肃降功能难以复序，导致咳嗽迁延难愈。正所谓"正气存内，邪不可干；邪之所凑，其气必虚。"刘建秋教授在长期的临床实践中发现，感染后咳嗽患者大都有肺脾气虚之证，肺脾气虚是感染后咳嗽缠绵不愈的重要病机。方中百部、紫菀止咳化痰，性微温而不寒，为止咳要药；白前降气化痰；桔梗开宣肺气，利咽喉；荆芥温而不燥，疏风解表，祛在表之余邪；陈皮理气化痰；太子参补益脾肺；黄芪益气固表，共补肺脾；五味子酸涩收敛；牛蒡子疏散风热，利咽散结，北豆根祛风止痛，去咽痒，利咽喉。甘草调和诸药。综上以疏风宣肺、补益肺脾为法立方，标本兼治，故而获效。

第五章 科研思路

刘建秋教授长期从事中医和中西医结合的临床诊疗工作，在完成繁重诊疗任务的同时，还进行了许多中医临床科研和理论方面的课题研究，在40多年的医疗实践与科研活动中获得一些体会和认识。

第一节 中医科研之见解

一、中医科研概述

中医科学研究是以中医基础理论为指导，探索人体生理活动、病理变化的基本规律，寻求疾病预防及治疗的有效方药和方法，是对人体生理病理及疾病防治规律所进行的科学实践活动。中医学在其发展的过程中，积累了相当丰富的经验，形成了从理论到临床的系统理论。刘建秋教授认为，就方法而言，诊察方法、诊断方法、治疗方法等也都自成体系。中医科研的任务就是提高自身的科研水平，促进本学科学术繁荣，使之随时代的进步得到不断的提高和发展，并且应该构建符合中医自身发展规律的、与现代科学方法相适应的、先进的、合理的科研方法体系。

刘建秋教授认为，由于历史等客观条件的限制，从今天的角度来看，中医理论体系的客观物质基础部分，微观描述尚不够，因而有必要借助各种先进技术、先进设备、先进手段从微观的角度研究中医药理论体系的客观物质基础、促进中医药学的发展。而要从微观角度阐述中医药理论的客观物质基础，就必然要运用实验的方法。只有运用实验方法，人们才能简化、纯化实验对象，深入细致地剖析事物本质，最终达到全面解释中医药理论体系客观物质基础的目的。

中医科研方法既具有自然科学研究方法的一般规律，又带有中医科研方法自身的特征。中医科研方法与现代科学方法的关系也是密切相连、互相促进的。中医药研究既要继承其传统方法，又要汲取现代科学方法的精华。中医科学研究符合一般的医学科学研究，是对人体生理病理及疾病防治规律所进行的科学实践活动。中医学在不断的发展过程中，逐步形成了特有的认识人体生理、病理现象及诊断、治疗、预防疾病的理论和方法学体系。中医药科研涉及面广，综合性强，大多数课题皆是"前无古人"。因此，整个工作要求较高，难度较大。

中医科学研究根据研究对象及研究方法的不同，从总体上可分为基础理论研究、临床研究和实验研究三大类。中医基础理论研究是采用文献学方法、观察方法、调查方法以及计算机方法等研究手段，对中医的历史、文献、情报及固有理论进行分析论证和补充完善，其特征表现为研究结论带有指导意义的理性阐述。中医基础理论的研究类型，根据研究内容的不同可分为医史研究、文献研究、情报研究及传统理论研究等。刘建秋教授在多年的科学研究中进行了基础理论的相关研究，很多临床研究、实验研究也是在基础理论研究的基础上进行的。中医临床研究是采用多种传统与新兴的研究手段，从中医理论出发，研究健康向疾病转化、一病向他病转化、疾病向健康转化之间的规律，并按此规律探索出了中医药防病治病的医疗技术。其中心环节在于研究疾病的病理变化和提高临床疗效。中医对临床疾病都有相应的治疗原则及具体的治疗方药（含针灸等其他治疗方法）。中医治病就是积极地利用各种治法方药，促使疾病向健康转化。临床研究实质上就是探求疾病、证型、症状三者之间的规律，探求病证与治法方药之间的相应关系。纵观临床科研课题，名目虽多，但主要仍为病证方药主治的研究。刘建秋教授凭借40多年的临床体会，总结了多种临床效方，并以此为依据进行了大量的中医药临床应用研究，取得了较好的成果。例如由于东北特殊的地理位置和气候条件，呼吸系统疾病的发病率居高不下，尤其慢性阻塞性肺疾病患者较国内其他省份多。同时很多慢性阻塞性肺疾病患者对疾病重视程度不够，不积极进行有效的防治，或误治，或治疗不规范，不但给社会和家庭造成经济负担，而且导致病情加重、反复发作甚至死亡。根据这一实际情况，刘建秋教授思考若能研发出慢性阻塞性肺疾病的有效治疗药物，并且无明显毒副作用，将能很好地解决临床实际问题，同时将带来较大的经济效益和社会效益。通过研读大量的文献资料以及结合自己多年的临床经验，刘建秋教授认为慢性阻塞性肺疾病稳定期主要表现为肺虚、脾虚和肾虚，这些证型可单独出现也可兼见，且肺脾气虚型患者较多见。刘建秋教授以益气健脾化痰法治疗，临床疗效较明显。实验表明，免疫功能降低与肺功能下降有相关性。

刘建秋教授从事恶性胸腔积液研究已经有30余载，发表的相关学术论文达十余篇，他的研究生中以恶性胸腔积液为课题进行研究的也有7位之多。课题组从临床疗效观察到动物实验，均取得了长足的进步。

中医药之所以能历经沧桑，迄今仍以蓬勃的生机向前发展，是因为有其理论基础，而这种理论基础在相当程度上反映了事物的客观本质。中医有许多疗效确切的名方、验方及药物。从现代科学的角度分析、研究这些名方、验方及有效药物的作用机理，改革中药剂型，开发新药是科学研究的意义。另外，通过实验研究来分析、归纳某病或某证的客观指标，可为辨病辨证的客观化提供依据。这类研究往往与药物治疗相结合，它不仅分析观察模型制成之初的实验室指标，还要继续观察用药之后的指标变化，因而与临床研究中的指标分析等有相似之处。也可以说，这一研究是临床病证结合研究及病证诊断规范研究的继续，是这些研究的深入和提高，是临床研究由临床观察上升到实验研究的表现。

中医实验研究根据研究对象的不同，又可分为临床实验和动物实验两种。临床实验是以人作为研究对象的研究，其特点是部分在人为控制条件下进行观察研究。动物实验是以动物为研究对象的实验研究，其特点是完全在人为控制或模拟的条件下进行的观察研究。刘建秋教授指出，由于种属差异，动物的生理过程、病理变化虽与人类有相同或相似之处，但并不完全相等，加之人的社会性，更增大了动物与人类的差异，因而动物实验结果不能完全搬到医学理论中来。

刘建秋教授强调，从事中医科学研究的目的是提高中医防治疾病的水平，完善中医对人体生理病理现象的认识，提高中华民族乃至全人类的健康水平，其主旨是继承发展中医药理论。刘建秋教授进行科研的重点为继承发扬传统理论的精华，扬弃传统理论中的糟粕；遵循中医理论，通过系统研究，发现和提出新理论、新疗法、新药物；对传统理论进行整理、补充、阐发、完善。中医科研的目的是要有所发明、创新和前进，发展中医学术，丰富医学内容，为人民健康服务。

刘建秋教授认为，中医临床研究的目的主要在于进一步阐明辨证论治与辨病治疗的规律，深化对于病证的认识，更新治疗技术，改进治疗方法，提高诊断水平和治疗效果。老中医经验的整理研究，目的在于如实反映老医生的独特专长、学术思想与实践经验，具体介绍老中医的诊疗方法与效果，使朴素的经验和认识系统化、条理化，便于继承和发扬，从而更好地指导中医的临床实践，并丰富中医理论。理论研究的目的应突出具有实践价值的高水平的学术见解或特色观念。实验研究应建立较理想的中医特点的实验动物模型，采用更新的、客观、敏感、可靠的检测指标和手段，在取得成果的同时可充分反映中医特色的实验手段和方法。

中医科研方法属于自然科学研究方法，既具有自然科学研究的一般规律，又带有中医科研自身的特征。刘建秋教授认为，中医科研方法与现代科学方法的关系主要表现在以下3个方面：首先是个性与共性的关系。中医科研方法仅代表中医药研究的具体情况，反映中医药科研的个性。而现代科学方法可广泛应用于不同学科和不同的研究阶段，因而在一定程度上，它反映了科学研究的某些共性。其次是相互依存的关系。中医科研方法与现代科学方法虽有个性与共性的区别，但在运用与发展问题上是相互依存、相互促进的。中医科研方法需要不断地汲取当代先进的科学方法，充实、完善本学科的研究手段，提高本学科研究水平。现代科学方法又需要通过不同学科在研究过程中的具体运用反复检验，反馈信息，修正不足，发挥优势。无论中医科研方法，还是现代科学方法，两者均依赖对方的存在和发展而充实壮大。再次是继承与合作的关系。中医药历史悠久，无论基础理论、临床诊疗技能，还是研究方法等均积累了丰富经验。传统研究方法如校勘、训诂等，对整理规范、充实完善传统的中医理论具有十分重要的意义，也具有学习和继承的价值。刘建秋教授认为，如果单纯强调传统研究方法，排斥新技术，势必限制和削弱中医药科研的技术手段和观测能力，降低研究水平，从而阻碍中医学术的发展，从长远的角度看，于中医药发展不利。既然中医药传统研究方法具有重要的使用价值，现代科学方法又有引进、应用的必要性，那么完整的中医科研方法应是中医传统研究方法与现代科学方法的结合，是在继承传统方法的基础上合理地引进、移植新兴的现代科学方法。实际上，目前刘建秋教授的许多中医药科研课题都是在引进现代科学方法的基础上进行的。

二、如何做科研

刘建秋教授认为，开展中医科学研究，既要有满腔的热情，还要有正确的思路。中医科研与其他学科的科学研究一样，需要遵循一定的规律与程序。但是由于中医学自身的特殊性，其又具有独特的思路与方法。科研设计在课题研究中具有极其重要的意义，可以说它关系到整个研究的成败。科研设计需要对整个科研过程进行规划安排，使课题研究有目的、有计划、有步骤地进行，进而取得预期成果。缜密、细致的科研设计，可克服主观盲目性，强化科研计划性。一个课题的科学性和可行性很大程度表现在其设计方案上。

中医科研设计可以分专业设计、统计设计、人员分工和进度设计四个部分。刘建秋教授认为，在进行中医科研设计时，应注意充分了解目前本专业的科研水平，组合一个团结协作的科研团队，以保证课题的顺利进行。把科研设计方案付诸实践，是整个科研工作中最具体、最困难的一步。在科研过程中，如果出现与设计情况明显不同，完全不能论证原有假说的情况时，可以根据研究资料，修正原假说或提出新假说。无论是论证原有假说，还是修正原假说或提出新假说，都必须以详实的研究资料为依据。

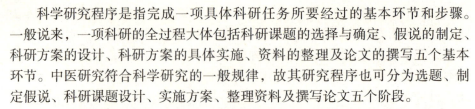

科学研究程序是指完成一项具体科研任务所要经过的基本环节和步骤。一般说来，一项科研的全过程大体包括科研课题的选择与确定、假说的制定、科研方案的设计、科研方案的具体实施、资料的整理及论文的撰写五个基本环节。中医研究符合科学研究的一般规律，故其研究程序也可分为选题、制定假说、科研课题设计、实施方案、整理资料及撰写论文五个阶段。

科研选题是科研工作的起点，规定着科研工作的总任务、总方向和进展。科研选题是研究人员有目的、有计划地充实自己的专业基础和调整知识结构的前提和依据，在一定程度上决定着科学研究中所使用的方法和采用的手段。有创见的科研课题的提出，对于中医学或自然科学本身的发展会产生深远的影响。为保障和提高人民的健康水平，有必要对常见病、多发病、疑难病进行研究，以明确其发病机理，制定防治措施，并且这也是中医学自身发展的需要。

中医科研选题应充分了解该专题的研究状况及研究水平。刘建秋教授指出，只有充分了解该专题过去及现在进行过什么研究，达到了什么水平，取得了什么成果，还存在什么问题，才能决定自己欲从事的工作有无意义，有无可能、有无创造性、科学性及可行性。例如，刘建秋教授在设计中西医结合防治哮病的科学研究时，是在经过对本病的长期摸索，结合自己多年的临床经验，并在现代医学研究的基础之上而进行的。此外，选题应考虑所在单位的研究条件及研究设备，如做实验研究，需考虑实验设备和技术等条件。如果课题有意义、有价值，但无设备条件，无可行性，则选题亦不宜选择。另外还应根据个人的兴趣爱好选定研究题目，这对于独立从事科学研究的人来说是一个十分重要的问题。从科学研究的历史看，科研成果往往出自研究者兴趣最浓之处。有兴趣就有研究动力；没有兴趣，只为应付差事是不大可能出成果的。因此，在照顾到其他因素的条件下适当考虑个人爱好，这对提高研究成效是有帮助的。

中医科研假说是一种假定成立的医学理论；或假定符合临床实际治疗，效果很好的治疗手段。假说在科研中的作用在于提出研究目的及研究方向，避免研究的盲目性。大多数研究，尤其临床研究及实验研究是以验证假说为目的的。制定中医科研假说的步骤为首先查阅文献资料及情报，认真分析，从中吸取新方法、新技术，以开阔视野，便于提出假说。认真总结临床经验，从成功的临床经验中得到启发，从而提出假说。在收集资料、总结经验的基础上，运用回溯法、归纳法、类比法等推理形式提出假说。假说只是一种假定成立的科学理论或科学技术，它与客观事实是否相符还有待进一步研究验证。因而对待假说要有一种公正的态度，既不可偏爱，也不可排斥，要服从事实。研究结果证实的假说要乐于接受，研究结果否定的假说也要勇于放弃。必须具有尊重客观事实的态度，才有可能正确地进行科研设计及科研实施。

课题进度是根据课题研究的计划年限对研究方案进行时间上的安排。不同类型的研究，时间年限有所不同，研究生攻读学位的课题研究一般为1~2年，部级青年科研基金课题、研究院课题一般为2~3年，国家及部级课题一般为3~5年。进度设计的目的在于提高课题研究的计划性。通过进度设计，明确哪个阶段应该完成什么工作，解决什么问题，使课题研究既有远期目标，又有近期计划，以便按期完成科研计划。人员设计是根据课题研究内容，选定参加研究人员，并对各人员的工作进行具体安排，以保证研究的顺利进行。

课题设计时应注意充分了解目前本专业的科研水平，只有充分了解目前研究状况、研究水平和差距不足，才有可能在专业设计上扬长避短，制定出有意义、出成果的科研方案。刘建秋教授特别强调，要保证课题的顺利进行，就必须组织一个团结协作的科研团队，若不团结，则许多能完成的工作也完成不了。

将科研设计方案付诸实践，是整个科研工作中最具体、最困难的一步。其涉及图书资料、临床观察病例、实验动物等，所遇到的困难、麻烦及不可知因素最多。此外，数据的记录和现象的描述也是一项繁杂的工作。认真、全面、细致地搜集和记录研究资料是实施科研设计方案重要的技术环节，只有记录详实，论据扎实，分析透彻，最后才能撰写出真实、可靠的高水平论文。

在确定了中医科研的思路与程序之后则要确定中医科研方法。中医科研方法是中医药科技工作者在中医药科研过程中所采用的研究手段和研究形式。

刘建秋教授认为，科学研究在不同学科有不同的方法，同一学科中不同研究课题所使用的方法也各有不同。各门学科、各种课题所采用的特异性研究方法，即为具体方法。中医科研的具体方法包括两类：一是医学研究（含西医研究）所采用的方法，如临床观察方法、解剖方法、组织切片方法、细胞培养方法、免疫学方法、电镜扫描方法、医学统计方法等。二是中医研究所特有的方法，如校勘、版本、训诂、音韵、语释、辨病论治、辨证论治、老中医经验整理、证的模型研制等。科学研究方法虽然有多个层次、多种类型，但在具体的研究过程中所采用的方法不可能局限于某一层次或某一种，而往往是哲学方法、一般方法、具体方法相互渗透，各种方法相互交错。刘建秋教授从适用的角度，将中医科研方法分为中医理论研究方法和临床研究方法、实验研究方法。

刘建秋教授认为，中医学之所以历经几千年的风雨而没有像其他一些经验科学一样被淘汰，其根本原因在于其中蕴含着诸多可贵的方法论和科学思维。认真整理研究中医的思维方法，将它应用于中医科研和临床实践，是我们继承和利用中医药学遗产、推动中医药世界化的迫切需要。中医学的传统研究方法、思想方式和疾病分析原则中蕴含着一些科学内核，但它们的运用受到当时流行的哲学观、认识论及科学技术水平的限制，各种传统研究方法仍保留着较朴素的形式。中医学要独立发展，提高到现代科学水平，就必须建立科学的方法论体系，只有这样，才能打破困境，走向世界科学研究的殿堂。

中医临床是中医理论产生的基础，又是维护人类健康的具体形式，因而中医临床是中医学中极为重要的部分。中医临床研究在中医研究中也占有相当重要的位置，它对中医学的发展起着相当重要的作用。中医临床研究的特点是遵循中医理论，研究健康向疾病转化、一病向他病转化、疾病向健康转化的规律，并按此规律创造中医药防病治病的医疗技术。此外，还借鉴现代方法学中对照、重复、随机化三原则和一些数理统计方法来弥补传统研究方法之不足，提高临床研究水平。中医临床往往要根据患者的症状、体征、病因、病程、年龄、饮食、好恶等有关情况诊断疾病，辨别证型，随即处方用药或施与其他疗法。临床研究往往围绕以下几个方面进行。病的研究根据研究过程可分为病因研究、诊断研究、治疗研究和预后研究四种类型。证的研究根据证的发生、发展及治疗转归亦可分为证因研究、辨证研究、证治研究和传变研究四种。方药研究包含主药主治功能研究和毒副作用研究两个方面。主治功能研究重点为探讨某方药或某疗法的运用范围、适应证等。毒副作用研究重点是探讨某方药或某疗法运用后可能出现的毒副作用，从而指导临床医师正确妥当地运用该方药或该疗法，最大限度地避免毒副作用所造成的损伤。通过对特定人群近期、中期、远期的系统观察，总结出该方药或方法的治疗效果及副作用。

中医临床研究策略指符合中医临床科研实际，符合方法学标准的研究思路及具体方法。不同的研究策略适用于不同的研究类型。中医临床研究类型包括病例对照研究、随机对照临床实验、队列研究、金标准对照临床实验、两段双重对照临床实验。

中医临床科研设计包括专业设计和统计设计。专业设计一般是先审议选题、假说是否符合中医理论体系，随之进行受试对象设计、处理因素设计、实验效应设计，最后设计技术路线。无论什么课题，专业设计总是围绕研究对象、处理因素、观察及实验指标几方面进行设计安排。但值得指出的是，中医药临床研究的专业设计还包含对选题是否符合中医理论进行检验。此项工作一般在具体设计之前进行，这样便于对选题进行适当修正或换题。统计设计包括对照设计、重复设计、随机设计、具体方法设计。

（1）对照设计：该研究提出的辨证分型方案，其治疗效果及方案的可信度可与既往公认的疗效或报道等进行标准对照。各证型间症状、体征、实验室检查等又可进行组间对照。

（2）重复设计：为保证观察研究结果的可靠性，粗略估计选择观察病例数。

（3）随机设计：随机设计的重点在于观察病例的选择，为减少样本误差，对临床病例采用随机化方法决定其是否列为观察病例，可提高研究结果的科学性。具体方法可采用完全随机设计中的随机数字表法。

（4）具体方法设计：对该辨证分型治疗方案的治愈率进行检验，进行标准对照，对所提出的辨证分型方案的可信区间进行估计，对方案以外其他证的出现率进行估计。各证型的临床表现不尽相同，为确定分型标准，对多种临床表现在各证型中的出现率进行检验，以便确定该病各证的分型标准，采用秩和检验。对各证型的实验室检查数据进行显著性检验，以便确定实验室指标在辨证分型中有无意义及意义大小，可采用 t 检验，计数资料及等级资料可采用 χ^2 检验或秩和检验。

中医实验研究方法包括实验动物的选择、准备、模型制备和中医实验方法及设计方法。实验动物是接受处理因素的对象，实验研究对假说的检验主要根据实验动物对处理因素的反应程度来决定，由于各种动物对不同处理因素的敏感度不同，因此，动物的选择直接关系到实验的质量甚至成败。选择实验动物的总方针是：对拟施加的处理因素敏感、经济，易于获得。为保证实验的顺利进行，还应对实验动物进行一系列的实验准备。动物在实验之前需要有一个适应过程，适应过程的时间随动物种属、品系、年龄、性别及刺激的性质、强度和持续时间而异。尽管中医开展实验研究的历史不长，但在某些病证的模型制备方面已经摸索和积累了一些经验，在科研中可以应用，并且可以借鉴西医疾病模型的制备方法，这些仍需要我们在具体的动物实验中完善和总结经验。

中医实验方法包括拉丁方设计、正交设计、析因设计等。①拉丁方设计：也称正交拉丁方设计，是一种多因素的设计方法，是双向的误差控制，可以减少实验误差。但由于重复例数较少，因而对差别的估计可能不够精确。②正交设计：是一种高效的多因素实验设计方法，利用规格化的正交表，合理地安排实验。通过对实验结果进行分析，获得有用的信息。③析因设计：是可以进行多因素的交互作用的设计。总的实验次数是各因素水平的乘积。析因设计的优点在于能充分分析各因素的交互作用及影响；不足之处是实验次数太多，计算较为复杂。

中医实验研究的专业设计与中医临床研究的专业设计一样，除审定选题及假说是否符合中医理论，能否发展中医事业外，还应进行课题研究对象、处理因素、观察指标、研究技术路线四方面的设计。

总之，中医科研工作者若想将中医药发扬光大，必须更好地钻研中医科研，将中医科研与临证实践结合起来，其现实意义是可以更有效地从根本上提高中医的医疗质量，其深远意义在于继承、创新、提高中医学术理论水平，开发出更多的有效药物制剂，使古老的中华民族自己的医药学焕发青春，发挥其无穷的生命力，从而更有效地造福于民。

第二节 中西医结合防治肺胀（COPD）的研究

肺胀是指多种慢性肺系疾患反复发作，迁延不愈，肺脾肾三脏虚损，从而导致肺气胀满，不能敛降的一类病证。肺胀是内科常见病、多发病。肺胀的发生多因先天禀赋不足或喘息、久咳、慢性肺系疾病所引起。西医学中慢性阻塞性肺疾病（COPD）等多种疾病可出现肺胀的临床表现。本文阐述的肺胀相当于西医学的慢性阻塞性肺疾病，并将其进行辨证施治。

一、中医学对肺胀（COPD）的研究现状

中医学没有慢性阻塞性肺疾病的病名，根据其临床表现，可以归属在"咳嗽""喘证""肺胀""痰饮"等范畴，但对其症状的描述可溯至《内经》。例如《灵枢·胀论》中有"肺胀者，虚满而喘咳"的记载。张仲景亦对呼吸困难的肺病有详尽论述。肺胀的表现与现今慢性阻塞性肺疾病的临床表现相当。

（一）病因病机

COPD 的病因为外感六淫、饮食失宜、劳倦过度、情志失调，以外感风寒为主要诱因，病位在肺、脾、肾三脏，病性为本虚标实。肺、脾、肾虚衰是本，痰、瘀既为主要病理产物，又是重要的致病因素。本虚有气虚、阳虚、阴虚及阴阳俱虚之分，标实有外邪、痰浊、瘀血、水饮之别。

对于肺胀的病因病机历代均有深刻阐述，肺胀病名首见于《内经》。《素问·胀论》曰："肺胀者，虚满而喘咳。"《诸病源候论·咳逆短气候》云："肺虚为微寒所伤则咳嗽。嗽则气还于肺间则肺胀，肺胀则气逆，而肺本虚，

气为不足，复为邪所乘，壅否不能宣畅，故咳逆短气也。"提示肺胀的病机为久病肺虚。《丹溪心法·咳嗽》云："肺胀而嗽，或左或右不得眠，此痰夹瘀血碍气而病。"强调肺胀病机在于痰瘀阻碍肺气。中医学认为其是由多种病因引起的肺失宣降，津液不布，津液凝聚为痰浊，肺气壅滞，肺不敛气，胸膺胀满而成，每因复感外邪诱使病情发作或加剧，并因久病肺虚卫外不固，易致外邪反复乘袭，多为本虚标实，致病因素主要是久病肺虚，痰浊潴留。

内因为内伤久咳、支饮、哮喘等慢性肺系疾病迁延失治，痰浊潴留，气还肺间，日久导致肺虚成为发病的基础。清代叶天士在《临证指南案·喘》篇指出："在肺为实，在肾为虚。"《医贯·喘》篇云："真元虚损，喘出于肾，气之上奔……乃气不归元也。"上述文献都明确阐述了因咳嗽累及脏腑随着病情的逐渐加重导致肺病及脾，脾病及肾。

外因多因久病肺虚，肺气受损，卫外不固，易导致六淫外邪反复侵袭而发病。肺虚不能宣降，肺气上逆则咳，津液宣降失常则易聚而化痰，痰瘀潴留，引发并加重咳喘。六淫之中以风寒、风热最常见，尤其是风寒之邪。如《素问·咳论》云："皮毛先受邪气，其寒饮食入胃……肺寒则外内合邪，因而客之，则肺咳。肺咳之状，咳而喘息有音。"巢元方云："肺主于气，邪乘于肺则肺胀，胀则肺管不利，不利则气道涩。"《医学三字经·咳嗽》篇云："肺为脏腑之华盖……受不得外来之客气……"以上文献均强调外邪易反复乘袭，诱使本病发作。

标实：痰饮是由津液运化失常而成。肺通调水道，为水之上源。若功能失司，则痰饮内生，肺病及脾，或者饮食不节，则损伤脾胃，或素体脾虚，则脾失健运，致津液代谢障碍，水液停滞，聚而成痰饮，阻碍气机运行，影响肺的宣发肃降，进一步伤及脾脏。文献中有"脾为生痰之源，肺为贮痰之器"的论述。张仲景指出，痰饮是本病的病因之一，如《金匮要略·痰饮咳嗽病》篇指出："其人素盛今瘦，水走肠间，沥沥有声，谓之痰饮，咳逆倚息，短气不得卧……膈上病痰，满喘咳吐……其人振振身瞤剧……隔间支饮，其人喘满。"《丹溪心法》云："肺胀而嗽……此痰夹瘀血碍气而病。"

（二）辨证施治

对肺胀的治法研究很多，包括COPD急性加重期（AECOPD）和稳定期分别辨证治疗。目前对COPD的急性加重期治疗，主要是清热化痰，清热活血，化痰祛瘀，或应用益气活血、补肾健脾、温阳扶正法。对于稳定期以补肺、健脾、益肾为主，兼以驱邪。如同病因病机、治则治法一样，随着COPD的广泛研究，其证治规律日渐趋于系统和规范。

1. 急性加重期中医治疗

以"祛邪"为主是AECOPD治疗的基本原则,并根据疾病的情况,辨证论治选用化痰、祛瘀等治法。因痰、瘀互为因果,相互影响,若痰瘀之邪交错,则阻碍肺气,肺气郁闭,张缩无力,见胸膺胀满不能敛降。

(1) 治痰:巢元方云:"诸痰者,皆由血脉壅塞,饮水积聚……故成痰也。"痰浊是慢性阻塞性肺疾病病情发展过程中的病理产物,易阻碍气机,因而有痰为宿根之说。在急性加重期以治痰为原则,可选用葶苈子、清半夏等化痰类药物,选用鱼腥草、黄芩等药物清肺泄热,燥湿化痰,降气平喘,消痰利肺。

(2) 治瘀:《血证论》中指出:"内有瘀血,则阻碍气道,不得升降。"《丹溪心法·咳嗽》亦有所谓"肺胀而咳……此痰夹瘀血碍气而病"的记载,均提出活血化瘀的治则。辨证论治,采用活血化瘀法治疗AECOPD临床疗效良好。

2. 稳定期中医治疗

(1) 补益脾肺:针对稳定期本虚特点,采用扶正固本法,即培土生金法治疗,能显著改善COPD稳定期患者的症状及肺功能。

(2) 补益肺肾:肺为气之主,肾为气之根。肺虚日久可累及肾脏,造成肾不纳气,以致咳嗽、喘促加重,补益肺肾是金水相生的具体体现。COPD稳定期属中医"虚喘"范畴,多表现为肺肾气虚,采用补肺纳肾、降气化痰法治疗COPD稳定期患者,能改善病情。

(3) 温阳散寒:COPD病机之一为病久失治,肾阳不足,导致阴寒内盛,痰饮蕴伏,采用该法治疗临床效果良好。

不论急性加重期还是稳定期,痰、瘀、虚贯穿整个疾病的始终,只是各有侧重,故急性加重期在化痰活血清热当中可适当顾及本虚,在稳定期补虚的同时也应稍佐化痰与活血之品,从而达到标本兼顾的目的。

3. 其他疗法

(1) 中药穴位贴敷:穴位贴敷是治疗呼吸系统疾病的一项重要手段。利用"内病外治""春夏养阳""冬病夏治"的指导思想,通过将中药敷于人体穴位,使药物通过穴位渗透皮肤直达患处,激发全身的精气,鼓舞阳气,使病人阳气充盛,促进阴邪外达,从而达到增强机体免疫力、减少慢性阻塞性肺疾病急性发作的次数及程度的目的。其具有副作用少、费用低廉、操作简便、安全有效、老少咸宜等优点,临床应用多年,使绝大部分患者的肺功能状况得到改善。

(2) 针灸推拿:针对COPD患者不同的临床症状,利用针灸治疗COPD

缓解期，能够收到较为满意的疗效。应用推拿疗法可改善稳定期患者的肺功能，减轻其呼吸困难症状，增加其运动耐力。

二、刘建秋教授对COPD的认识及研究体会

刘建秋教授认为，COPD大多属于中医肺胀范畴，其发病原因主要是久病肺虚，痰浊潴留，复感外邪诱使病情加剧，病位首先在肺，继而影响脾肾，为三脏功能失调所致，多为本虚标实之证。在COPD稳定期主要表现为肺虚、脾虚和肾虚，三脏的气虚是稳定期最根本的病机。

刘建秋教授经过多年临床实践，总结出清金宁肺汤及加味桑白皮膏穴位贴敷治疗COPD急性加重期痰热郁肺型患者取得了良好的疗效。稳定期治疗的目的是改善和预防并发症，减少发作的频率，改善肺功能，防止肺功能逐渐下降，改善健康状况，提高活动耐受力，提高生活质量。

（一）益气健脾化痰方治疗肺胀的研究体会

刘建秋教授依据中医学理论，结合多年临床经验，应用益气健脾化痰方治疗COPD稳定期肺脾气虚证患者取得了很好的临床疗效。该方对于阻止症状发展和疾病的反复加重、保持适当的肺功能、改善和提高患者生活质量具有重要的意义和临床价值。方药组成为黄芪、清半夏、党参、白术、陈皮、防风、茯苓、莱菔子、甘草。方中黄芪甘温，内可大补肺脾之气，外可固表止汗；党参益气生津养血，助黄芪以加强益气固表之力，共为君药。白术健脾益气；茯苓甘淡，理气健脾渗湿；陈皮既能理气行滞，又能燥湿化痰；苓、术、陈相配则发挥健脾祛湿之功，共为臣药。佐以清半夏，燥湿化痰，佐以防风走表而散风邪；黄芪得防风则固表而不留邪，防风得黄芪，则祛风不伤正，用之有益气固表扶正祛邪之功，合用使气旺表实，则汗不外泄，外邪难入侵；佐以莱菔子性甘平，降气化痰，以助化痰之力，杜绝生痰之源。使以甘草，益气和中，调和诸药。诸药合用，共奏健脾之功。上述组方体现了益气健脾化痰的治疗原则。益气健脾化痰方的临床设计方案以COPD稳定期为切入点，根据中医理论并结合现代医学对COPD免疫功能失调的认识，采用自拟经验方益气健脾化痰方治疗肺脾气虚证患者。实验表明，免疫功能降低与肺功能下降有相关性，但本实验纳入病例数较少，并且观察时间短，临床疗效和理论研究是否一致，还有待进一步大样本以及长期的临床观察来证实。

（二）益气平喘汤治疗肺胀的研究体会

益气平喘汤组方合理，用药精当。方中黄芪甘温，归脾、肺经，补肺气，益正气固表而止汗。善治肺气不足，卫阳不固，虚人易感风寒者。麻黄温通

宣畅入肺经，可内宣肺气，外散表寒，起宣肺平喘作用。二者共为君药，功在益气平喘，祛邪不伤正，扶正不敛邪。半夏辛温，归脾、肺经，为治湿痰咳嗽之要药，可消痰下肺气而平喘；射干清宣肺气，降气消痰，止咳平喘；紫菀辛而不燥，润而不寒，补而不滞，无论寒、热、虚、实、外感、内伤，各种咳喘均可用之。款冬花辛温甘润，主入肺经，润肺下气，止咳化痰，且辛温不燥，甘润不滞，为润肺下气、止咳化痰之良药。与紫菀相须为用，有协同作用，上四味药共为臣药，平补肺气，润肺化痰，助君药止咳平喘。杏仁味苦，微温，归肺及大肠经，可降气止咳平喘，宣散肺经风寒；五味子酸温，归肺、肾、心经，酸能收敛，性温而润，上敛肺气，下滋肾水，生津敛汗，共为佐药，佐君药止咳平喘，又可防麻黄发散肺气太过，耗气伤津。甘草甘润平和，归肺经，一方面可补益肺气，润肺止咳，并合五味子酸甘敛阴，可防久咳久喘耗伤气津，另一方面又可调和诸药，缓和药性。诸药共用，补而不滞，温而不燥，润而不寒，敛中有散，共奏益气平喘、化痰止咳之功。

为进一步验证益气平喘汤的功效及作用，刘建秋教授通过应用中西医结合药物（中药采用益气平喘汤）对慢性阻塞性肺疾病稳定期肺气虚型患者进行临床研究。实验采用随机对照方法，以头孢拉定胶囊和必嗽平片为对照组，在对照组基础上加用益气平喘汤为治疗组，观察治疗组对COPD的临床疗效。结果益气平喘汤对肺气虚型COPD是安全有效的。

(三) 清金宁肺汤治疗肺胀的研究体会

刘建秋教授认为，慢性阻塞性肺疾病（COPD）急性加重期病程长，病理特点为伏痰停聚，肺络瘀阻，故无论是外感风寒或风热均可入里化热，过食肥甘厚味亦可引动内伏之痰相兼为病，形成痰热壅肺，以致金气不宁，咳痰、咳喘加重，肺络受损。COPD急性加重期以痰热郁肺型者居多，治疗应清金宁肺，祛痰止咳，以促进病情康复，减少发作，延缓病情进展。

清金宁肺汤方中麻黄、桑白皮共为君药，麻黄乃辛温轻扬之品，取其入肺宣肺平喘。麻黄蜜炙，则解表力弱而平喘功著，且无宣散太过之虞。桑白皮味甘性寒，主入肺经，泻肺平喘而不伤气，李杲谓其"甘以固元气之不足而补虚，辛以泻肺气之有余而止嗽"。二药相伍，麻黄虽辛温，但与甘寒之桑白皮及方中诸多苦寒药相配，避其温燥之性，独现其平喘之功。二者一宣一清，而寓"火郁发之"之意，且杜寒遏热郁之弊。为助桑白皮清泻肺热，方中又臣以苦寒之黄芩。黄芩主入上焦，《本草正》言其"清上焦之火，消痰利气，定喘嗽"。本证多夹毒邪且有热痰成痈之象，故配以清肺见长之鱼腥草，取其清肺解毒且可消痈排脓，以助肺中热壅之消散。"痰不除则咳不止"，故方中又配以甘寒入肺之川贝母以清热化痰，润肺止咳。《本草汇言》曰："贝母，开郁下气化痰之药也，润肺消痰，止咳定喘……"如此三者，清热泻火，解毒消痈，化痰止咳，各司其职，互补其能，共为臣药。方中又佐入双花、连翘，二者皆为轻清宣散之品，以清热解毒，疏散风热；为加强化痰止咳之功，又佐以蜜枇杷叶、紫菀，二者均主入肺经，化痰止咳。紫菀甘润苦泄，辛温不燥，长于润肺下气，化痰止咳；杷叶甘而微寒，长于肃降肺气。山豆根味苦性寒，归肺胃经。《本草备要》称其"泄热解毒，去肺大肠风热"。方中又佐以苦辛之桔梗，乃寓四方面之含义：一者以其入肺，宣利肺气，与方中麻黄相伍，宣中有利，升中有降，恰适肺性。二者借其升上之功，以为舟楫胜载之用，使诸药上行入肺，以助止咳平喘。《本草求真》言："桔梗系开提肺气之药，可为诸药舟楫，载之上浮，能引苦泄峻下之剂"。三者能利咽，与甘草相配，此为仲景之桔橘汤。四者取其祛痰排脓，助鱼腥草消散胸中之热壅痰痹。甘草又调和诸药。诸药相伍，宣降相宜，清润相合，既无攻击过当之虞，又有启门驱贼之势，而奏清热解毒、止咳平喘之功。痰热除，肺气宁，则咳喘自平。

为进一步证实清金宁肺汤的临床疗效及其作用机理，刘建秋教授对其进行了临床观察。刘建秋教授采用随机对照方法，以静脉滴注菌必治和口服安普索片剂，喘息症状明显者加用茶碱片为对照组，以清金宁肺汤水煎剂合用上述西药为治疗组，观察两组对COPD的临床疗效和呼吸功能改善情况。结果表明，清金宁肺汤合用西药较单纯西药治疗能更好地改善患者的气流受限，改善患者呼吸功能，更利于患者症状的改善，提高患者的生活质量。

（四）加味桑白皮膏穴位贴敷治疗肺胀的研究体会

加味桑白皮膏穴位贴敷适用于慢性阻塞性肺疾病急性加重期痰热郁肺型患者。本方以桑白皮汤加减而成。桑白皮汤出自于《景岳全书》。云："外无风寒而惟火盛作喘，或虽有微寒而重在火者，宜桑白皮汤主之。"方中桑白皮性寒，入肺经，能泄肺热，降肺气而平喘。麻黄辛散苦泻，能开宣肺气而平喘，《本草正义》云："麻黄轻清上浮，专疏肺郁，宣泄气机。苏子性味辛温，归肺、大肠经，长于降气化痰，使气降痰消则咳喘自平。"三药共为君，皆可透达穴位，直入肺经，泻肺热，化痰浊，平喘止嗽。臣以杏仁，味苦，微温，主入肺经。"其味苦能降，且兼疏利开通之性，降肺气，兼有宣肺之功而达止咳平喘之效，为治咳喘之要药"。半夏辛温宣开，燥湿化痰，《名医别录》言其"消心腹胸膈痰热满结，咳嗽上气"，合黄芩之苦寒，消痰利气，定喘咳。栀子苦寒清降，"泻三焦火，解热郁，协黄芩以泄热"，此四味共为臣药，寒热平调,辛开苦降,泄热开壅,且均入肺经。经穴位之透达可开肺气之壅滞,泄热化痰。使以炙甘草"调和诸药相协,共为力而不争"(《医学启源》)。纵观全方,降中有宣,恰适肺性,能利肺气,化痰止咳平喘,使热清火降,气顺痰消,则诸症自愈。

加味桑白皮膏穴位贴敷的配穴原则:在穴位配伍上采用前后配穴法,前取中府、天突,后取肺俞、定喘,利用穴位的近治作用,调理肺脏功能,宣通肺气,以止咳化痰平喘。中府为肺之募穴,手足太阴经经脉之气所会,中焦之气上归于肺,聚结于此,而朝百脉,功利肺气,止咳喘,清上焦。肺俞为肺的背俞穴。募穴和背俞穴都是脏腑之气输注和汇聚的部位,俞募相伍,一前一后,一阴一阳,相互协调,相互转化,增强了宣肺散邪、利气平喘之功。天突宽胸理气,宣肺祛痰,定喘为止咳定喘之经验穴。诸穴合用,共奏清热祛痰、宣肺平喘之功。现代研究证实,针刺上述穴位能缓解支气管平滑肌痉挛,使通气量得以改善。

刘建秋教授为研究加味桑白皮膏穴位贴敷治疗 COPD 急性加重期痰热郁肺型患者的作用疗效及机理,进行了深入的临床实验研究。将 60 名 AECOPD 患者按随机数字表法随机分成治疗组(30 例)和对照组(30 例),治疗组采用加味桑白皮膏穴位贴敷,对照组口服加味桑白皮汤,观察两组的临床疗效和肺功能及血白细胞、中性粒细胞水平的改善情况。结果表明,加味桑白皮膏穴位贴敷治疗痰热郁肺型 AECOPD 疗效显著,能有效地控制咳嗽、咳痰、喘息症状,减少肺部啰音。穴位贴敷法具有途径直接,作用迅速,可以避开肝脏的首过效应及胃肠道的破坏,维持稳定、持久的血药浓度,在施用过程中具有对患者产生的痛苦较小、易被患者接受等优点,且无口服法苦寒败胃之弊,值得在临床进一步推广和应用。

第三节 中西医结合防治悬饮(恶性胸腔积液)的研究

悬饮为四饮之一。饮邪停留胁肋部而见咳唾引痛的病证。《金匮要略·痰饮咳嗽病脉证并治》云:"饮后水流在胁下,咳唾引痛,谓之悬饮。"症见胁下胀满,咳嗽或唾涎时两胁引痛,甚则转身及呼吸均牵引作痛,心下痞硬胀满,或兼干呕、短气,头痛目眩,或胸背掣痛不得息,舌苔滑,脉沉弦。

一、中医学对悬饮(恶性胸腔积液)的研究现状

中医学中并无恶性胸腔积液的病名,根据其临床表现及发病机制,属于

中医学"悬饮"等范畴,在不同的历史时期又有"饮病""痰饮""水癖"及"澼饮"等名称。《黄帝内经》中首先提出"饮病"的名称,并指出了本病的病因及临床表现。《素问·至真要大论》云:"太阴在泉……湿淫所胜……民病积饮……""太阴所胜……饮发于中,跗肿于上。"汉代医圣张仲景在《金匮要略》中首创痰饮之名。痰饮的概念包含广义和狭义两种。广义的痰饮是四饮的总称,根据水饮停积部位不同,可分为痰饮、悬饮、溢饮、支饮四类。狭义的痰饮是四饮中的一个类型。《金匮要略·痰饮咳嗽病脉证并治》中指出了悬饮的病位和主要症状,即"饮后水流胁下,咳唾引痛"。

刘建秋教授认为,恶性胸腔积液在病位和症状表现上,均符合悬饮的范畴,但因其病机复杂,胸水生长迅速且反复发作,后期病情危重并伴有恶病质等特点,与普通的饮邪内停胸胁的悬饮有所不同,故可称其为"恶性悬饮"。

(一)病因病机

"恶性悬饮"的发病机制错综复杂,正气内虚为发病根本,邪毒入侵为致病因素。正气虚弱致使气血津液运行不利,又与邪毒相搏结,三焦不利,壅滞水道,水饮偏聚胸胁,遂成悬饮。

1. 正气内虚

《灵枢·百病始生》说:"风雨寒热,不得虚,邪不能独伤人。"可见正气不足是疾病发生的内在根据。若正气虚弱或禀赋不足,而致脏腑阴阳失调,气血津液运行不利,水液停聚;且正气内虚,则易于感邪,毒邪、痰浊、瘀血等久居体内,不易散去,故成留饮、伏饮。《医宗必读》谓:"积之成也,正气不足,而后邪气踞之。"综上可见,正气虚损是本病发生的内在要素。

2. 气机失调

津液的生成、输布和排泄都依赖于脏腑的气化和气的升降出入,若因情志所伤,肝失疏泄,或邪气犯肺,肺失宣肃,或饮食内伤,脾失健运,均可致气机不利,津液失于输布,津聚成饮。同时,津液代谢障碍,更加阻碍气机,导致津停气阻,使得病情更加胶着,水饮不易散去。

3. 三焦不利

《素问·灵兰秘典论》说:"三焦者,决渎之官,水道出焉。"三焦有疏通水道、运行水液的作用,是水液升降出入的通路。肺居上焦,主宣降,有通调水道的作用,故说"如雾之灌溉"。脾胃居于中焦,运化水谷精微,故说"泌糟粕,蒸津液";肾和膀胱处于下焦,主水,蒸腾气化,排泄糟粕,故说"下焦如渎"。如三焦功能失调,肺之通调无力,脾之转输无权,肾之气化不足，则导致三焦水道壅塞，发为胸水。

4. 瘀血内阻

跌仆损伤，致脏器破损或血络受损，使血溢脉外，停留体腔，而成血饮；或因气滞日久，血流不畅，瘀血阻滞，血不循经，溢于体腔，形成血饮；瘀血停着，经脉瘀塞不通，发生癥积。《金匮要略·水气病》指出："血不利则为水。"意即血液瘀滞，脉络不畅，津液运行阻滞，导致水饮内停。

总之，恶性胸腔积液的形成是一个复杂的病理过程，多由外感邪气，或饮食及七情内伤，使肺、脾、肾及三焦等脏腑气化功能失常，水液代谢障碍，以致水津停聚而成悬饮。

（二）辨证施治

中医药在防治恶性胸腔积液方面有一定的疗效，治疗采用温阳化饮法、扶正祛邪法、泻肺逐饮法、利水消肿法、活血逐水法及育阴化饮法等。

1. 温阳化饮法

《金匮要略·痰饮咳嗽病脉证并治》根据其证候"饮后水流在胁下，咳唾引痛，谓之悬饮"，提出了"病痰饮者，当以温药和之"的治疗原则。此法适用于脾肾阳虚，饮停于内，症见胸闷、气短心悸，小便不利，畏寒肢冷，舌体胖大、苔少，脉沉细无力等。遣方用药多伍以肉桂、桂枝、附子等温化散结，化气利水，方用金匮肾气丸合苓桂术甘汤加减。部分恶性胸腔积液由于癌肿结块，导致痰结血瘀水停，可通过行气化痰利尿、温化寒饮进行辨证施治。

2. 扶正祛邪法

《景岳全书》明确指出："脾胃不足及虚弱失调之人，多有积聚之病。"恶性悬饮患者本身即正气亏虚，脏腑功能失调。加之手术、放化疗等也会戕伐正气，因此，在治疗本病时要注意补益正气，培元补虚，调整脏腑阴阳平衡，增强抵御和祛除病邪的能力。根据恶性胸腔积液标本缓急、表里虚实的不同，采取相应的措施，扶正与祛邪两者相互为用，相辅相成，增强正气，有助于机体祛除病邪，阳微气虚而饮邪不盛者，则应温补脾肾阳气以治本，邪实而正虚者，治当攻补兼施。清·喻昌《医门法律·痰饮流伏论》提出虚实分治法，临床可作为辨治痰饮的要领。

3. 泻肺逐饮法

胸胁为气机升降之道，肺气郁滞，气不布津，停而为饮，故胸胁胀满，饮停胸胁，脉络受阻，气机不利，症见胸胁疼痛，咳嗽，呼吸困难，水饮上迫于肺，肺气出入受阻。此法重在调畅气机，泻肺逐饮，遣方时重用葶苈子、瓜蒌、桑白皮等药物。

4. 利水消肿法

恶性胸腔积液的发生与肺、脾、肾三脏功能失调有关，如肺之通调涩滞，脾之转输无权，肾之蒸化失职，则可导致水液积停为饮。利水消肿法可使水液代谢恢复正常。方选五苓散加减。方中茯苓、猪苓、泽泻、白术、桂枝五药性味平和，肿瘤晚期患者体质特殊，病机复杂，不宜单纯用药过度逐水、攻伐或补气、温阳，否则很容易导致患者体内气机逆乱，而应注重调理病人全身状态，以调畅气机为主，从治气而治水。

5. 活血逐水法

恶性胸腔积液的发病多因为癌瘤，悬饮日久，气血不行，则加重瘀血饮停。张仲景《金匮要略·水气病脉证并治》谓："经为血，血不利则为水，名曰血分。"症见胸胁刺痛，胸闷不舒，呼吸不畅，或有闷咳，面色晦黯，唇舌紫斑，脉涩。治宜活血祛瘀，散结化饮，选用丹参、赤芍、川芎、郁金等平和之药，活血不伤正，养血不滞血，祛瘀生新，使血脉通利而胸水逐渐消退。《血证论》云："凡调血，必先治水。治水即以治血，治血即以治水。"此法可使胸水减少，喘促减轻，提高患者生活自理能力。

6. 育阴化饮法

饮停日久，耗气伤阴，而致阴虚内热；且水饮阻滞气机，水津不能输布，更致阴液匮乏；或化、放疗后，火热毒邪积聚，耗气伤阴，元气亏损，以阴虚证为多。症见胸水伴呛咳时作，咳吐少量黏痰，口干咽燥，或午后潮热，颧红、心烦，手足心热，盗汗，或伴胸胁闷痛，形体消瘦。舌质偏红，少苔，脉细数。治宜滋阴清热，化气消饮。

刘建秋教授强调指出，以上各法除了要遵循遣方原则外，更要在实际应用中辨证加减，且恶性胸腔积液的症状多样，并非一法可以通治，需多法兼施，注重分清虚实，通达三焦，顾护阴阳，补泻有度，这样方能取得满意疗效。

另外，还可运用中药外治法进行治疗。中药外治法是根据中医学"内病外治"的理论，选用具有利水消肿、温阳益气及抗癌等功效的中药制成贴膏，外敷于胸壁上，通过药物的透皮吸收作用，达到治疗恶性胸腔积液的效果。这种方法既避免了内服中药的痛苦，又减少了胸腔灌注次数和药量，减轻了化疗的不良反应，可促进胸腔积液吸收，减少病人痛苦，提高生存质量，延长生命。

近年来，大量具有抗肿瘤作用的中药制剂被用于治疗本病。此类药物多具有活血化瘀、清热解毒、软坚散结、益气扶正功效，如艾迪注射液、康莱特注射液、鸦胆子乳注射液、夏枯草注射液等。临床上一般采用中药制剂进行胸腔内注射,或与化疗药物联合使用,能够有效控制胸水量,且不良反应轻微,并延长存活期。

二、刘建秋教授对悬饮(恶性胸腔积液)的认识及研究体会

(一)悬饮(恶性胸腔积液)的形成

恶性胸腔积液是泛指恶性肿瘤的胸膜转移或胸膜自身恶性肿瘤所致的胸腔积液。恶性胸腔积液是癌症晚期的一种常见并发症,约占全部胸腔积液的18.7%~35.2%。超过75%的恶性胸腔积液由肺癌、乳腺癌、淋巴瘤、卵巢癌引起,其中转移性腺癌是最常见的细胞学类型。临床上恶性肿瘤一旦合并胸腔积液,意味着病变已局部或者全身扩散,为手术不能治愈的晚期疾病标志。此时治疗的主要目的在于有效地控制胸腔积液,缓解呼吸困难,提高生活质量,延长生命。

恶性胸腔积液患者多有中到大量胸腔积液,且胸腔积液生长的速度较快,严重影响患者的呼吸、循环功能。由于体液、营养物质的大量丢失,患者很快进入恶病质状态。部分患者大多因为肿瘤已至晚期没有根治性手术的机会,因而无法从病因上根治胸腔积液。目前,临床上对这部分患者的治疗主要是通过减少胸腔积液,防止胸腔积液复发,从而缓解患者的临床症状,改善肿瘤晚期病人的生活质量,最大限度地延长生存期。

恶性悬饮的病因病机主要是机体正气内虚,邪毒犯肺,肺失宣降,气机不畅,气滞痰凝,脉络壅塞,脾气虚弱,运化失职,继而脾、肺、肾三脏气化功能失调,即肺之通调涩滞,脾之转输无权,肾之蒸化失职,三者互相影响,水液停留于胸中而成悬饮。

(二)悬饮(恶性胸腔积液)的治疗

刘建秋教授从事恶性胸腔积液的研究已有30余载,发表的相关学术论文达20余篇,他的研究生中有多位以恶性胸腔积液为研究课题。泻肺逐饮汤是刘建秋教授治疗恶性胸腔积液的经验总结,由早期的扶正逐饮汤、逐饮Ⅰ号、逐饮Ⅱ号化裁演变而来。

扶正逐饮汤集苓桂术甘汤、葶苈大枣泻肺汤、己椒苈黄丸三个经典古方之长,侧重扶正祛邪。方中重用黄芪补气利水,为君药。《珍珠囊》云:"黄芪甘温纯阳,补诸虚不足,一也;益元气,二也⋯⋯"白术、茯苓行水为臣药,取其"培土生金"之意。葶苈子泻肺利水,椒目利水,龙葵、半枝莲解毒利水,共为佐药。现代研究证实,龙葵、半枝莲具有很强的抗癌作用。使

以桂枝，温阳化饮。本方组方严谨，君臣佐使明确，扶正而不碍邪，祛邪而不伤正。与一些峻下逐水的方剂有明显区别，更加符合晚期癌症的治疗法则。

逐饮Ⅰ号泻肺逐饮，益气健脾。方中重用葶苈子，泻肺逐饮为君药。黄芪补气健脾，利水消肿；薏苡仁健脾利湿；山慈菇软坚散积消癥，三药配伍作臣药，在助君药逐水之功的同时又兼有较强的扶正固本和抗癌作用。桂枝温阳化饮，白术健脾燥湿，茯苓利水渗湿，椒目利水消肿，共为佐药，四药一温、一健、一渗、一利，故饮可化，脾可健，湿可除，水可利。甘草为使药，甘缓补中，既调和诸药，又缓葶苈子峻下之猛。诸药合用，共奏泻肺逐饮、益气健脾之功。

泻肺逐饮汤以泻肺逐饮，益气健脾为法，药物组成为葶苈子、薏苡仁、山慈菇、椒目、党参、黄芪、桂枝、白术、茯苓、甘草，用于恶性悬饮晚期本虚标实之证。方中重用葶苈子为君药，取其泻肺平喘、利水消肿之效，以泄肺气而开水道，予邪以出路。然而癥积阻络，肺、脾、肾三脏虚弱，无力抗瘤驱水，因此仅君药一味不足以开水道，故臣以山慈菇软坚散积消癥；薏苡仁淡渗利湿，"最善利水"，又兼补脾；椒目利水消肿，降气平喘，驱逐实邪。三药并用，既治水饮，又消瘤块，意在迅速驱逐在标之实邪，助君药泻肺逐饮之力。再佐以党参调补三脏；黄芪补中益气，利水消肿；白术健脾益气，燥湿利水；茯苓健脾和中，利水渗湿；桂枝温阳通经，化饮利水。五药齐用则三焦水道通利，肺气充而水道调，脾气实而水饮运，肾气足而水气化。使以甘草，既能止咳平喘缓解症状，又可助补益之力，还能调和诸药，缓解药物猛烈之性。本方由四寒、四温、二平药物组成，寒温并用，攻补兼施，标本兼治，和谐得当。本方所选用的补益药物多兼具利水之功，因此补而不滞，补益兼有利水。所用的祛邪药物非峻下剧猛之药，故驱邪而不伤正。

为了验证泻肺逐饮汤治疗恶性悬饮的效果，刘建秋教授进行了大量的临床观察，并进行了相应的动物实验研究。通过临床及实验研究总结，刘建秋教授认为，泻肺逐饮汤具有泻肺逐饮、益气健脾功效，用于治疗恶性胸腔积液，符合该患者本虚标实的证型特点。由于辨证与用药相符，因此取得了良好的疗效。

目前，中医药为恶性悬饮的治疗提供了较好的途径，与其他治疗手段联合应用，可提高患者的生存质量，而且有望延长患者生存期。但恶性悬饮的形成机制尚未完全阐明，仍需要进一步深入研究。

第五章 科研思路

第四节 中西医结合防治哮病（支气管哮喘）的研究

哮病是一种发作性痰鸣、气喘疾病，以呼吸急促、喉间哮鸣为主要特征。现代医学的支气管哮喘可参照本病辨证进行治疗。哮病主要病因是宿痰内伏肺系，常因感受外邪或饮食不当而诱发。

《黄帝内经》无哮病的病名，但有类似哮喘特征的散在记载，如"喘鸣""喘呼"等。《金匮要略》称本病为"上气"。《诸病源候论》又将其称作"上气鸣息"。《金匮要略·肺痿肺痈咳嗽上气病脉证并治》中有"咳而上气，喉中水鸡声"的记载。宋·王执中首先提出哮喘之名。《针灸资生经》记载："因与人治哮喘，只得缪（刺）肺俞，不缪他穴。"至明代，对哮喘的认识逐渐深化，虞抟在《医学正传》中指出"哮以声响名，喘以气息言，夫喘促喉间如水鸡声者谓之哮，气促而连续不能以息者谓之喘。"后世医家鉴于"哮必兼喘"，故一般统称哮喘，而简称哮病。

（一）病因病机

中医学认为，哮喘的发生为宿痰内伏于肺，复加外感、饮食、体虚、病后等因素，以使痰阻气道、肺气上逆所致。病理因素以痰为主，痰的产生责之于肺不能布散津液，脾不能运输精微，肾不能蒸化水液，以致津液凝聚而成，伏藏于肺，成为发病的"夙根"。如遇气候突变、饮食不当、情志失调、劳累等多种诱因均可引起发作。发作期的基本病理变化为"伏痰"遇感引触，痰随气升，气血痰阻，相互搏结，壅塞气道，肺管狭窄，通畅不利，肺失宣降失常，引动停积之痰，而致痰鸣如吼，气息喘促，临床分为寒哮、热哮两大类，在缓解期分别表现为肺虚、脾虚、肾虚，甚则病及于心等。

近年从不同的角度总结出哮病病因病机学说，认为风、痰、瘀为哮喘的重要病理因素，痰瘀伏肺是哮病发病的中心环节，而且较重视肺肾相生、肝肺相侮、气血相依理论。

（二）辨证施治

哮喘的辨证分型有多种，有八纲辨证分型、脏腑辨证分型，以及病机辨证分型，各种方法各有其长短，为便于临证施治，一般综合以上几种方法将哮喘分为发作期和缓解期。其中发作期以八纲辨证为主，要点为辨寒热虚实，缓解期以脏腑辨证为主，要点是辨虚在何脏，本病辨证总属邪实正虚，已发作的以邪实为主，未发作的以正虚为主，病久发时又可邪实与正虚错综并见。传统的哮喘发作期一般分为寒哮、热哮两型。现许多学者主张将哮喘发作期分为寒哮、热哮、寒热错杂、虚实错杂四型。也有学者结合病机辨证将发作期哮喘分为寒哮、热哮、痰哮。痰哮指痰湿蕴肺，寒与热象俱不显著之候，病机为肺脾不能运化输布津液，湿聚成痰所致。哮喘缓解期一般分为肺虚、脾虚、肾虚三个证候，肺、脾、肾三脏亏虚虽各有特点，但临床每多错综并见。

中医学认为，哮病总属邪实与正虚，邪实当分寒痰、热痰的不同；正虚应审其阴阳之盛衰及肺、脾、肾的主次。根据发病情况，临床可分发作期与缓解期两阶段，而有"未发时以扶正为主，既发之时以攻邪为先"的治则，即"急则治其标，缓则治其本"。发时攻邪治标，祛痰利气，寒痰宜温化宣肺，热痰当清化肃肺。病久正虚邪实者，又当兼顾正邪，祛邪不伤正，不可单纯拘泥于攻邪。平时应扶正治本，阳气虚者应温补，阴虚者则滋养，分别采取补肺、健脾、益肾等法。如寒热虚实错杂者，当兼以治之。如《景岳全书·喘促》指出："扶正气者，需辨阴阳，阴虚者补其阴，阳虚者补其阳，攻邪气者须分微甚，或散其风，或温其寒，或清其痰火。然发久者，气无不虚……或攻之太过，未有不致日甚而危者。"此可视为哮病辨治的要领，临证应用的准则。

随着对哮病中医研究的不断深入，活血化瘀法、调肝法、通腑法、祛风解痉法、化湿法等多种治疗哮病行之有效的方法用之于临床取得了很好的效果。此外，中药贴敷疗法、中药吸入疗法、穴位注射疗法、针灸拔罐疗法等中医外治法对哮病的综合治疗也起到了积极的作用。

从大量的临床资料和实验研究来看，中医药治疗哮病具有的优势在于可增强疗效，减轻副反应；改善微循环；调节机体的免疫功能；减轻患者的焦虑情绪；调节机体内分泌系统；抗炎，抗过敏，解痉，止咳，祛痰；调整胃肠功能，改善营养状态；且毒副作用少，长期用药的花费远较西药便宜，不存在药物依赖。

二、刘建秋教授对哮病（支气管哮喘）的认识及研究体会

支气管哮喘在中医学属"哮证""喘证""痰饮"等范畴，是世界范围内严重威胁公众健康的主要慢性疾病之一，其发病率和死亡率呈上升趋势。随着对哮喘发病机制研究的不断深入，现代医学对哮喘的治疗取得了很大进展，西药治疗起效快，疗效可靠，但易引起骨质疏松、声音嘶哑、咽部不适、念珠菌感染、肌肉震颤、低血钾、心律失常等副作用，并且反复发作，因此运用中医药治疗哮病成为目前研究的热点。近年来，中医药防治支气管哮喘取得了可喜的成绩，从临床报道看，中医药治疗哮喘可以调整全身免疫功能，

同时远期疗效较好，尤其在协助西药巩固疗效、降低副作用方面具有优势，但对于其作用机制的研究尚不够深入，尤其在细胞信号转导和基因表达调控水平方面的研究较少。

（一）平喘Ⅰ号方治疗哮病的研究体会

平喘Ⅰ号方是刘建秋教授在对发作期寒哮的病因病机理论研究和长期的临床经验，并结合经方治疗寒哮的药理基础上拟制的新方。此方在长期临床应用中取得了非常理想的治疗效果。平喘Ⅰ号以温肺散寒、化痰平喘为法，方由麻黄、葶苈子、炒苏子、半夏、紫菀、炙米壳、甘草等药物组成。

方中麻黄乃肺经专药，为古今治哮用药之首。本品辛散苦泄，温通宣畅，外能发散风寒，内能开宣肺气，有良好的宣肺平喘之功，为君药。半夏燥湿，苏子降气，葶苈子泻肺，紫菀温肺，共为臣药。这四药看似无序，像是止咳平喘药物的简单堆砌，其实是从湿、气、水、寒四个方面针对顽痰展开攻势，使湿邪得燥，逆气得降，水气得泻，阴寒得温。半夏入脾、胃、肺经。本品性辛温而燥，为燥湿化痰、温化寒饮之要药，为辛通灵动之品。因为哮病的症结在于"夙痰"，所以方中应用半夏取其化痰散饮之功。苏子辛、温，入肺、大肠经，可降气化痰，止咳平喘，亦有润肺功效，可避免方中大量辛温药物伤及肺阴。葶苈子苦、辛，入肺、膀胱经，可泻肺平喘，专泻肺中之饮邪。葶苈子与炒苏子配合，下气定喘，消痰止咳，气定饮除，而哮自安。紫菀辛、甘、苦，温，入肺经，可温肺下气，消痰止嗽，辛温而不燥，长于润肺下气，开肺郁，化痰浊而止咳。佐以炙米壳既可以敛肺气止咳，又可防止麻黄过于辛散。麻黄为升，半夏、苏子、葶苈子为降，炙米壳收敛，有升有降有敛，恰似肺性。甘草既能调和诸药，又能化痰止咳和中，避免君臣药物伤及肺胃之气，故为使药。方中君臣佐使，标本同治，治方严谨，共奏温肺散寒、化痰平喘之功效。

平喘Ⅰ号方用于支气管哮喘（寒哮），症见寒痰伏肺，肺气壅塞，肺失宣发肃降而致的咳嗽，咳痰色白、稀薄而有泡沫；肺气郁闭，不得宣畅之胸膈满闷如塞；阴盛于内，阳气不得宣达于外之面色晦滞带青，形寒怕冷。

（二）抗喘丸治疗哮病的研究体会

刘建秋教授认为，哮喘发作以咳、痰、喘、哮为四大主症。哮喘之发作乃因内伏之痰为诱因所触发，痰阻气道，肺气不利，失于宣肃，则咳嗽、咳痰、喘息或气急；痰阻气道，气冲痰动，痰气相击则哮鸣有声。继之则胸闷、呼吸困难，喉中痰鸣，咳痰不爽。甚则张口抬肩，胸胀气粗，声高息涌。此时若将痰液畅利排出，则胸闷渐减，呼吸通畅，喘促痰鸣亦随之缓解，病情减轻。刘建秋教授经过长期临床实践认为，阳虚痰盛是哮喘发作的关键，从而确立了温阳平喘、降气化痰之法，创立了抗喘丸，临床疗效显著。

方中炙麻黄宣肺平喘，所含的麻黄碱和伪麻黄碱能松弛支气管平滑肌，且作用较和缓而持久，能使呼吸平顺而止咳；附子以其辛甘热之性，直入肺经，既可下补肾阳以益火，温补下元，纳气归根，使肺气下纳于肾，以收平喘补虚之效，又可温阳化气，气化则水道通调，助消除痰饮之功。款冬花辛，温，入肺经，润肺止咳，消痰下气；苏子降气化痰，止咳平喘，三药共用，使气降痰消，咳喘自平；五味子酸能收敛，性温而润，上能敛肺气，下能滋肾阴，尤善治肺肾两虚之咳喘。与麻黄伍，有散有收，恰似肺性；与附子配，一助肾阳，一敛肾阴，阴阳调和，纳气归元；仙灵脾辛，温，入肾经，助君药温阳之功，以上为臣药。少佐以罂粟壳，以其酸收之性，主入肺经，能敛肺经虚耗之气而止咳逆；生姜既有温肺止咳之力，又具有引经之功，用为使药。本方组方严谨，标本兼顾，合用共奏温阳平喘、降气化痰之功。

（三）射干麻黄汤治疗哮病的研究体会

射干麻黄汤出自仲景《金匮要略》，为治哮经典方剂，著名医家程门雪更推崇其为哮病之祖方。方由射干、麻黄、生姜、半夏、紫菀、款冬花、五味子、细辛、大枣组成。

方中射干降逆行气，开肺化痰为君药，善清肺火，降气消痰，以平喘止咳。麻黄味辛、苦，性温，入肺、膀胱经。辛散苦泄，温通宣畅，外能发散风寒，内能开宣肺气，有良好的宣肺平喘功效。《幼幼集成》云："哮喘为顽痰闭塞，非麻黄不足以开肺窍。"其为肺经专药，古今治哮用药之首。麻黄、细辛发散风寒于外，温肺化饮于内，止咳平喘为臣药。紫菀、款冬花下肺气之逆，降气化痰，温肺止咳；半夏燥湿化痰；生姜和胃化痰；五味子收敛肺气，恐麻黄、细辛劫散之药，伤其正气，五药共为佐药。使以大枣和胃健脾。诸药合用，共奏温肺逐饮、化痰降逆、下气平喘之功。

刘建秋教授选用先进造模方法和技术手段，从免疫学、病理学、分子生物学等多角度观察射干麻黄汤对慢性哮喘小鼠的影响，以探讨其治疗哮喘的作用机理，为临床使用提供实验依据。

第五节　中西医结合防治肺痿（肺纤维化）的研究

肺痿是指肺叶痿弱不用的肺部慢性虚损疾患。临床上以呼吸困难、动则尤甚，乏力，易于外感，干咳，口干等肺肾亏虚为特征。

一、肺萎（肺纤维化）的中医认识

中医学中虽无肺纤维化这一病名，但根据该病的临床特征，大致将其归属于中医学的"咳嗽""喘证""肺痿"等病证范畴。古代医籍中有大量关于本病的记载。肺萎病因多与外邪侵袭、情志失调、饮食不当、年迈体虚等有关。六淫之邪侵袭肺系是疾病发生的最初因素。寒暖失常，气候突变，人体卫外不固，六淫外邪从口鼻、皮毛而入，内犯于肺，致肺气壅遏不宣，清肃之职失常，气道不利，上逆而发为咳喘。正如《医学三字经·咳嗽》篇所云："肺气脏腑之华盖，呼之则虚，吸之则满，只受得本然之正气，受不得外来之客气。客气干之，则呛而咳矣。"随着疾病的进一步发展，肺脏自病或他脏病变累及于肺而致脏腑功能失调，如情志失调，气郁化火，肝火灼伤肺津；或因年迈体虚，肾气虚弱，肾不纳气，气不归藏等均可导致肺失宣肃、肺气上逆而发病。反之，由于脏腑之间功能及经络上的相互关联，肺脏受累亦可损及他脏。如《素问·宣明五气》说："五脏六腑皆令人咳，非独肺也。"

肺萎（肺纤维化）其病机总属本虚标实，本虚责之于肺、肾亏虚，而尤以肺虚为主，是疾病发生的基础。《素问·评热病论》曰："邪之所凑，其气必虚。"虚常常是导致各种疾病主要的原因。对于肺纤维化来说，肺肾亏虚在本病中起着重要的作用。盖肺司呼吸而为气之主，以行营卫，治阴阳，是气生成和调节的枢纽。正常情况下，肺脏通过它的宣发与肃降功能，把水谷精微输布于皮毛，把卫气宣发到体表，以发挥其"温分肉，充皮肤，肥腠理，司开阖"的作用来保卫机体，抗御外邪。外邪侵袭，可由皮毛犯肺，以致肺气损伤。同时，肺是体内外气体交换之场所，外界不洁有害气体随着呼吸而入肺也可直接损伤肺气。饮食劳倦等内伤原因致肺气亏虚，则可致卫外不固，机体易受邪侵。邪侵日久，从皮毛深入络脉，络脉痹阻就会出现咳嗽、气促，甚至喘息不得卧、口唇发绀等肺气阻闭、肺络瘀痹的证候。说明肺气虚损是肺纤维化的一个重要发病机制。标实为血瘀、痰浊、气滞交互为患，使元气耗损，是疾病发作或病情加重的关键。总之，本病病位在肺、肾两脏；初病在气，久则及血。

瘀血是肺萎（肺纤维化）主要的病理因素之一。肺朝百脉，与心共同主持全身血液的运行。肺气损伤，不仅使呼吸异常，亦易致血脉瘀滞，如叶天士所说："凡气既久病，血亦应病，循行之脉络自痹。"若肺气虚损不能行血，血行涩滞，则"肺中之血凝而留止"，产生瘀血。瘀血留滞肺络，肺难行宣肃之职；肺络瘀阻，治节无权，则气血阴液难以上行养肺，以致肺体失养，气机不用，甚至瘀久生毒，使肺之气阴更受其伤，从而产生肺纤维化的种种表现。此外，肺纤维化过程中，肺脏反复感邪，邪气稽留，宣肃不彻，肺中津液受损则易生痰浊瘀血等病理产物。如《血证论》所说："人身气道，不可有壅滞，内有瘀血则阻碍气道不得升降，是以壅而为咳。"唐容川亦指出："瘀血乘肺，咳逆喘促。"肾虚与血瘀亦密切相关，肾虚元气不足，无力推动血行可致气虚血瘀；肾中阳气亏虚不能温养血脉可致血寒而凝；肾阴不足，虚火炼液可致血黏而滞。诚如王清任所云："元气既虚，必不能达于血管，血管无气，必停留为瘀。"故有人提出肾虚必兼血瘀，瘀血加重肾虚，肾虚血瘀共同组成了多种慢性疾病特定阶段即"及肾"后的共同病理基础。

肺肾为金水相生之脏，生理上二者之间的阴液可相互资生，病理上二者又互相影响。肺气虚日久，可母病及子，导致肾气虚弱。反之，肾中精气亏虚亦可影响肺气，而使其不足。这是因为肾内藏元阴元阳，是脏腑阴阳活动的根本，既能充养五脏使其荣昌，亦常因五脏之损受到耗伤，即所谓五脏之损，穷必及肾。肺肾两脏相互配合，功能协调，呼吸才能顺畅自如。正如《类证治裁·喘证》所说："肺为气之主，肾为气之根，肺主出气，肾主纳气，阴阳相交，呼吸乃和。"如出现肺肾气虚，导致行血无力，血行涩滞，瘀于络脉，肺络瘀痹，因而导致营养来源更加缺乏，肺气更虚。

大量资料证实，肺肾亏虚始终贯穿于肺萎（肺纤维化）的整个疾病发展过程中，是疾病发生发展的内在因素，也是疾病的根本所在。而水湿、痰饮、瘀血是肺纤维化的病理产物，同时又是其发作或加重的诱发因素。

综上所述，刘建秋教授以中医理论为基础，根据临床经验，并结合现代医学研究，总结认为肺萎（肺纤维化）的发病机理是以肺肾虚损为本，肺络瘀痹为标，且二者相互影响，互为因果。就此提出临证治疗补肺益肾是根本，扶正亦当祛邪，活血化瘀，使邪祛而正自安。

《金匮要略·肺痿肺痈咳嗽上气病脉证治第七》对肺痿的治疗方法作了初步探讨："肺痿吐涎沫而不咳者……以上虚不制下故也，此为肺中冷，必眩，多涎唾，甘草干姜汤以温之。"唐·孙思邈《千金要方·肺痿》对《金匮要略》的治法有所补充，认为"肺痿虽有寒热之分，从无实热之例"，在治疗上，若为虚寒可用生姜甘草汤、甘草汤；虚热可用炙甘草汤、麦门冬汤、白虎加人参汤。沈金鳌《杂病源流犀烛·肺病源流》进一步对肺痿的用药作了补充，"其症之发，必寒热往来自汗……宜急治之，切忌升散辛燥温热……大约此症总以养肺、养气、养血、清金降火为主"。而张璐在其《张氏医通·肺痿》中将肺痿的治疗要点概括为"缓而图之，生胃津，润肺燥，下逆气，开积痰，止浊唾，补真气"等七个方面，旨在"以通肺之小管""以复肺之清肃"。

1. 肺气虚冷，气滞痰阻

肺泡炎阶段脾虚运化失常，湿聚生痰，痰阻肺络，肺气虚冷，宣降失司，痰凝毒聚，肺叶通气不畅。药用白术、桃仁、党参、黄芩、前胡、紫菀、瓜蒌、旋覆花、半夏、玉竹、水牛角粉等。

2. 气虚血瘀

肺泡炎向纤维化进展，外界致病邪毒内侵，导致肺气宣降失司，肺郁不宣，气滞血瘀，肺络受阻。药用人参、桃仁、五味子、僵蚕、甘草、水牛角、地龙、鱼腥草、桑枝等。

3. 正气内虚，肾不纳气

纤维化形成，脏腑阴阳失调，正气内虚，肺、脾、肾三脏皆受累，阴液内耗，肺阴不存，升降失调。此阶段如使用人参、犀角（水牛角代替）等中药可降低中性粒细胞活性，抑制其释放毒素，以减少对肺间质细胞内胶原和基底膜的破坏。

二、刘建秋教授对肺纤维化的认识及治疗心得

刘建秋教授认为，肺纤维化是以肺肾气虚为本，以气滞、血瘀、痰浊等有形之邪为标的"本虚标实"之证。近年来，中医辨病与辨证结合组方用药能提高疗效，且不良反应小。在辨证论治方面，多依据本病本虚标实，虚实夹杂，以补虚泻实、标本兼顾、益气补血、活血化瘀等法运用最多；单味中药及提取物的研究多从单味药如丹参、当归、川芎、生地黄、黄芪、三七、甘草、刺五加、雷公藤皂苷、姜黄素、大黄素、银杏叶制剂等为主；许多中药注射剂、复方和经方的研究也证实了中医治疗肺纤维化有一定疗效；中西医结合治疗较单用激素疗效好，且具有减轻激素的不良反应和调节免疫的优点。近年来，中医药对肺纤维化的防治研究广泛开展，随着现代科技的不断发展，中医药防治肺纤维化的研究也越来越深入，在临床和实验方面均取得了一定的进展。

近年来，中医药对肺纤维化的研究取得了一定的进展，多年的实验和临床研究表明，中医药在改善患者症状、缓解病程进展、提高患者生活质量、增强疗效及避免不良反应等方面显示了独特的优势，同时具有很好的远期疗效。因此，应用中医药防治肺纤维化成为目前的研究热点，开发治疗该病的有效中药，成为广大中医药工作者积极探索的重要课题和面临的艰巨任务，并显示出了良好前景。

鉴于PF临床治疗的艰巨性、疾病发生发展的阶段性、纤维化的不可逆性，刘建秋教授强调，应利用现代医学诊断技术对肺纤维化早期诊断，应用

抗炎制剂使疾病在早期得到控制，即"早期诊断、早期治疗"，勿使之迁延至纤维化期甚至"蜂窝肺"形成。待到纤维化和蜂窝肺形成后，虽然已失去最佳治疗时机，但也应该积极治疗，使正常肺组织发挥其代偿作用。随着近年来对肺纤维化发病机制研究的深入，出现了一系列针对某一发病环节的新的治疗方法。但是目前这些方法多处于实验阶段，其确切疗效和临床价值尚有待于进一步的研究和证实。

大量实验与临床研究表明，许多方药及单味提取物有抗肺纤维化作用，但对中药抗肺纤维化作用机理的研究仍不够深入，仍有不少问题尚待进一步研究和阐明。根据中医学理论，结合现代医学研究进展，刘建秋教授认为肺纤维化的主要病机为肺肾亏虚，肺络瘀痹。因此刘建秋教授在临床中常采用补肺益肾、活血化瘀法治疗本病，并取得了较好的疗效。

刘建秋教授自拟补肺抗纤汤用于肺纤维化。主方由黄芪、太子参、熟地黄、当归、川芎、银杏叶、五味子、甘草组成。方中黄芪甘温入肺，补益肺气以司呼吸，为君药。以太子参补气生津，以助君药补气之力；因肺主气，肾主纳气，故方中又以熟地黄滋肾填精，养阴固本，以奏金水相生之效。然本方证属气虚血瘀，单纯补气恐瘀血难消，故在大剂量补气药之中辅以活血化瘀之品。当归长于补血和血，具有化瘀不伤血之妙，共为臣药。川芎味辛，性温。《日华子本草》谓其"治一切风、一切气、一切劳损、一切血；补五劳，壮筋骨，调众脉，破宿血，养新血，长肉"。可助当归活血祛瘀，为佐药。因病在肺故方中又佐以银杏叶敛肺平喘，活血化瘀。五味子酸能收敛，性温而润，上敛肺气，下滋肾阴以适肺性，亦为佐药。最后配以甘草调和诸药。

本方的配伍特点是补气药与活血药相配，使气旺血行，活血不伤正，共奏补气活血祛瘀之效。同时本方兼顾肺肾，具有金水相生之妙。全方配伍精当，药大力专，以补为通，以通为补，属于通补兼施的益气活血法。

中医药治疗肺纤维化虽尚处于探索阶段，但已经显示出了良好的前景。中医药对于肺纤维化的治疗不仅有中医理论支持，而且现代病理生理及药理研究也证实其可缓解此病的炎症及纤维化过程。另外，临床研究中也存在一些问题，如诊断的一致性和客观性、临床实验的科学性和严格性、疗效指标的有效性和合理性等。这些问题都应该在以后的科研工作中予以足够重视，以助于得出更为科学的结论而真正服务于临床。

第六章　诊余漫话

第一节　引医入哲，医理圆融

中医学自古以来就与中国哲学有着密不可分的关系，中医哲学一直以来就是中国哲学史的一个重要组成部分。刘建秋教授精研岐黄，引医入哲，其论甚为深湛且富有创见。他尝试建立中医思维模式的概念体系框架，从概念体系的角度来研究中医思维模式及其演变，同时尽量结合呼吸系统疾病，分析影响中医思维模式有效性的诸因素、整体观念和辩证论治的复杂性。

刘建秋教授曾经担任呼吸科主任20余年，他将中医的这种"适度观"运用于科室管理，使科室的运转处于一种和谐稳定状态。刘建秋教授认为，中医思维方式就是中国文化、中国哲学的思维方式，就是整体关联的思维方式，它不是一种分析还原的方法。中西医学是在不同哲学思想、不同思维方式的基础上，建立起来的不同的医学体系，其指导思想、发展背景和医学模式都不同。

一、阴阳辩证法与中医哲学

我国古代朴素辩证法的思想，最初是在宗教神学的体系下萌芽产生的。中国哲学辩证法的萌芽以"阴阳"为标志，它也是中医哲学辩证法的核心内容。刘建秋教授认为，阴阳学说也有唯物主义因素，但主要是辩证法思想；五行其实也有辩证法因素，但主要是唯物主义思想。阴阳五行学说体现了辩证唯物主义思想。因此，刘建秋教授从辩证法的角度去阐明阴阳学说对中医学的渗透。

（一）起源与含义

"阴"字和"阳"字早在甲骨文中就已经出现。阴阳山南为阳，山北为阴；水北为阳，水南为阴。这种来自光照的意义应当是阴阳的本义。后来，阴阳成为中国传统哲学的重要范畴。中医也借用了阴阳的概念。中医阴阳思维模式可通过时间、空间、事物内部和事物之间的关系来理解。从时间上理解阴阳，指在时间的流逝中通过阴阳变化显现出人们可见的"象"。这种对阴阳的理解是中医重视"象"的重要原因。从空间来说，左为阳，右为阴；上为阳，下为阴；外为阳，内为阴；可见为阳，不可见为阴，进一步细分又有阳中之阳，阳中之阴，阴中之阳，阴中之阴等。

（二）阴阳思维模式的发展

阴阳学说渗透到中医学领域，对中医学理论体系的形成和发展产生了深刻的影响。刘建秋教授认为，研究阴阳学说首先应分析《黄帝内经》之阴阳，因为先秦阴阳学说对医学的渗透主要表现在《黄帝内经》的阴阳观上。《黄帝内经》系统总结了汉以前的阴阳学说，并融会贯通，使阴阳学说获得极大发展。在《黄帝内经》中阴阳可以指两种力量或属性，也可以指阴阳之位，阴阳各有其位和流注的腧穴，阴阳可以发生移动、易位。当描述自然界时，其是指广义的阴阳二气、节气、寒暑等。分析《黄帝内经》用阴阳解释病理可以发现，其所述阴阳多是有所指的。

至东汉《伤寒论》，阴阳学说发生了一些变化。刘建秋教授指出，张仲景的思维体系中阴阳的意义与《黄帝内经》相比较为狭义，是指"脏腑、表里、寒热、虚实、昼夜而言"。在仲景阴阳体系中，阴阳主要通过诊脉来体现。如"阳浮而阴弱，阳浮者热自发，阴弱者汗自出"。"病人脉阴阳俱紧，反汗出者亡阳也。此属少阴，法当咽痛而复吐利"。但是《伤寒论》无亡阴这一说法。

（三）阴阳学说对医学的渗透

刘建秋教授领悟到，阴阳学说是研究阴阳的内涵及其变化规律，并用以阐释宇宙万物万象的发生、发展和变化的一种中国古代哲学理论，是古人认识宇宙本原、解释宇宙变化的一种世界观和方法论。他将阴阳辩证观的内容总结概括如下：

1. 对立统一，交感相错

《素问·阴阳应象大论》云："积阳为天，积阴为地。阴静阳躁，阳生阴长，阳杀阴藏。阳化气，阴成形。"说明了阴阳相反相成、对立统一的关系。这种矛盾的统一不是阴阳的"定量"平均，而是阴阳的"定性"调和。《淮南子·祀沦训》云："和者，阴阳调……生之与成，必得和之精……阴阳相接，乃能成和。"《素问·天元纪大论》的类似说法是："阴阳相错，而变由生也。"《素问·阴阳应象大论》云："阴阳者，万物之能始也"，强调阴阳对立统一、交感相错之辩证法思想。

2. 互根互用，胜复转化

《素问·阴阳应象大论》云："阴在内，阳之守也；阳在外，阴之使也。"《素问·四气调神大论》云："阳气根于阴，阴气根于阳，无阴则阳无以生，无阳则阴无以化，"说明了阴阳的互根互用关系。《淮南子·说林训》云："水中有火，火中有水，"其哲学思想与之相似或雷同。《素问·脉要精微论》云："是故冬至四十五日，阳气微上，阴气微下；夏至四十五日，阴气微上，阳气微下，"说的是从冬至到立春，以及从夏至到立秋，阴阳的更胜转化。又《素问·阴阳应象大论》云："寒极生热，热极生寒，"说明了阴阳互根互用，胜复转化的辩证法思想。这种辩证法思想与先秦时期道家和《周易》的辩证法思想是一致的。

3. 动静升降，消长平衡

刘建秋教授认为，消长是绝对的、无休止的，而平衡是相对的、有条件的。刘建秋教授总结出阴阳消长有四种形式：一是阴或阳自身的消长。如《素问·生气通天论》云："故阳气者，一日而主外，平旦人气生，日中而阳气隆，日西而阳气已虚，气门乃闭。"二是阴阳互为消长，如冬入春是"阴消阳长"，夏入秋是"阳消阴长"。三是阴阳互长。在机体"生、长、壮、老、已"的发展过程中，从"生"到"壮"是呈"阳生阴长"为主的阴阳消长状态。四是阴阳互消。机体从"壮"到"已"的阶段，是呈"阳杀阴藏"为主的阴阳消长状态。阴阳消长平衡的认识，体现了前贤对阴阳双方始终处于运动变化状态的一种深刻把握。"阴平阳秘"便是对这种理想状态的概括。

（四）中医的阴阳论

古代医家将阴阳学说运用于医学领域，从形态到功能、从病因到病机、从诊法到辨证、从治法到方药、从针灸到按摩、从内科到外科……阴阳之论无所不至，有效地指导着历代医家的理论认识和治疗实践。刘建秋教授发现，在《黄帝内经·素问》81篇中就有45五篇论及阴阳，其内容十分丰富。

1. 形体阴阳观

就形体而言，上部为阳，下部为阴；体表为阳，体内为阴；背部为阳，腹部为阴；四肢外侧为阳，四肢内侧为阴。以脏腑来分：五脏藏精气而属阴，六腑传化物而属阳。五脏之中又可分出阴阳，如心、肺居上属阳，肝、肾居下属阴。每一脏腑又有阴阳之分；如心有心阴、心阳，肾有肾阴、肾阳，胃有胃阴、胃阳等等。

2. 生理阴阳观

刘建秋教授认为，人体正常生理功能是阴阳双方保持协调平衡的结果，以功能与物质而言，前者属阳，后者属阴，没有物质基础，无以产生生理功能；没有生理功能，无以摄养物质。就功能属性而言，具有推动、气化、兴奋、激发及制约寒凉等功能的属阳；具有滋润、濡养、宁静、抑制及制约温热等功能的属阴。此外，中医学还有三阴三阳之分，分别与脏腑、手足相配。

3. 病理阴阳观

刘建秋教授发现，中医也将阴阳学说用于解释疾病病理，认为凡疾病的产生总属阴阳失调。若偏盛至极，则"重阴必阳，重阳必阴"。《素问·调经论》就提出了"阳虚则外寒，阴虚则内热，阳盛则外热，阴盛则内寒"4种病理状况。此外，中医学对病因的认识亦多有阴阳之分和阴阳之辨。就外感而言，风邪、暑邪、火热之邪属阳，阳邪易伤阴；寒邪、湿邪属阴，阴邪易伤阳。燥邪有温燥、凉燥之分，前者偏阳，后者偏阴。

4. 诊断阴阳观

刘建秋教授认为，诊察疾病首先要审别阴阳，这样可明确疾病的基本属性是属阴证还是属阳证。望、闻、问、切四诊都有阴阳可辨。《素问·阴阳应象大论》云："善诊者，察色按脉，先别阴阳。"色泽之明暗、形态之动静、声息之高低、脉力之强弱、征象之寒热等无一不辨阴阳。辨证之中八纲之辨最为关键，其中阴阳两纲是为总纲，其他六纲隶属于此。如表、实、热属于阳证；里、虚、寒属于阴证。对于疾病的具体诊断，同样有阴阳之别。如"病在阳则热而脉躁，在阴则寒而脉静"。

5. 治法阴阳观

刘建秋教授认为，阴阳学说既已用于生理、病理和诊断，也必然可作为治疗学的重要依据。《素问·至真要大论》云："谨察阴阳所在而调之，以平为期。"《素问·骨空论》云："调其阴阳，不足则补，有余则泻。"又谓："调气之方，必别阴阳，定其中外，各守其乡。内者内治，外者外治，微者调之，其次平之，盛者夺之，汗之下之，寒热温凉，衰之以属，随其攸利。"这是中医治疗的基本原则。中医在治法上，无论针灸、药物都在于调节阴阳，阴阳偏盛者，宜损其有余。对于阴阳的虚实补泻又有先后之别。《灵枢·终始》云："阴盛而阳虚，先补其阳，后泻其阴而和之；阴虚而阳盛，先补其阴，后泻其阳而和之。"总之，中医学的阴阳观确立了阳盛者泄热，阴盛者祛寒；阳虚者扶阳（或配阴以补阳），阴虚者补阴（或配阳以育阴）；阴阳两虚则阴阳双补等治法，以使阴阳偏盛偏衰的异常现象得以纠正，复归于协调平衡的健康状态。

二、五行学说与中医学

刘建秋教授认为，中医哲学唯物自然观的核心是五行学说。五行学说广泛用于中医，构建天人理论，演绎藏象模型；阐发脏腑之生理，明彻心身之病机；审查诊断，指导治疗。五行学说和阴阳学说共同构建了中医哲学之基本精髓,也成为中医学之基础。

(一) 五行学说与唯物自然观

商周时期,虽然宗教迷信占统治地位,但由于生产力的发展和文化的进步,奴隶社会阶级斗争的日趋尖锐,"天""上帝""鬼神"的观念逐渐动摇,在自然知识积累的基础上,朴素唯物主义思想开始萌芽。刘建秋教授认为,五行的起源可能与原始宗教有关。殷墟出土的卜辞中有许多"尚五"的说法,并载有祭祀五方神的仪式,从甲骨卜辞中可以看出,殷人是把东、西、南、北四方和四方风当作自然神祇来祭祀或祈求丰年的。

春秋时期,对五行的基本属性有了认识。《周书·洪范》已经把五行配四时五方,认为春多东风,草木生,相木;夏多南风,天气热,相火;秋多西风,天风肃杀,相金;冬多北风,天气寒凉,相水;土居中央,能生万物。在春秋时代,五行思想已用以说明五祀、五味、五色、五声、五官等,五行各要素之间已出现了关于"相胜(克)""牡妃(夫妻)""和合"等关系。

刘建秋教授认为,阴阳五行是中医学的基础,这个基础指的是哲学基础,核心是认识论和方法论。他认为,阴阳五行学说之所以能够成为医学哲学,有效指导临床实践,是因为阴阳五行本身就是辩证唯物主义哲学。当然,阴阳学说主要是讲辩证法,其中也包括唯物论,如就阴阳之气而言,此阴阳就是唯物论概念的阴阳;五行学说主要是讲唯物论,其中也包括辩证法,如就五行生克乘侮之关系而言,此五行就包含辩证思想。但就总体而言,阴阳学说是中国的辩证法,五行学说是中国的唯物论,阴阳五行学说是中国的辩证唯物论。

(二) 五行的运用

刘建秋教授认为,中医学的理论体系在其形成和发展过程中受到五行理论的深刻影响。在五行生克理论的基础上,中医学进一步发展了五行乘侮理论,使五行学说更趋充实、完善。五行学说在其应用发展过程中,逐渐与医学理论和实践融为一体,成为中医学理论体系的组成部分。五行学说在中医学中的应用十分广泛。五脏系统的建立、天人相应的阐释、五脏生理联系的认识、五脏病机传变的辨析、诊法辨证的确定、立法遣方的指导等等,均与五行理论有直接联系。五行生克胜复、相乘相侮之理,在中医运气学说和生理、病理研究中更被广泛运用。

根据五行生克理论制定治则治法,中医临床应用广泛。如"虚则补其母,实则泻其子"、滋水涵木、培土生金等,即是根据五行相生理论拟定的治则。培土制水、泻南(火)补北(水)等,即是根据五行相克理论拟定的治则。

此外，"以情胜情"的治则也是源于五行相克之理论。如《素问·阴阳应象大论》云："怒伤肝，悲胜怒；喜伤心，恐胜喜；思伤脾，悲胜思；忧伤肺，喜胜忧；恐伤肾，思胜恐。"

总之，中医学无论生理、病理、诊断、治疗各个方面无不渗透着五行学说，如五味所入、五气所病、五精所并、五脏所恶、五脏化液、五味所禁、五病所发、五邪所乱、五邪所见、五脏所藏、五脏所主、五劳所伤、五脉应象等。足见五行学说对中医学的影响深刻而久远，亦可见唯物自然观、五行学说在中医哲学中的基础性地位。

三、中医哲学在教学领域中的应用

中医哲学基本原理不仅用于人类健康、防病治病的研究和实践，同样也适用于教与学。刘建秋教授从事中医医疗与教学40余年，他从中医哲学角度研究教与学，解读教与学各要素的关系和发展的过程。

（一）辨证论治与教与学过程中的辨证论教

刘建秋教授认为，教学中的"辨证论教"就是根据教学中"证"的特点，采用有针对性的教法。教与学过程的辨证论教涉及三个方面，即教材、教师和学生（或者称教材、讲授和学习）。教材是教与学的基础，讲授是传输知识的路径，学生对知识系统的学习和理解是对教材和讲授的成果检验。概括地讲，辨证论教中"证"的关系为辨证论材、辨学施教、辨材施学。

1. 辨证论材

辨证论材是基础。教材的选用应根据市场对不同专业和不同层次人才的需求，按照多学科、多层次和复合型的总目标，对教材进行细分。可按照积木原理和各取所需的方法，将教材分为理论、实践和专业几大部分，以适应不同专业学生对教材的多样性选择。

2. 辨学施教

辨学施教是指辨学生学情而施教。刘建秋教授认为，教师处于教与学的中心环节。教师应从教学主导者转变为教学引导者，引导学生产生对中医文化的亲近感，引导学生建立传统中医的辨证思维方式，引导学生由基础理论走向实际运用，引导学生理解继承和创新的关系，推进教与学的良性互动。

3. 辨材施学

辨材施学要求学生根据所教课程的特点，用心辨明基础点、难点和特殊点，将过去、现在和将来串成一线，依据自身优势，辨证而学。刘建秋教授给学生讲解方剂时，常使用联想学习法、案例实践学习法等等。显然，学生自小学以来所形成的思维方式与中医学的思维方式和表述方式的差异是辨证施学中的难点。如何把自然科学中还原的、结构的一元思维方式与中医辨证的、整体的思维方式结合是教学难点。

(二) 常变学说与培养学生科学认识思维之"常"

常变是中医哲学生命观的重要内容。"常"有恒久、不变等含义;"变"有更、改、动等内容。"常"与"变"之间是对应统一的辩证关系,具有以常知变、守常应变的方法论特征。中医的常变学说表现为常变互根,即常中有变、变中有常和执常以达变。

刘建秋教授认为,教与学在实践中是常变的过程。常变过程的基点是科学知识的累积和科学认识世界之方法的形成。从整体看,"夯实基础、突出特色"偏"阴"特质,"科学认识"偏"阳"特质。基础知识、基本原理、基本规律、基本方法、基本技能等是"无限"知识之"常",可类比为阴性结构。若无基础知识,便无突出特色及科学认识之源,可谓万变不离其"常"。刘建秋教授总结到,夯实基础为"常",形成科学认识之思维和培养科学创新之意识为"常",各相关学科知识融会贯通形成特色基础为"常"。我们的教育目的是要让知识之常、人性之常在每一个人的身上生根,执常以达变。

(三) 阴阳学说与教学

刘建秋教授认为,在教与学过程中,教授与学生互为阴阳,形成一个统一体,教与学相互依存。教对于学而存在,学相对教而立,无学无以言教,无教无以言学;教学相互依存,互根互用。正如中医阴阳理论,无阴也无以言阳,无阳也无以言阴。学因教而生、长;教因学而有动力,而发展。它们"相互资生、促进和助长",这就是我们常说的教学相长。"阴中涵阳,阳中涵阴",教中有学,学中有教,二者始终处于运动变化之中,消长进退,千变万化,协调发展,整体动态平衡。刘建秋教授说,把握阴阳运化规律,便可在课堂教学中灵活调控阴阳。

刘建秋教授将教师的课堂精讲视为阴,以学生为主的课堂活动视为阳。如一节课中教师满堂灌、一言堂(阴盛)定会使课堂气氛沉闷,学生易产生视觉、听觉疲劳乃至学习者系统性生理疲劳、精神抑制、功能下降,势必造成"阴盛阳衰"。反之,如给予学习者更多的时间和空间,让"阳"(学生)充分活跃,即以学生为主体的教学,"动静相召"就会达到"精神乃至"的境地,教学和谐。在教学中只有适时、适度把握"阴阳"动态变化,才能进而取得"数之可十,推之可百,数之可千,推之可万"的教学效果。总之,刘建秋教授将整个课堂教学看成是一个阴阳适度调控的过程,在动态变化中消长、转化、衍生。

（四）整体观和教学系统

《黄帝内经》是中国古代哲学思想在中医学领域中的体现和发展，是中医学理论体系早期形成的主要来源。刘建秋教授深入钻研《黄帝内经》，他指出，中医整体观既强调人体自身的完整性，又强调人与自然、社会环境的联系。它把生命活动作为一个整体运动变化过程来认识，以普遍联系、相互制约的观点看待事物；除了事物间的相互联系、相互制约外，其内部也呈现出多种因素，多层次的普遍联系和"生克制化"的自我调节。

刘建秋教授认为，教与学同样具有整体性、关联性、等级结构性、动态平衡性的特征。例如，以整体观透视教育大系统其模式是个体→家庭→社会小群体→社会大群体→国家→世界，以整体观透视国家教育系统其模式是幼教→小教→中教→大教→研究生教育→继续教育。以典型的课堂教学子系统为例，在这个系统中，教师面对学生，学生面对教师→；教师面对教材，学生面对教材，组成了教师、教材、学生三要素整体。从中医的整体观看教师、学生、教材现象，即人－物－人、动－静－动系统运动变化过程。在教师和学生中间有一环流媒介，尽管教材是"静（阴）"，但教材所载的内容是"动"（阳），借助教学材料媒介，教师通过各种方法手段将自己的思想、美好的情感、丰富的知识，通过媒介传达给学生，学生在接受的同时参与教学，反馈不同信息，教师再学习、再输出、再接受反馈，如此反复，循序渐进，使教学达到一个新的境界。

四、中医哲学思想对现代医院管理的启示

在信息技术迅速发展、经济全球化进程不断加快、患者需求更加多变的背景下，中医院处于更加复杂的社会环境中，其角色由原来单纯的公益服务部门转变为自主经营企业，医院管理工作面临着诸多挑战。例如，面对众多利益相关者，中医院构建和谐利益相关者关系；中医院如何在多变的社会环境中把握趋势，制定发展战略；中医院如何通过软实力建设，构建与硬实力相称的"和谐竞争力"，这些都是摆在研究者和医院管理者面前亟待解决的问题。

刘建秋教授通过对中医药文化的总结与梳理，将其中的哲学思想概括为"适度观""恒变观""协作观"及"和谐观"四个方面，重点探讨了中医哲学思想对现代医院管理的启示。

（一）中医"适度观"哲学思想及其对现代医院管理的启示

中医理论与临床治疗深受中国传统文化中"中和思维"的影响，中医在临床治疗中将"调和阴阳、以平为期"作为指导原则。"中和思维"是指在观察分析和研究处理问题时，注重事物发展过程中各种矛盾关系的和谐、协调、平衡状态，不偏执、不走极端的思维方法。《礼记·中庸》将"中"概括为处理天下万物的根本，"中也者，天下之大本也"；将"和"视为处理万事万物所要达到的最终目的。"致中和，天地位焉，万物育焉"。也就是说，如果达到了"中和"的状态，则天地各安其位，万物生长繁衍。可见，"中和"是指事物所达到的一种和谐状态。

刘建秋教授认为，"中和"一词中的"中"是处事的方式与手段，中国传统文化的"中"主要指不偏不倚、适中、适当之意。"和"是处事所要达到的目的，"和"在中国传统文化中主要为和谐、调和、和洽之意。"中和思维"的基本观点是在认识和解决问题的过程中，不走极端，遵循适中、合理的标准与尺度，采取不偏不倚、恰到好处的思维方式与处事方法。值得注意的是，"中和思维"绝不是"和稀泥"，认识与解决问题时应当按照事物发展变化的规律，具体问题具体分析，根据事物所处时空条件的不同采取灵活的手段分析、处理问题，以达到和谐的状态。

事实证明，有效的管理工作往往是根据企业所处的具体环境，采取适当、中庸的管理措施，使医院达到一种和谐稳定的状态。从利益相关者的角度看，医院是不同利益相关者契约的集合体，医院的经营活动受到利益相关者的影响，医院的可持续发展有赖于利益相关者的支持。因此，医院应当根据发展环境的变化，关注利益相关者的期望，积极承担社会责任，构建和谐的利益相关者关系。

（二）中医"协作观"哲学思想及其对现代医院管理的启示

整体思维是中国传统哲学的重要组成部分，也是中医理论中的核心思维之一。古人把整个世界视为一个整体，认为构成世界的一切事物都是相互联系、相互制约的。同时，构成世界的每一个小事物也是一个整体，除了与其他事物之间相互联系、相互制约之外，各事物内部也呈现出多种因素、多种层面的普遍联系。中医整体思维是传统哲学中的整体思维在医学领域的应用与实践。中医不仅借鉴了整体思维指导其对人体、病理的认识，建立疾病诊断、治疗模式，而且通过长期的临床实践又进一步丰富了整体思维的内涵。

刘建秋教授认为，医院的运作不是每个医疗单元工作的累加，而是医疗、护理、医技、药学、设备、物流、服务等各项工作的协作与配合，这样才能使医院发挥出最大的优势。由此,西方学者们提出了供应链管理的思想。供应链管理是一种整体性的管理思维与方法,它突破了以往研究中将单个企业作为研究对象的限制,而是把供应链上所有的企业看作一个整体加以研究,并以提升整个供应链的竞争优势为最终目的。刘建秋教授认为,供应链管理的思维与中医的整体思维在内容上是一致的。根据整体思维,我们将供应链视为一个整体,供应链由不同的节点构成,每一节点之间相互制约、相互联系;每一个节点又由大量的医疗单元构成。从整体的观点考虑供应链的发展,要求医院在制定竞争战略的过程中,不仅要考虑医院自身的实际情况,而且应当从供应链这一整体出发,考虑到医院战略与供应链发展战略之间、同一节点医疗单元战略之间、不同节点医疗单元之间的协同问题。医院应当根据发展环境的变化,正确解决以上三者之间的关系,提高供应链的整体竞争力。

(三) 中医"和谐观"哲学思想及其对现代医院管理的启示

阴阳学说是中医理论体系中的重要组成部分。阴阳学说研究的重点在于探究阴阳之间的相互关系,包括阴阳交感、阴阳平衡、阴阳互根互用、阴阳消长等理论学说。

刘建秋教授认为,医院竞争力很大程度上取决于医院不同活动之间、医院内部各要素之间以及医院内部与外部环境之间的相互关系及相互作用。因此,从阴阳的角度审视现代医院的经营发展具有实际意义。例如,阴阳交感的思想对于医院社会责任的实施具有指导意义。根据阴阳交感思想,医院社会责任这一"阴"只有与医院的总体发展战略这一"阳"相互作用,相互结合,才能使医院通过社会责任的履行获取持久竞争优势。此外,阴阳平衡的思想也可运用于医院软实力建设当中。医院软实力建设的关键在于使医院的资金、设备等硬实力(阳)与医院的满意度、知名度等软实力(阴)之间保持一种动态平衡的和谐状态,这样才有助于提升医院的竞争力。

(四) 中医"恒变观"哲学思想及其对现代医院管理的启示

中国古代哲学认为,我们所处的世界是运动着的世界,宇宙万物始终处于不断的运动、变化与发展之中。由于疾病的变化,中医在治疗疾病时,根据疾病发展的不同阶段,采取不同的治疗方法,即所谓的"辨证论治"。

刘建秋教授认为,医院发展所处的环境也始终处于变化之中,如患者需求的变化、政府政策导向的变化、国际宏观医疗环境的变化,且变化的速度随着经济发展、科技进步在不断加快。变易思维为我们审视医院发展环境的变化、制定应对策略提供了清晰的思路。首先,变易是自然界的基本规律,医院的发展环境始终处于永恒的变化中。作为管理者,应当敏锐地把握发展环境的变化。其次,万变不离其宗,任何变化都有规律可循,管理者在捕捉到环境的变化后,应当分析引起变化的本质因素。第三,中医临床中讲求"应变而动",根据患者出现的新征兆、新症状采取治疗措施,对于管理者而言,管理决策的制定也应当趋时变通,应势而变,这样医院才能在激烈的竞争中立于不败之地。

刘建秋教授中医药文化中的思想与学说,为现代管理学的研究与医院管理工作提供了许多有益的思路。后续研究会不断丰富上述四种管理观的内涵,并试图运用中医哲学思想为解决当前管理学领域的热点问题提供思路。

第二节 养生防病,贵在守恒

健康是生命的基石,健康是人生可持续发展的"能源基地";健康是一种投资,健康不仅是个人的财富,也是国家的财富。

现如今人们在安居乐业、衣食无忧后,把追求健康长寿、提升生命质量作为人生的一大目标。于是养生防病成为整个社会的热门话题。什么是养生?简单地说,养生就是养护身体,达到抵御疾病,臻于寿域;广义而言,养生就是颐养人生,即健康、快乐地走完人生旅途。从本质上讲,养生的实质就是养成一种健康的生活习惯。我们每个人应该把养生理念内化为一种"善待生命"的价值需要,并外化为科学健康的生活习惯。少成若天性,习惯如自然。

刘建秋教授认为,养生防病是一门学问,需要因时、因地、因人而异,如果方法和措施不当,不但达不到养生防病的目的,还会向自己"下黑手"!那么,真的有"放之四海而皆准"的养生、防病方法和包治百病的"祖传秘方"吗?人们应该如何理性地养生防病,达到延年益寿的目的呢?刘建秋教授指出,养生防病要"理论精纯,方法合理,养心明德,贵在守恒"。

一、方法合理——张弛有度,愉悦身心,谨和五味,动静相宜

(一)张弛有度,顺其自然

刘建秋教授认为,中医养生的基本理念就是"顺其自然,弛张有度;因人、因地、因时制宜"。人是一个非常精灵的动物,具备完备的自我调节系统。当机体有变化需要调节时,会随时给人一个不同的感觉信号。我们都知道,体内一缺水,血容量一低,人就会感觉渴了;血糖一低,人就会觉得饿了;长时间不休息,就打哈欠,提示困了、累了,该休息了;站久了,会觉

得腿酸腰紧，想要坐下了；坐的时间长了，会屁股酸痛，全身不适，又觉得站起来活动一下就是休息；当身体需求动物蛋白的时候，就馋鱼馋肉；当连续大鱼大肉、动物蛋白和动物脂肪过剩，而维生素、纤维素之类的摄入不足的时候，对鱼肉之类的东西马上就腻了，就想吃萝卜白菜了。这就是说，当身体需要什么的时候，身体会给你个信号。但也不是一味地放纵，有人就爱吃肉、有人就喜欢喝酒，我们说爱吃什么、爱喝什么都没关系，关键要有一个度。所以跟着感觉走、无过无不及是养生的一个最高境界，也是养生的基本理念。这是我们首先要把握的东西。

自然界中，经过长期的进化，无论低等动植物，还是高等生物，为了适应自然环境而生存，体内逐渐形成了一个"小宇宙"，几乎所有生命活动都是按照一定的规律、周期性的运行，与自然界"大宇宙"遥相呼应，这种生命活动现象被称为生物节律。人的生物节律这种近似时钟的功能，调节机体各组织、各器官、各系统按时运行，表现出与大自然环境周期性变化相似的状态。因此，认清并掌握这种规律，按照这种天然的生物时钟起居作息，久而久之便会形成相对固定的生物周期，体内各器官的功能便会协调一致，并通过调节神经、内分泌系统、免疫系统以及各脏腑功能来支配人的生理、心理行为，便可以使人体的生理、心理功能保持良好的状态，从而延缓衰老，祛病延年。

1. 作息有时，起居有常

俗话说："天有三宝日月星，人有三宝精气神。"刘建秋教授也认为"精、气、神"为人之三宝，养生目的即养"精、气、神"。其中神为生命的主宰，所谓"失神者死，得神者生"。神是人体脏腑功能的外在表现，也是生命活力的体现。起居有常，作息规律，顺其自然，就能够保养精神，就会面色红润，双目炯炯，神采奕奕，精力充沛。

作息有时，起居有常是中医所讲"天人合一"的最重要的特征。从早上开始人体的阳气渐渐旺盛，在白天运行于外，推动人体的脏腑组织器官进行各种功能活动。与此相适应的是生理功能旺盛，适宜人工作、活动，所以白天是学习或工作的最佳时机。夜晚人体的阳气内敛而趋向于里，"阳入于阴"则安寝，生理活动减弱，呼吸变慢，精神活动抑制，有利于机体休息以便恢复精力。因此，人们长期以来形成了"日出而作，日落而息"的生活习惯。人的起居活动应符合这一规律，做到起居有常，活动有度，作息有时，不悖生、不害生，顺应天地自然的气机。唯此，才会增强机体对自然环境的适应能力，预防疾病的发生，而寿享期颐。

刘建秋教授每天中午都有午睡的习惯。多年以来，刘建秋教授通常上午出诊，连续诊治往往一坐就是四五个小时，每个病均要仔细辨证，同时还要结合病例有针对性地给随诊的研究生进行讲解。一个半天结束，常常会觉得十分疲惫。刘建秋教授缓解疲劳、恢复体力最好的办法就是休息，午睡上半个小时左右。睡眠是修复日常活动产生的自由基对大脑的损伤、补充大脑营养物质、消除脑疲劳的最佳方式。中医学认为，晚上子时为一天中阴气最盛的时候，此时熟睡最能养阴，睡眠效果最好，睡眠质量最佳。中午午时阳气最盛，此时称为"合阳"，午时小憩可以养阳，故有"子时大睡，午时小憩"这种睡子午觉之说。

2. 顺四时之寒暑，从四时之阴阳

刘建秋教授认为，四时寒暑的更替对人体影响极为显著，若要养生长寿，必须了解自然界发展变化的规律，自觉地适应四季温、热、凉、寒气候温度的变化。一年四季的气候变化也与昼夜交替相似，有它一定的阴阳消长规律，呈现出春生、夏长、秋收、冬藏的生命规律。《内经》谓："从阴阳则生，逆之则死。"人类应该适应自然界四季阴阳变化规律，积极利用这一规律养生保健，以使机体阴阳和顺，生气勃勃，重病不生。因此"顺四时而从阴阳"对于养生保健亦是非常重要的。

冰雪消融，春回大地，万物复苏，春季一派欣欣向荣的繁荣景象，此时阳气始萌，有升发之势，因此春天应注意保护人体阳气。刘建秋教授主张，春季不可急于脱掉冬衣，特别是老年人，尤应注意保暖，衣物应随着气温的变化而随时增减。

夏季天地阴阳之气相交，此时，作息合于夏季气候的特点，才能使人体正气旺盛，身强体壮。由于夏季昼长夜短，夜间睡眠时间相对缩短，因此夏季时分，午间小憩显得尤为重要。

秋季是万物成熟、收获的季节。此时秋高气爽，金风急劲，阳气渐渐收敛，阴气渐渐强盛，人们的起居调摄应以保养阴精为主，"以缓秋刑"，避免秋天肃杀之气对人体产生的不良影响。金秋季节，天气逐渐转凉，早、晚温差较大，因此应该注意保暖，但添加衣物不必过早、过多，俗语说"春捂秋冻"，可以让机体对外界气温变化有一个循序渐进的适应过程，培养对冬季严寒气候的抵御能力。老年人抵抗力相对较弱，更不应该盲目地"冻"。

冬月时令，草木凋零，冰冻虫伏。人在此时也应顺从四时之变化而处于闭藏状态，不要扰动阳气。由于冬季昼短夜长，所以应早睡晚起。所谓"早起不在鸡鸣前，晚起不在日出后"。虽说晚起，并非睡到日上三竿，只是稍微延长睡眠时间，以等待日光。

虽然东北的冬天气温低，冰多路滑，出门锻炼多有不便，但刘建秋教授并没有因此而放弃晨起锻炼的习惯，即便在室内也有意地坚持行走半小时左右，以全身微有汗出，不但使筋骨得以舒展，精神也感到十分惬意。中医学认为"寒从足下起"，刘建秋教授冬季注重防寒保暖，尤其注意足部的保暖，也有晚睡前用热水泡脚的习惯。足为足三阴之始，足三阳之终，旁通手之三阴三阳，全身五脏六腑在足部均有相应的穴位。热水泡脚可以刺激足部穴位，能够疏通经络，调和阴阳，有安和五脏的作用。

（二）愉悦身心，远七情之扰

"乐观者长寿"是刘建秋教授一直遵循的养生格言。他对其诠释为：乐观怡神，性格开朗，宽让理解，精神愉悦，对人、对己、对事、对现实环境善于适应，相信水到渠成，知足常乐，怡畅情志，生活丰富多彩。刘建秋教授认为，一个人要保持愉快的情绪，保持心理上的平衡和稳定，要树立坚定的信念，培养乐观精神，遇事不惊，临危不惧，这样方能战胜各种艰难险阻，最后取得胜利。心底无私天地宽，无私则无畏，无畏则心地坦然，心胸宽广，应保持乐观情绪，笑颜常驻，笑口常开。日常生活中不要贪心，忧愁烦恼多来自享受方面的不知足。

人的心理活动，中医称之为情志，或叫作情绪，是人接触和认识客观事物时，人体本能的综合反映。人体中五脏六腑、四肢百骸、五官九窍、皮肉筋脉都是在情志刺激下，产生各种各样的变化而出现相应的不同反应。在中医养生学中，无论是对身心疾病的社会心理致病因素、发病机制的认识，还是对身心疾病的诊断和治疗，都要求人们做到自我调控，抵制和摆脱社会不良情绪的干扰，做到心静如水，清净养神。形生神而育神，神能驾驭形体，形神统一，身心健康。乐观可使体内神经系统、内分泌系统的自动调节作用处于最佳状态，使体内各器官系统的活动协调一致，从而促进身心健康。因而调摄情志，克制嗔怒，心情平和，可使七情无损，五脏六腑气血调和畅达，六淫无机可乘，进而达到百病不生。

凡是与刘建秋教授接触过的人无不为他温和宽厚、真心诚意的气质所折服。刘建秋教授有着大医精诚之心，一心救助患者，把医疾救患当作自己最高的追求。他通晓古今，有着很高的文化素养，在日常生活中温和宽厚，是一位可亲可敬的长者，与周围的人相处融洽。较高的修养使他的心理和精神长期处于良好状态，体内气血运行正常，阴阳平衡，神经系统、免疫系统功能调节良好，脏腑功能活动旺盛，没有七情之内伤，所以能够健康长寿，颐养延年。

（三）谨和五味，饮食节则身利而寿命益

中医讲求顺应天地四时，遵循阴阳五行、生化收藏的变化规律，对人体进行科学调养，保持生命健康活力，从而达到保养身体、减少疾病、增进健康、延年益寿的目的。中国饮食文化源远流长，火的使用和各种器具的发明，为食养提供了物质条件，使人类从原始的茹毛饮血、火耨刀耕中脱离出来。其后又产生了炒、焖、蒸、炖等多种烹饪方式，开始讲究饮食要色、香、味俱全；随着生活水平的提高，吃已不仅仅局限于满足口腹之欲，开始讲求健康饮食，以益寿延年，逐渐从果腹充饥发展成为一种文化。人类在对食物长期探索中发现，不同的食物会对人体产生不同的影响，进而引发不同的生理或病理反应。随着经验的不断累积，人们渐渐对食物的不同功效有了简单的"定性认识"，从而产生了对食物与药物的模糊分类，因此便有了中草药的雏形，同时也产生了"药食同源"的思想。古人早已认识到许多中草药可以被作为食物，且具有一定的疗效。因此，通过对饮食合理的调配，可以达到防治疾病、调和阴阳、延年益寿的目的。

刘建秋教授的食养虽无秘诀，但却有其自己契合中医养生理论的做法。刘建秋教授谨守《黄帝内经》"食饮有节"和"五谷为养，五果为助，五畜为益，五菜为充"的理论，早、午、晚三餐基本定时定量，以七八分饱为宜，不多食也不吃零食。饮食口味清淡，菜多肉少，以素为主，有时略吃点鱼类、肉类，并注重荤素搭配。刘建秋教授有饮茶的习惯，且数十年如一日。他从不追求考究精致的高档饮食，但求三餐食饮搭配得当，有序有节，节而有度，更为重要的是，他能将这些良好的饮食习惯持之以恒地坚持。

（四）动静相宜，劳逸有度，内外和谐

刘建秋教授常讲，"运动是健康的源泉"，运动可以促进身体的新陈代谢，使各器官充满活力，从而延缓衰老。运动保健属于中医健身术的范畴，我们祖先很早就认识到宇宙生物界，特别是人类的生命活动具有运动的特征，因而积极提倡运动保健。正如华佗所说："人欲得劳动，但不当使极。动摇则谷气全消，血脉流通，病不得生，譬如户枢，终不朽也。"刘建秋教授年逾六十，骨骼系统健康无恙，行止自如，这与他常年锻炼身体、坚持运动有关。

刘建秋教授认为，养生锻炼要根据自己的体质选择适合自己身体状况的方法，比如慢跑、歌舞、气功、太极拳、八段锦等。他认为，有规律、持之以恒、适度的运动可以使人体气血流畅，循环旺盛，五脏六腑、皮肉、血脉、筋骨得到充分的营养。尤其是脑力劳动者更应进行体育锻炼。刘建秋教授平日锻炼喜静不喜动，偏爱太极拳，注重太极拳的养生作用，勤练不辍，通过

太极拳而健体养生。刘建秋教授也很喜欢散步，重视散步中的"三浴"，即光浴、气浴、风浴。每天清晨沐浴着阳光，呼吸着新鲜的空气，迎着扑面的微风，进行有节奏的全身锻炼，达到了既调和气血，聪耳明目，又锻炼四肢关节和各个内脏器官的目的。如果天气不好，不宜在户外运动，刘建秋教授就在屋里散步，放松心情，调整呼吸，使呼吸深长均匀，气定神安，物我两忘。

刘建秋教授对运动养生之道的见解归结起来有以下几个方面：

1. 坚持运动适度

孙思邈在《备急千金要方》中说："养性之道，常欲小劳，但莫大疲及强所不能堪耳。"那么运动量应怎样掌握呢？运动后食欲减退，头昏头痛，自觉劳累汗多，精神倦怠，就说明运动量过大，超过了机体耐受的限度，会使身体因过劳而受损。

2. 因时制宜

一般来说，早晨运动较好，因为早晨的空气较新鲜，室内的氧气经过一夜的睡眠大部分被人吸收了，二氧化碳的浓度相对要大，到室外空气清新的地方进行锻炼，可使身体的新陈代谢增强，为一天的工作打好基础。此外，午睡前后或晚上睡觉前也可以进行运动，以消除一天的紧张，轻松进入梦乡，但运动不要太激烈，以免引起神经系统的兴奋，影响睡眠。

3. 运动项目因人而异

对于老年人来说，由于肌肉力量减退，神经系统反应较慢，协调能力差，宜选择动作缓慢柔和、肌肉协调放松、全身能得到活动的运动，如步行、太极拳、慢跑等。对于年轻力壮、身体又好的人，可选择运动量较大的锻炼项目，如长跑、打篮球、踢足球等。总之，运动项目的选择，既要符合自己的兴趣爱好，又要适合自身条件，脑力劳动者应少参加精神紧张的活动，体力劳动者应多注重活动日常很少活动的部位。

4. 循序渐进，坚持锻炼

为健康而进行的锻炼，应当是轻松愉快的，容易做到的，充满乐趣和丰富多彩的人们才愿意坚持实行。在健身方面，疲劳和痛苦都是不可取的，要轻轻松松地渐次增加活动量，"不能一口吃个胖子"。正确的锻炼方法是运动量由小到大，动作由简单到复杂。不能因为强调动而忘了静，要动静兼修，动静适宜。

恬淡安静不等于无所事事，在进行体力锻炼的同时，要坚持脑力锻炼，如思考、读书，使大脑充分运转，否则大脑将逐渐萎缩，反应也会越来越迟钝，正所谓用进废退。勤动脑和勤动体一样都是养生中"动"的层面。刘建秋教授总结到，"动以养形"是内外通达的过程，"静以养神"是储存积蓄的过程，动静相宜，形劳神逸，则蕴而不滞，通而不伤。形动和神静，这两者是对立统一的，形动有助于神静，动中有静，静中有动，动静互根。两者相宜、适度、和谐，机体方可处于最佳状态。

二、养心明德——医者仁心，清心寡欲，益寿延年

以德养生，强调德行修养乃养生寿老的基石和要旨。护养、保养性命既要修道，也要修德，通过德行修养，达到清静怡神以保形体的养生效果。养生虽涉及饮食、起居、药物、调摄情志等诸方面，但养心神、修明德则是统摄全局的第一大法。《易经》有"天行健，君子以自强不息。地势坤，君子以厚德载物"之说，"厚德"是保障心理健康进而达到身体健康的重要措施，能够达到身心双修之效。有较高的精神修养，达到内心中正平和的状态，人的生命活动才是最自然、最健康的。

（一）医者仁心，修德养性才是真

儒家思想是中医药文化的重要组成部分。儒家有言："大德者，必得其寿"。作为一代名医，刘建秋教授的医德医术是相辅相成，密不可分的。医德是医术发扬的基础，医术是医德的体现方式。医德高尚，医术才为有本之木，有源之水。中医体系历史悠久，包罗万象，知识深奥复杂，不易掌握，来不得半点大意，否则会导致严重后果，刘建秋教授坚持行医者必须具备较高的德行，崇尚儒家勤学自省精神，以先贤的学习精神勉励自己。

医者养生应以儒家之"仁心"修养心神，行医做人，以仁为本。古语有云：仁者寿。"仁"者之所以"寿"，是因为"君子爱人"，在处世上有"浩然之气"，行谦虚平和、大气为人的处世之道，襟怀宽广。刘建秋教授将"仁恕之道"融入行医修身当中，在治病救人的同时更赋予医学以更深的道德内涵。养身的最好方法首先是勤学，其次是乐道。通过刻苦钻研医术，探索生命规律，在悬壶济世的过程中积累知识，用积累的渊博知识明辨是非，才能领会养生之道，"得道"才能够达到保养身心、益寿延年的目的。此外，好书相伴左右，聚精会神地读书，可使心灵远离尘世的喧嚣，阅读还能美化心灵，提高修养，完善自我，从而延年益寿。

刘建秋教授常讲："非淡泊无以明志，非宁静无以致远。"刘建秋教授把治愈患者作为自己最大的幸福，因此专心钻研医理，对中医临床和学术研究有一种好之、乐之的钻研精神，全心忘我，以至大道。爱人知人、爱身知己，遇事首先为对方着想，体谅对方，帮助对方，站在对方的立场思考，将心比心，推己及人。"不以物喜，不以己悲"，不仅使自己健康长寿，也努力使他

人健康长寿。

（二）养心神、培正气，清心寡欲

养生应注重养心，刘建秋教授提倡"养心神、培正气"的养生智慧。所谓"养心神"，就是注重自我修养的提高和思想境界的提升，以保持良好的精神状态。所谓"培正气"，就是要拥有美与善的心境，高尚优良的品德；有了高尚优良的品德，才能减轻心灵的负荷，焕发生命的活力。

在日常生活和工作中，人们经常会遇到不顺心的事，这会使身体和心灵受到禁锢，不能相互协调，甚至会损害健康。遇到这种情况首先要学会自我调整，从思想上释放自我，不以外物萦绕我心。古语云："惟宽可以容人，惟厚可以载物。"养生之道要汲取儒道两家之长，要获得"养心神、培正气"的养生效果，在广泛学习的基础上还要有坚定的意志，有恒心，有知足减欲的觉悟，即笃志寡欲。欲望是天生就有的，是人类的本能，这无可厚非，但欲念应当有所节制，"多欲则智损，多事则形疲"，只有减少欲念，知足常乐，才能保养纯真的本心，有益健康长寿。反之若放纵自己的欲望，难填欲壑，情感波动剧烈无节，就会丧失仁、义、礼、智、信等道德意识。久而久之，情志不得畅达，必然罹患疾病，有损寿元。应当尽量保持思想安静无杂念，心灵纯净无污染，始终如一地坚守静而不躁的情绪。这是养生之极高境界，御心制欲，则能心志笃定；心志笃定，则能心神清静；心神清静，则能心境安宁；心境安宁，则能冷静而全面的思考问题，最终有所斩获。

刘建秋教授常把"不如意事十之八九"这句话挂在嘴边，与同志、朋友、学生、患者交往都是以宽厚仁爱之心对待。在刘建秋教授的多部医学专著和临床医案相继付梓之后，同行均赞叹刘建秋教授将数十年行医经验坦荡相授，不拘于一家一派之桎梏，有君子之风，刘建秋教授却谦逊道："医乃仁术，济世利民之事，是我们老中医义不容辞的职责。其实，限于我自己的水平，只不过沧海一粟罢了，虽然微不足道，但是能将经验传授给他人，自己也感到欣慰，也能从中获得喜悦。"这正是刘建秋教授的养生之道，注重自我修养，保持思想高度和心理平衡，不仅自身强健还要奉献社会。

三、贵在守恒——人贵有志，学贵有恒，养生者必怀志恒

刘建秋教授认为，人类健康长寿并非靠一朝一夕、一功一法就能实现的，应建立科学的生活方式，制定一套适合自己的精神、营养、运动、休息、锻炼等养生方法。科学养生要做到知、信、行统一。知是指学习和获得健康信息和健康知识，树立养生保健观念和意识；信是指相信科学的健康知识，重

视健康教育，健康投资；行是指身体力行，持之以恒地进行实践。

（一）养生源于先天，习于后天

刘建秋教授说，养生的来源有二：一是与生俱来的先天律。因为是与生俱来，所以近乎本能。例如，睡觉就是最重要的养生，是保持生命的先决条件之一。一个人如果不进饮食还能活5~7天，但如果不让他睡觉，3~4天就会使生命终止。这是因为睡觉时一切感知器官都处在抑制状态，新陈代谢减缓，内分泌旺盛，疲劳会逐渐恢复，新的生命力由此存蓄而获得能量。睡觉和包括睡觉在内的休息是人的先天本能，会有一种强烈的意愿倾向逼迫人去睡去歇，这是与生俱来的，不需要人为去控制。二是需要经过后天习得才能养成的养生行为，例如每晚烫脚、弹耳摩鼻敲胆、调剂饮食、聆听音乐、做功调息吐纳等等。这些方法需要有意识地启动、投入并坚持。这里就牵扯到恒心的问题，任何人都面临着与自己的惰性做斗争的问题。

例如，人体是需要抚摸的，这一点刚出生的婴儿就需要，婴幼儿如果缺少抚摸将来会导致某些心理的不良倾向。成年人也是如此，对身体自抚和他抚不仅是心理需要，而且是生理需要。现实生活中有一些人，除了沐浴以外从来不关注、不抚摸自己的身体，直到身体有了病，才把身体交给医生。其实身体有许多小毛病或者是器官的渐次退化都是可以通过经常抚摸、按摩来缓解和解决的。例如"齿常叩"，可使老年人的牙齿延缓松动。"耳常弹"，能缓解耳鸣耳痒等虚证。总而言之，养生需要的并不是轰轰烈烈的大行动，而是不起眼的小保健，这些不起眼的小行动如果坚持几十年，对人体养生是大有好处的。

（二）综合调养，保养正气

综合调养、保养正气作为科学养生指导原则之一，它主要告诫人们养生要有整体观念。保养正气要落实在日常生活的各个方面，一切养生保健的方法和措施都必须注意正气的保养。也就是说，审因施养，不拘一功一法，应形、神、动、静、食、药等多种途径、多种方式进行养生。这充分体现了中医的原则性和灵活性，中医将这种原则概括为"知常达变"。刘建秋教授认为，养生保健必须从整体全局着眼，注意各个环节，综合调养。

1. 养宜适度

所谓适度，就是恰到好处。在实际调养过程中，不管哪种养生，方法都须适度，既不可太过，也不可不及。若过分注重保养，则可能瞻前顾后，不知所措；若不在乎身体保健，随心所欲，没有规律，则精气耗伤。例如，以为食养可益寿，便强食肥鲜；或恐惧肥甘厚腻，则节食少餐，如此都对健康无益。

2. 养勿过偏

养生过偏大致有两种情况：一是强调"补"即是养。当然，食补、药补、静养等都是有效的养生方法，但用之太过而忽略其他方面则会有害。例如，食养太过则营养过剩，药补太过则会发生阴阳偏盛，过分静养，好逸不劳则动静失调，都会使机体新陈代谢产生失调。

（三）养生要坚持不懈，寓于生活之中，持之以恒

凡欲养生者必怀恒志，否则将一事无成。"恒"，乃持久之意。"恒"之为"久"，又有"不已"之意。养生保健不仅要方法合适，而且还需要坚持不懈地努力，才能不断改善体质。只有持之以恒地进行调摄，才能达到目的。刘建秋教授常说，健身并不一定要很大的强度。如果你想每天锻炼45分钟，没必要1次进行完，完全可以早上锻炼15分钟，而把余下的半个小时留到晚上。健身，其实是要加强人体的调节功能，并通过汗腺将废物排出。因此，如果跑步看起来比较枯燥，也可以散散步，或是做做园艺。别小看这些轻松的活动，它们的作用同跳健美操没什么两样，一切都在于持之以恒。人贵有志，学贵有恒，做任何事情，要想取得成效，没有恒心是不行的。养生之道，贵在持恒不已。

持之以恒，且能数十年如一日的坚持不懈，确是一件极其不简单的事，需要莫大的恒心、毅力。参悟养生之理只能说是知其法，而一以贯之才能得其益。古往今来长寿之人莫不明理笃行，保持良好的生活习惯，持之以恒，贯穿终生。不温不火，既充满信心而又不急功近利。就养生而言，耐心又称作"养生心"，本身就是一种养生的形态。养生寓于生活细节之中，面对繁琐的生活小事，有耐心，能以一个平和从容的心态面对和处理，是坚持养生之道的前提。恒心的动力是信念。

"贵有恒何必三更起五更睡，最无益莫若一日曝十日寒"。刘建秋教授把这副对联送给所有有志于养生防病的朋友，愿可贵的恒心结出养生之果。

第三节 中药外治，多见奇效

中药外治法是与内治相对而言的治疗方法，泛指除口服药物以外施于体表或从体外进行治疗的方法。中药外治法萌芽于原始社会，奠基于周秦，发展于汉唐，丰富于宋明，成熟于清代，提高于现代。刘建秋教授在其30余年的临床实践中，总结出一套独特的外治法，用于治疗各种疑难杂症。

刘建秋教授认为，中药外治法之所以能发挥巨大的功效，是因为其具有局部和整体两种作用。

局部作用是指药物对病变局部的治疗作用。整体作用是指在某一特殊部位施以外治，通过药物的吸收或局部刺激所引起的整体药理效应或全身调节作用。

刘建秋教授将常用外治法的种类和方法归纳为：五官九窍外治法，如雾化吸入法、坐浴法、点滴法、点眼法、塞鼻法、含漱法、刷牙法、耳内吹粉法、塞耳法等；腧穴外治法，如敷脐法、熨脐法、耳穴压豆法、药物灸法、艾灸法、热熨法等；皮肤外治法，如沐浴法、浸洗法、药枕法、酒醋疗法、药榻法、兜肚法、药衣法、药物鞋垫法、蒸汽疗法等；病变局部外治法，如薄贴法、敷贴法、挂围消散法、腐性药疗法、涂搽法等；现代外治法，如中药肌肉注射法、中药静脉注射法、中药离子透入法、中药电熨法、磁珠耳压法、磁振按摩法、超声药物透入法等。

刘建秋教授认为，中药外治疗法必须坚持以中医理论为指导，严格遵循辨证论治的原则，治要"先辨证、次论治、次用药"，且辨证有五：一审阴阳，二察四时五行，三求病机，四度病情，五辨病形，精于五者，方可辨证分明。辨证是论治的前提和依据，也只有明确病变的阴阳、表里、虚实、寒热等属性，抓住疾病本质，把握病证的标本、轻重、缓急，才能正确施治，达到预期效果。只有如此，辨证论治才能使外治疗法有据可依，有法可循。如果虚实不明，寒热不辨，表里混淆，阴阳不分，不但难以奏效，而且还可能导致病情恶化。

刘建秋教授总结出中药外治法主要具有以下优势：直达病所，奏效迅捷，种类繁多，适应证广，廉便效验，易于推广，使用安全，毒副作用少，能够弥补内治法的不足。只要能够合理运用外治法，临床往往可以收到奇效。

刘建秋教授擅于将外治法用于呼吸系统、神经系统、皮肤疾病、肾病以及骨伤科疾病。

一、小儿感冒

小儿感冒是小儿常见病，也是危害性较大的疾病。刘建秋教授治疗小儿感冒常运用中药外治法，通过直肠给药、药浴、局部药物敷贴、滴鼻等而达到治疗的目的。

（一）直肠给药

针对小儿感冒易出现高热的特点，自拟用于小儿外感发热的退热方，主要药物有金银花、生石膏、连翘、板蓝根、大青叶等；热盛伤阴者，加芦根、芥穗、玄参等养阴清热；夹惊者，加羚羊角、僵蚕、蝉蜕、钩藤等息风止惊；肺失宣降夹痰者，佐以桔梗、前胡、杏仁等宣肺化痰；半表半里证，加入柴胡、青蒿等解表透热。以上中药水煎取汁后保留灌肠，可以达到与口服中药汤剂相当的疗效，且强于西药退热剂。中药灌肠治疗 1 天后多数患者热退，且复发率低，优于西药治疗。

（二）药物洗浴外搽

药物洗浴或外搽，既可以使药物通过皮肤吸收，也可以使体温得到外部调节，因此在小儿感冒的治疗中效果较好。刘建秋教授自拟风寒煎和清热煎两个方剂，分别用于风寒和风热两种类型的感冒。其中风寒煎的药物组成为桂枝、羌活、柴胡、川芎、炒白芍和炙甘草，清热煎的药物组成为柴胡、防风、黄芩、蝉衣、薄荷。使用时将药物用纱布包裹加水煎煮，水沸腾后约 15 分钟，倒入浴盆中，加入适量温水，使水温较平日沐浴略高，患儿洗浴即可。此方药也可用于足浴，用煎煮好的药物泡脚，至患儿略出汗即可。如果住院期间或者没有药浴条件，也可将药物兑入酒精后外搽。此方法与西药退热药相比，疗效和缓，药效持续时间长，复发较少，副作用少。

（三）中药敷贴

刘建秋教授将大黄、栀子、薄荷、冰片超微粉碎后用米醋调糊，制成退热贴，贴于患儿大椎、内关、脐部等部位。此法是通过局部敷贴，使药物有效成分经皮吸收，从而达到治疗效果。此方法可以使感冒患儿的症状缓解时间、痊愈时间明显缩短。

刘建秋教授总结认为，小儿或尚不能言，或言而不确，临证需要详细辨治，分别邪之阴阳寒热，确定邪之性质轻重，参之小儿生理病理特点，及时、准确地辨治，方不至延误病情。

二、慢性肾功能不全

慢性肾功能不全又称慢性肾衰竭，是指各种原因造成慢性进行性肾实质损害，致使肾脏明显萎缩，不能维持基本功能，临床出现以代谢产物潴留，水、电解质、酸碱平衡失调，全身各系统受累为主要表现的临床综合征。现代医学主要以控制血压、调整钙磷代谢、纠酸等对症治疗为主。刘建秋教授采用中西医结合方法治疗此类疾病，尤其擅长使用中医外治法，明显提高了病情缓解率，延缓了肾衰竭的进展。

（一）中药灌肠

刘建秋教授创制了灌肠用的益肾解毒汤，药物组成：熟大黄、生黄芪、仙灵脾、肉桂、党参、白术、茯苓、泽泻、熟地黄、川芎、三七、丹参、鸡血藤。该方谨守慢性肾功能不全脾肾衰败、湿浊瘀内聚成毒的病机，以培补脾肾、活血化瘀、祛湿解毒为治疗大法，扶正与祛邪并举，从根本上改善正虚、邪毒两大主要病理因素，从而达到治疗目的。

灌肠与口服药物相比具有很多优势，直肠的pH值较温和，不存在破坏药物的酶，可避免口服后消化道内药物被胃酸和消化酶破坏而降低疗效，也可减少药物损耗，避免或减少药物对胃黏膜的刺激等副作用。同时，药物从直肠吸收，还可以避免口服药受肝脏的首过效应所受到的分解和破坏，从而减少药物对肝脏毒性或副作用，使得药物直接进入大循环，加快了药物的释放和吸收，提高了生物利用度。

（二）药浴、足浴法

刘建秋教授针对慢性肾功能不全尿毒症期，患者皮肤瘙痒症状较重的情况，制成了中药外洗方，药物包括当归、川芎、苦参、防风、蝉蜕、薄荷、大黄、土茯苓、白鲜皮、生黄芪等。足浴方法：将125mL药液倒入足浴器中，加水稀释，接通电源，选取合适的温度、时间和按摩力度程序。水温保持在45℃左右。时间以浸泡30~40分钟为宜。按摩力度由弱到强分别有三档可根据病情分别选择。本法对于血肌酐、尿素氮改善尤为显著，并对减轻皮肤瘙痒症状具有很好的疗效。

（三）离子导入法

刘建秋教授选取临床常见的阳虚水泛型和瘀血型患者为治疗对象，分别制成温肾方和活血利湿方两种导入液。温肾汤的主要药物有附子、肉桂、甘遂、冰片等。活血利湿方的主要药物有红花、土鳖虫、广地龙、王不留行、虎杖根、土茯苓、川牛膝、萆薢、鸡血藤、石韦等。将上述药物按一定量配制，水煎两次，过滤，乙醇沉淀，再过滤浓缩后密封冷藏备用。

离子导入方法：取患者双侧腰1~3椎脊突旁开1寸以外区域，先用乙醇擦拭皮肤。再取两块8cm×12cm的8层无菌纱布做成衬垫，分别浸入上述药液中。将浸泡药液的衬垫置于选定的区域，然后在左右衬垫上分置正、负电极板，分别加盖纱布后加压固定。电极板分别接药物离子导入治疗仪的正、负输出极，每日1次，每次30分钟，7次为1个疗程。

刘建秋教授通过实验和临床观察发现，离子导入法治疗慢性肾功能不全，可以调节机体免疫功能，改善肾小球滤过率，调节蛋白质代谢。同时还能够改善血液循环，抗炎，抗凝血，改善肾脏微循环。此外，中药离子导入可以促进钙化骨形成，对肾性骨病有良好防治作用。此方法还具有促使血细胞增殖、分化、成熟的作用，对机体造血功能有重要作用，可改善肾性贫血。

（四）贴敷疗法

刘建秋教授自拟清毒益肾贴膏，主要成分为甘遂、雷公藤、大黄、黄芪、淫羊藿、淡附子、何首乌、益母草、白僵蚕、牡蛎、半枝莲、白花蛇舌草、楮实子、巴戟天、金樱子、琥珀、大蓟、冰片和麻油。将清毒益肾贴膏敷于中脘、足三里、肾俞、脾俞、心俞等穴位上，24小时后取下。

由于慢性肾功能不全患者体内毒素的升高，影响药物在胃肠道的吸收，刘建秋教授采用中医外治法中的灌肠法、药浴、足浴、针灸、离子导入法等，通过多种途径促进慢性肾功能不全患者体内毒素的排出，减慢了肾衰竭的进展。

三、中风后遗症

目前，中风病已经成为危害我国中老年人身体健康和生命的主要疾病。刘建秋教授对于中风病尤其是中风后遗症进行了深入的研究，除了使用中药和针灸等中医治疗方法外，还创制了各种穴位敷贴方，取得了较好的临床疗效。

（一）中风后便秘

刘建秋教授通过多年的临床观察发现，便秘是中风后的主要并发症之一。很多文献报道，有30%~60%的中风患者发生便秘，便秘带来的危害不仅仅是便秘本身，排便时用力还可引起急性心肌梗死或颅内压升高，导致新的脑血管意外发生，对患者的预后也有着负面影响。因此，有效防治中风后便秘，对于提高患者生活质量、促进患者肢体功能尽快恢复、降低医疗成本具有重要意义。

1. 中药灌肠法治疗中风便秘

【药物组成】生大黄、胆星、瓜蒌、枳壳、厚朴、芒硝。热毒炽盛者加草河车、金银花、黄连以清热解毒；阴虚液亏者加生地、元参、麦冬以滋阴清热；血瘀者加桃仁、红花以活血化瘀；高热者加生石膏、知母以清气分热。将上药水煎300mL，浓缩至150mL，过滤后加入芒硝，温度维持在37℃左右，将输液管插入肛门10~15cm，半小时内滴完，然后保留半小时以上。此方法治疗中风后便秘效果很好，多数患者在灌肠后20分钟内即排便，且排便时间分布较规律，为临床护理提供了时间依据。

2. 中药药浴治疗便秘

辨证属肝胃郁热或痰热腑实的中风后便秘者，采用小承气汤加味（生大黄、厚朴、枳实），每剂药水煎两次，煎出药液2000mL左右，待药液40℃时，用纱布沐浴脐部、脐周处，并揉擦下腹部，每次20分钟，每日两次，两周为1个疗程。同时补充水、电解质，改善循环，防治感染等。治疗期间忌食辛辣香燥之品，戒烟酒，保持心态平衡，选择易消化食物。

3. 中药穴位贴敷法

刘建秋教授以大承气汤合五磨饮子（药用大黄、厚朴、枳实、槟榔、乌药、芒硝、木香、沉香），用60℃白酒调成糊状，贴敷于患者的神阙穴，外用敷料胶布固定，每天于局部用60℃白酒约5mL加湿1次。使用此方法后，多数患者可在2天后排便，最晚3天后排便，且便时通畅，便质转润，局部连续贴敷多次未见副作用及局部破溃。中药穴位贴敷治疗中风后便秘不但操作方便，而且成本较低，具有简、便、效、廉等特点。

（二）穴位贴敷治疗中风后失眠

缺血性中风后失眠，属中医学"不寐"范畴。失眠可严重影响中风后各种后遗症的康复。刘建秋教授认为，其病理变化为阳盛阴衰，阴阳失交，其病位主要在脑、心，与肝、脾、肾密切相关，治疗以补虚泻实、调整脏腑阴阳为基本原则。目前，现代医学治疗本病多采用镇静催眠药物和抗抑郁药物，但长期或大剂量应用此类药物往往易于成瘾或产生耐受等。刘建秋教授常使用中草药、毫针针刺、艾灸、耳穴压贴等治疗中风后失眠，无论内治还是外治法均取得了不同程度的疗效。

刘建秋教授创制了安眠贴（药物为酸枣仁、合欢皮、当归、人参、远志、茯神、龙眼肉、怀牛膝、肉桂），患者双脚于适宜温水中浸泡约15分钟，擦干后将中药粘贴于双侧涌泉、太溪穴处，并适当按压刺激，双脚保暖，每次贴敷6～8小时后取下。本方法疗效较好，而且可以克服西药治疗所产生的依赖性、失眠反弹及次日头昏、嗜睡、肌张力减低等不良反应。

四、癌性疼痛

癌性疼痛是癌症晚期患者最常见、最痛苦的症状之一。据世界卫生组织统计，每天全球至少有500万癌症患者被疼痛折磨，新诊断为癌症的患者中约有1/4伴有疼痛，治疗过程中约有1/3患者伴有疼痛，进展期约有3/4伴有疼痛。癌痛治疗是癌症患者姑息治疗的重点和难点。癌性疼痛往往比癌症所致的死亡更令患者畏惧，有效缓解癌性疼痛能大大改善癌症患者的生存质量。

作为呼吸科主任，刘建秋教授多年来一直研究恶性胸腔积液的中医药治疗。他认为，癌性疼痛是一种与恶性肿瘤直接相关的特殊疼痛，根据临床表现和中医古籍的描述，可归属于"痛证"范畴。近年来，刘建秋教授对癌痛的中医药治疗投入了大量的精力，也取得了一定进展，尤其研究了中药外治法在此病治疗中的应用。

（一）贴敷法

刘建秋教授用消痛膏治疗癌性疼痛，药物组成：阿魏、鳖甲、蟾蜍、马钱子、生大黄、五倍子、冰片，以上药物经浸泡、煎煮、过滤、浓缩、凝固、冷凝而成膏剂，涂在棉纸上，按肿瘤疼痛范围大小敷上膏药，用纱布、胶布密封固定。此法起效时间短，约为半小时，可持续缓解时间达 6 小时以上，且无不良反应。此法将药物敷贴于疼痛部位，有效成分可穿透皮肤、黏膜吸收而治疗癌性疼痛，使用方便，见效快且疗效持久，是临床使用最多的方法。

（二）涂搽法

刘建秋教授采用消痛液外搽治疗癌痛，药物组成：丹参60g、川乌头15g、全蝎30g、蜈蚣20条、莪术10g、白花蛇舌草30g、蟾蜍皮3张、冰片10g。将蟾蜍皮放阴凉处阴干，然后将诸药放入瓶内，用60度白酒500mL浸泡密封3天即成。使用时，用棉签蘸取药液，轻轻擦拭癌肿局部及疼痛放射部位。此方法有良好的止痛效果，半数患者在涂擦后10分钟以内痛止，其余患者在15天内止痛或显著缓解。且使用此方法治疗后，患者的血液流变学指标较治疗前明显改善。这些药物具有活血止痛的功效，将其用酒精浸泡后，药物的有效成分较好溶解在酒精中，药液涂抹疼痛处可以达到直接的治疗效果。

（三）热罨包

刘建秋教授选用药性走窜、气味芳香浓烈及穿透性强的药物，如雄黄、明矾、冰片、青黛、芒硝、乳香、没药、血竭等治疗癌性疼痛。将以上药物研细末和匀，以布包入锅，加水3000mL，煮沸后加入毛巾，同煮1小时，取出甩干，温度降至40℃左右，外敷于患者痛处。由于热罨包自身的热量可辅助扩张局部血管，促进药物吸收，因此止痛效果良好，且起效快，无副作用。

（四）药罐法

刘建秋教授对热罨包法进行了改良，用于治疗恶性胸膜炎疼痛。他将竹罐与上述药物共同加水浸泡，煮沸后趁热将药罐置于患者痛处，留罐 15～20 分钟后取下。此方法除了药物和热量作用外，竹罐的形成负压既可促进药物的吸收，又可减少胸水的渗出。中医拔罐疗法可在局部造成皮下瘀血，这种小创伤能够刺激人体的神经系统、内分泌系统等自身功能，达到止痛效果。除恶性胸膜炎外，不同部位的癌性疼痛可以采用不同的穴位拔罐治疗，如肝癌选穴足三里、三阴交，或期门、肝俞；肺癌选穴肺俞、膻中或心俞；大肠癌选穴神阙、大肠俞，或足三里；骨转移癌选穴肾俞、足三里、三阴交，或阿是穴；胃癌选穴神阙、胃俞等方法。

（五）中药离子导入法

刘建秋教授使用中药制剂进行穴位离子导入，药物组成为元胡、乳香、没药、丹参、徐长卿等。胸痛选穴内关、膻中、阿是穴；内脏痛选相应脏器的俞、募、原穴；腰腿痛选穴环跳、肾俞、阳陵泉、昆仑等，再辅以辨证取穴。每日1次，每次30分钟。中药经穴位离子导入既可增强药物的吸收，又可提高患者的痛阈，止痛效果更加持久。同时可减少患者对阿片类镇痛药的用量和依赖性，使患者更易接受。

刘建秋教授通过临床与实验研究表明，中药外治癌痛的机理是：药物透过皮肤吸收，渗透至肿瘤表面的供血血管，可改善肿瘤的微循环，溶解、破坏肿瘤周围及瘤内纤维蛋白凝聚，缓冲肿瘤对痛觉神经化学性刺激和物理性压迫，进而使疼痛得以缓解。

五、糖尿病周围神经病变

糖尿病周围神经病变是糖尿病常见的慢性并发症之一，是一种慢性进展性疾病，临床表现主要为肢端麻木、发凉、疼痛和感觉障碍，晚期严重者还可出现神经源性关节炎和足部坏疽，是糖尿病致残的主要原因。糖尿病周围神经病变的病因和发病机制迄今尚未完全阐明，西医对本病目前尚缺乏显著的治疗手段，仍以积极控制血糖为主，并采用B族维生素、血管扩张剂、镇痛药及抗氧化、补充神经营养因子等对症治疗。单纯依靠降血糖或对症治疗来预防或延缓包括糖尿病周围神经病变在内的并发症有一定的局限性。

刘建秋教授对糖尿病周围神经病变的病因病机、辨证分型、治疗方法及并发症防治等方面有诸多研究。他认为，糖尿病患者合并周围神经病变多是由于消渴病程日久，素体阴虚，阴损及阳，导致阴阳两虚，脏腑功能失调进而引起气血运行不畅，痰瘀气滞，脉络瘀阻。糖尿病周围神经病变的患者早期主要表现为气阴两伤，血脉瘀阻，脏腑功能尚可代偿，继而痰瘀互结，经脉不畅，阴阳失调，机体功能失代偿导致血脉不畅、气血阴阳俱伤，痰湿瘀郁互结，不通则痛，或痿弱无力，机体失用。

对于该病的治疗，刘建秋教授认为，早期要用当归、赤芍、丹参等活血化瘀之药；中、晚期必须用蜈蚣、地龙、水蛭等虫类药物方能搜剔经络。他主要采用口服中药以及中药熏洗、中药穴位贴敷、中药药熨、针灸、耳针、经络刺血、推拿等方法。

（一）中药熏洗

中药熏洗对于糖尿病周围神经病变疗效显著，是中医的一种特色疗法。刘建秋教授应用通络复原洗方治疗糖尿病周围神经病变。通络复原洗方由透骨散、威灵仙、伸筋草等药物组成。将上药加水煎汤后熏洗，或足浴。其在改善肢体麻木、减轻疼痛等症状，以及改善神经传导速度方面具有优势。

（二）中药穴位贴敷

中药穴位贴敷散的【药物组成】威灵仙100g，丹参150g，川芎100g，水蛭50g，桂枝100g，红花50g，桃仁100g，玄胡100g。将以上药物研细为粉，以白醋为辅料调为糊状备用。穴位选择：基础穴有肺俞、脾俞、肾俞、足三里，其中肺俞、脾俞、肾俞根据上、中、下三消辨证施治；上肢病变者加曲池、外关；下肢病变者加三阴交、阳陵泉。每日1次，每次两小时，若出现灼热发红、发热等不适症状，应立即停止。

（三）中药药熨

刘建秋教授采用中药糖痛停进行药熨。糖痛停的成分为白芥子、菟丝子、苏子、吴茱萸、补骨脂。将上药各100g混合后装入布袋内，放入微波炉中用中火加热3分钟后，对患者双下肢进行药熨，每日1次，每次20分钟。因糖尿病周围神经病变患者皮肤感觉异常，应注意药袋温度，操作力度，密切观察局部皮肤反应及全身情况，药熨温度不宜超过70℃，年老体弱者不宜超过50℃。药熨中保持药袋温度，温度过低时及时更换，若患者感到局部疼痛或不适，应停止操作，并进行适当处理。

刘建秋教授认为，药物和热能的双重作用可改善血液循环，促进病损组织修复，若辅以搓、擦、揉、按、推等手法，可促使药力直达病所。

六、肝硬化腹水

腹水多提示严重门脉高压和肝功能不全，往往是肝硬化由代偿期转为失代偿期的重要标志。肝硬化腹水的发病和进展严重影响着人们的身体健康及生存质量，是临床常见疾病，属中医学"鼓胀""肿胀"等范畴，由于病变日久，正气不足，邪实内滞，往往寒热错杂，虚实兼具，病情复杂，治疗上相当棘手，被称之为中医四大"绝症"之一。刘建秋教授在内治的基础上，辅以脐疗法、中药离子导入、膏摩法等可有效提高疗效。

（一）脐疗法

刘建秋教授最常用的是贴脐法和灸脐法，他自制消水散进行贴脐，将茯苓皮、猪苓、白术、香附、五加皮、蒲公英、车前子、泽泻、蟾酥、大腹皮等份研末，加适量鲜葱白共捣成膏状，敷于期门、神阙两穴。该法可使患者体重、腹围明显下降，肝功能明显改善，24小时尿量增多。

（二）中药离子导入

刘建秋教授使用的中药离子导入液由甘遂、大黄、皂角刺等组成。方法是使用中药离子导入机，于肾俞、水道、京门等穴交替选取导入，每次30分钟，每天1次。其具有较强的利水消肿功效，对于水肿、胸腹腔积液等痰饮结聚、喘满壅实证有较好的临床疗效。因此类药物多具毒性，大多药性苦寒，易耗气伤阳，故刘建秋教授将其制成稀糊状药膏，通过离子导入机将药物通过肝经穴位导入，避免了苦寒伤脾胃、耗气伤阳之弊。中药离子导入既延长了药物的半衰期，又达到了增效减毒的作用；二者具有协同作用，可缩短肝硬化难治性腹水的治疗时间，明显改善症状，并可以提高存活率。

（三）膏摩法

刘建秋教授参照《外治寿世方》中神仙外应膏的制法，自制了消臌膏，主要药物为前胡、白芷、细辛、肉桂、白术、川芎、附子、吴茱萸、商陆、川椒、茶酒拌匀，以炼猪油熬膏。先用点、按、揉、擦等手法按摩腹部5分钟，使局部皮肤略发红。再涂抹消臌膏，进行手法治疗5~10分钟，以出现温热感为佳。根据病人的耐受程度，每日1~2次，7日为1个疗程。该方法可以有效减少腹水，增加尿量，减少利尿剂的用量。

七、其他

（一）中药离子导入治疗痰瘀互结型慢性阻塞性肺疾病

慢性阻塞性肺病（COPD）是一种以不完全可逆且进行性发展的气流受限为特征的疾病。感染是其急性期发病的主要诱因，临床上常以抗感染、氧疗、解痉平喘为主要治疗措施。但长期应用抗生素产生耐药性，且应用激素有诸多不良反应，为此，刘建秋教授发挥中医药特色优势，采用中药离子导入进行治疗，取得了满意疗效。

中药离子导入液的中药组成为桃仁12g，红花10g，丹参15g，川芎10g，当归10g，白芥子15g，北杏仁8g，冰片5g。将上药煎煮后冷藏备用。取患者双侧肺俞穴（第三胸椎棘突下旁开 1.5 寸）或听诊双肺湿啰音最强的部位，中药 1 袋加入冰片微波加热 1~2 分钟，再将中药煎液适量浸渍于药物垫上（5~6 层棉布，约 15cm×12cm）包裹两个铅板电极，放置相应的体表位置，用弹力绷带压住固定，接通离子导入仪，调整刺激强度以患者感到舒适为宜，一般有微弱针刺感即可。理疗每次 20 分钟，每日 2 次，10 天为 1 个疗程。中药离子导入能增强患者自身防御和免疫功能，防止其反复发作。

（二）穴位贴敷治疗三叉神经痛

三叉神经痛好发于中老年，女性患者多见。其疼痛程度相当剧烈，往往使患者产生"痛不欲生"之感，因此常被人们称为"天下第一痛"。三叉神经痛是神经系统疾病中一种较为常见的疾病，是发生在三叉神经分布区内骤起的、短暂的、反复发作的、电击样或刀割样的剧烈疼痛。

刘建秋教授采用穴位贴敷法治疗这一顽症。根据患者疼痛范围，三叉神经眼支痛者选取患侧攒竹、丝竹空、阳白、头维，上颌支痛者选取患侧迎香、四白、和髎、角孙，下颌支痛者选取患侧下关、大迎、颊车、翳风，多支痛者联合取穴。贴敷所用药物为川芎、生川乌、生草乌、白附子、寻骨风、细辛、薄荷各等份，将上药混合，粉碎成药面备用，每次使用时，取大约 3g 药水，用醋调成稠糊状；将药物贴敷在患者患侧所选取的穴位上，每次敷 1~1.5 小时，每日两次，14 天为 1 个疗程。穴位贴敷 1 周后，可明显改善原发性三叉神经痛的疼痛及疼痛相关症状，且疗效随治疗时间延长而进一步显著。

（三）三九节气穴位贴敷治疗强直性脊柱炎

强直性脊柱炎是一种病因不明的与 HLA-B27 相关的慢性炎症性疾病，通常早期累及骶髂关节，以后可累及中轴关节，并可能累及外周关节或伴关节外表现。刘建秋教授以中医"天人相应"理论为指导，结合"外治佐内治"思想，形成了三九节气穴位贴敷适宜技术——脊强节气贴。

脊强节气贴的药物组成为牛膝、续断、当归、丹参、莪术、羌活、制乳没、生姜等。穴位主要选取大椎、肝俞、脾俞、肾俞、命门等。贴敷时间从每年的一九开始，隔天 1 次，每次 6 小时，疗程为 4 周。此方法可以明显减轻患者腰骶、胸背、颈部疼痛及活动受限，以及腰膝酸软、畏寒肢冷等症状。

第四节 疫疠之病，重在辨证

辨证论治是中医学的精髓，识证、立法、处方当以识证为先。刘建秋教授主张在疫疠治疗上应病证结合，以证候为主体，紧扣病机，分析证候特征，确定基本证候因素，做到理法方药完整统一，发挥中医方剂在治疗疫疠中的整体综合调节作用。

一、疫疠概述

疫疠是指具有传染或流行特征而且伤亡较严重的一类疾病。其具有传播迅速、传染性强、病情严重、致病死亡率高的特点。刘建秋教授指出，疫疠与现代传染病所指的由病原微生物和寄生虫感染人体后产生的传染性疾病是相同的。其特点是发病急，病情险恶，传染性强。

（一）疫疠的分类

疫气致病的种类较多，包括现代医学中的各种传染性疾病，临床常见的有瘟疫、疫疹、瘟黄等证候。

1. 瘟疫

瘟疫是感受疫疠之气而发生的急性、流行性传染病。主要临床表现为初起憎寒而后发热，头身疼痛，胸痞呕恶，日后但热而不憎寒，昼夜发热，日晡益甚，苔白如积粉，脉数。若不及时救治，死亡率高。

2. 疫疹

疫疹是指在瘟疫过程中热毒侵入血分，迫血外溢而出现的发疹病证。主要临床表现为初起发热遍体炎热，头痛如劈，斑疹透露，或红或赤，或紫或黑，脉数。

3. 瘟黄

瘟黄是因感受瘟毒夹有湿热而引起的猝然发病的病证。主要临床表现为初起可见发热恶寒，随即猝然发黄，全身皮肤、齿垢、眼白黄色深，名急黄。疫毒深重则变证蜂起，或四肢逆冷，或神昏谵语，或直视，或遗尿，甚至舌卷囊缩，循衣摸床，难以挽救。

（二）病机特点

疫气侵袭机体，能否使人发病，取决于人体正气的强弱和病变来势的盛衰。刘建秋教授分析认为，疫气致病具有如下特点：①致病力强，常暴发，不分年龄，触之即病。②传染性强，易引发传播，蔓延流行。③多从口鼻而入，但也有接触传染。④因疫气致病的种类繁多，不同的疫气致病对脏腑经络有特异的亲和性。⑤对不同的种物和种属有一定的选择性。

刘建秋教授认为，疾病的发生、发展与人体内外环境都有着密切的关系。内环境是指人的正气，正气强弱与体质及精神状态有关。外环境主要是指生活、工作环境，包括气候变化、地理特点、环境卫生等，故中医学对传染病的病机认识主要包括正盛邪实、正虚邪实和虚实错杂。

1. 正盛邪实

正盛邪实即邪气亢盛，正气充足。中医学认为，正气不足是疾病发生的内在根据，邪气是发病的重要条件。正邪斗争的胜负决定发病与不发病。当邪正之间剧烈抗争时会引起一系列病理变化。"邪气盛则实"，邪正之争表现为有余的证候。如《素问·玉机真脏论》指出，"五实"之证候，即脉盛、发热、腹胀、前后不通、闷瞀。这些证候在许多传染病的发生初中期均可见到。

2. 正虚邪实

正气虚弱无力抗邪，故邪正之间的斗争现象不明显，而致一系列正气虚弱的病理变化，即"精气夺则虚"。由于正气不足，脏腑、经络等器官及其生理功能减退，精、气、血、津液损耗而引发疫疠。由于虚久不复，以致食积、痰饮、水湿、瘀血等滞留于体内，长期积聚体内，一旦外邪侵袭，便引发此病。

3. 虚实错杂

各种传染病的发生、发展，由于体质、治疗等因素的影响，除了出现实证、虚证外，还存在虚实错杂现象。虚实错杂的表现形式有：

①虚证夹实：症见低热不退、口干、舌质干绛，治以滋阴补液，扶正为主，兼清余邪。

②实证夹虚：邪实为主，正虚为次，多见实证过程中正气受损的患者，亦可见原本体虚而复感外邪的病人。

③虚实并重：一是原为严重实证，迁延不愈，正气大伤，然实邪未减者；二者素体正气虚弱，又感受较重邪气的病人。

（三）治疗调养

1. 治疗

刘建秋教授在治疗上采取开门除贼、直接清除毒邪、扶正等治则，通过辛凉清解、清热解毒、芳香化湿等法进行治疗。具体来说，用辛凉清解法以使毒热之邪由汗出而解。用清热解毒法直接清除毒邪；用利尿法使湿热毒邪从尿排出；用宣肺化痰法以利毒邪排出；用芳香化湿法以祛湿邪，使热邪孤立，便于清除；用理气开郁法解除郁结之邪；用通下法排除肠中燥屎，或釜底抽薪，泄热存阴；用消导法消除胃肠食滞，使停滞之食不与湿热结合，便于清除湿热；用活血化瘀法散瘀通络，以利气血运行；用补气养阴生津法以扶正，增强机体抗病能力。

2. 预防调养

在预防上，除保证空气新鲜流通、消毒、饮食卫生、戴口罩等，平时应注意锻炼身体，增强机体抗病能力，避免受邪；用扶正中药增强人体抗病能力。

二、麻疹

中医文献很早就有关于发疹性疾病，包括麻疹病的记载，认为本病当属中医"温病"范畴，并总结出麻疹"先起于阳，后归于阴"之规律和"以透为顺"的治疗大法。本病由外感麻疹病毒引起，因其疹点如麻粒大，故名麻疹。

（一）麻疹诊断与分期

对于麻疹的诊断，刘建秋教授指出，要注意麻疹流行季节、年龄、症状、实验室检查四个方面，并指出疹前期应与感冒相鉴别，出疹期应与风疹、幼儿急疹、猩红热等相鉴别。麻疹分为顺证和逆证，根据麻疹发生发展规律，顺证临床可分为3期：

1. 疹前期

症似感冒，有麻疹黏膜斑，色白根红，发热第2~3天出现，疹出后即消失。

2. 出疹期

出疹顺序自耳后发际→面→颈→躯干→四肢，3~4天出齐，手足心鼻都有为标准。

3. 疹退期

按透发的顺序消退，疹退后皮肤有脱屑。

（二）治疗

1. 顺证

治麻疹顺证宜宣透、清解和养阴。一般顺证根据病程的发展及临床表现分为疹前期、出疹期和疹退期，治疗原则为疹前期宣透，出疹期清解，疹退期养阴，以辛凉透表、清热解毒、养阴清热为大法，其中以透疹为主。

（1）疹前期　刘建秋教授治疗麻疹疹前期，注重因势利导，促使麻毒外达。治疗以宣透为主，方选宣毒发表汤加减。

常用药物：荆芥、防风、葛根、前胡各5g，升麻、薄荷、桔梗、生甘草各3g，炒牛蒡子、连翘、建曲各10g等。

发热恶寒，鼻流清涕，加苏叶、羌活；发热烦躁，咽红口干，加金银花、蝉蜕；咽喉疼痛，乳蛾红肿，加射干、马勃；潮热有汗，精神疲倦，恶心呕吐，大便稀溏，加藿香、佩兰；夜寐不安，尿黄短少，加竹叶、通草；面色苍白，四肢欠温，加太子参、葛根。

麻疹欲透未出者，可另加浮萍、芫荽煎水外洗。

治疗时应根据气候时令选药，若夏季患麻疹，酌加香薷、白扁豆、浮萍等祛暑透疹。

（2）出疹期 出疹期疹毒已有外达之路，但内热炽盛易伤肺胃，刘建秋教授认为，此时须退其热毒，以保脏腑，治疗应以清热为主，方选竹叶石膏汤加减。

常用药物：生石膏20g，竹叶15片，牡丹皮、炒牛蒡子、紫草、连翘、建曲、金银花各10g，生甘草、前胡各5g等。

壮热不退，烦躁不安，加栀子、黄连、石膏；皮疹稠密，疹点红赤，紫暗成片，加牡丹皮、红花、紫草；神识昏沉嗜睡，加石菖蒲、郁金；壮热神烦，口渴舌绛，疹隐不透，加西河柳、豆豉以透疹；身不发热，皮疹未透或疹稀色淡，加黄芪、太子参。

（3）疹退期 疹退期人体经过1周左右的邪正交争，病势虽然减退，但麻疹热毒多易耗伤肺胃之阴，治疗时应以养阴为主，方选沙参麦冬汤加减。

常用药物：南沙参、玉竹、石斛、大麦冬、天花粉、生地黄、谷芽、麦芽各10g，大贝母、陈皮各5g。

麻疹收没过缓，加牡丹皮、丹参；苔黄口渴、汗出心烦，加生石膏、栀子；神倦自汗，食欲不振，加谷芽、麦芽、鸡内金；大便秘结，加瓜蒌仁、火麻仁；咳嗽不止，加枇杷叶。

（4）注意事项 由于古有"麻喜清凉"之说，历代中医学认为麻疹初出未透禁用苦寒，恐苦寒败胃或冰伏麻毒，使毒郁遏而不得出，反而成内攻之患，然麻疹未透，已并发肺炎，就应重用清热解毒药物。麻疹治疗过程中应注意三禁，即禁滋补、禁升提、禁固涩。

2. 逆证

治麻疹逆证宜清热、凉血和回阳，麻疹常见的逆证主要有以下几种：

（1）在出疹过程中因复感风寒，或因麻毒深重，或疹回而热不退，高热咳嗽、气喘、鼻翕者。此乃热毒闭肺，治以清热开肺，用麻杏石甘汤加味。

（2）患者壮热持续，疹点大而紫黯或成斑块，舌红起刺，甚则神昏谵语。此乃热毒内陷，治宜凉血解毒，用犀角地黄汤加减。

（3）患者体质较差，疹出而疹色苍白；或突然隐没，面色㿠白，气短，自汗，四肢厥冷。此乃正气衰脱，治以回阳固脱，用参附龙牡救逆汤加减。

3. 并发症

治麻疹合并肺炎宜透达、解毒和固脱。在麻疹患儿的并发症中，肺炎是最常见的一种并发症，也是引起患儿死亡的主要原因。刘建秋教授通过长期的临床实践，灵活运用透达、解毒、固脱三大法则，大大提高了麻疹肺炎的治愈率。

三、非典型肺炎

传染性非典型肺炎通常是指细菌以外的病原体所致的、并对应用抗生素治疗无效的肺炎而言。从2002年11月份起，非典型肺炎在广州地区开始出现，尔后中国香港也出现了非典型肺炎病例，迅速扩散到全国25个省市。这次非典型肺炎疫情，发病率之高、地域分布之广、流行速度之快、传染性之强为新中国成立以来罕见，不仅对我国人民的健康和安全造成很大的威胁，而且对我国社会和经济的发展产生了极为严重的影响。

非典型肺炎是现代医学的病名，如果要发挥中医药学的优势来预防、治疗本病，就必须确定它的中医病名，进而把它纳入中医学的理论体系，用中医药学的理论与方法指导临床实践。这也是中国传统文化中所谓的"正名"。"名不正则言不顺，言不顺则事不行"，强调的就是名称的重要性。目前对于本病的命名，大多含混地称之为"温病""春温""秋温""瘟疫"等。刘建秋教授认为，这些名称还是延续传统中医对温病的认识，虽然可以概括一部分非典型性疾病的特点，但不具有明显的特征，仅从名称上难以反映出疾病的特征。目前，国内许多专家、学者开始尝试从不同角度对非典型肺炎进行命名，如"肺痹疫""肺毒疫""肺瘟"等。

（一）发病机理

非典型肺炎的传染源为患者和病毒携带者，主要包括旅行者、与非典型肺炎病人密切接触者，以及为救治非典型肺炎病人的医务人员。传播途径主要是通过飞沫传染，医护人员是因接触传染。易感人群从北京疫情分析，以中壮年患者较多，老年患者较少，儿童患非典型肺炎者也较少。世界卫生组织宣布，经过全球科研人员的通力合作，正式确认非典型肺炎病原体为冠状病毒的一个变种。

中医学从人与自然关系的变化"天人合一"观点出发，寻求致病之因，所谓"外感不外六淫，民病当分四气"。一般认为，冬季感受寒邪而立即发病的叫作"伤寒"。如果冬季感受寒邪，藏于肌肤之内，伏于营卫之间，待到来年春季又感风邪而发病者叫作"新感引动伏邪"。

刘建秋教授从中医观点分析，本病与"时气相感"或"新感引动伏邪"有关。"时气相感"是指气候寒暖失常，出现四时不正之气，感受之后而发病者。"新感引动伏邪"是因冬令严寒，水冰地坼，阳气内敛，精气闭藏。人能顺应天时蛰藏，则肾气内充，腠理固密。若喜怒不节，烦劳多欲，或过度劳作，汗出过多，则冬不藏精，复为寒迫，乘春阳上升，或外感新邪引动伏热，自里外达而发病。由于蓄之久而发之暴，症状每多层出不穷，朝夕有燎原之变幻。

非典型肺炎中热、毒、湿、瘀、虚的症状比较明显，而一般瘟疫的斑疹则比较少见。从临床表现上来看，非典型肺炎往往热、毒、湿、瘀等多种病邪合而为病。瘀、热、秽毒之邪壅阻脉络是本病的基本病理。其壅阻脉络，使肺失清肃下降，脾胃升降无权，肝胆疏泄不利，心主之官不明，五脏不用，经脉不畅，诸症蜂起。肺有伏热，内火偏盛，加之外感时邪疫毒，风邪束表，内外合邪，风助火势，火动生风，风火相煽，相互转化，互为因果，则为病更烈，从而决定了非典型肺炎病人病机百变、速变、多变的特性。

（二）辨证论治

刘建秋教授综合各家的见解和经验认为，必先根据社会背景（兵凶战乱、灾荒饥馑）、时序变化（久晴无雨、燥热亢极、阴雨绵绵、湿热内蕴），结合临床表现（症状、舌苔、脉象、体征等）判别是属于"寒疫"抑或"热疫"。

临证时除应掌握"寒疫"和"热疫"的性质外，还要根据人体的虚实、邪正消长的变化、四诊八纲、轻重缓急进行辨证论治，不能执一方以应无穷之变。疫邪中人，来势较急，里证比较多见，古人认为急则治标，多主攻下。此外，还宜详审病情，随机应变，不可疏忽大意，以免变生不测。

刘建秋教授总结我国2003年非典型肺炎患者的临床表现认为其可以定名为春温病伏湿之证。

1. 早期

多在发病后1~5天，病机为湿热遏阻，卫气同病。治疗上强调宣透清化。常见证型有湿热遏阻肺卫和表寒里热夹湿两型。

（1）湿热遏阻肺卫证

症见发热，微恶寒，身重疼痛，乏力，口干饮水不多，或伴有胸闷脘痞，无汗或汗出不畅，或见呕恶纳呆，大便溏泻，舌淡红，苔薄白腻，脉浮略数。治以宣化湿热，透邪外达。方用三仁汤合升降散加减。

处方：苦杏仁15g，滑石20g，通草、厚朴、僵蚕、蝉蜕、苍术各10g，白豆蔻（打碎、后下）5g，竹叶、法半夏、黄芩、青蒿（后下）各10g，生薏苡仁 25g、姜黄 15g。湿重热不明显，亦可选用藿朴夏苓汤加减化裁。

(2) 表寒里热夹湿证

症见发热明显，恶寒，甚则寒战壮热，伴有头痛，关节痛，咽干或咽痛，口干饮水不多，干咳少痰，舌偏红，苔薄黄微腻，脉浮数。

治以辛凉解表，宣肺化湿。方选麻杏甘石汤合升降散加减。

处方：炙麻黄、炙甘草、蝉蜕、薄荷（后下）各 10g，生石膏（先煎）50g，炒苦杏仁、僵蚕、黄芩等各 15g，姜黄 10g，连翘、金银花、芦根、生薏苡仁各 25g。

2. 中期

多在发病后 3~10 天，病机为湿热蕴毒、邪伏膜原、邪阻少阳，治疗上强调清化湿热，宣畅气机。

(1) 湿热蕴毒：症见发热、午后尤甚，汗出不畅，胸闷脘痞，口干饮水不多，干咳或呛咳，或伴有咽痛，口苦或口中黏腻，苔黄腻，脉滑数。

治以清热化湿解毒。方选甘露消毒丹加减。

处方：生石膏（先煎）30g，滑石 20g，炒苦杏仁、法半夏、僵蚕、黄芩、姜黄、石菖蒲、白豆蔻（打碎，后煎）、蝉蜕、苍术各 10g，茵陈、虎杖、柴胡各 15g。

(2) 邪伏膜原：症见发热恶寒，或寒热往来，伴身痛，呕逆，口干苦，纳差，或伴呛咳气促，舌苔白浊腻或如积粉，脉弦滑数。

治以透达膜原湿浊。方选达原饮加减。

处方：厚朴、知母、法半夏、苦杏仁各 10g，草果（后下）5g，黄芩 15g，柴胡、滑石各 20g，生薏苡仁 30g。

(3) 邪阻少阳：症见发热，呛咳，痰黏不出，汗出，胸闷，心烦，口干口苦不欲饮，呕恶，纳呆，便溏，疲乏倦怠，舌苔白微黄或黄腻，脉滑数。

治以清泄少阳，分消湿热。方用蒿芩清胆汤加减。

处方：青蒿（后下）、黄芩、炒苦杏仁、竹茹、郁金、法半夏、青黛（包煎）、陈皮、苍术各 10g，猪苓 15g，生薏苡仁 30g，滑石 20g。

3. 极期（高峰期）

本期多在发病后 7~14 天，临床的突出表现为气促喘憋明显，或伴有发绀，病机为湿热毒盛，耗气伤阴，瘀血内阻，少数可表现为邪入营血，气竭喘脱；治疗在祛邪的同时必须重视扶正，方选白虎加人参汤、清营汤、犀角汤等加活血化瘀之品，并静脉滴注参附注射液、参麦注射液、丹参注射液等。

(1) 热入营分，耗气伤阴

症见身热夜甚，喘促烦躁，甚则不能活动，呛咳或咯血，口干，气短乏力，汗出，舌红绛，苔薄，脉细数。

治以清营解毒，益气养阴。方选清营汤合生脉散加减。

处方：水牛角30g，生地黄、玄参、金银花、山茱萸各15g，西洋参（另炖服）5g，麦冬10g。并可静脉滴注参麦注射液以益气养阴。

(2) 邪盛正虚，内闭外脱

症见发热不明显，喘促明显，蜷卧于床，不能活动，不能言语，面色紫绛，脉细数、无力；或汗出如雨，四肢厥逆，脉微欲绝。

治以益气固脱，或兼以辛凉开窍。用大剂量静脉滴注参麦注射液或参附注射液，并用参附汤或生脉散（汤）送服安宫牛黄丸或紫雪丹。

4. 恢复期

多在发病后10～14天，病机为正虚邪恋，易夹湿夹瘀，主要证候有气阴两伤、气虚夹湿夹瘀，治疗强调扶正透邪，并重视化湿、活血。

(1) 气阴两伤证

症见热退，心烦，口干，汗出，乏力，气短，纳差。舌淡红质嫩，苔少或苔薄少津，脉细或细略数。

治以益气养阴。方选参麦散或沙参麦冬汤加减。

处方：太子参、芦根、白扁豆各15g，沙参、麦冬、山药、玉竹、法半夏各10g，炙甘草5g。

(2) 气虚夹湿夹瘀证

症见气短、疲乏，活动后略有气促，纳差，舌淡略暗，苔薄腻，脉细。

治以益气化湿，活血通络。根据虚实不同可分别选用李氏清暑益气汤、参苓白术散或血府逐瘀汤等加减。

处方：太子参25g，生白术、茯苓各20g，白扁豆、佩兰、郁金、法半夏、桃仁、当归、丹参、赤芍各15g，生薏苡仁、忍冬藤各30g。

四、肺痨

中医学认为，肺痨是由于痨虫侵蚀肺叶引起的一种具有传染性的慢性衰弱性疾病，又名痨瘵，古称"传尸"。历代方书中又有"痨嗽""急痨""传尸骨蒸"等别称。中医学对此病论述甚详，如《素问·玉机真脏论》说："大骨枯槁，大肉陷下，胸中气满，喘息不便，内痛引肩项，身热……"生动描述了肺的一些主症。刘建秋教授对于该病的中西医结合治疗具有非常丰富的经验。

(一) 病机分析

本病以咳嗽、咯血、潮热、盗汗、消瘦、舌红绛、脉细数为主要临床表现。中医学认为，其病机为正气虚弱，"痨虫"伤肺。肺阴受伤，阴虚火旺，故见潮热盗汗；肺失清肃宣降，故见咳嗽不止，咳久肺络损伤则咳痰带血；日久阴损及阳致阴阳两虚。可见其病位在肺，病因主要有二：①感染"痨虫"：自晋代起就认识到本病具有传染性。②正气虚弱：凡先天禀赋不强，后天嗜欲无节，如酒色过度，青年早婚，忧思劳倦，或大病久病失于调治，如麻疹、外伤久咳及胎产之后，耗伤气血津液，正气先虚，抗病力弱，而致痨虫乘虚伤人。上述内、外两个方面的因素可互为因果，内因正虚是发病的关键，外因感染也是重要的致病条件。

（二）辨治心得

补虚培元、抗痨杀虫为治疗肺痨的基本原则。根据体质强弱分清主次，但尤需重视增强正气，以提高抗病能力。调补脏器重点在肺，并应注意脏腑整体关系，同时补益脾肾。治疗大法应根据"主乎阴虚"的病理特点，以滋阴为主。火旺者兼以降火，若合并气虚、阳虚见症者，则当同时兼顾。杀虫主要是针对病因治疗。正如《医学正传·劳极》所说："治之之法，一则杀其虫，以绝其根本，一则补虚，以复其真元。"

在治疗大法上，刘建秋教授主张早期重在滋养肺阴，中晚期突出补益脾肾。临床上要本着"补虚以复其本，杀虫以绝其根"的原则，采取补虚与杀虫、局部与整体相结合的方法，以达增强机体抗病能力和抑制或杀灭结核杆菌的目的。

在一般情况下，他常以下列药物组成基本方：百部30g，夏枯草15g，猫爪草各15g，怀山药30g，黄精15g，百合15g。水煎服，每日1剂，总疗程为6个月。

本方对浸润型肺结核有较好效果。如低热，加银柴胡、青蒿、白薇各15g；盗汗，加稽豆衣15g，浮小麦30g，知母10g；纳呆，加鸡内金10g，白蔻仁6g，炒麦芽15～30g；胸痛，加瓜蒌皮、郁金各15g；慢性纤维空洞型肺结核，可加生黄芪或棉花根30g，羊乳或党参30g，白及30g，鳖甲15g，三七10g。刘建秋教授体会，肺结核病用药，不宜过于甘寒，因甘寒药久服亦能碍胃。保护胃气，振奋脾胃，实属肺结核病治疗的重要环节。

咳嗽是肺结核病的主要症状，而且也是引发或加剧咯血的重要诱因，更是肺结核治疗的一个难点。既往用常规治咳方药，有时疗效不甚理想，咳嗽不易控制，刘建秋教授主要从三个方面来提高疗效。一是在辨证论治的基础上，酌情选用天浆壳10～15g，瓜子金15～30g，矮地茶15～30g。必要时，可配合使用炙麻黄5～10g以宣畅肺气，常可明显提高镇咳效果。二是痰液黏稠，咳痰不利，常为咳嗽不易缓解的重要原因之一，临床根据下列情况，选用针对性较强的化痰药，如痰少而黏，或黏连成丝者，选用川贝母、北杏仁、瓜蒌仁等以化痰；痰黄稠黏，咳吐不爽者，选用海蛤壳、金荞麦根、鱼腥草等以清痰；痰浊稠厚，胸满气急者，选用葶苈子、蔓荆子、枳实以涤痰。部分患者极易合并支气管感染，临床虽无痰热见症，也可适当配合鱼腥草、黄芩、金荞麦根之类清肺药，有助于提高疗效。三是肺结核病患者之呛咳有时与合并慢性咽喉炎有关，此种情况易被医者所疏忽。其特点是呛咳或干咳，伴咽喉不舒、干燥、喉痒等咽喉症状，局部可见充血、滤泡增生。此时可酌情选元参、麦冬、桔梗、藏青果、瓜子金、木蝴蝶、薄荷之类，有助于咳嗽症状之缓解。

刘建秋教授发现，祛瘀药在肺结核病治疗中用之得当，常可收到较好效果。

一是祛瘀活血，主要用于对抗痨药产生耐药性的病例。这部分病例的特点是病程长，病灶多呈纤维性收缩，干酪坏死，周围淋巴血管瘀塞不畅，因而结核病灶不易修复；另一方面，这部分患者常有不同程度的瘀血证候，如胸痛、面黯、肌肤甲错、舌质黯红、舌下静脉延伸扩张等。祛瘀活血药可改善血脉运行，有利于推陈出新，促使硬结钙化或空洞闭合。常用药为桃仁、赤芍、地龙、鳖甲、郁金、丹参、土鳖虫等，并注意辨证论治。

二是因瘀血留滞，而致反复咯血，或血止之后祛瘀生新，药如祛瘀止血之田三七、蒲黄、茜草、大黄、桃仁、赤芍等。适时使用祛瘀止血药，是控制或减少反复咯血的重要一环。

雷米封和利福平药物的出现使结核病得到了有效的控制。由于肺结核的治疗须全程、规律、联合用药，而这些药物或对肝功能有损害，或对肾功能有影响，特别是一部分患者服药后出现不同程度的胃肠道反应，导致无法坚持服药，从而使结核病的控制出现困难。要从中医古籍上找到现成的治疗抗结核药毒副反应的药物并非易事。刘建秋教授根据绿豆、甘草均能解巴豆、乌头等药毒的原理，合用二味，以解该药物之毒，疗效显著。另外，刘建秋教授常配合土茯苓、升麻等，以增强解毒之功。化疗药毒易伤脾胃，脾胃伤，则湿浊易生，升降失调，故解毒须不忘护脾胃，其用苏叶、佩兰、藿香、蔻仁、麦芽、山楂之属，使脾胃之气渐盛，正气渐强，与抗结核药结合，有效地提高了"补虚杀虫"的效果。

五、甲型流行性感冒

甲型流行性感冒是一种新的呼吸道病毒性疾病，属于中医学温病范畴。

（一）病机分析

刘建秋教授认为，2009年出现的甲型H1N1流感在现代医学属于甲型流感的一个亚型。中医学认为，流感的发生是"非其时而有其气"，这是温热毒邪致病的外因；"耗伤气血津液，内不藏精"导致正虚是发病的内因，病邪的传入途径是"温邪上受"从"口鼻而入"。中医学的认识与现代医学完全一致。甲型流行性感冒的首发症状是发热恶寒，咳嗽，全身关节酸痛，流涕，咽痛等，以中医肺卫表证者居多。

（二）辨证治疗

刘建秋教授认为，甲型流行性感冒总体上属于疫毒之邪，具有肺卫表证、卫气同病、肺热壅盛、气营同病、热陷心包，以及传变迅速的特点。治疗上以"调畅气机、引邪外出"为治疗总则，以"透渗"为主，合以"清泄"的治法。"透"不等于单纯解表，宜"辛散透达"。宗"治上焦如羽，非轻莫举"之要领，选药以轻清上浮为主。无论卫气营血各阶段，都须贯彻"透邪外达"的原则，务在展布、调畅气机，使邪得以透发。方用银翘散。金银花、连翘、桔梗各20g，荆芥、牛蒡子、淡竹叶各15g，薄荷10g，淡豆豉15g，甘草5g。水煎服，每日1剂，分2次服。

对于温热疫毒兼湿者所致的高热不退之症，刘建秋教授强调亦应注意湿与热孰多孰少，应循叶天士"在阳旺之躯，胃热恒多；在阴盛之体，脾湿亦不少，然其化热则一"的观点加以鉴别。治疗上"或透风于热外，或渗湿于热下，不与热相搏，势必孤矣"。总之，宜在清利湿热的同时，充分注意应用"近俗之杏、蔻、橘、桔等轻苦微辛，具流动之品"，否则易致"湿与温合，蒸郁而蒙蔽于上，清窍为之壅塞，浊邪害清也"。刘建秋教授自拟解毒汤用于该病治疗。药物为金银花20g，大青叶20g，荆芥、薄荷、桔梗、藿香、神曲、蝉蜕各15g，芦根30g，甘草10g。

刘建秋教授认为，甲流危重症患者有明显的病毒"嗜心性"特点，符合温病的"逆传心包"，属"包络受病也"。主要表现为热势壮盛，咳喘气短，胸闷气憋，烦躁不安，神昏谵语，甚或肢体抽搐，舌红绛苔黄，脉细数。治疗上宜清气凉营，泄热开窍，可选用清瘟败毒饮合清营汤加味。温热之病，耗伤阴液是其重要的疾病特征。因此，无论在疾病的哪一个阶段，加强滋阴生津的治疗尤显重要。

刘建秋教授大事记

1950年11月2日　出生于黑龙江省哈尔滨市。
1956年　父母下放到黑龙江省绥化市明水县永之乡丰饶大队。
1957~1963年　在黑龙江省绥化市明水县永之乡丰饶小学读书。
1963~1969年　在黑龙江省绥化市明水县明水二中读书。
1969~1974年　在沈阳军区3334部队任卫生员。
1974年9月~1977年9月　黑龙江中医学院中医系学习。
1977年9月　毕业留校到黑龙江中医学院金匮教研室。
1979年9月~1981年9月　黑龙江中医学院研究生班学习。
1981年9月　获得黑龙江中医学院医学硕士学位。
1981年9月　毕业到黑龙江中医学院附属第一医院呼吸科工作至今。
1991年9月　晋升为副主任医师。
1995年9月　被聘为黑龙江中医学院硕士生导师。
1997年9月　晋升为主任医师。
1998年9月　晋升为教授。
1995年8月~1999年8月　1996年黑龙江中医学院更名为黑龙江中医药大学后，任黑龙江中医药大学附属第一医院呼吸科副主任。
1999年8月　任黑龙江中医药大学附属第一医院呼吸科主任。
2003年6月　被评为黑龙江省防治非典型肺炎工作优秀共产党员。
2005年9月　被聘为黑龙江中医药大学中西医结合博士研究生导师。
2007年9月　被评为黑龙江中医药大学名中医。
2009年　被聘为博士后合作导师。
2011年11月　获得第二届中国中西医结合学会突出贡献奖。
2012年7月　被遴选为第五批全国老中医药专家学术经验继承工作指导教师。
2013年1月　被评为黑龙江省第四批名中医。
2013年10月　被国家中医药管理局确定为全国名老中医药专家工作室建设项目。
2014年12月　被授予黑龙江省政府特殊津贴。